Manual Terapêutico de

Acupuntura

Manual Terapêutico de Acupuntura

Tom Sintan Wen

EDITOR

Wu Tu Hsing

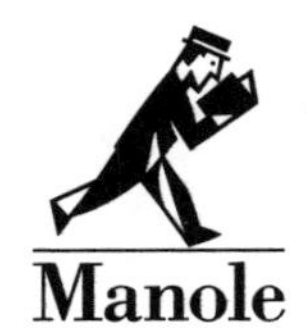

Tradução: Dra. Míriam Akemi Komatsu

Capa: Hélio de Almeida

Projeto gráfico e editoração eletrônica: Departamento Editorial da Editora Manole

Ilustrações: Ricardo Corrêa

Dados Internacionais de Catalogação na Publicação (CIP)
(Câmara Brasileira do Livro, SP, Brasil)

Tom Sintan Wen
Manual terapêutico de acupuntura / autor Tom Sintan Wen ; editor Wu Tu Hsing ; tradutora Míriam Akemi Kumatsu. -- Barueri, SP : Manole, 2008.

ISBN 978-85-204-2308-0

1. Acupuntura 2. Acupuntura - Pontos
3. Medicina chinesa I. Hsing, Wu Tu. II. Título.

07-7974 CDD-610.951
NLM-WB 369

Índices para catálogo sistemático:
1. Acupuntura : Medicina chinesa 610.951

1ª edição – 2008

Direitos adquiridos pela:
Editora Manole Ltda.
Avenida Ceci, 672 – Tamboré
06460-120 – Barueri – SP – Brasil
Fone: (11) 4196-6000 – Fax: (11) 4196-6021
www.manole.com.br
https://atendimento.manole.com.br/

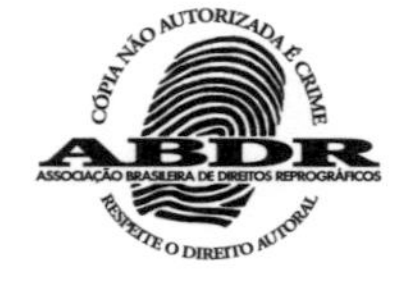

Impresso no Brasil
Printed in Brazil

Sobre o autor

O Prof. Tom Sintan Wen (溫星潭) nasceu em Taiwan no ano de 1935. Graduou-se médico em 1963 na Faculdade de Medicina National Defense Medical Center, da República da China (em Taiwan). Fez residência médica no Departamento de Cirurgia no Hospital Geral 802 em Taiwan, e fez residência no Departamento de Medicina Física e Reabilitação do Hospital Geral em Taiwan. Fez *Fellowship* no Instituto Americano de Acupuntura Ortopédica e Traumatologia e é Ph.D. pela Universidade Columbia Pacific, nos EUA.

Estudou a teoria da MTC com o renomado Mestre Liu, Cheng – Ling (劉承麟老師), que emigrou da China para Taiwan por volta de 1949.

Em 1964 começou a estudar Eletroacupuntura Ryodoraku, método do Dr. Nakatani.

A partir de 1968 estudou Acupuntura com o Mestre Sun, Pei – Yung (孫培榮老師), que foi um dos quatro maiores mestres de Acupuntura na China e que se transferiu para Taiwan juntamente com o governo da República da China. O Dr. Sun é neto e aluno do grande Mestre de Acupuntura Chien, Zeng – Wen (錢增文針灸名師).

Em 1971 foi indicado como Pesquisador Chefe do Comitê de Acupuntura do Conselho Científico Nacional, iniciando as pesquisas na Acupuntura focadas na integração entre as medicinas ocidental e oriental. Foi também indicado como Chefe da Clínica de Dor e Acupuntura do Hospital Geral de Taiwan, além de praticar Acupuntura em sua clínica particular.

Durante sua estada no Brasil, por 10 anos, deixou discípulos e trabalhou como médico fisiatra na Irmandade da Santa Casa de Misericórdia de São Paulo.

Nos Estados Unidos ocupou cargos importantes, como:

- Diretor Chefe da *Board* de Certificação em Acupuntura da Califórnia.
- Diretor da União dos Praticantes de Medicina Tradicional Chinesa da Califórnia.
- Presidente da Associação Americana de Ortopedia Tradicional Chinesa.
- Presidente do Conselho da União dos Praticantes de Medicina Tradicional Chinesa da Califórnia.
- Diretor e Conselheiro da Federação Mundial de Ortopedia Tradicional Chinesa.

Introduziu no Brasil a técnica de Punho-Tornozelo em 1995 e é autor da Acupuntura Escalpeana de Wen, uma das técnicas escalpeanas de Acupuntura mais conhecidas no Brasil por sua eficácia e sua correlação íntima com a neuroanatomia.

Foi convidado várias vezes pela Sociedade Médica Brasileira de Acupuntura e também pelas suas regionais, especialmente pela regional de São Paulo, para participar de congressos internacionais e *workshops*.

Humilde e acolhedor, participou efetivamente da minha formação em Acupuntura, especialmente da Acupuntura Escalpeana e da Técnica de Punho-Tornozelo e dos Pontos Extras, que me tornaram conhecido pelo Brasil e atualmente pela China, por Taiwan e muitos outros países da América Latina.

Meu Mestre.

Wu Tu Hsing

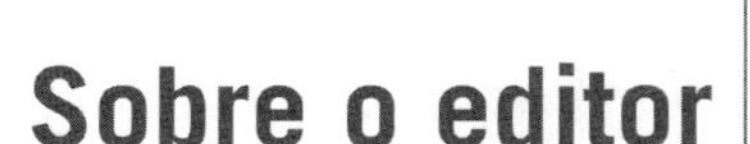

Sobre o editor

Wu Tu Hsing

- Formado pela Faculdade de Medicina da Universidade de São Paulo (FMUSP).
- Residência Médica em Fisiatria pelo Hospital das Clínicas da FMUSP.
- Membro da Sociedade Brasileira de Medicina Física e Reabilitação.
- Diretor do Serviço de Reabilitação da Divisão de Medicina Física do IOT/HCFMUSP.
- Pós-graduado em Acupuntura pelo Veterans General Hospital em Taipei – Taiwan.
- Fundador e ex-presidente da Sociedade Médica de Acupuntura de São Paulo – SOMA/SP.
- Professor do Centro de Estudo Integrado da Medicina Chinesa (CEIMEC).
- Coordenador do Curso de Especialização em Acupuntura do Instituto de Ortopedia e Traumatologia do HCFMUSP.
- Diretor do Centro de Acupuntura do IOT/HCFMUSP.
- Coordenador do curso semestral optativo "Fundamentos de Acupuntura: Bases Fisiológicas e Aplicações na Prática Clínica", da FMUSP.
- Consultor em Acupuntura da Universidade Nacional de Taiwan.

Sobre a tradutora

Míriam Akemi Komatsu

- Formada pela Faculdade de Medicina da Universidade de São Paulo (FMUSP) em 1988.
- Residência em Oftalmologia no Hospital das Clínicas da FMUSP.
- Título de Especialista em Oftalmologia.
- Ex-aluna do Curso de Especialização em Acupuntura realizado no Instituto de Ortopedia e Traumatologia do HCFMUSP.
- Título de Especialista em Acupuntura.
- Responsável pelo segundo ano do Curso de Especialização de Acupuntura do IOT/HCFMUSP.

Sumário

Apresentação

Considero a possibilidade de apresentar este livro do Dr. Tom Sintan Wen, renomado médico fisiatra, um privilégio que Deus me concedeu.

Tive o prazer de conhecê-lo há mais de 20 anos, quando clinicou no Brasil.

Sempre admirei a sua honestidade científica, sua vontade ilimitada de ajudar seus doentes e a sua visão quanto ao emprego correto da Acupuntura, que aprendeu em Taiwan.

O Dr. Tom Sintan Wen, estudioso da Acupuntura clássica chinesa, sempre aprimorou com sabedoria o conhecimento adquirido, utilizando a arte de examinar o doente e a técnica correta de aplicação com olhos críticos acerca dos benefícios e das limitações. Ele ensina a utilizar a Acupuntura da melhor maneira, em prol do bem-estar do doente.

Este livro traz a experiência de uma longa e brilhante carreira médica dedicada à ciência da cura e, quando esta não é possível, da atenuação dos sofrimentos.

Com linguagem clara e simples, é elaborado com talento. Seu conteúdo é de fácil compreensão, com o objetivo de divulgar a Acupuntura no ensino médico do Brasil.

SATIKO TOMIKAWA IMAMURA
Médica Fisiatra e Acupunturista
Responsável pelo Serviço de Dor Crônica da
Divisão de Medicina de Reabilitação do Hospital das Clínicas da
Faculdade de Medicina da Universidade de São Paulo

Prefácio

A Acupuntura é uma importante parte da Medicina Tradicional Chinesa e tem uma longa história. Recentes achados arqueológicos indicam que a Acupuntura provavelmente se originou no Período Neolítico na China.

Os pontos de Acupuntura localizam-se na parte superficial do corpo e estão conectados às estruturas mais internas. Utilizando estes pontos, podemos ajustar as funções dos órgãos internos, promovendo seu equilíbrio e, assim, tratar as doenças.

Os efeitos são muito confiáveis e não há efeitos colaterais ou toxicidade específica. Através da literatura médica chinesa, sabemos que muitas gerações de médicos registraram sua vasta experiência em livros e desenvolveram uma teoria sofisticada sobre os meridianos, os diagnósticos diferenciais e outros métodos.

Novas idéias e métodos científicos têm influenciado as culturas em todo o mundo e qualquer coisa que não possa ser facilmente explicada por esse novo modo de pensar ou que não possa ser "cientificamente" provada freqüentemente acaba ficando sem credibilidade. Infelizmente, a atual metodologia científica, embora com grande progresso nos últimos anos, ainda é muito inadequada para tratar muitos dos fenômenos existentes. Assim sendo, convém considerar cuidadosamente as observações e pesquisas dos médicos antigos.

A Acupuntura médica tem sido extensamente pesquisada não só clinicamente e na analgesia, mas também teoricamente para se demonstrar a validade da teoria dos meridianos, por exemplo. Através do estudo da teoria dos meridianos, as pessoas estão mais atentas ao conceito de Qi e à sua possível aplicação prática. A partir desta pesquisa, desenvolvemos novos conceitos, como o da Medicina Bioenergética e, recentemente, a idéia da Medicina através da "Mensagem". Estudos têm indicado que aqueles especialmente treinados e *experts* em Qi Gong podem conscientemente detectar problemas de equilíbrio energético e analisar o fluxo de energia de um meridiano em um determinado paciente.

A literatura médica chinesa é extensa e boa parte foi traduzida para o inglês para ajudar os estudantes de língua inglesa a terem acesso adicional aos trabalhos de referência. Este é um empreendimento extremamente difícil, pois é necessário mesclar os aspectos técnicos da Medicina Chinesa a uma língua estrangeira para uma audiência moderna. Infelizmente, muitos dos textos originalmente escritos em idioma arcaico contêm conceitos médicos que freqüentemente diferem radicalmente dos atuais. Assim sendo, é essencial considerarmos o contexto do sistema médico em questão.

Yin, Yang e um redemoinho de fenômenos naturais inter-relacionados, como vento, água, madeira e terra, podem parecer tanto uma poesia alegórica bonita de pouco valor prático, como uma fisiologia "forçada" e arcaica quando comparada à atual cultura ocidental profundamente científica.

No ocidente, a teoria de "humores" e "elementos" de origem mediterrânea persistiu de alguma forma no pensamento médico até a revolução científica. Alguns dos conceitos originais da Medicina Tradicional Chinesa se assemelhavam aos conceitos ocidentais antigos do pensamento médico. Assim sendo, nessa época, foi forte o impulso de se rejeitar os conceitos da Medicina Tradicional Chinesa em prol dos conceitos científicos modernos mais aceitáveis. Tentou-se modernizar a Medicina Tradicional Chinesa retirando-se dela o linguajar metafórico e conceitos ultrapassados. Em muitos casos, sutilezas técnicas desta medicina tradicional sofisticada podem ter sido omitidas ou mal traduzidas pela excessiva simplificação de textos antigos, resultando numa Medicina Tradicional Chinesa duplamente simplificada.

Em primeiro lugar, a MTC é freqüentemente retratada como uma alegoria poética confusa de um passado incompreensível; bonita ou espirituosa, talvez, mas no final das contas não muito útil para a medicina. Está cheia de conceitos medievais e metáforas naturalistas que descrevem processos fisiológicos. O corpo pode ser visto como um redemoinho de fogo e vento, água e terra, meridianos e mais meridianos. Eles parecem ser de pouca importância prática para o leitor moderno, sendo deixados de lado pelo praticante da medicina científica moderna. A segunda simplificação é uma destilação técnica, ficando reduzida a pontos e meridianos, sintomas e sinais, alguns princípios, sem considerar os fundamentos históricos, científicos e o desenvolvimento teórico subseqüente. Freqüentemente, os princípios ou os usos tradicionais que não são facilmente explicados em termos científicos modernos tendem a ser descartados (o primeiro modo ignora a base científica e histórica do idioma, mas abraça a teoria metafórica, e o segundo, não entendendo a história, o fundamento teórico nem o contexto dos idiomas antigos, faz uma falsa destilação do sistema e de sua aplicação).

Por estes motivos é que há dificuldade na aceitação pelos atuais praticantes. Algumas versões tentam traduções diretas de termos antigos, não explicando o contexto científico e histórico nem o significado técnico do linguajar antigo que não é muito bem compreendido em inglês. Precisamos, portanto, fornecer ao profissional de saúde ocidental informações médicas confiáveis, explicando o contexto e a importância dos termos antigos utilizados.

Mesmo depois de muitos anos de estudo e experiência neste campo, ainda temos muitas dificuldades em explicar síndromes e condições muito claramente identificadas nos conceitos da MTC nos termos da Medicina Ocidental. Ainda não somos capazes de explicar satisfatoriamente todas as classificações da forma como entendemos os conceitos fisiológicos ocidentais. Por mais difícil que seja essa integração, não podemos negar a validade e a importância de cada uma das medicinas. Também é importante entender que as concepções chinesas e o idioma utilizado para descrevê-las têm significados técnicos muito precisos, aplicáveis ao contexto do sistema como um todo. Os dois sistemas explicam a realidade de acordo com os seus princípios.

As classificações das patologias chinesas não têm uma clara correspondência com as da medicina ocidental. Diz-se que um mesmo ponto de Acupuntura ou uma fórmula fitoterápica podem tratar várias doenças ocidentais. Isso não significa necessariamente que as classificações chinesas são amplas demais ou inexatas, simplesmente que as classificações são diferentes.

Doenças como "úlcera" ou "diabetes", como se define no ocidente, são decorrentes de condições envolvendo tecidos e órgãos específicos. No ocidente a fisiopatologia de uma úlcera péptica pode ser atribuída tanto a uma bactéria como a um estresse emocional. Entretanto, a diferenciação dessas duas categorias fisiopatológicas tão diferentes pode ser de pequena importância na classificação fisiopatológica chinesa, se ambos levarem a uma mesma condição definida pela classificação chinesa. As duas "úlceras", seja de qual origem, serão tratadas pelo mesmo método terapêutico, com bons resultados, desde que os sinais e sintomas correspondam claramente aos da concepção médica chinesa. Na medicina ocidental uma "úlcera" é explicada por um mecanismo fisiopatológico bem definido, ao passo que na medicina chinesa, ao invés de se focar num mecanismo isolado, ela é enquadrada em uma ou mais síndromes e meridianos para ser tratada e eliminada.

Diferentes pontos de Acupuntura e fórmulas fitoterápicas podem ser utilizados para um mesmo diagnóstico e princípio terapêutico. Dependendo de como a "úlcera" se manifesta dentro de uma síndrome na classificação chinesa, ela pode envolver vários meridianos, havendo várias maneiras de tratar a mesma "úlcera". Seria inútil utilizar os conceitos da medicina ocidental para tratar uma síndrome chinesa, o que levaria a uma diluição do poder analítico dos dois sistemas.

Os Fitoterápicos são uma importante parte na terapêutica e completam o sistema como um todo. A sofisticada classificação das ervas e das fórmulas fitoterápicas baseadas na classificação médica chinesa permite uma formulação flexível e compreensível. Existe também uma longa história e várias discussões sobre a aplicação tradicional das fórmulas principais e suas variações. Muitas das novas formulações baseadas em princípios tradicionais podem ser desenvolvidas visando às apresentações atuais das doenças. Entretanto, a abrangência da Fitoterapia é vasta demais para ser discutida neste trabalho e, portanto, essa arte e ciência tão importante de combinar a Fitoterapia e a Acupuntura deverá esperar por um próximo volume.

Tom Sintan Wen

Agradecimentos

A Deus, pela vida.

Ao Prof. Tom Sintan Wen, por ter aceito o desafio de escrever este livro.

Ao Prof. Manoel Jacobsen Teixeira, pela divulgação da Acupuntura cientificamente.

À Profa. Satiko Tomikawa Imamura, por ter iniciado a prática da Acupuntura no Hospital das Clínicas da Faculdade de Medicina da Universidade de São Paulo, e ainda participar do ensino de Acupuntura para alunos da graduação e da pós-graduação.

Ao Dr. Hong Jin Pai, por tornar a Acupuntura acessível à compreensão do médico ocidental.

À Dra. Míriam Komatsu, pela tradução e revisão de todo o livro.

A todos os médicos acupunturistas, que aliviam o sofrimento humano.

WU TU HSING

Introdução

Este livro apresenta as seguintes vantagens para os leitores:

- É conciso, porém é um manual completo da Acupuntura Clássica Chinesa e da Teoria da Medicina Tradicional Chinesa, sem ser demasiadamente extenso.
- Possui ilustrações originais, grandes e de fácil entendimento.
- Possui alto nível técnico.
- Contém novas informações nunca antes publicadas, não sendo somente um rearranjo de textos publicados anteriormente.
- Tem uma grande abrangência, sendo também direcionado aos médicos e profissionais da área médica ocidental.
- Tem qualidade muito superior à de vários livros que são uma mera tradução literal de outros trabalhos e não um resumo da experiência dos autores.

Muitos dos textos existentes são uma mera tradução e não apresentam a experiência de seus autores. Em geral não são traduzidos por médicos e, portanto, não apresentam a Medicina Tradicional Chinesa e a Acupuntura adequadamente. Este livro corrige essa deficiência e apresenta um autêntico e prático Manual de Acupuntura para médicos e profissionais da área médica, com uma linguagem clara e precisa, com abrangência e profundidade suficientes, ilustrações e casos clínicos para exemplificar os mais importantes tópicos sem ser demasiadamente extenso e cansativo.

Conteúdo dos capítulos

Capítulo I: Apresenta a história resumida da Medicina Tradicional Chinesa e como ela se modificou ao longo do tempo. Descreve a sua importância no contexto médico atual, apontando suas vantagens na prática clínica. Apresenta as pesquisas clínicas mais recentes e seus mecanismos científicos e corrige erros conceituais que são comumente difundidos em outros textos recentes.

Capítulo II: Apresentação clara e singular da Teoria do Yin Yang e da Teoria dos Cinco Elementos. É uma descrição única da idéia de um sistema interno integrado e de suas funções qualitativas e não meramente a apresentação dos "elementos" e suas "propriedades associadas". Estas duas teorias são explicadas como o fundamento da Medicina Tradicional Chinesa inserida no pensamento científico atual.

Capítulo III: Descrição completa dos meridianos e dos pontos extrameridianos. É dada atenção especial à localização dos pontos de conexão (Luo) e às principais indicações dos pontos e meridianos, que são ricamente ilustrados.

Capítulo IV: Descrição completa dos métodos diagnósticos, incluindo os quatro procedimentos diagnósticos e sua importância. A aplicação da Teoria Yin Yang e dos Cinco Elementos é colocada em termos práticos e de forma sistematizada. Há ilustrações das técnicas e de novos equipamentos científicos modernos utilizados para o exame físico. É demonstrada a integração das técnicas diagnósticas clássicas com o desenvolvimento científico atual, nunca antes descrita no Ocidente.

Capítulo V: Descrição detalhada das técnicas de Acupuntura com ilustrações das várias técnicas de agulhamento, moxabustão, ventosa, além de uma singular descrição da utilização dos Cinco Pontos Shu Antigos, muito diferente da forma como é ensinada pela maioria dos colegas ocidentais (que foi adaptada de técnicas derivadas de sistemas da Europa). Há ainda técnicas raramente ensinadas, como o Método Biorrítmico e Cronológico, além da descrição da utilização dos pontos de conexão Jiao Hui.

Capítulo VI: Descrição das mais importantes áreas da Microacupuntura: Auriculoterapia, com a descrição completa de pontos, suas indicações e técnicas de aplicação, Acupuntura Escalpeana, Técnica de Punho-Tornozelo, com discussão de casos clínicos pertinentes a cada técnica, de forma nunca antes realizada.

Capítulo VII: Descreve a experiência clínica do autor, que classifica e trata 65 doenças ocidentais comumente observadas na prática clínica de acordo com a Medicina Tradicional Chinesa.

Capítulo VIII: Descrição dos textos antigos e poemas que mencionam sintomas, diagnóstico e tratamento de muitas doenças através da Acupuntura e Medicina Tradicional Chinesa, com indicações de pontos com efetiva ação terapêutica. Pela dificuldade na compreensão dos termos chineses antigos e da terminologia da MTC da época, tais conceitos foram interpretados de acordo com a terminologia médica moderna.

1

História e Introdução à Acupuntura

A Acupuntura é um ramo da Medicina Tradicional Chinesa (MTC) e inclui tanto conhecimentos teóricos como empíricos. Utiliza a experiência teórica e clínica na cura de doenças por meio de agulhamento, moxabustão, ventosas e outras técnicas. Essa ciência teve suas origens há aproximadamente 4.500 anos na China. Apesar de sua antigüidade, está em contínuo desenvolvimento e progresso. Com a ajuda de novos instrumentos e tecnologias avançadas, como ultra-som, infravermelho e laser, melhoramos sua aplicabilidade terapêutica e seus benefícios.

Muitas pesquisas científicas recentes têm contribuído para uma compreensão mais clara dos mecanismos da Acupuntura. Além dos efeitos neurológicos e neuroendocrinológicos já identificados, também foi provado que a Acupuntura é efetiva em algumas doenças alérgicas, imunológicas e degenerativas. Embora seja uma ciência antiga, é um campo com muitas questões a serem estudadas e alvo de muitas descobertas. Em razão disso, tem se desenvolvido muito, alterando até mesmo alguns conceitos com as pesquisas recentes, como os novos pontos de Acupuntura.

O conhecimento da Acupuntura e da Medicina Tradicional Chinesa foi transmitido de geração para geração. Com a mudança do idioma chinês e da terminologia médica, muitos nomes de doenças e sintomas receberam denominações diferentes. Por exemplo, "Huo Ruan", a palavra moderna para cólera, era usada pelos médicos antigos para descrever uma condição de vômitos e diarréias simultâneas. De fato, há várias doenças, incluindo a intoxicação alimentar, que poderiam entrar nessa categoria. Somente nos tempos modernos é que o termo "Huo Ruan" começou a ser associado exclusivamente com a doença cólera. Por causa das diferentes terminologias e da diferença nos conceitos médicos a Acupuntura ainda não é aceita totalmente pela comunidade médica científica ocidental.

Além disso, algumas das terminologias antigas parecem estranhas ou difíceis de conciliar com a nossa compreensão e perspectiva científica moderna. Infelizmente, alguns conceitos, como Yin, Yang, Madeira ou Fogo, são freqüentemente mal traduzidos e são mal entendidos quando aplicados à fisiologia humana. A analogia pura, metáforas associadas a traduções sofríveis dos termos antigos em termos modernos, faz com que sejam perdidos importantes e sofisticados mecanismos de doença e saúde.

Pesquisas recentes têm revelado que muitas das teorias antigas e fórmulas da Acupuntura não sofreram modificações significativas, nem perderam sua importância, não podendo ser negligenciadas pelos estudiosos ou médicos da atualidade. Assim, todos que se ocupam desse trabalho devem ser convencidos de que a prática da Medicina Tradicional Chinesa é muito valiosa e deve ser estudada profundamente. Somente absorvendo esses princípios e conceitos já estabelecidos é que nos tornaremos capazes de contribuir para a evolução dessa arte de curar.

De acordo com a teoria da Acupuntura, o corpo humano representa um estado de equilíbrio entre as energias YIN e YANG. Por exemplo, podemos usar os princípios do Yin e Yang para ilustrar esses fenômenos na função dos órgãos humanos. As condições superficiais, de excesso, quentes e funcionais dos órgãos são vistas como de natureza Yang. Os fenômenos internos, de deficiência, de frio ou estruturais são chamados de condições Yin. Se as energias Yin e Yang estão em harmonia perfeita, o organismo é saudável.

O desequilíbrio entre essas duas energias dentro do corpo ou dentro de qualquer órgão é considerado, portanto, não-saudável ou um estado de doença. Isso pode ou não coincidir com uma categoria de doença definida com alteração tecidual morfológica ou pela invasão de microorganismos. Na arte de Acupuntura, podemos empregar diferentes técnicas e procedimentos que estimularão pontos reflexos para restabelecer o equilíbrio e alcançar seu efeito terapêutico.

BREVE HISTÓRICO DO DESENVOLVIMENTO DA ACUPUNTURA

De acordo com ***Huang Di Nei Jing*** [*The Yellow Emperor's Classic of Internal Medicine – O texto clássico de medicina interna do Imperador Amarelo*], livro compilado em aproximadamente 700 a.C., os chineses da era Neolítica descobriram que poderiam aliviar dores abdominais e articulares aquecendo o corpo usando areias e pedras quentes. Essa seria a origem da moxabustão. As Agulhas de Pedra ("Zhen Shih") também foram encontradas em muitas partes da China. Imagina-se que essas agulhas eram diferentes das agulhas de costura porque foram encontradas com outros instrumentos médicos nos sítios arqueológicos. Assim, presumivelmente a Acupuntura existiu e foi praticada durante a era Neolítica.

Não há nenhum documento que indique exatamente como a Acupuntura era usada com fins terapêuticos, mas podemos supor que foi amplamente praticada entre os chineses desde tempos pré-históricos. A evolução humana tem aperfeiçoado essa técnica continuamente. No princípio, as agulhas eram feitas de pedra. Hoje elas são feitas de ouro, prata ou aço inoxidável (esterilizadas e descartáveis). A moxabustão foi desenvolvida ao longo da história e tem sido utilizada junto com outras técnicas, como infravermelho, ultra-som ou técnicas de Acupuntura a laser.

A. Antes e durante as **Dinastias *Qin*** (秦), ***Han*** (漢), ***San-Guo*** (三國) e ***Wei*** (魏) (221 a.C. - 264 d.C.) houve muitos praticantes médicos das técnicas de Acupuntura nos campos da clínica médica e cirúrgica. Três dos mais famosos médicos do período foram **Bien Que** (扁鵲, antes da dinastia ***Qin***), que foi o autor do *Nan-Jing* (難經) e do *Shen Ying Zhen Jing* (神應針經), **Hua Tuo** (華佗, 141-208 d.C.), que foi legendário no tratamento cirúrgico, tratava dores e fazia anestesia com Acupuntura e ervas, e **Zhang Zhong Jing** (張仲景, 142-220 d.C.), que era famoso por seus livros sobre a teoria médica e Fitoterapia.

O ***Huang Di Nei Jing*** (黃帝內經) inclui o ***Su-Wen*** (素問 ***Plain Questions***) e o ***Ling-Shu*** (靈樞 ***The Vital Axis***). O *Ling-Shu,* que foi originalmente escrito por volta de 600 a.C., é dividido em nove partes, 81 capítulos e, assim como o *Nan Jing*, inclui observações sobre o diagnóstico pelo pulso, afecções dos meridianos, afecções dos níveis Ying e Wei, síndromes, assim como importantes técnicas de Acupuntura e agulhamento. Embora atribuído a **Huang Di** (o Imperador Amarelo), na realidade ele foi escrito por muitos praticantes médicos como Bian-Que (Chin Yue-Ren) e outros. Ele foi compilado da forma como conhecemos hoje antes da era ***Qin***. Sabemos que a maioria dos livros discute a teoria da Acupuntura, especialmente o texto do *Ling-Shu*. Esses textos mostram que os chineses antigos acreditavam que o corpo humano era parte do universo, sendo intimamente influenciado por todos os fatores da natureza. As teorias do Yin Yang, dos Cinco Elementos e, posteriormente, a Teoria dos Meridianos foram se desenvolvendo ao longo dos séculos, sendo então incluídas no sistema médico como um todo. Com a descoberta dos pontos de Acupuntura, a Teoria dos Meridianos foi proposta para demonstrar uma conexão entre esses pontos de Acupuntura e os órgãos de corpo. Há muitos registros médicos famosos sobre a Acupuntura desse período:

Shang Han Lun [*Treatise on Febrile Diseases Caused by Cold – Tratamento das doenças febris causadas pelo frio*] e ***Jing Qi Yao Lue*** [*Synopsis of Prescriptions of The Golden Chamber – Sinopse das prescrições da Câmara Dourada*] foram escritos por **Zhang Zhong-Jing** (142-220 d.C.) combinando a Acupuntura e a Fitoterapia para tratamento de doenças epidêmicas.

B. Dinastias ***Jin*** (晋 265-420 d.C.) e ***Tang*** (唐 618-907 d.C.). Houve um considerável desenvolvimento da Medicina Tradicional Chinesa em 13 especialidades médicas como clínica médica, ortotraumatologia, ginecologia, pediatria, dermatologia etc. Nesse período, a Acupuntura chinesa e a Fitoterapia também se espalharam para outros países como Japão, Coréia, Vietnã e regiões do Oriente Médio. Muitos praticantes famosos reorganizaram a Medicina Tradicional Chinesa e publicaram obras sobre a Teoria da Acupuntura, como se segue:

Jen-Jiu Jia Yi Jing (針灸甲乙經) [*The ABC of Acupuncture and Moxibustion – O ABC da Acupuntura e Moxabustão*]: composto por Huang Fu Mi (皇甫謐, 215-82 d.C.) da Dinastia ***Jin***. O livro estende-se sobre a teoria básica, a fisiologia, a patologia, a anatomia, a localização de pontos de Acupuntura e as prescrições clínicas.

Jou Hou Bei Ji Fang (肘後備急方) [*Emergency Prescriptions of Acupuncture – Prescrições de Acupuntura nas emergências*]: composto por **Ge Hong** (葛洪) (283-363 d.C.) da Dinastia ***Jin***. Esse livro apresenta uma abordagem prática da Acupuntura e inclui medidas preventivas.

Mai Jing (脈經) [*Textbook of Pulse Diagnosis – Tratado do diagnóstico pelo pulso*]: escrito por um famoso acupunturista da Dinastia ***Wei/Jing*** chamado Wang Shu He (王叔和, por volta de 300 d.C.).

Zhu Bing Yuan Hou Lun (諸病源候論) [*Etiology, Clinical Appearance, and Treatment of Diseases – Etiologia, aspectos clínicos e tratamento das doenças*]: escrito por **Chao Yuan Fang** (巢元方), um famoso praticante da Medicina Tradicional Chinesa e ministro da Saúde da Dinastia ***Sui*** (隋 605-616 d.C.). Esse livro detalhava todos os fatores causais, quadro clínico e fisiopatologia, vistos pelo ângulo da MTC de doenças dos mais diferentes campos da medicina como medicina interna, cirurgia, ginecologia, obstetrícia, pediatria e dermatologia.

Zhen Jing Cao (針經抄) [*Acupuncture Prescriptions – Prescrições de Acupuntura*] e ***Ming Tang Ren Xing Tu*** (明堂人形圖) [*Wall chart of Acupuncture points – Mapa dos pontos de Acupuntura*]: escritos por **Zhen Quan** (甄權, por volta de 561-645 d.C.) nas dinastias ***Sui/Tang***, nos quais ele descreveu técnicas especiais da Acupuntura e do diagnóstico pelo pulso.

Bei Ji Chian Jing Yao Fang (備急千金要方) [*Prescriptions of the Thousand Ounces of Gold – Prescrições das Mil Onças de Ouro*], e ***Chian Jing Yi Fang*** (千金翼方) [*Supplement Prescription – Prescrições suplementares*]: escritas por **Sun Si Miao** (孫思邈, 581-682 d.C.) na Dinastia ***Tang***, nas quais ele contribuiu imensamente para a medicina e para a terapia com alimentos e nutrição, advogando também o uso simultâneo de Acupuntura e Moxabustão.

Wai Tai Mi Yao Fang (外台秘要方) [*Necessity Essentials First-line Practitioners – O essencial para os praticantes de primeira linha*]: escrito por **Wang Tao** (王燾, por volta de 752 d.C.), durante a Dinastia ***Tang***, no qual ele essencialmente advogava a proteção das mulheres grávidas.

C. Nas dinastias ***Sung*** (420-479 d.C.), ***Yuan*** (1271-1368 d.C.) e ***Ming*** (1368-1644 d.C.), foram publicados ***Acupuncture Tung-Ren*** [*Acupuncture Meridian Models – Meridianos de Acupuntura*] e muitos outros livros sobre os princípios da Acupuntura:

Tung Ren Shu Xue Jen Jiu Tu Jing (銅人輸穴針灸圖經) [*Illustrated Manual of the Bronze Man showing Acupuncture Points – Manual ilustrado do Homem de Bronze mostrando os pontos de Acupuntura*]: escrito por **Wang Wei Yi** (王惟一, 987-1067 d.C.) da Dinastia ***Sung***, em 1026 d.C., no qual ele detalhava a localização e a função dos pontos de Acupuntura e o sistema de meridianos. Ele detalhou 657 pontos de Acupuntura em duas estátuas que foram muito úteis para o ensino da Acupuntura. O manual foi esculpido em dois painéis gigantes na cidade de Kai-Feng (開封) em benefício público.

Xiao Er Yiao Zheng Zhen Jue (小兒藥證真訣) [*The Knack of Treatment in pediatric – A prática do tratamento em pediatria*]: escrito por **Qian Yi** (錢乙, 1032-1113 d.C.), que era um *expert* na MTC e na Acupuntura na área da pediatria durante a Dinastia ***Sung***.

Jen Jiu Zi Shen Jing (針灸資生經) [*Acupuncture and Moxibustion Doctor's Manual – Manual médico de Acupuntura e Moxabustão*]: escrito por **Wang Zhi Zhong** (王執中) na Dinastia ***Sung***, publicado em 1220 d.C., composto de sete capítulos sobre a experiência no tratamento pela Acupuntura.

Jen Jiu Zhi Nan (針灸指南) [*The Guide Book of Acupuncture – O guia da Acupuntura*] e ***Biao You Fu*** (標幽賦) [*Ode of the Standard of Mystery – Ode aos mistérios*]: escritos por **Dou Han-Qing** (竇漢卿, por volta de 1235 d.C.) nas dinastias ***Jin/ Yuan*** (金/元), tratavam de muitos tópicos da Acupuntura. Sua obra foi posteriormente compilada em ***Quatro livros da Acupuntura*** publicados em 1331 d.C. por **Dou Gui Fang** (竇貴芳).

Dan Xi Xin Fa (丹溪心法), ***Huo Fa Ji Yao*** (活法機要) e ***Mai In Zheng Zhi*** (脈因證治): escritos por **Zhu Dan Xi** (朱丹溪, 1281-1358 d.C.) e seus discípulos. Ele foi um dos quatro mais famosos praticantes da MTC da Dinastia ***Yuan***. Seus livros ajudaram a simplificar a prática da Acupuntura.

Bian Que Shen Yin Jing (扁鵲神應經) [*Bian Que Marvelous text of Acupuncture – Tratado maravilhoso de Acupuntura de Bian Que*]: escrito por **Wang Guo Rei** (王國瑞) da Dinastia ***Yuan*** em 1329 d.C., no qual constam muitas técnicas especiais.

Shi Si Jing Fa Hue (十四經發揮) [*An explanation of The Fourteen Meridians – Quatorze meridianos*]: escrito em 1341 d.C. por **Hua Shou** (滑壽, 1304-1386 d.C.) da Dinastia ***Yuan,*** renomado acupunturista da época.

Jen Jiu Da Quan (針灸大全) [*The Comprehensive Text of Acupuncture – Um texto abrangente da Acupuntura*]: escrito por **Hsu Feng** (徐風, por volta de 1439 d.C.) da Dinastia ***Ming*** (明)**,** com seis capítulos como ***Tien Xing Mi Jue Ge*** (天星秘訣歌), ***Si Tsung Xue Ge*** (四總穴歌), ***Ling Guang Fu*** (靈光賦), ***Xi Hung Fu*** (席弘賦), ***Ba Fa Liu Zhu*** (八法流注).

Jen Jiu Da Cheng (針灸大成) [*The Great Success Of Acupuncture – O grande sucesso da Acupuntura*]: escrito por **Yang Ji Jou** (楊繼洲, 1522-1620 d.C.) da Dinastia ***Ming*** em 1601 d.C., com dez capítulos descrevendo técnicas de agulhamento e experiências clínicas.

Jen Jiu Ju Ying Fa Huei (針灸聚英發揮) [*The Best Gatherings Of Acupuncture and Moxibustion – A melhor coletânea de Acupuntura e Moxabustão*]: escrito em 1537 d.C. por **Gao Wu** (高武) da Dinastia ***Ming***. Ele também produziu três modelos de cobre representando o Homem, a Mulher e a Criança para a localização dos pontos nos meridianos. Naquela época já havia treze especialidades na Medicina Tradicional Chinesa e na Acupuntura.

Jing Yue Quan Shu (景岳全書) [*Complete Book of Zhang Jing Yue – O livro completo de Zhang Jing Yue*]: escrito por **Zhang Jie Bin** (張傑斌) na Dinastia ***Ming*** (1624 d.C.), no qual se descreviam muitas experiências clínicas.

D. Da Dinastia ***Ching*** (清) (1644-1911 d.C.) até 1950, a Acupuntura não se desenvolveu da mesma forma como anteriormente, embora tenha havido desenvolvimento da Medicina Tradicional Chinesa. As publicações mais importantes da época incluem:

Yi Zong Jing Jian (醫宗金鑒) [*The Golden Mirror of Medicine – O espelho dourado da medicina*]: escrito por **Wu Qian** (吳謙) e colaboradores em 1752 d.C., é um dos mais abrangentes textos da MTC e de Acupuntura da Dinastia ***Ching***.

Na era de **Quen-Lung** (1710-1756 d.C.) da Dinastia ***Ching***, médicos do Ministério da Saúde escreveram o ***Yi Zong Jing Jian Tsi Jiu Xin Fa*** (醫宗金鑒刺灸心法) [*Methods of Acupuncture and Moxibustion from the Golden Mirror of Medicine – Métodos de Acupuntura e Moxabustão do espelho dourado da medicina*], com experiências clínicas da Acupuntura escritas na forma de poemas.

A prática da Acupuntura, durante os últimos mil anos, alastrou-se geograficamente da China para outros países circunvizinhos. Durante a Dinastia Tang (aproximadamente 400 d.C.), a Acupuntura foi levada para o Japão, onde floresce desde então. A Acupuntura também se disseminou para outros países, incluindo países da Europa e os Estados Unidos, onde sua presença é conhecida há trezentos anos. Muitos registros revelaram a presença de acupunturistas e fitoterapeutas no Oeste dos Estados Unidos, quando os primeiros chineses imigraram para o trabalho nas ferrovias há mais de um século.

Com a tecnologia moderna, a Acupuntura evoluiu para uma outra fase. Muitas pesquisas sobre as funções e os mecanismos de ação da Acupuntura têm sido realizadas. Atualmente há um novo campo da medicina emergindo, especialmente na Europa e na Ásia, que emprega algumas das técnicas de Acupuntura, homeopatia e dispositivos de eletroacupuntura. Esse novo campo da medicina bioenergética promete estabelecer novos protocolos para a combinação efetiva dessas terapias, dando credibilidade a elas. Ultimamente, pesquisas científicas sobre Qi Gong chinês estão fazendo que alguns investigadores estabeleçam um novo campo médico chamado "Medicina da Mensagem", mas esse campo ainda precisa de mais pesquisas e evidências.

VANTAGENS E DESVANTAGENS DA ACUPUNTURA

O tratamento pela Acupuntura é popular desde os tempos antigos na China. Essa popularidade tem sido preservada ao longo do tempo em razão da simplicidade de suas teorias, aplicações e sistema de aprendizado. Podemos citar algumas das vantagens e desvantagens da prática de Acupuntura, como se segue:

Vantagens

1. Inúmeras possibilidades de aplicação

- Pode ser utilizada no tratamento de uma grande variedade de doenças, independentemente da localização, da idade ou do sexo dos pacientes.
- Pode ser utilizada em conjunto com outras terapias.
- Pode ser utilizada em casos cirúrgicos, para aumentar a imunidade do paciente antes ou após a cirurgia.

2. Diminuição da utilização de medicamentos

- Recentemente, o uso de medicamentos tem sido abusivo, com freqüente toxicidade para o paciente, sem os efeitos terapêuticos desejados.
- A Acupuntura promove a homeostase do corpo, a melhora da circulação do sangue nos tecidos e órgãos e aumenta a imunidade do organismo. Dessa forma, a Acupuntura reduz a necessidade do uso de drogas e aumenta a eficácia da terapia médica.
- Além disso, a Acupuntura é uma terapia mais econômica em comparação à alopatia porque não depende muito de técnicas caras e de suporte químico para ser efetiva.

3. Simplicidade do instrumental

- O diagnóstico e o tratamento pela Acupuntura utilizam materiais simples, baratos e fáceis de serem levados para qualquer local de tratamento, mesmo onde não há muitos recursos, em contraste com os modernos equipamentos médicos, difíceis de serem transportados.

4. Segurança do tratamento

- O tratamento pela Acupuntura é muito seguro quando realizado por médicos qualificados.
- A manipulação hábil e qualificada das agulhas estéreis e descartáveis aumenta ainda mais a segurança do tratamento.

5. Complementação da medicina moderna

- Embora a medicina moderna tenha progredido enormemente, ainda há algumas entidades que não respondem bem aos tratamentos existentes, como doenças auto-imunes, problemas degenerativos, doenças do colágeno e infecções virais.
- Em tais condições patológicas, a Acupuntura combinada ou não com a Fitoterapia freqüentemente pode obter resultados melhores.

6. Utilização como um método diagnóstico

- A medicina moderna utiliza muitos instrumentos para um diagnóstico preciso, mas em muitos casos ainda há dificuldade.
- Em alguns desses casos, a Acupuntura e os procedimentos diagnósticos chineses, como o exame dos pontos dos meridianos, podem dar pistas importantes para se chegar ao diagnóstico.

Desvantagens

1. Medo de agulhas

- Alguns pacientes têm aversão a agulhas. Por essa razão, muitos métodos diferentes de estímulo (como a estimulação elétrica transcutânea), moxabustão, ventosas, aplicação de laser ou ultra-som, Tui-Na (técnica de manipulação) etc. foram desenvolvidos para que possam substituir o agulhamento.
- Nenhum desses métodos, entretanto, alcançou o mesmo efeito provocado pelas agulhas.

2. Longo tempo de treinamento do acupunturista

- A condição do paciente, a seleção precisa dos pontos, o tipo e a intensidade do estímulo influenciam o efeito do tratamento pela Acupuntura.
- A técnica requer longos anos de treinamento para atingir a habilidade necessária para um bom tratamento.

NOVAS IDÉIAS SOBRE OS MECANISMOS DA ACUPUNTURA

O corpo humano é formado pela união de muitos tecidos e órgãos, que por sua vez são formados por diferentes tipos de células que se associam e colaboram para preservar as atividades funcionais do corpo, tais como: locomoção, digestão, respiração, procedimentos defensivos etc. As conexões entre os vários sistemas, geralmente, são feitas pelo sistema nervoso, cujo centro é o cérebro, que controla e regula todas as funções de corpo. Conseqüentemente, o organismo responde como um todo às mudanças desse centro. Por exemplo, num caso de elevação da temperatura do corpo, a temperatura do sangue aumenta e o sistema hipotalâmico da temperatura é ativado, de forma que haverá vasodilatação, sudorese, diminuição do tônus muscular, da taxa metabólica etc., com retorno da temperatura do corpo para a normalidade. Contrariamente, se houver muito frio, haverá vasoconstrição, contração muscular, aumento do metabolismo etc. e regulação da temperatura do corpo para manter a função celular normal.

Se a função do sistema nervoso estiver adequada, haverá um rápido ajuste com manutenção da saúde do corpo. Por exemplo, se houver um agente patológico invadindo o corpo, este terá uma série de respostas, incluindo mudanças na sua temperatura, alterações dos leucócitos (aumento da fagocitose etc.), aumento das evacuações e outras respostas para desintoxicação. Às vezes, porém, as próprias reações adaptativas podem piorar o estado da doença se o sistema nervoso não estiver precisamente ajustado. Por exemplo, no caso da cólera, a eliminação dos patógenos pela diarréia pode causar a morte do paciente por desidratação. Nas inflamações de tecidos moles, as contraturas musculares excessivas podem causar diminuição da circulação de sangue, agravando assim ainda mais a dor e a inflamação.

Mesmo que os fatores externos não sejam muito intensos, se o corpo tiver perdido a sua capacidade de resposta correta, o equilíbrio estará prejudicado, podendo surgir uma doença. Por exemplo, pessoas com alergias podem ter uma reação exacerbada ante uma quantidade relativamente pequena de antígeno. Um desequilíbrio do sistema nervoso central, causado por ansiedade ou tensão, é um precursor comum para a hipersensibilidade. Podemos observar que a doença é o resultado da interação entre os agentes causais e a resposta do organismo, tudo isso comandado pelo sistema nervoso.

A Acupuntura não é dirigida somente aos agentes causadores de doença e, por isso, os tratamentos não são realizados somente nas áreas do foco patológico. Os tratamentos são também direcionados para o sistema nervoso como um todo, estimulando a capacidade de recuperação e os mecanismos de equilíbrio de todo o corpo.

Ultimamente, têm surgido muitas pesquisas para o entendimento dos mecanismos da Acupuntura:

1. A Acupuntura altera a circulação de sangue. Uma vez estimulado um ponto de Acupuntura, a circulação regional sofre uma vasodilatação, com melhora da circulação nesses tecidos, algum grau de relaxamento muscular, alívio da inflamação e da dor.
2. Alguns pontos de Acupuntura, quando estimulados, promovem a liberação de hormônios como cortisol, endorfinas, encefalinas etc., promovendo analgesia e diminuindo a inflamação.
3. A Acupuntura ajuda a imunidade. Quando submetido a uma agressão externa, o corpo responde por meio de mecanismos imunológicos. Várias experiências em animais mostraram que a Acupuntura ajuda a promover uma resposta mais rápida e aumenta a atividade fagocitária.
4. A Acupuntura regula e normaliza as funções do organismo. As diversas funções do organismo estão inter-relacionadas, de forma que a perturbação de uma função pode alterar as outras com subseqüente manifestação de sintomas e doenças. O estímulo dos pontos de Acupuntura pode restabelecer essa relação promovendo a cura.
5. A Acupuntura estimula o metabolismo normal. Em determinadas doenças, há alterações nos estados metabólicos dos órgãos que resultam em excesso ou deficiência. A Acupuntura permite a recuperação desse metabolismo, sendo importante no processo de cura.

A ABRANGÊNCIA DA TEORIA DA ACUPUNTURA MODERNA E SUAS PESQUISAS

A. A necessidade da contínua pesquisa da Acupuntura tradicional em face da pesquisa moderna

A Medicina Tradicional Chinesa tem uma longa tradição de investigação científica quanto à natureza da doença e à saúde nos seres humanos e nos animais. Isso representa uma premissa epistemológica básica e inclui uma teoria altamente desenvolvida, uma prática, uma metodologia de tratamento e uma concepção fisiológica que lhe é peculiar, clinicamente versátil e eficaz. Futuras investigações deveriam se basear na teoria tradicional e seus preceitos em vez de descartá-los numa rejeição modernista de medicina "pré-científica". A pesquisa da Medicina Tradicional Chinesa na China já envolve a tecnologia e os conceitos médicos modernos, incorporando-os ao arcabouço teórico existente. O que tem sido demonstrado é que a concepção médica antiga muito freqüentemente está sendo confirmada pelas pesquisas atuais. As novas técnicas baseadas em pesquisas científicas modernas podem ser incorporadas à Medicina Tradicional Chinesa sem sacrificar seu fundamento teórico original.

Por exemplo, as teorias do Yin e do Yang, tanto do ponto de vista científico quanto do filosófico, têm dado origem a muitas pesquisas científicas e ainda são muito úteis para explicar a atividade fisiológica do corpo. Elas também são muito úteis na classificação das doenças, no prognóstico e na justificativa de certas reações farmacológicas. A classificação chinesa das doenças também parece ser suficientemente aplicável para explicar as condições dos pacientes na nossa sociedade moderna tanto quanto antigamente. Seja por si só ou em combinação com a medicina científica moderna, a Medicina Tradicional Chinesa, tanto na teoria como na prática, promete continuar sendo muito útil na medicina de um futuro próximo.

B. Alguns conceitos equivocados sobre a Medicina Tradicional Chinesa

Há vários equívocos sobre a Medicina Tradicional Chinesa que precisam ser citados:

1. **A Acupuntura está ultrapassada** – Algumas pessoas promoveram a idéia na China e em outros lugares de que a Medicina Tradicional Chinesa está obsoleta e precisa ser abandonada em favor de uma interpretação mais moderna e técnica. Elas reivindicam que nenhuma pesquisa confiável justifica seus métodos, teorias ou créditos. Se a Acupuntura (como uma modalidade) tivesse que ser utilizada, deveria ser somente após a implementação de uma interpretação científica nova, descartando o sistema médico chinês tradicional. Esse erro conceitual infeliz envolve uma falta de conhecimento suficiente da complexidade e da sofisticação da teoria da MTC. Sua grande eficácia, quando usada em sua totalidade, é suficiente para autorizar sua contínua pesquisa e seu uso como um sistema de pensamento médico e tratamento. Nos últimos cinqüenta anos, a grande quantidade de pesquisas científicas sérias em todo o mundo tem demonstrado tanto a eficácia como o mecanismo da Acupuntura no contexto da teoria da Medicina Tradicional Chinesa, assim como o mecanismo fisiológico da Acupuntura. Como todos os sistemas de pensamento e de tecnologia, eles mudam freqüentemente e se adaptam aos novos avanços. O mais provável é que a MTC e a medicina ocidental venham a influenciar uma à outra.
2. **A Acupuntura é só um tratamento sintomático e não trata doenças graves** – Por exemplo, alguns acreditam que a Acupuntura mascara as dores. A Acupuntura não mascara as dores, nem há evidências de que isso possa acontecer. Ela realmente tem um efeito analgésico temporário e pode até ser utilizada em anestesia cirúrgica, mas não pode bloquear a transmissão de impulsos nervosos por tempo indefinido, e, portanto, é improvável que a dor causada por tumores ou outras doenças crônicas graves possa ser mascarada por essa técnica.
3. **A Acupuntura é muito dolorosa ou perigosa** – Nas mãos de especialistas adequadamente treinados, a Acupuntura é extremamente segura, com raros incidentes relacionados. Somente nos Estados Unidos, há experiência suficiente ao longo de mais de vinte anos de prática clínica de mais de dez mil acupuntores.

2

Teorias do Yin Yang e dos Cinco Elementos

As teorias do Yin Yang e dos Cinco Elementos são duas das mais importantes teorias fundamentais da Medicina Tradicional Chinesa e da terapia pela Acupuntura. Elas também representam as filosofias fundamentais da cultura chinesa que influenciaram o desenvolvimento de sua medicina. Desde o princípio, os estudiosos chineses observaram a relação entre os seres humanos e o universo e concluíram que o corpo humano (que na língua chinesa antiga era expresso com um conceito de "Pequeno" Universo) era parte de um universo maior. Pela observação da natureza, o corpo humano representaria um microcosmo do universo como um todo. Há duas energias básicas no Universo, uma negativa, denominada Yin, e outra, positiva, chamada de Yang, em chinês. Na Terra, de acordo com os teóricos chineses antigos, todos os fenômenos naturais também podiam ser classificados em uma das cinco naturezas diferentes, chamadas de Wu Xing (Cinco Elementos). Juntas, essas duas teorias fundamentais, baseadas na observação da Natureza, têm sido aplicadas na Medicina Tradicional Chinesa há vários milhares de anos e representam os seus elementos teóricos, bem como os da ciência desde os primórdios.

TEORIA DO YIN YANG

Os fenômenos científicos são descritos através da observação minuciosa, da repetição dos testes, para finalmente ocorrer o desenvolvimento das teorias que os comprovem. Esse processo geralmente contém cinco etapas: 1 – Observação, 2 – Análise, 3 – Suposição, 4 – Comprovação, e 5 – Conclusão.

A teoria do Yin Yang também passou por essas etapas. Na China antiga, utilizando esse procedimento, os pesquisadores chegaram à conclusão de que a estrutura básica do ser humano era a mesma do universo no qual estava inserido. Além disso, observaram que todos os fenômenos qualitativos da natureza podiam ser classificados em dois pólos opostos chamados de Yin (negativo) e Yang (positivo). Aqueles que apresentam as características de força, calor, claridade, superficialidade, grandiosidade, dureza, peso etc. pertenciam ao Yang. Contrariamente, os que apresentam as características opostas ao mencionado, como passividade, frio, opacidade, profundidade, maciez e leveza, pertenciam ao Yin. No corpo humano há muitas dessas diferenças qualitativas na sua estrutura e na sua função.

O seguinte resumo pode nos dar uma idéia do Yin e do Yang.

Natureza	Corpo humano	Características das doenças	Pertence a
Sol, dia, céu, homem, visível, calor, sul, norte.	Superfície, região dorsal, acima do diafragma, vísceras ocas.	Aparência agitada, tensa, quente e seca, hiperfunção, aguda.	Yang
Lua, noite, terra, mulher, inverno, frio, leste, oeste.	Tecidos profundos, região ventral, abaixo do diafragma, órgãos sólidos, incluindo pulmões, sangue e fluidos teciduais.	Aparência calma, fraqueza, frio, úmido, hipofunção, crônica.	Yin

No corpo humano, os órgãos internos têm uma constituição frágil e necessitam ser protegidos pela cavidade tóraco-abdominal, pelas vértebras e pelas costelas. Como estão localizados mais ventralmente, pertencem ao Yin, e seus pontos de Acupuntura estão geralmente localizados na superfície ventral do corpo. Contrariamente, as vísceras ocas mais ativas, como Estômago, Intestino Delgado e Grosso, Bexiga e Útero, têm natureza Yang e seus pontos de Acupuntura reflexos estão localizados na superfície dorsal do corpo.

CONCEITOS BÁSICOS DA TEORIA DO YIN YANG

Há vários conceitos fundamentais da Teoria do Yin Yang.

1. O Yin e o Yang são naturalmente opostos e relativos: o universo é "dualista". Há características opostas em cada coisa da natureza. Por exemplo, em relação às forças magnéticas da Terra, os pólos Norte e Sul são opostos. Num átomo, há prótons e elétrons no seu interior com naturezas opostas. A qualidade quente se opõe à qualidade fria em relação à temperatura. Em relação ao tempo, a umidade se contrapõe à secura. Nos organismos vivos, há muitas condições que mostram essa oposição e conflito, como atividade e inatividade, hiperfunção e hipofunção, por exemplo.

2. O Yin e o Yang estão relacionados e são mutuamente dependentes. Há Yin e Yang em cada coisa da natureza todo o tempo. Como esse conceito concebe o Universo como relativo e comparativo, se não houver Yin, não poderá haver Yang, e vice-versa. Essa condição é chamada de mútuo enraizamento do Yin e do Yang. A relação de interdependência do Yin e do Yang significa que um existe pela presença do outro e nenhum deles pode existir separadamente. Por exemplo, não poderia haver dia se não houvesse noite; não poderíamos avaliar o calor se não houvesse o frio. Não há como conceber a idéia de alto sem a idéia do baixo, do longo sem o curto, do interno sem o externo. Portanto, podemos concluir que o Yin e o Yang são opostos e interdependentes ao mesmo tempo.
3. O Yin e o Yang interagem mutuamente: todas as coisas na natureza tendem a um equilíbrio e harmonia. O Yin e o Yang estão constantemente se influenciando um ao outro. Um aumento do Yin vai levar a uma diminuição do Yang, e vice-versa. Nesse caso, se houver energia positiva excessiva (Yang), haverá uma deficiência de energia negativa (Yin). Entretanto, ao mesmo tempo, ela tenderá a aumentar seu potencial em direção ao equilíbrio. Haverá harmonia quando houver um equilíbrio entre Yin e Yang, e agitação em direção ao equilíbrio quando houver conflito entre o Yin e o Yang. O mecanismo de *feedback* para manter a homeostase da pressão arterial é um exemplo de relação Yin Yang para manter a harmonia e o equilíbrio dentro do organismo. Da mesma forma, a manutenção da temperatura corpórea nos mamíferos é outro exemplo dessa tendência em direção ao equilíbrio fisiológico.
4. O Yin e o Yang podem se transformar e se consumir um ao outro. Em certas circunstâncias favoráveis, o Yin se transforma em Yang e o Yang se transforma em Yin. Quando o Yin está em excesso, o Yang estará em depleção. Contrariamente, num estado de deficiência de Yin, o Yang estará relativamente forte. Em determinadas circunstâncias os pólos opostos podem modificar um ao outro e, portanto, as naturezas Yin e Yang também vão sofrer alterações. Como dito previamente, em circunstâncias favoráveis, o Yang se transforma em Yin, e vice-versa. Dentro de quaisquer substâncias os elementos Yin e Yang não são fixos, estando em constantes alterações de uma forma cíclica. As diminuições ou os aumentos tanto de Yin ou de Yang vão causar repercussões diretamente sobre o outro elemento. Quando houver um aumento de Yin, haverá uma diminuição de Yang. Se o Yin estiver diminuindo, o Yang estará aumentando. Num organismo vivo, para que haja uma atividade fisiológica, há necessidade de consumo de nutrientes e, portanto, haverá necessidade de consumo de Yin (substância) e um aumento de energia (Yang). Isso é conhecido como atividade catabólica. Contrariamente, o processo de formação e armazenamento de certas substâncias nutritivas vai depender obviamente da diminuição da atividade funcional e de um aumento das reservas, que é conhecido como atividade anabólica. Em condições normais, há um equilíbrio relativo entre

a atividade anabólica e a catabólica; porém, em condições anormais, podemos ter uma depleção ou excesso de Yin ou de Yang, resultando em desequilíbrios ou doenças. Como exemplo, vamos citar a síndrome do frio. Nesse caso, haverá uma condição de excesso de Yin, que levará ao consumo de Yang. Se já houver uma deficiência prévia de Yang, haverá um excesso relativo de Yin. No *Huang Di Nei Ding* é observado que o "excesso extremo de Yin se transformará em Yang, e o excesso extremo de Yang se transformará em Yin".

APLICAÇÃO DA TEORIA DO YIN YANG NO CORPO HUMANO

Os órgãos e tecidos do corpo humano podem ser classificados como mais Yin ou mais Yang, dependendo da sua localização e função. Levando-se em conta o corpo humano como um todo, a cabeça, a superfície do tronco e as faces laterais e posteriores dos quatro membros são considerados mais Yang. Os órgãos (Zang Fu) que correspondem aos órgãos e vísceras da medicina moderna são considerados mais Yin. Quando consideramos somente a superfície corpórea e os quatro membros, a parte posterior é mais Yang, ao passo que o abdome e a parte anterior do tórax são mais Yin. A face lateral dos membros é mais Yang, e a face medial é mais Yin. Analisando as vísceras (Fu), elas têm como função principal o transporte e a digestão, e são mais Yang, ao passo que os órgãos (Zang), cujas funções são mais de armazenamento e controle da energia vital do corpo, são mais Yin. Esses Zang Fu podem ser novamente divididos em Yin ou Yang. Por exemplo, o Rim pode ser dividido em Yin e Yang. O Estômago também pode ser dividido em Yin e Yang. Assim, cada um dos Zang Fu pode ser dividido em Yin e Yang. Resumindo, independentemente das novas descobertas científicas sobre a fisiologia e complexidade dos órgãos, os tecidos, as estruturas e as funções do corpo humano sempre poderão ser explicadas e classificadas pela relação Yin Yang, com ampla aplicabilidade para o entendimento dos processos fisiológicos. De acordo com a MTC, a distribuição de Yin Yang no corpo humano pode ser ilustrada como no quadro que segue:

Distribuição	**Yin**	**Yang**
Parte superior / inferior do corpo	Parte inferior	Parte superior
Lado direito / esquerdo do corpo*	Lado esquerdo	Lado direito
Membros	Face medial	Face lateral
Tronco	Face ventral	Face dorsal
Zang Fu	Zang (órgãos sólidos)	Fu (órgãos ocos)
Meridianos	Três meridianos Yin	Três meridianos Yang

* De acordo com a MTC, Yin e Yang são sempre relativos. Em relação ao corpo, o lado dominante (direito, na maioria das pessoas) seria Yang e o seu oposto seria Yin. Isto é corroborado pelo diagnóstico pelo pulso, no qual a posição "Chi" à direita representa o Rim Yang e a posição "Chi" à esquerda representa o Rim Yin.

Em relação às condições fisiológicas do corpo humano, a parte material dos tecidos e órgãos pertence ao aspecto Yin, enquanto a parte funcional deles pertence ao aspecto Yang. Esses dois aspectos são sempre correlacionados e interdependentes. O funcionamento normal (Yang) do organismo depende da existência das substâncias essenciais (Yin), e o bom funcionamento (Yang) do organismo pode absorver e acumular certas substâncias essenciais (Yin). Somente por meio da completa coordenação do aspecto Yin material com a parte Yang funcional o corpo humano pode manter uma boa condição fisiológica. Como observado anteriormente, em certas circunstâncias ou em certos estágios de desenvolvimento progressivo do Yin e do Yang de uma substância, um pode se transformar no outro. Essa intertransformação vai acontecer sob certas circunstâncias favoráveis até o ponto em que as substâncias internas essenciais se transformem em revestimento externo.

A intertransformação entre Yin e Yang utiliza a seguinte regra de acordo com o *Huang Di Nei Jing*: "Haverá tranqüilidade após uma transformação abrupta e o Yang extremo se transformará em Yin". E ainda: "a geração de um elemento é a sua exata transformação; a degradação de um elemento é causada pela sua transmutação". Isso também é exatamente o que contém um antigo provérbio chinês que diz: "Uma vez atingido o limite correto, a mudança para o oposto é inevitável". E ainda: "Uma alteração quantitativa implica uma alteração qualitativa". A intertransformação do Yin e do Yang é uma lei universal que governa o processo de desenvolvimento e as alterações das substâncias em geral. As quatro estações são um bom exemplo desse processo na Natureza. A primavera começa quando o inverno chega ao seu auge; o outono chega quando o verão chega ao seu clímax. A história natural das doenças é outro exemplo. Um paciente que apresente febre alta contínua (extremamente Yang) numa doença febril aguda pode passar a apresentar calafrios e tremores do corpo, acompanhados de palidez, extremidades frias e pulso fraco (aparência Yin). Essas alterações indicam que a natureza da doença se modificou de mais Yang para mais Yin, de forma que a proposta terapêutica também deve ser modificada pela alteração das manifestações e progressão da doença.

Em condições patológicas, há muitos sinais e sintomas que podem indicar diferentes graus de apresentação dos aspectos Yin e Yang. Febre alta, rubor facial, agitação, sede, diminuição do volume da urina ou constipação podem ser manifestação de uma síndrome Yang por excesso de Yang ou deficiência de Yin. Se houver principalmente manifestações como extremidades frias, palidez facial, astenia, urina clara ou diarréia, essas podem ser indicativas de uma síndrome Yin por excesso de Yin ou deficiência de Yang.

Essa explicação é apenas uma pequena introdução à teoria do Yin Yang, com alguns exemplos para ilustrar a sua aplicação na Medicina Tradicional Chinesa. A oposição, a inter-relação e a interdependência, a interação e a intertransformação e o interconsumo do Yin e do Yang podem ser resumidos como os princípios das leis universais de oposição e dualismo. Além disso, essas relações entre o Yin e o Yang não estão isoladas uma da outra, mas sim interconectadas e uma está constantemente influenciando a outra.

A TEORIA DOS CINCO ELEMENTOS

Conceitos gerais

Originalmente, na filosofia chinesa antiga, foi observado que todas as coisas no Universo podiam ser também classificadas dentre um dos Cinco Elementos básicos da Natureza, o Wu Xing: "Wu" significa cinco e "Xing" significa elemento. Os filósofos antigos viam o mundo como uma constante interação e combinação desses cinco elementos. Eles foram classificados como Metal, Água, Madeira, Fogo e Terra. Todas as coisas na Natureza consistem da combinação desses blocos construtores básicos do Universo, incluindo todos os organismos vivos e o corpo humano. Essa teoria foi utilizada para explicar um outro ponto de vista das inter-relações de todos os fenômenos naturais. A Natureza apresenta um vigoroso e dinâmico equilíbrio, como ilustrado nas teorias do Yin Yang e dos Cinco Elementos. Esse é um conceito de um Universo dinâmico e não-estático, que apresenta um equilíbrio e uma ordem. Na Medicina Tradicional Chinesa, essas teorias são utilizadas para explicar as relações fisiológicas internas do corpo humano, o porquê de todos os fenômenos nos tecidos e órgãos, a fisiologia e a doença do corpo humano, assim como sua inter-relação com o ambiente é vista como uma inter-relação entre esses elementos básicos.

Essa teoria inclui o conceito de interdependência e dominância entre os elementos que determina sua constante atividade e transformação. A interação pode levar a uma inibição, equilíbrio ou estimulação de outros elementos dependendo da sua natureza inerente e de sua força relativa. O movimento da Natureza é uma constante interação de suas características próprias, ajustes ou adaptações desses elementos primários básicos. Dessa forma, os elementos favorecem o equilíbrio e a harmonia entre eles. Quando cada elemento faz a sua parte, tudo funciona harmonicamente. Cada elemento específico mantém outro em equilíbrio com o todo, sendo, por sua vez, harmonizado por outros. Os filósofos antigos observaram que os elementos também tinham uma relação funcional específica no ciclo da natureza. Assim como as estações do ano se transformam uma na outra, os elementos da natureza davam origem a outros. Tudo na natureza, incluindo as atividades sociais e políticas, poderia ser explicado por esses elementos e por suas naturezas correspondentes.

Essa teoria também é utilizada como um guia prático na medicina. Havendo um componente Yin (estrutural) e outro Yang (funcional) em todas as coisas, cada elemento também tem um aspecto estrutural e funcional. Todas as coisas têm um aspecto estrutural, assim como uma atividade ou uma tendência energética. Foi sob essa luz que o corpo humano foi visto também como representante desses princípios básicos e forças da natureza. Dentro do corpo há elementos e energias "fisiológicas" que refletem as forças básicas da vida. Há tecidos e órgãos que estão relacionados aos elementos tanto fisiológica como energeticamente, e refletem as mesmas inter-relações básicas da natureza. Existem, fisiologicamente funcionantes dentro do corpo, a Madeira, o Fogo, a Terra, o Metal e a Água.

Distribuição e classificação dos fenômenos naturais dentre os Cinco Elementos

O corpo humano é governado pelos mesmos princípios da natureza. Por esse motivo, os fenômenos da natureza também exercem algumas influências sobre a fisiologia humana. Isso mostra não só a dependência do homem da natureza, mas também a sua adaptação ao meio ambiente. As pesquisas da Medicina Tradicional Chinesa verificaram essa realidade e, observando os fenômenos naturais, fizeram a correlação entre a fisiologia dos órgãos e tecidos e os fenômenos naturais.

Vamos observar os seguintes resumos:

Tabela 1 – Classificação dos Cinco Elementos na Natureza

Cinco Elementos	Direção	Estação do ano	Clima	Cor	Sabor
Água	Norte	Inverno	Frio	Preta	Salgado
Madeira	Leste	Primavera	Vento	Verde	Azedo
Fogo	Sul	Verão	Quente	Vermelha	Amargo
Terra	Centro	Fim do verão/ início do outono	Úmido	Amarelo	Doce
Metal	Oeste	Outono	Seco	Branca	Picante

Tabela 2 – Classificação dos Cinco Elementos no corpo humano

Cinco Elementos	Órgãos	Vísceras	Órgãos dos sentidos	Tecidos	Emoção	Som
Água	Rim	Bexiga	Ouvidos	Ossos	Medo	Gemido
Madeira	Fígado	Vesícula Biliar	Olhos	Tendões e ligamentos	Raiva	Grito
Fogo	Coração	Intestino Delgado	Língua	Vasos sangüíneos	Alegria	Riso
Terra	Baço-Pâncreas	Estômago	Boca	Músculos	Preocupação	Canto
Metal	Pulmão	Intestino Grosso	Nariz	Pele e pêlos	Tristeza	Choro

Na Natureza

Observou-se que no inverno o clima é frio e o vento vindo do norte da China é gelado. A água se transforma em gelo; nos países ao norte há noites mais longas; o sal vem da água do mar; assim sendo, o norte, o inverno, o frio e o sabor salgado são classificados como Natureza **Água**. Na primavera, os tépidos raios solares vêm do leste; os ventos brandos vêm do leste; a grama e as árvores crescem, tudo se torna verde e a maioria dos vegetais é azeda; assim sendo, o leste, a primavera, o vento, o verde e o sabor azedo são classificados como Natureza **Madeira**. No verão, o tempo é quente e há fogo por todos os lugares; as plantas são exuberantes, especialmente ao sul dos países do Hemisfério Norte; a cor do fogo é vermelha; o sabor após a carbonização é amargo; assim sendo, o verão, o sul, o calor, as plantas exuberantes, a cor vermelha e o sabor amargo são classificados como Natureza **Fogo**. No final do verão e início do outono, o tempo é relativamente quente, as folhas das plantas começam a mudar de cor e ficar amareladas; a umidade é maior; as pessoas ficam no centro da bacia; as frutas são maduras e doces; assim sendo, essa época do ano, a posição central, a umidade e o sabor doce são classificados como Natureza **Terra**. No outono, o tempo é seco e leve, e há mais branco por todos os lados; os ventos sopram do oeste; tudo é seco e torna o chão mais duro; as frutas e as raízes das plantas são mais picantes; assim sendo, o oeste, a secura, a cor branca e o sabor picante são classificados como Natureza **Metal**.

Na fisiologia humana

Os órgãos, tecidos e sistemas são classificados de acordo com a natureza fisiológica e funcional e sua relação com os Cinco Elementos. Por exemplo: a natureza do sistema do Fígado é de se elevar, dispersar, expandir como a natureza das plantas, e assim é classificado como Natureza **Madeira**. A Vesícula Biliar está intimamente relacionada ao Fígado e também pertence à Natureza Madeira. De acordo com a teoria dos meridianos, o meridiano do Fígado se eleva até a cabeça e se conecta com os olhos; o meridiano do Fígado controla os tendões. Se a energia do Fígado estiver estagnada ou tensa, a pessoa ficará raivosa facilmente; da mesma forma, a raiva causará tensão e estagnação do sistema do Fígado, que poderá causar o grito. Dessa forma, o Fígado, a Vesícula Biliar, os olhos, os tendões, a raiva e o grito pertencem ao elemento Madeira. O Coração é o órgão da motivação. O sistema circulatório pertence ao sistema do Coração e transporta oxigênio e nutrientes para os tecidos, sendo a fonte de calor do corpo. Esse é o motivo pelo qual o Coração é classificado como Natureza **Fogo**. De acordo com a teoria dos meridianos, o Intestino Delgado é o órgão acoplado (superficial) ao Coração. O meridiano do Coração se exterioriza pela língua; a aparência emocional do Coração é a alegria e o riso, e assim, o Coração, o Intestino Delgado, os vasos sangüíneos, a língua, a alegria e o riso pertencem ao elemento **Fogo**. O sistema do Baço-Pâncreas se relaciona com a digestão e a nutrição, que no conceito atual estariam relacionadas à função do pâncreas, além de controlar o sangue e mantê-lo dentro dos vasos. Os distúrbios no sistema do Baço-Pâncreas causarão fraqueza muscular, sensação de peso nas pernas, coloração amarelada da pele por desnutrição e propensão ao suspiro. Os meridianos do Baço-Pâncreas e do Estômago estão intimamente correlacionados. Uma diminuição da energia do Baço-Pâncreas causará obnubilação mental e diminuição da capacidade do pensamento, e contrariamente o excesso de atividade mental causará um problema no sistema do Baço-Pâncreas. O meridiano do Baço-Pâncreas se conecta aos lábios e à mucosa oral. Assim sendo, o Baço-Pâncreas, o Estômago, a cor amarela, a boca, os músculos, o pensamento e o suspiro pertencem ao elemento **Terra**. O Pulmão é o órgão da respiração que faz mover os fluidos para baixo. O sistema do Pulmão governa o Qi (ar e energia, em chinês) e funciona melhor quando os Pulmões estão claros, sendo mais fácil a inspiração, com conseqüente aspecto brilhante e compleição corada como o tempo no outono. O meridiano do Pulmão se abre no nariz e se conecta ao Intestino Grosso. O meridiano do Pulmão também governa a pele e os cabelos. As pessoas com problemas no sistema do Pulmão tendem à tristeza e choram com facilidade, e uma situação extremamente triste ou penosa pode levar a um distúrbio no sistema do Pulmão. Assim, o Pulmão, o Intestino Grosso, a pele e os cabelos, o nariz, a tristeza e o choro pertencem ao elemento **Metal**. O sistema do Rim está relacionado ao órgão Rim propriamente dito, o qual controla o sistema hídrico do corpo e está intimamente relacionado às funções hormonais. O sistema do Rim é a origem da energia vital e está relacionado ao sistema reprodutivo. Os meridianos do Rim e da Bexiga são acoplados e atravessam e governam o cérebro, conectando-se às orelhas. Os desequilíbrios do sistema do Rim afetarão os ossos e favorecerão o medo e o gemido, ao passo que o excesso de medo poderá favorecer os problemas no sistema do Rim. Assim, Rim, Bexiga, orelhas, medo e gemido pertencem ao elemento **Água**.

Relações entre os Cinco Elementos

Há três conceitos comumente usados em relação aos Cinco Elementos que são amplamente aplicados no diagnóstico e tratamento da MTC, especialmente na Acupuntura.

Geração (Shen)

A noção de "geração" na teoria dos Cinco Elementos envolve o processo de produção, crescimento e promoção dos fenômenos naturais. Seguindo uma ordem determinada, a Água gera a Madeira, a Madeira gera o Fogo, o Fogo gera a Terra, a Terra gera o Metal e o Metal gera a Água, como representado na Figura 1. Essa idéia parece ter vindo da observação da natureza. A Água é o principal fator que faz as plantas crescerem; o Fogo ocorre pela queima da Madeira, cujas cinzas se transformam em solo; sob o solo formam-se as rochas e os Metais e as fontes de água brotam das rochas. Cada elemento é gerado pelo elemento precedente no ciclo de geração, o qual é chamado de Mãe, que gera o elemento seguinte, que é chamado de Filho. Essa relação é chamada de Mãe-Filho.

Dominação ou controle (Ko)

A relação de dominação também é chamada de relação de controle. Os Cinco Elementos se controlam mutuamente para atingir a harmonia. A observação da na-

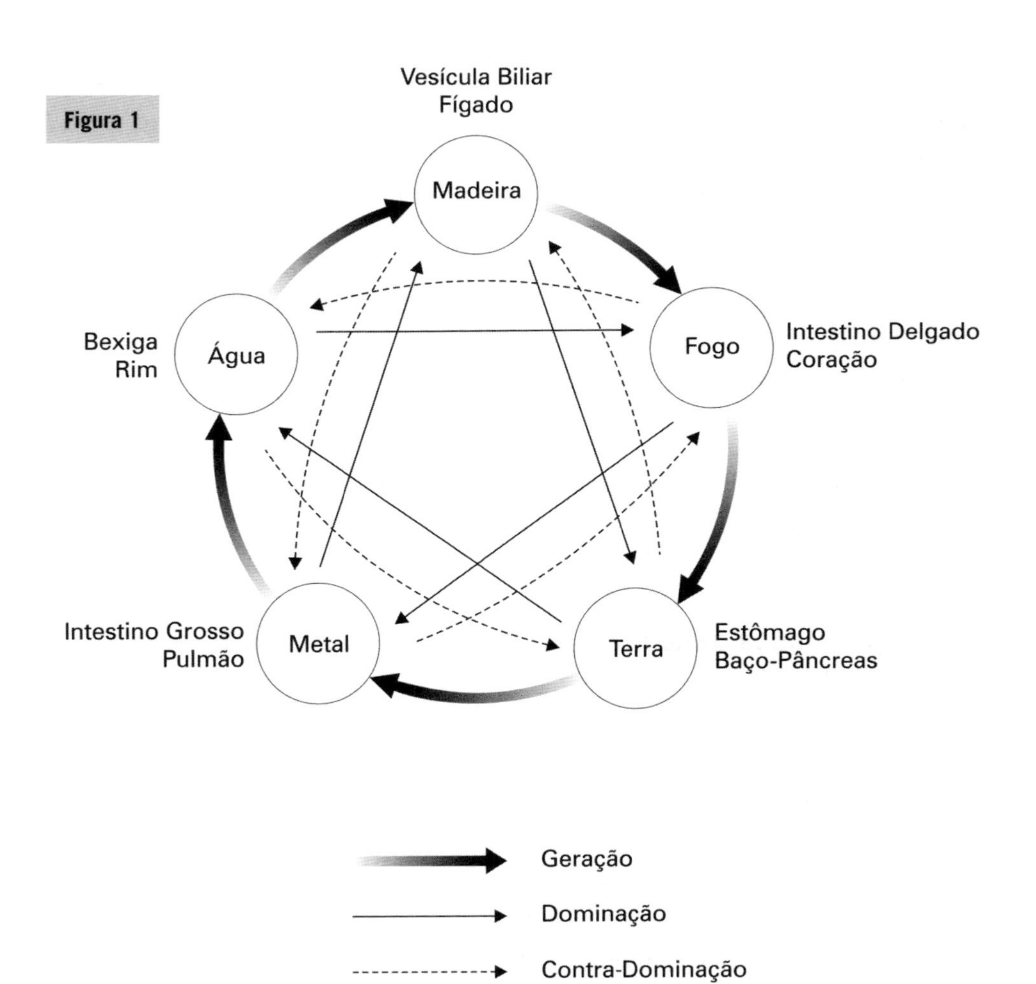

tureza, mais uma vez, dá uma pista de suas inter-relações. Um elemento tem a tendência natural de restringir o excesso de outro elemento. Esse efeito dominatório natural é muito importante nas inter-relações dos Cinco Elementos. A seqüência da dominação é a Madeira que domina a Terra, a Terra que domina a Água, a Água que domina o Fogo, o Fogo que domina o Metal e o Metal domina a Madeira. A água pode ser usada para extinguir o fogo, de forma que o elemento Água domina o elemento Fogo; o fogo pode queimar e derreter o metal, e assim, o elemento Fogo domina o elemento Metal; o machado é utilizado para cortar a madeira, e assim, o elemento Metal domina o elemento Madeira; as raízes das árvores podem invadir o solo, e assim, o elemento Madeira domina o elemento Terra; a terra pode impedir o fluxo da água e por essa razão dizemos que o elemento Terra domina o elemento Água.

Contra-dominação

Pela observação da Natureza foram estabelecidos alguns princípios básicos. A Madeira domina a Terra, mas a Terra gera o Metal e o Metal domina a Madeira. Isso pode ser demonstrado num solo muito endurecido no qual as raízes das plantas não podem penetrar, enfraquecendo-se. Esse fenômeno demonstra uma contra-dominação entre os Cinco Elementos. Uma Terra forte poderá contra-dominar a Madeira. A Terra domina a Água. Entretanto, se houver uma grande quantidade de Água, essa pode lavar o solo dominando-o, de forma que haverá uma contra-dominação da Terra pela Água. A Água extingue o Fogo, mas ela pode ser evaporada se o Fogo for muito forte. Ao mesmo tempo, um Fogo muito intenso pode formar muitas cinzas (Terra) e também contra-dominar a Água. O Fogo derrete o Metal, mas se o Metal der origem a muita Água, ele pode dominar o Fogo, de forma que um Metal forte pode contra-dominar o Fogo. O machado corta a Madeira, mas também pode "ficar cego" se a Madeira for muito dura. A Madeira gera o Fogo, que domina o Metal e, portanto, a Madeira pode contra-dominar o Metal.

Aplicação clínica da teoria dos Cinco Elementos na MTC e na Acupuntura

Relação entre a função dos órgãos internos (Zang Fu) e os meridianos

A partir da natureza dos órgãos e dos meridianos em relação aos Cinco Elementos podemos explicar a natureza fisiológica de cada órgão e meridiano e suas inter-relações. Utilizando o conceito dos Cinco Elementos, podemos determinar como os órgãos e os sistemas podem se equilibrar e influenciar uns aos outros fisiologicamente, ou até patologicamente. Por exemplo, o sistema do Rim, que pertence ao elemento Água, gera a energia do sistema do Fígado, que pertence à natureza Madeira. Assim, se o sistema do Rim estiver fraco, o sistema do Fígado também ficará fraco. É muito comum que as mulheres no climatério tenham sintomas como calores, tensão nervosa, aumento da pressão arterial e insônia. Esses são sintomas que sempre ocorrem em razão da deficiência Yin do Fígado. O sistema do Fígado (de Natureza Madeira) estoca o sangue; o sangue do Fígado nutre o sangue do Coração, fortalecendo o Yang do Coração (que tem como função a circulação do sangue). No caso da deficiência de sangue do Fígado (e sintomas como secura dos olhos, tontura, ausência do fluxo menstrual, vista fraca etc.) há sempre uma compleição e língua pálida, palpitação, extremidades frias e amortecidas, além de pulso fino em corda pela má circulação do sangue (síndrome da deficiência de sangue do Coração pela MTC). Quando há um bom funcionamento do sistema do Coração, o sistema do Baço-Pâncreas, que governa a digestão e nutrição do corpo, além de controlar o sangue, estará normal e suficiente. Havendo uma boa digestão, as funções de nutrição e transporte do sistema do Baço-Pâncreas (de Natureza Terra) estarão ajudando a função normal do sistema do Pulmão (de Natureza Metal). Assim, não haverá secreção no Pulmão e a pele não estará fraca e ressecada. Se houver bom funcionamento do sistema do Pulmão, haverá um bom funcionamento do sistema do Rim e haverá oxigênio suficiente no sangue, com funcionamento normal do sistema nervoso vegetativo, do sistema hormonal e, conseqüentemente, do sistema de transporte e diurese.

Há muitas condições fisiopatológicas que podem explicar a inibição e o controle mútuo entre órgãos e meridianos. Por exemplo: se o sistema do Fígado (de Natureza Madeira) estiver tenso, haverá estagnação da energia (Qi) e o paciente apresentará sintomas como ansiedade, irritabilidade e dor na região dos hipocôndrios. Haverá também sintomas de fraqueza no sistema do Baço-Pâncreas (especialmente do pâncreas, que é de Natureza Terra), como falta de apetite, astenia, fadiga fácil, distensão abdominal, regurgitação ácida, alterações do hábito intestinal etc. Essa condição clínica comum pode ser explicada como excesso de Madeira invadindo a Terra (Ko em chinês).

O distúrbio no sistema do Fígado afeta não só o sistema do Baço-Pâncreas, mas também influencia a função do sistema do Pulmão. Por exemplo: o excesso de Fogo do Fígado suprimindo o Baço-Pâncreas pode eventualmente causar fraqueza do Pulmão, causando tosse, aumento de secreção no trato respiratório, dispnéia e/ou dor no tórax. Essa condição clínica pode ser explicada como fraqueza do sistema do Pulmão (Metal) pelo ataque de um excesso no sistema do Fígado (Madeira). Esse é o motivo pelo qual, em muitos casos, dispersando-se o meridiano do Fígado, promove-se um alívio de sintomas no sistema respiratório.

Um outro exemplo é a relação entre a Madeira e a Terra. Normalmente, a Madeira controla ou inibe a função da Terra. A imagem usualmente utilizada é a das plantas e das árvores estendendo suas raízes na terra, invadindo e controlando-a. Se a Terra for muito dura, as raízes não podem penetrá-la e a Terra não será inibida ou controlada. Esse "endurecimento extra" pode, na realidade, "afundar" o Metal, causando seu enfraquecimento. Isso pode ainda enfraquecer a função do Rim, porque o Metal não será capaz de suportar o Rim no ciclo de geração, agravando a condição.

Num caso de invasão exógena, o Pulmão poderá apresentar uma condição de excesso, incluindo sintomas como tosse asmatiforme, aumento de secreção, dispnéia, agitação, insônia e dor nos hipocôndrios bilateralmente. Isso indica envolvimento do Coração e do Fígado, o que significa que o Pulmão (Metal) está controlando excessivamente o Fígado, de forma que esse não pode alimentar o sistema do Coração, gerando os sintomas de agitação e insônia, além de dor nos hipocôndrios.

Se houver deficiência do Qi do Pulmão com tosse seca, rouquidão, dispnéia, agitação, insônia, úlceras na boca e língua, sensação de plenitude e distensão nos hipocôndrios, temos uma deficiência do Pulmão por causa da invasão do Fogo, enfraquecendo o Metal, que, por sua vez, faz que a Madeira também iniba o Metal.

Fazendo um diagnóstico correto e um planejamento terapêutico

As teorias do Yin Yang e dos Cinco Elementos são amplamente aplicadas no diagnóstico e planejamento terapêutico pela MTC. O diagnóstico pela MTC combina todos os sintomas e sinais encontrados durante as quatro etapas do exame que são tabulados através das lentes do Ba Gang (Oito Princípios), o qual nos dá uma base para o desenvolvimento de um planejamento terapêutico racional. Por exemplo: a freqüência cardíaca, a compleição da face, a força da voz, os sabores da língua, as condições do pulso e o exame da língua podem ser vistos pela perspectiva da teoria dos Cinco Elementos e podem ajudar a determinar qual órgão ou sistema pode estar em desequilíbrio. De acordo com essa teoria, podemos determinar um plano que utiliza os conceitos de promoção, inibição ou contra-ataque para levar ao equilíbrio. Por exemplo: se a compleição da face estiver azulada, se houver um sabor azedo e irritabilidade, há um comprometimento do sistema do Fígado, pois esses sinais e sintomas pertencem ao elemento Madeira. Se a face estiver corada e houver um gosto amargo, se a ponta da língua apresentar uma úlcera e o pulso estiver cheio e forte, há um comprometimento do sistema do Coração, pois esses sinais e sintomas pertencem ao elemento Fogo e o Fogo está relacionado ao sistema do Coração. Se o paciente apresentar uma coloração amarelada, com falta de apetite, distensão abdominal, diarréia, fraqueza nas pernas e lassidão, há um comprometimento do sistema do Baço-Pâncreas, já que estes sinais e sintomas pertencem ao elemento Terra. Se a esses elementos estiver associada a dor nos hipocôndrios (elemento Madeira), devemos considerar que o sistema do Fígado está afetando o sistema do Baço-Pâncreas. Isso é comumente observado nos estágios iniciais da hepatite e vai nos ajudar a estabelecer um planejamento terapêutico. Se houver tosse e secreção, há evidências de comprometimento do sistema do Pulmão. Se houver uma compleição amarelada associada a cansaço, falta de apetite e revestimento amarelado na língua, há evidências de que a origem da doença está no sistema do Baço-Pâncreas. Como o Baço-Pâncreas (Terra) é a Mãe do Pulmão (Metal), começamos o tratamento tonificando o Baço-Pâncreas para tratar o Pulmão.

Pela teoria dos Cinco Elementos podemos observar o curso e a progressão das doenças nos órgãos internos. Além disso, em razão das inter-relações entre os elementos, podemos observar o efeito do desequilíbrio de um sistema sobre os outros e no corpo como um todo. Pelas relações entre os elementos e seus órgãos correspondentes, podemos estabelecer um planejamento terapêutico efetivo. Por exemplo: um excesso de um elemento Mãe pode causar um excesso no elemento Filho. Se o elemento Filho tiver uma doença, isso pode drenar a energia do elemento Mãe. Se o elemento Filho tiver uma deficiência, podemos tratá-lo tonificando o elemento Mãe, ou tratando o Filho diretamente. Se um elemento estiver em excesso, podemos sedar o elemento Filho, além de sedar o elemento diretamente. Esse procedimento é muito aplicado na Acupuntura e há tratamentos preestabelecidos por meio dos Cinco Elementos para esse propósito. Por meio da teoria dos Cinco Elementos, podemos reequilibrar os sistemas de modo muito eficiente não só por meio dos sistemas afetados, mas pelo tratamento dos sistemas relacionados através de apropriado estímulo, inibição ou equilíbrio.

Há muitos exemplos clínicos na aplicação dos Cinco Elementos que serão demonstrados nos capítulos subseqüentes.

3

Teoria dos Meridianos e Pontos de Acupuntura

CONCEITOS GERAIS

Origem

Na mais antiga referência sobre Medicina Tradicional Chinesa, o *Huang Di Nei Jing*, a teoria dos meridianos já era mencionada e continha as descrições necessárias dos seus primórdios. Entretanto, até hoje ignora-se como foi criada essa teoria. Há muitas opiniões diferentes, mas a maioria acredita que a descoberta dos meridianos tenha tido várias fontes, como a descoberta de que pontos sensíveis na superfície do corpo poderiam ser utilizados para alívio da dor em determinadas áreas, e depois que esses pontos estavam intimamente relacionados às funções de órgãos internos. Algumas pessoas são muito sensíveis, a ponto de sentir o fluxo de energia através do corpo, de forma que alguns acreditam ser muito provável que a Acupuntura e o Qi Gong (treino de energia) possam ter contribuído para a formação da teoria dos meridianos. Quando determinados pontos de Acupuntura são estimulados, pode haver sensações como calores ou parestesias que caminham em determinada direção.

Os antigos já mencionavam a sensação de calores que percorria determinados trajetos através do corpo durante a prática de Qi Gong. Também era verificado que em uma doença os sintomas podiam se mostrar em locais diferentes de sua origem, seguindo uma rota previsível. É possível que a teoria dos meridianos tenha sido formulada a partir das observações anteriormente mencionadas, e agora supomos que ela seja o resultado da experiência e observação de muitos desde a origem da Medicina Tradicional Chinesa. Na prática clínica, podemos observar vários pacientes que, mesmo desconhecendo a medicina, podem ter a sensação do fluxo de energia, quando determinados pontos de Acupuntura são estimulados com agulhas.

Descrição geral do sistema de meridianos

Na superfície do corpo, há muitos pontos sensíveis que estão conectados em trilhas relacionadas às funções de um órgão interno. Os chineses chamaram esses pontos de "Xue", que significa "buraco". Recentemente esses pontos passaram a ser chamados de pontos dos meridianos, ou pontos de Acupuntura dos meridianos. As linhas formadas pelas conexões desses pontos são denominadas de acordo com o órgão interno a que se referem, são longitudinais e foram chamadas de meridianos. Entre esses meridianos, há conexões horizontais, chamadas de "Luo", que significam "conexão" em chinês.

Há doze meridianos longitudinais chamados de meridianos principais e doze conexões transversais (chamadas Luo Mai em chinês) entre os meridianos. Além desses, há mais oito meridianos chamados de extraordinários. Um deles passa pela linha mediana da região ventral do corpo e é chamado de Vaso Concepção (ou Ren Mai, em chinês); outro que passa pela linha mediana da parte dorsal do corpo, chamado de Vaso Governador (ou Du Mai, em chinês); e mais seis que têm distribuição longitudinal e irregular através dos meridianos ordinários.

Há mais três conexões transversais (Luo Mai) que são as do Baço-Pâncreas, do Vaso Concepção (Ren Mai), e do Vaso Governador (Du Mai), de forma que há no total quinze conexões transversais (Luo Mai).

Há doze meridianos tendinomusculares com orientação longitudinal através dos músculos, tendões e articulações do corpo. Eles são denominados de acordo com os meridianos principais a que se relacionam. Eles fluem pela superfície do corpo sem penetrar nos órgãos e vísceras.

Há ainda doze meridianos cutâneos distribuídos pela pele e tecido subcutâneo que recebem denominação de acordo com a dos meridianos principais por causa de sua distribuição e função.

Distribuição dos doze meridianos principais

Nos membros

Na face ventral dos membros superiores há três meridianos Yin, que são os do Pulmão, do Pericárdio e do Coração. Há três meridianos Yang na face dorsal, que são os do Intestino Grosso, San-Jiao (que tem sido incorretamente traduzido por Triplo Aquecedor) e Intestino Delgado. Nos membros inferiores, os três meridianos Yin são os do Baço-Pâncreas, do Fígado e do Rim, que passam pela face medial. Os três meridianos Yang, Estômago, Vesícula Biliar e Bexiga, passam pela face anterior, lateral e posterior respectivamente.

Tabela 3. Distribuição dos meridianos principais nos membros superiores.

Pulmão	Tai Yin	Yang Ming	Intestino Grosso
Pericárdio	Jue Yin	Shao Yang	San-Jiao
Coração	Shao Yin	Tai Yang	Intestino Delgado

Tabela 4. Distribuição dos meridianos principais nos membros inferiores.

Baço	Tai Yin	Yang Ming	Estômago
Fígado	Jue Yin	Shao Yang	Vesícula Biliar
Rim	Shao Yin	Tai Yang	Bexiga

Na cabeça

Todos os meridianos Yang chegam à cabeça. Os meridianos Yang Ming dos pés e das mãos se distribuem pela face. Os meridianos Shao Yang dos pés e das mãos se distribuem pelos aspectos laterais da cabeça. Os meridianos Tai Yang das mãos chegam à cabeça pela região temporal, ao passo que os meridianos Tai Yang dos pés se distribuem pelas regiões parietais e occipitais.

No tronco

Os meridianos Yang Ming e Tai Yin distribuem-se pela face ventral do tronco. Os meridianos Jue Yin e Shao Yang se distribuem pela face ventral e lateral do tronco. Os meridianos Tai Yang se distribuem pela região dorsal do tronco.

Tabela 5. A natureza dos meridianos principais.

Meridianos Yin	Cinco Elementos	Meridianos Yang
Pulmão	Metal	Intestino Grosso
Rim	Água	Bexiga
Fígado	Madeira	Vesícula Biliar
Coração	Fogo	Intestino Delgado
Pericárdio	Equivalente ao Fogo	San-Jiao
Baço	Terra	Estômago

Fluxo de energia nos meridianos principais

O Qi (recentemente chamado por alguns cientistas de bioenergia) circula através do corpo de uma maneira regular, fluindo através dos meridianos principais, os quais são denominados de acordo com o órgão interno com que se relacionam. Dessa forma, cada órgão ou sistema recebe o Qi de forma contínua. Os meridianos podem ser primariamente agrupados em Yin e Yang, que por sua vez podem ser agrupados em três meridianos Yin das mãos e dos pés e três meridianos Yang das mãos e pés (Tabela 5). Esses meridianos possuem conexões Yin e Yang, internas e externas, e estão relacionados aos Cinco Elementos e suas seqüências. O Qi circula diariamente para dentro e para fora, de uma forma regular e repetitiva em ciclos de duas horas (Tabela 6).

O meridiano do Pulmão é o mais externo (Tai Yin da mão – Metal) e é considerado o primeiro da seqüência que transfere o Qi para o seu acoplado Yang Ming da mão que é o meridiano do Intestino Grosso (Metal). O meridiano do Intestino Grosso transfere, por sua vez, o Qi para o meridiano do Estômago, que é o Yang Ming do pé (Terra). Esse, por sua vez, transfere o Qi para o seu acoplado Tai Yin do pé, que é o meridiano do Baço-Pâncreas (Terra), que passa para o meridiano Coração, que é Shao Yin da mão (Fogo), e depois para seu acoplado externo, que é o meridiano do Intestino Delgado, Tai Yang da mão (Fogo). O Intestino Delgado passa, então, a energia ao meridiano da Bexiga, Tai Yang do pé (Água), que a transmite para o seu acoplado Yin, que é o Shao Yin do pé, que é o Rim (Água), o qual passa ao meridiano do Pericárdio, que é o Jue Yin da mão (Fogo). Do Pericárdio, o Qi passa ao seu acoplado Yang, que é o San-Jiao, que é o Shao Yang da mão (Fogo), que por sua vez passa ao meridiano da Vesícula Biliar, que é o Shao Yang do pé (Madeira), que passa para o seu acoplado Yin, que é o Fígado, o meridiano Jue Yin do pé, fechando um ciclo de 24 horas.

Tabela 6. Seqüência do fluxo de energia nos meridianos principais.

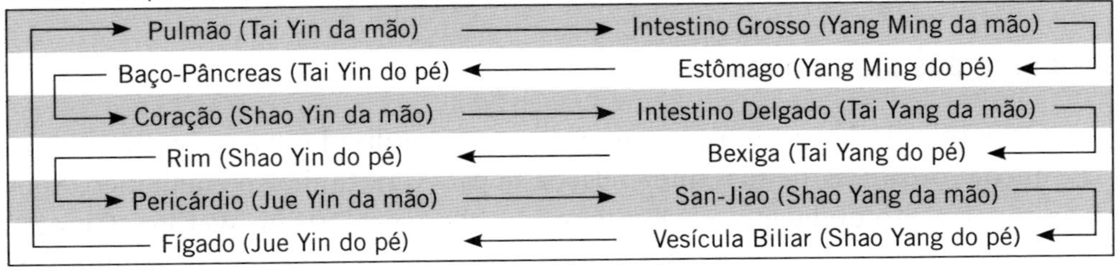

→ Pulmão (Tai Yin da mão)	→	Intestino Grosso (Yang Ming da mão)
Baço-Pâncreas (Tai Yin do pé)	←	Estômago (Yang Ming do pé)
→ Coração (Shao Yin da mão)	→	Intestino Delgado (Tai Yang da mão)
Rim (Shao Yin do pé)	←	Bexiga (Tai Yang do pé)
→ Pericárdio (Jue Yin da mão)	→	San-Jiao (Shao Yang da mão)
Fígado (Jue Yin do pé)	←	Vesícula Biliar (Shao Yang do pé)

Os meridianos tendinomusculares e os meridianos cutâneos carregam os mesmos nomes, correspondem aos meridianos principais, não possuem fluxo próprio de Qi, e governam áreas relacionadas ao fluxo normal do Qi dos meridianos, como será explicado mais adiante.

<table>
<tr><td rowspan="12">12 Meridianos ordinários</td><td rowspan="3">Meridianos Yin da mão</td><td>Tai Yin – Pulmão</td><td rowspan="20">15 conexões horizontais (Luo Mai)</td></tr>
<tr><td>Jue Yin – Pericárdio</td></tr>
<tr><td>Shao Yin – Coração</td></tr>
<tr><td rowspan="3">Meridianos Yang da mão</td><td>Yang Ming – Estômago</td></tr>
<tr><td>Shao Yang – San-Jiao</td></tr>
<tr><td>Tai Yang – Intestino Delgado</td></tr>
<tr><td rowspan="3">Meridianos Yin do pé</td><td>Tai Yin – Baço–Pâncreas</td></tr>
<tr><td>Jue Yin – Fígado</td></tr>
<tr><td>Shao Yin – Rim</td></tr>
<tr><td rowspan="3">Meridianos Yang do pé</td><td>Yang Ming – Estômago</td></tr>
<tr><td>Shao Yang – Vesícula Biliar</td></tr>
<tr><td>Tai Yang – Bexiga</td></tr>
<tr><td rowspan="8">8 Meridianos extraordinários</td><td>Ren Mai (Vaso Concepção)</td><td></td></tr>
<tr><td>Du Mai (Vaso Governador)</td><td></td></tr>
<tr><td>Chong Mai</td><td></td></tr>
<tr><td>Dai Mai</td><td></td></tr>
<tr><td>Yin Wei Mai</td><td></td></tr>
<tr><td>Yang Wei Mai</td><td></td></tr>
<tr><td>Yin Qiao Mai</td><td></td></tr>
<tr><td>Yang Qiao Mai</td><td></td></tr>
<tr><td>12 Meridianos tendinomusculares</td><td></td><td></td><td></td></tr>
<tr><td>12 Meridianos cutâneos</td><td></td><td></td><td></td></tr>
</table>

A função dos meridianos

Os pontos de Acupuntura e os meridianos são utilizados para a harmonização das funções orgânicas, de suas inter-relações e para o reequilíbrio energético. Após determinar a profundidade e a localização da "doença" (Bing Wei em Chinês), escolhemos uma técnica específica e a intensidade da estimulação da agulha para ajudar na recuperação.

Discutiremos os diagnósticos e as técnicas de agulhamento em detalhes em capítulos posteriores, incluindo como desenvolver os critérios terapêuticos e a adequada seleção dos meridianos e dos pontos.

Foram desenvolvidas duas teorias principais na Medicina Tradicional Chinesa (MTC) para descrever os níveis fisiológicos e patológicos da doença. Na Fitoterapia foi descrita uma importante teoria no *Shan Han Lun* (teoria das doenças do frio), baseada no método dos seis meridianos. Essas teorias serão discutidas em profundidade em um futuro livro sobre Fitoterapia. Na Acupuntura utilizam-se principalmente os Oito Princípios (Ba Gang) para guiar o praticante no desenvolvimento da estratégia terapêutica.

De acordo com a MTC, há quatro níveis principais de atividade fisiológica e função. Eles são chamados de Quatro Camadas e são organizados a partir do nível mais externo, que é o Wei (fatores defensivos), seguidos dos níveis Qi (energia), Ying (fatores nutricionais) e Xue (Sangue).

O nível Wei é o mais externo e inclui nosso sistema de defesa e bioenergia que circunda o corpo durante o ciclo diário. Esse sistema inclui atividades identificadas na fisiologia biomédica, como a fagocitose e as funções do sistema imune externo. O nível Qi é o nível dos meridianos através do qual o Qi circula por todo o corpo. O nível Ying é o substrato nutritivo que existe em todo o corpo, nos fluidos intersticiais e no sistema linfático. O nível Xue é o da circulação sangüínea. Há sinais e sintomas característicos de cada um desses níveis que serão descritos mais adiante neste livro. Os sinais e sintomas são cruciais na identificação do nível da doença e, portanto, no planejamento terapêutico.

OS MERIDIANOS, OS PONTOS DE ACUPUNTURA E SUAS APLICAÇÕES CLÍNICAS

Meridianos principais

Os meridianos principais são os principais condutores de Jing Qi, estão distribuídos por toda a superfície do corpo e se ligam a todos os órgãos e vísceras (Zang Fu), unindo todo o corpo. São as principais conexões para a distribuição de energia. Há doze meridianos principais que representam os órgãos e vísceras (Zang Fu), divididos entre mãos e pés, e Yin (Tai Yin, Shao Yin, Jue Yin) ou Yang (Tai Yang, Yang Ming e Shao Yang). A nomenclatura mãos ou pés indica se o meridiano começa ou termina nas mãos ou nos pés. Yin ou Yang indica se o meridiano corre pela face medial (Yin) ou lateral (Yang) de um membro. Por exemplo, nas faces ântero-laterais dos membros inferiores passam os meridianos do Yang Ming do Estômago.

Classificamos, a seguir, a seqüência do fluxo de energia através dos meridianos principais. Começamos com o meridiano do Pulmão, que é o Tai Yin da mão, e terminamos com o meridiano do Fígado, que é o Jue Yin do pé. Cada um dos doze meridianos será discutido em profundidade quanto à sua localização anatômica e funções energéticas terapêuticas.

Cada ponto de Acupuntura será indicado quanto à localização anatômica, função energética e terapêutica, com seu nome em chinês e sua denominação internacional.

Para a localização dos pontos normalmente é utilizada uma medida proporcional. Cada corpo tem sua própria medida, que em chinês é chamado de "tsun", que significa "polegada" ou unidade primária de medida. Um tsun é a distância entre as duas extremidades das pregas interfalangeanas distal e proximal do terceiro dedo da mão quando fletido (Figura 2). Cada parte do corpo tem sua medida proporcional, como mostrado na Figura 3.

São utilizados métodos específicos de agulhamento para promover uma sedação ou tonificação do Qi nos meridianos ou nos seus colaterais. Esses métodos envolvem a rapidez da inserção ou retirada da agulha, o tempo de retenção da agulha, a velocidade e o método de rotação, a profundidade e subseqüente retirada da agulha e a coordenação com os movimentos respiratórios. O assunto será detalhado em capítulos subseqüentes.

A moxabustão é uma técnica de estimulação da superfície dos pontos de Acupuntura pelo calor da queima das folhas da *Artemísia vulgaris* (chamada de Moxa em japonês). O tempo de aplicação da Moxa é de cerca de dois minutos quando utilizada de forma indireta, que equivale à queima de meio cone de Moxa tradicional (como demonstrado na Figura 95). A aplicação até o primeiro estágio de "eritema" é suficiente, independentemente do tempo de aplicação, e depende da sensibilidade da resposta do paciente. Em geral, o tempo de aplicação da Moxa indireta é de cerca de dois a dez minutos. Em casos especiais, pode ser necessário mais tempo.

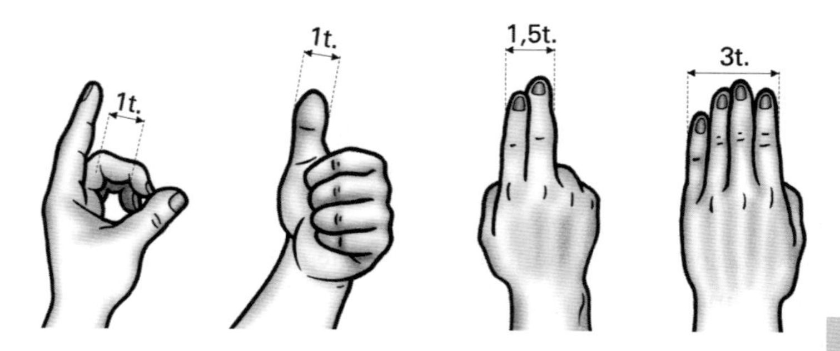

Figura 2

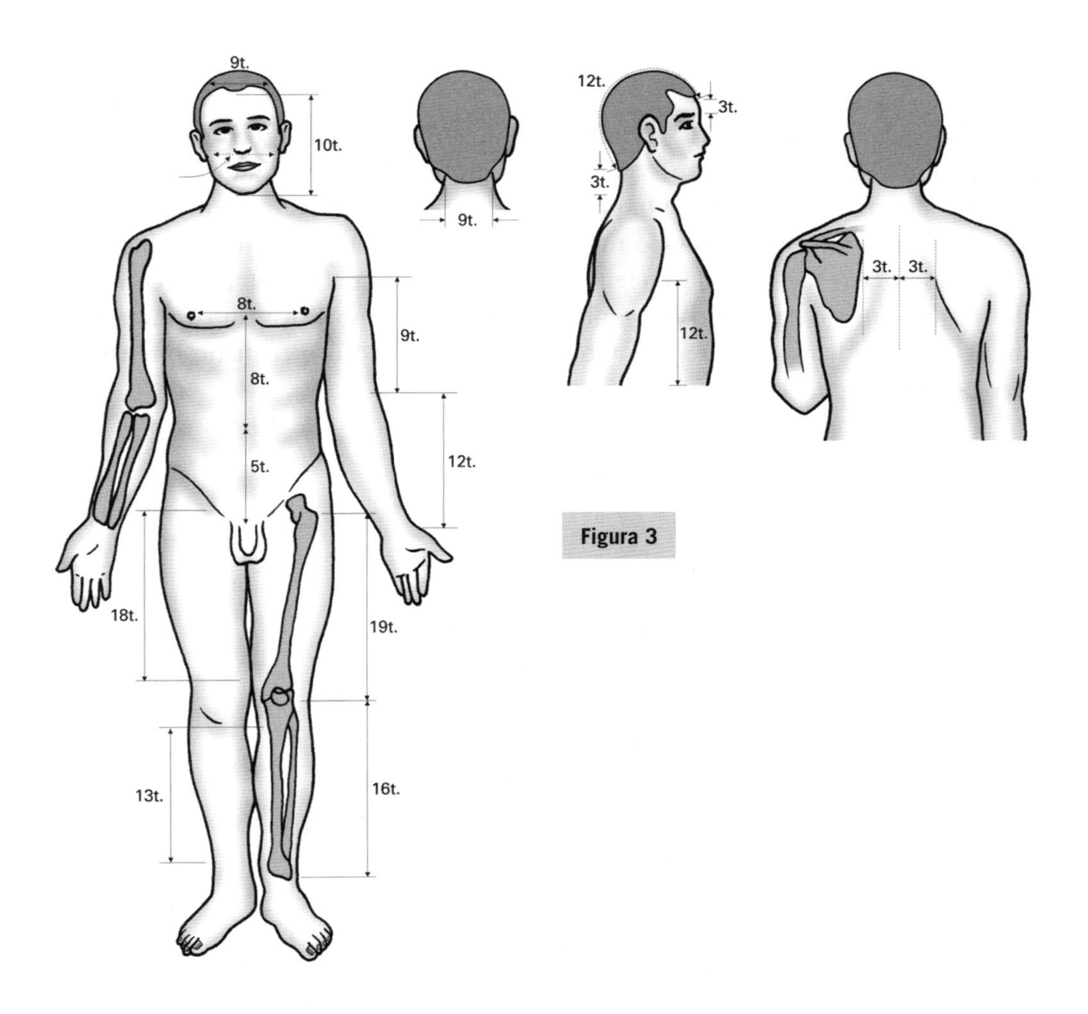

Figura 3

Meridiano do Pulmão – Tai Yin da Mão

Na Medicina Tradicional Chinesa, o meridiano do Pulmão também é chamado de sistema do Pulmão. O meridiano do Pulmão tem natureza Yin e está acoplado ao meridiano do Intestino Grosso, que é Yang. No conceito da MTC, o meridiano do Pulmão recebe energia do meridiano do Fígado e a transmite para o meridiano do Intestino Grosso. Em relação aos Cinco Elementos, pertence ao elemento Metal, é Mãe do elemento Yin Água (meridiano do Rim) e Filho do elemento Yin Terra (meridiano do Baço-Pâncreas).

Há onze pontos de cada lado na face radial dos membros superiores.

Caminho do meridiano

O meridiano do Pulmão emerge do centro do abdome, cruza o diafragma, sobe em direção aos pulmões, passa na região anterior do ombro, onde se localiza o primeiro ponto, chamado de Zhongfu (LU 1). A partir do ponto Yunmen (LU 2), os nove pontos intermediários do meridiano passam pela face radial e palmar do braço e antebraço, terminando no leito ungueal do polegar. Há um ramo (conexão - Luo) que emerge da região do punho e se aprofunda no lado palmar radial em direção ao meridiano do Intestino Grosso. Considerando o meridiano inteiro, há onze pontos (Figura 4).

Figura 4

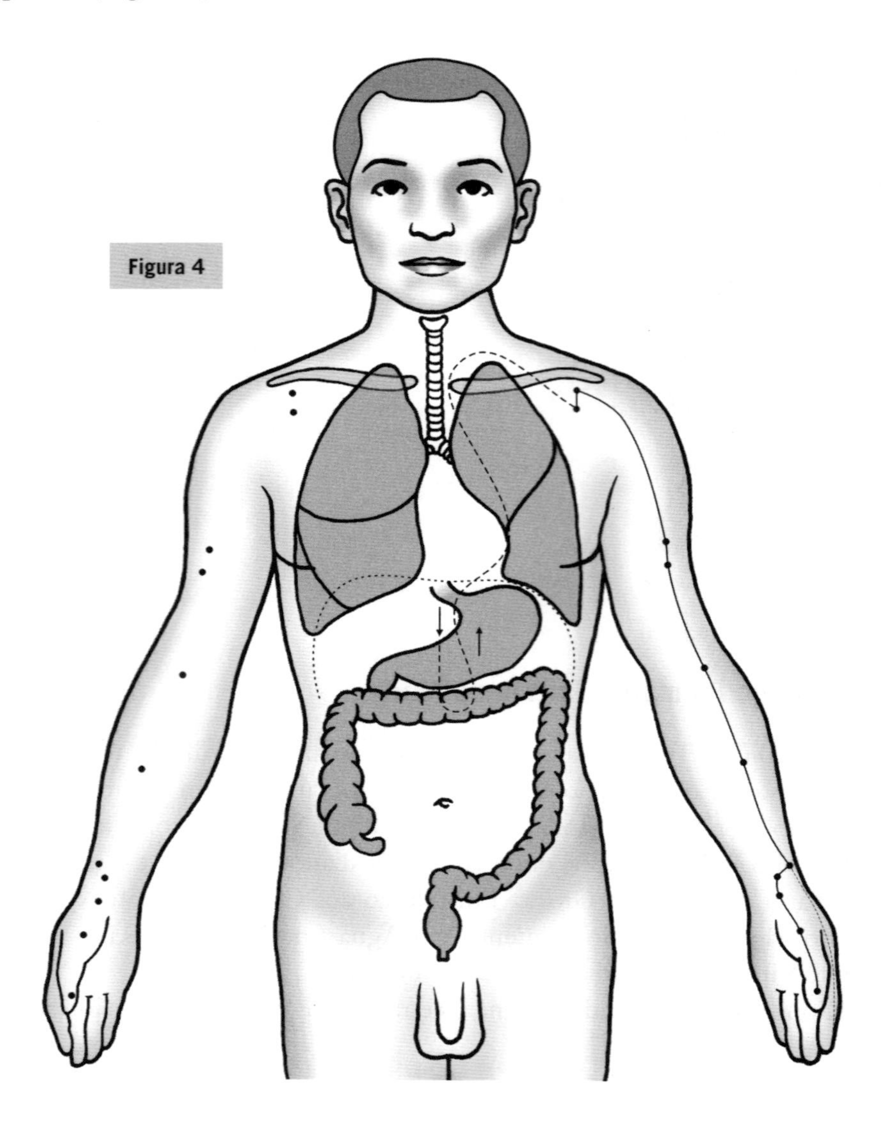

Sinais e sintomas do meridiano do Pulmão

a. **Sintomas principais**
- **Respiratórios:** desconforto torácico, dispnéia, tosse com ou sem secreção, hemoptise, dor torácica, calafrios, febre, coriza.
- **Sintomas cutâneos:** hiperidrose, sudorese noturna, urticária, dor cutânea.
- **Mentais:** tristeza, melancolia, depressão.
- **Membros:** dor ou parestesias ao longo do meridiano.

b. **Sintomas de excesso do meridiano do Pulmão:** estertores pulmonares, voz alta, desconforto torácico, dor torácica, dores nos ombros e nos braços, dor cutânea, hemoptise, tosse com sibilos, febre, calafrio, expectoração com odor fétido.

c. **Sintomas de deficiência do Pulmão:** sensibilidade ao frio, coriza, asma, dispnéia com tosse, voz fraca e baixa, tosse com chiado seco, sudorese noturna, medo, claustrofobia, depressão, parestesias ao longo do meridiano.

Pontos do meridiano do Pulmão

- Zhongfu (中府 LU 1): ponto Mu frontal do meridiano do Pulmão.

Localização: Região ântero-lateral do tórax, cerca de um tsun abaixo do ponto Yunmen (LU 2), abaixo da porção lateral da clavícula, à frente do ombro, entre o primeiro e o segundo espaços intercostais, seis tsun lateralmente à linha média do tórax. O ponto está na superfície do músculo peitoral maior (Figura 5).

Aplicação: Agulhamento perpendicular, com 0,3 a 0,5 tsun de profundidade; moxabustão indireta por 1 a 10 minutos.

Indicações: Tosse, bronquite, dispnéia, asma, pneumonia, tuberculose pulmonar, dores nos ombros, neuralgia intercostal.

- Yunmen (雲門 LU 2)

Localização: Região ântero-medial do ombro, na fossa infraclavicular, abaixo da porção distal do processo coracóide da escápula, na margem medial do deltóide anterior, 6 tsun laterais à linha média do tórax (Figura 5).

Aplicação: Agulhamento perpendicular, com 0,3 a 0,5 tsun de profundidade; moxabustão indireta por 1 a 5 minutos.

Indicações: Tosse, asma, dor torácica e no ombro.

- Tianfu (天府 LU 3)

Localização: Face ventral do braço, 3 tsun abaixo da prega axilar, no lado radial do músculo bíceps braquial, 6 tsun acima do cotovelo (Figura 5).

Aplicação: Agulhamento perpendicular com 0,5 a 1 tsun de profundidade.
Indicações: Asma, sangramento nasal, dor ao longo da face anterior do braço.

■ Xiapai (俠白 LU 4)
Localização: Face ventral do braço, no lado radial do músculo bíceps braquial, 5 tsun acima do cotovelo, 1 tsun abaixo do ponto Tianfu (LU 3) (Figura 5).
Aplicação: Agulhamento perpendicular, com 0,5 a 0,8 tsun de profundidade, moxabustão por 1 a 5 minutos.
Indicações: Tosse, dispnéia, neuralgia intercostal, palpitação, dor ao longo da face anterior do braço.

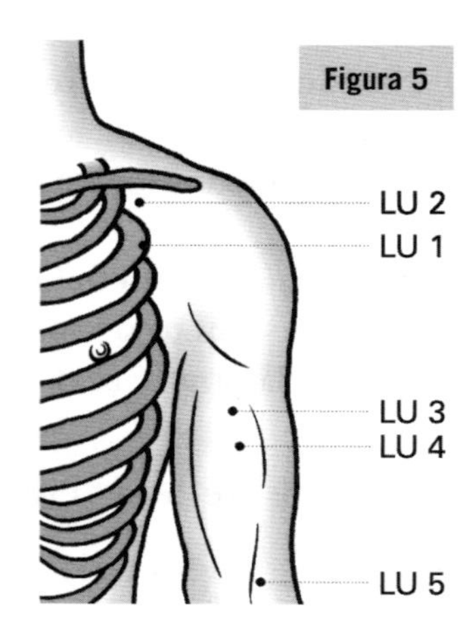

Figura 5

■ Chize (尺澤 LU 5): ponto He do meridiano do Pulmão; pertence ao elemento Água; ponto Filho do meridiano do Pulmão.
Localização: No meio da prega anterior do cotovelo, no lado radial do tendão do músculo bíceps braquial (Figuras 5 e 6).
Aplicação: Agulhamento perpendicular, com 0,3 a 0,5 tsun de profundidade; moxabustão por 1 a 5 minutos.
Indicações: Tosse, bronquite, amidalite, pneumonia, pleurite, tuberculose pulmonar, dor no tórax e no ombro, dor ao longo da face anterior do braço, dor no joelho.

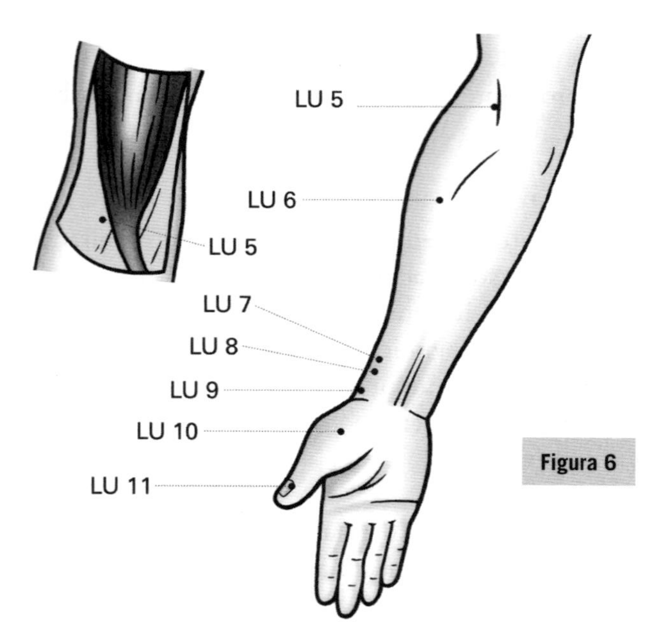

Figura 6

- Kongzui (孔最 LU 6): ponto Xi - *cleft* (acúmulo) do meridiano do Pulmão.

Localização: Face anterior do antebraço, 7 tsun acima da prega do punho, no lado ulnar do músculo braquiorradial, no lado radial do músculo pronador (Figura 6).

Aplicação: Agulhamento perpendicular com 0,5 a 1 tsun de profundidade; moxabustão por 1 a 5 minutos.

Indicações: Dor de garganta, tosse, amidalite, cefaléia frontal, rouquidão, tuberculose pulmonar, hemorróidas, dor ao longo da face radial do antebraço.

- Lieque (列缺 LU 7): ponto Luo (conexão) do meridiano do Pulmão com o meridiano do Intestino Grosso.

Localização: Lado radial do antebraço, 1,5 tsun acima da prega do punho, entre os tendões do músculo abdutor longo do polegar e do músculo braquiorradial (Figura 6).

Aplicação: Agulhamento oblíquo para baixo ou para cima, com 0,2 a 0,3 tsun de profundidade para evitar a artéria; moxabustão por 1 a 2 minutos.

Indicações: Cefaléia frontal, rigidez cervical, tosse, asma, sangramento nasal, paralisia facial, dor no pênis, dor no tórax (mama), dor ao longo da face radial do antebraço.

- Jingqu (經渠 LU 8): ponto Jing do meridiano do Pulmão; pertence ao elemento Metal.

Localização: Um tsun acima da prega do punho, na face medial do processo estilóide radial, ao lado da artéria (Figura 6).

Aplicação: Agulhamento oblíquo com 0,1 a 0,2 de profundidade, evitando a artéria radial.

Indicações: Febre, bronquite, tosse, dor no tórax, dor de garganta, dor na face radial do punho.

- Taiyuan (太淵 LU 9): ponto Shu e Yuan do meridiano do Pulmão; pertence ao elemento Terra; ponto Mãe do meridiano do Pulmão; ponto de influência (Hui) dos vasos.

Localização: Face ventral e radial na altura da prega do punho entre os tendões do músculo abdutor longo do polegar e extensor radial do carpo (Figura 6).

Aplicação: Agulhamento oblíquo com 0,1 a 0,3 tsun de profundidade, evitando a artéria radial.

Indicações: Asma, tosse, tuberculose pulmonar, dor no tórax e na mama, amidalite, conjuntivite, insônia, dor ao longo da face radial do braço e da mão.

- Yuji (魚際 LU 10): ponto Ying do meridiano do Pulmão; pertence ao elemento Fogo.

Localização: Lado radial da palma da mão, no lado radial da eminência tenar, no ponto médio do primeiro metacarpo, entre a pele clara e escura (Figura 6).
Aplicação: Agulhamento com 0,3 a 0,7 de profundidade.
Indicações: Tosse, asma, hemoptise, amidalite, faringite, dor de garganta, rouquidão, dor abdominal com vômitos e diarréia, dor no tórax, dor na palma da mão.

- Shaoshang (少商 LU 11): ponto Jin do meridiano do Pulmão; pertence ao elemento Madeira.

Localização: 0,1 tsun proximal e radial ao leito ungueal do polegar (Figura 6).
Utilização: Agulhamento para sangria de uma ou duas gotas.
Indicações: Amidalite, sangramento nasal, parotidite, diarréia crônica infantil.

Meridiano do Intestino Grosso – Yang Ming da Mão

Este meridiano é de natureza Yang e é acoplado ao meridiano do Pulmão. Ele recebe a energia do meridiano do Pulmão e a transmite ao meridiano do Estômago. Em relação aos Cinco Elementos é Metal Yang, sendo Filho do elemento Terra (meridiano do Estômago) e Mãe do elemento Água (meridiano da Bexiga). Há vinte pontos de cada lado.

Caminho do meridiano

O meridiano principal do Intestino Grosso tem seu início na ponta do dedo indicador, sendo continuação do fluxo de energia do meridiano do Pulmão. O ponto Luo (conexão) desse meridiano é o Pienli (LI 6).

Esse meridiano começa no lado radial do dorso do dedo indicador, seguindo pela margem dorso-lateral desse dedo em direção ao lado radial do dorso do antebraço, entre os músculos extensores curto e longo do polegar. Passa pela margem lateral do cotovelo e depois entre a borda lateral do bíceps e do tríceps braquial, chegando ao ombro.

No ombro, o meridiano segue em direção à região supra-escapular e se conecta ao Du Mai no ponto Dazhui (GV 14), para voltar à margem supra-escapular, ligando-se ao ponto Quepen (ST 12) do meridiano do Estômago.

Desse ponto, há um ramo que vai para o mediastino e depois em direção ao abdome, onde se conecta ao Intestino Grosso. No mediastino há conexões que se ligam aos pulmões. Da margem supraclavicular o meridiano emerge da borda lateral do músculo esternocleidomastóideo, vai em direção à mandíbula, cruza a linha média no filtrum do lábio superior, terminando na asa do nariz do lado oposto. Aqui ele se exterioriza como um ramo que se conecta ao nariz, seios da face e garganta (Figura 7).

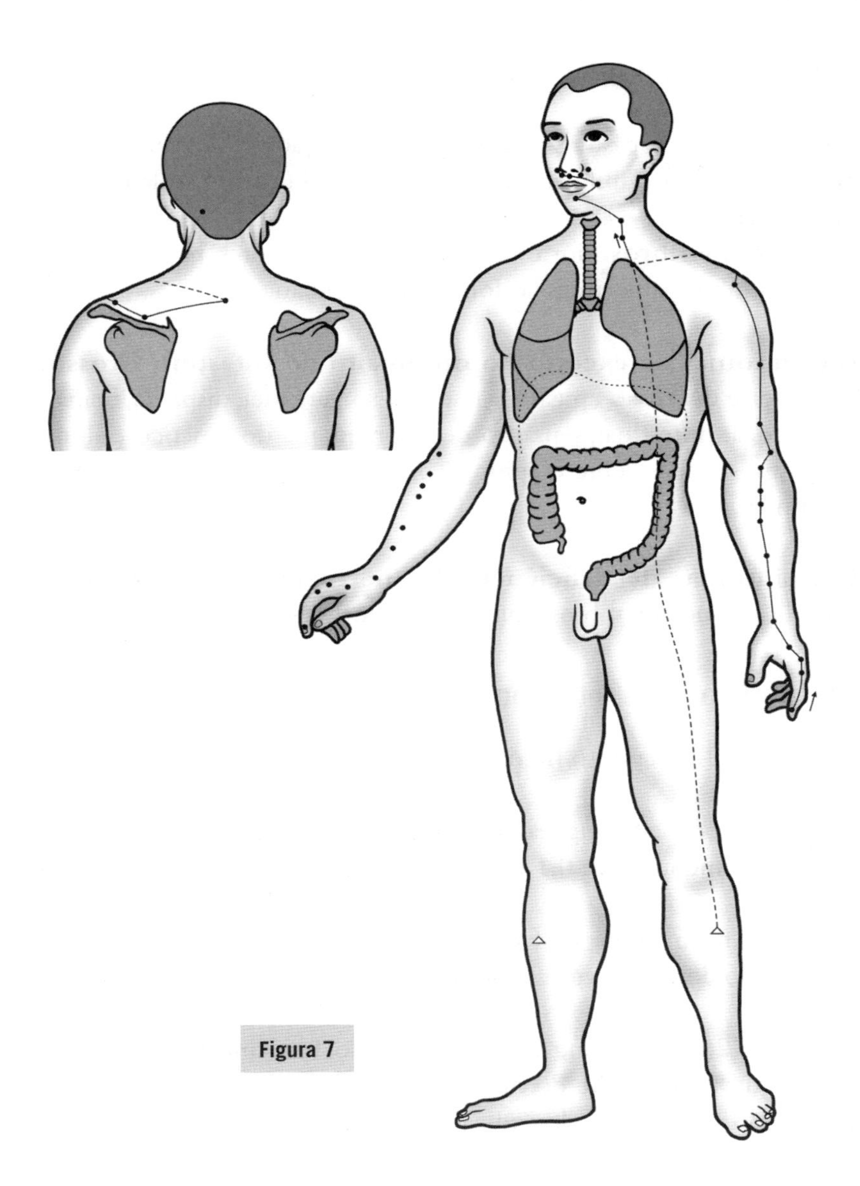

Figura 7

Sinais e sintomas do meridiano do Intestino Grosso

a. **Sintomas principais**

- **Dentes:** gengivite, odontalgia (caninos, pré-molares e molares inferiores).
- **Boca:** faringite, amidalite, boca seca.
- **Nariz:** coriza, obstrução nasal e epistaxe.
- **Gastrintestinais:** eructações, náuseas e vômitos, dor epigástrica, dor abdominal, borborigmos, indigestão, sensação de vazio gástrico, halitose, constipação ou diarréia.

- **Gerais:** fadiga, calafrios e febre, bocejos freqüentes, úlceras orais, às vezes, sudorese.
- **Face:** paralisia ou espasmos faciais, acne, obstrução nasal, sinusite.
- **Mentais:** pouca sociabilidade, aversão ao fogo, busca do isolamento, psicose maníaco-depressiva.
- **Pescoço e membros:** dor e edema no pescoço, dores, parestesias e disestesias nos membros superiores ao longo do meridiano.

b. **Sinais e sintomas de excesso no meridiano do Intestino Grosso:** Fome freqüente, dor e distensão epigástrica, secura na garganta, dispnéia, urina amarelada, constipação intestinal, sensação de calor, edema do pescoço e dor de garganta, espasmos faciais, febre e epistaxe, boca seca ou queimação, borborigmos, dor abdominal.

c. **Sinais e sintomas de deficiência do meridiano do Intestino Grosso**: Sensação de frio nos membros, aumento de borborigmos, diarréia.

Pontos do meridiano do Intestino Grosso

- Shangyang (商陽 LI 1): ponto Jin do meridiano do Intestino Grosso; pertence ao elemento Metal.

Localização: 0,1 tsun do leito ungueal na margem radial do dedo indicador (Figura 8).
Aplicação: Agullhamento com 0,1 tsun de profundidade ou sangramento de uma a duas gotas.
Indicações: Acne, furunculose na face, amidalite, dor de dente, apoplexia e coma, glaucoma, zumbido nos ouvidos, dor no ombro, parestesia dos dedos indicadores.

- Erjian (二間 LI 2): ponto Ying do meridiano do Intestino Grosso; pertence ao elemento Água; ponto Filho do meridiano do Intestino Grosso.

Localização: Lado radial do dedo indicador, distal à articulação metacarpo-falangeana (Figura 8).
Aplicação: Agulhamento perpendicular, com 0,1 a 0,3 tsun de profundidade.
Indicações: Epistaxe, amidalite, dor de dente, faringite, dor no ombro (bursite), no lado radial do braço, cotovelo ou dor ao longo do meridiano, secura da boca, anorexia, calafrios e febre.

- Sanjian (三間 LI 3): ponto Shu do meridiano do Intestino Grosso; pertence ao elemento Madeira.

Localização: Dorso da mão, no lado radial do segundo metacarpo, numa depressão proximal da articulação metacarpofalangeana (Figura 8).

Figura 8

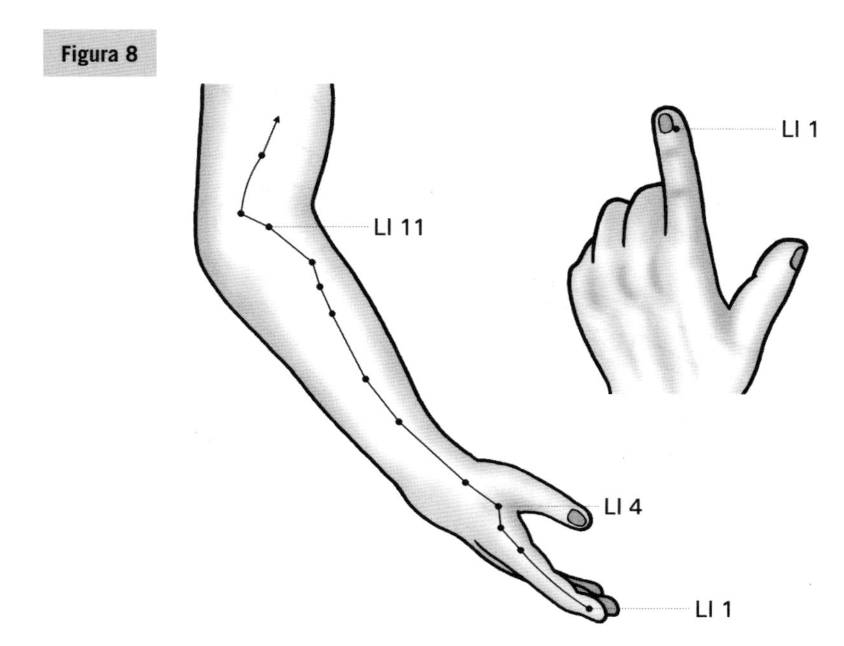

Aplicação: Agulhamento perpendicular, com 0,3 a 0,7 tsun de profundidade.

Indicações: Dor de garganta, laringite, tonsilite, dor de dente, neuralgia do trigêmeo, dor nos olhos, boca seca, anorexia, sonolência, dor no ombro, tendinite do cotovelo e dor ao longo do meridiano.

- Hegu (合谷 LI 4): ponto Yuan do meridiano do Intestino Grosso, também chamado de Hu-Kou, um dos quatro pontos mais importantes do corpo humano.

Localização: Dorso da mão, entre o primeiro e o segundo metacarpos, no ponto médio no lado radial do primeiro músculo interósseo; com o polegar e o indicador afastados, fica no meio da linha entre o primeiro e o segundo metacarpos, no ponto médio; com os dedos fechados, o ponto se localiza entre o primeiro e o segundo metacarpos, no ponto mais alto (Figuras 8 e 9).

Aplicação: Agulhamento perpendicular, com 0,5 a 1 tsun de profundidade; moxabustão por 2 a 5 minutos.

Indicações: Um dos principais pontos para alívio da dor e cefaléia; importante ponto para o tratamento dos problemas da cabeça e face, tonsilite, dor de dente, faringite, rinite, epistaxe, asma, bronquite, paralisia facial, influenza, excesso ou falta de sudorese, insônia, nervosismo, distúrbio auditivo, dor abdominal, borborigmo e diarréia, febre, dor no braço e no ombro ao longo do meridiano.

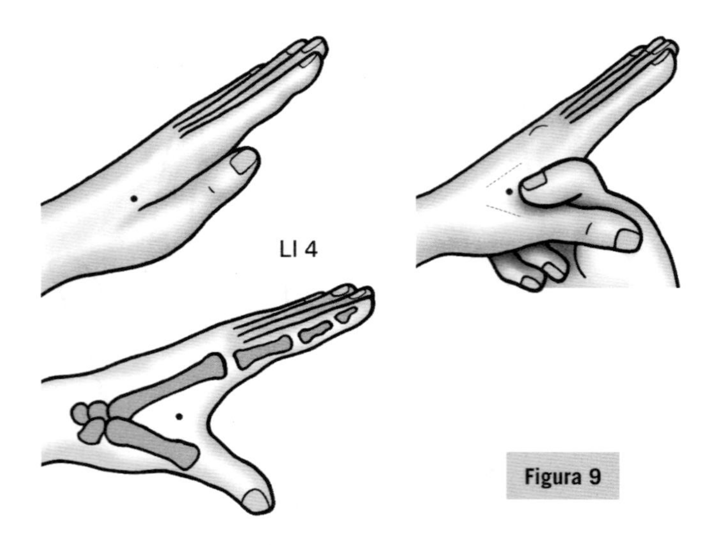

Figura 9

■ Yangxi (陽谿 LI 5): ponto Jing do meridiano do Intestino Grosso; pertence ao elemento Fogo.

Localização: Região dorso-radial do punho, discretamente distal à cabeça do rádio, na fossa entre os tendões extensores curto e longo do polegar (*extensor pollicis longus* e *brevis*) quando se abduz o polegar (Figura 8).

Aplicação: Agulhamento perpendicular, com 0,3 a 0,7 tsun de profundidade; moxabustão por 2 a 5 minutos.

Indicações: Cefaléia, conjuntivite, zumbido ou tinido no ouvido, dor de garganta, amidalite, dor de dente, dor no punho e na mão ao longo do meridiano.

■ Pienli (偏歷 LI 6): ponto Luo (conexão) do meridiano do Intestino Grosso.

Localização: Três tsun acima do ponto Yangxi (LI 5), na região dorso-radial do antebraço, na margem radial do músculo extensor radial longo do carpo (Figura 8).

Aplicação: Agulhamento perpendicular ou oblíquo, com 0,3 a 0,7 tsun de profundidade; moxabustão por 1 a 5 minutos.

Indicações: Epistaxe, tonsilite, distúrbio auditivo, dor de dente, paralisia facial, epilepsia, edema, dor no braço ou ombro ao longo do meridiano.

■ Wenliu (溫溜 LI 7): ponto Xi - *cleft* (acúmulo) do meridiano do Intestino Grosso.

Localização: Cinco tsun acima do punho, no lado dorso-radial do antebraço, entre os músculos abdutor longo do polegar e extensor curto do carpo (Figura 8).

Aplicação: Agulhamento perpendicular, com 0,5 a 1 tsun de profundidade; moxabustão por 2 a 5 minutos.

Indicações: Dor de dente, furunculose na face e braços, tonsilite, dor e edema da língua (glossite), estomatite (com ou sem ulceração da boca), parotidite, edema de face, borborigmo e dor abdominal, dor nos braços ao longo do meridiano.

■ Xialian (下廉 LI 8)

Localização: Quatro tsun abaixo do cotovelo, no lado dorso-radial do antebraço, entre os músculos braquiorradial e extensor radial longo do carpo (Figura 8).

Aplicação: Agulhamento perpendicular, com 0,5 a 1 tsun de profundidade; moxabustão por 2 a 5 minutos.

Indicações: Cefaléia, tontura, dor abdominal (periumbilical), bronquite, pleurite, mastite, hematúria (cistite), dor no antebraço e cotovelo ao longo do meridiano.

■ Shanglian (上廉 LI 9)

Localização: Três tsun abaixo do cotovelo, no lado dorso-radial do antebraço, entre os músculos braquiorradial e extensor longo radial do carpo (Figura 8).

Aplicação: Agulhamento perpendicular, com 0,5 a 1 tsun de profundidade; moxabustão por 2 a 5 minutos.

Indicações: Cefaléia, faringite, dor e queimação no estômago, dor abdominal, hemiplegia, adormecimento e dor no ombro e no cotovelo ao longo do meridiano.

■ Shousanli (手三里 LI 10)

Localização: Dois tsun abaixo do cotovelo, no lado dorso-radial do antebraço, entre os músculos braquiorradial e extensor longo radial do carpo (Figura 8).

Aplicação: Agulhamento perpendicular, com 0,5 a 1 tsun de profundidade; moxabustão por 2 a 5 minutos.

Indicações: Dor de dente, parotidite, rinite, linfangite no pescoço, furúnculo, mastite, hemiplegia, tremor das mãos, distensão abdominal, diarréia, dor no cotovelo, braço e ombro ao longo do meridiano.

■ Quchi (曲池 LI 11): ponto He do meridiano do Intestino Grosso; pertence ao elemento Terra; ponto Mãe do meridiano do Intestino Grosso.

Localização: Extremidade radial da prega do cotovelo quando fletido, no músculo braquiorradial (Figura 8).

Aplicação: Agulhamento perpendicular, com 1 a 1,5 tsun de profundidade; moxabustão por 2 a 20 minutos.

Indicações: Dor no cotovelo (cotovelo do tenista), dor no ombro, dor lombar, erupções cutâneas (urticária), prurido no corpo, paralisia facial, dor no joelho, paralisia no braço, hemiplegia, febre, hipertensão, tonsilite, pleurite, dermatite, eczema, gengivite, tuberculose, pneumonia, conjuntivite, dismenorréia. Ponto importante no ajuste da resistência imunológica.

■ Zhouliao (肘髎 LI 12)

Localização: Margem do epicôndilo lateral, 1 tsun acima do ponto Quchi (LI 11) (Figura 8).

Aplicação: Agulhamento com 0,5 a 1 tsun de profundidade; moxabustão por 2 a 5 minutos.

Indicações: Dor no braço e no cotovelo ao longo do meridiano; sonolência.

■ Wuli (五里 LI 13)

Localização: Lado radial do úmero, três tsun acima do cotovelo, origem do músculo braquiorradial, na face lateral do músculo tríceps braquial (Figura 8).

Aplicação: Agulhamento perpendicular, com 0,3 a 0,7 tsun de profundidade (com cuidado para evitar a artéria e os nervos); moxabustão por 2 a 5 minutos.

Indicações: Dor no braço, cotovelo (braquialgia) e dor ao longo do meridiano.

■ Binao (臂臑 LI 14): ponto Hui (conexão) do meridiano do Intestino Grosso, Bexiga e Yang Wei Mai.

Localização: Face lateral do braço, na inserção do músculo deltóide, três tsun abaixo do ponto Jianyu (LI 15) (Figuras 10 e 11).

Aplicação: Agulhamento perpendicular, com 0,5 a 1 tsun de profundidade; moxabustão por 2 a 10 minutos.

Indicações: Dor no ombro (manguito rotador ou bursite) e braço, dor e rigidez cervical, furunculose.

■ Jianyu (肩髃 LI 15): ponto Hui (conexão) do meridiano do Intestino Grosso, Intestino Delgado e Yang Qiao Mai.

Localização: Ponto médio da origem do músculo deltóide no ápice do ombro, entre a margem lateral do acrômio e o grande tubérculo do úmero. Há duas depressões e esse ponto se localiza na depressão anterior (Figura 10).

Aplicação: Agulhamento perpendicular ou oblíquo para baixo, com 0,5 a 1 tsun de profundidade; moxabustão por 2 a 10 minutos.

Indicações: Tendinite ou bursite do ombro, ombro congelado, espasmo muscular do ombro e do pescoço, hemiplegia, urticária.

■ Jugu (巨骨 LI 16): ponto Hui (conexão) do meridiano do Intestino Grosso e do Yang Qiao Mai.

Localização: Depressão entre a borda superior e posterior da articulação acrômio-clavicular e a espinha da escápula (Figuras 11 e 12).

Aplicação: Agulhamento perpendicular ou oblíquo com 0,5 a 1 tsun.

Indicações: Tendinite, bursite do ombro, cervicobraquialgia.

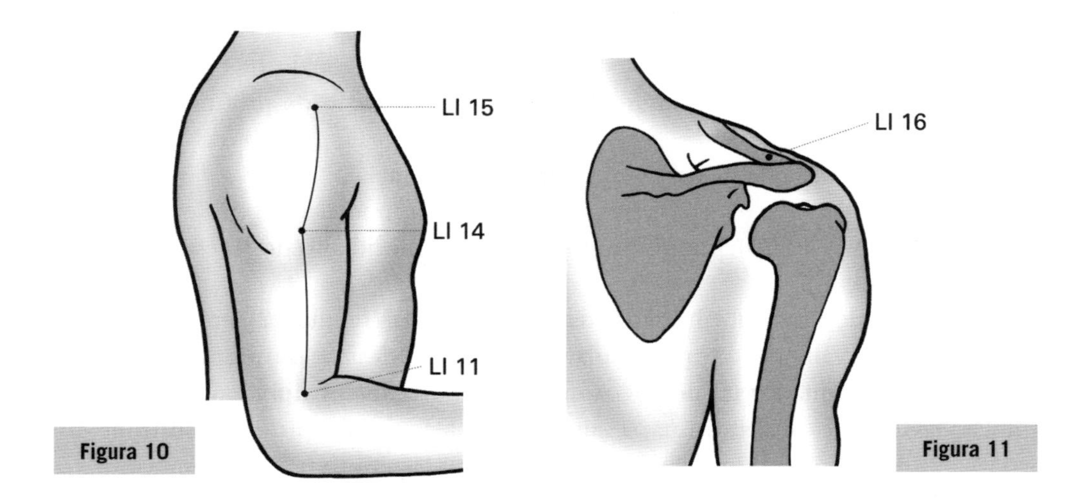

Figura 10

Figura 11

■ Tianding (天鼎 LI 17)

Localização: Acima do ponto Quepen (ST 12) na borda lateral do músculo esternocleidomastóideo, 1 tsun abaixo do ponto Futu (LI 18) (Figura 12).

Aplicação: Agulhamento perpendicular, com 0,5 a 1 tsun de profundidade; moxabustão por 2 a 5 minutos.

Indicações: Faringite, tonsilite, inflamação das cordas vocais (rouquidão).

■ Futu do pescoço (扶突 LI 18)

Localização: Borda inferior da cartilagem tireóide, três tsun laterais à linha média, na lateral do músculo esternocleidomastóideo (Figura 12).

Aplicação: Agulhamento perpendicular com 0,3 a 0,5 tsun de profundidade; moxabustão por 1 a 3 minutos.

Indicações: Tosse, laringite, faringite, tonsilite, torcicolo.

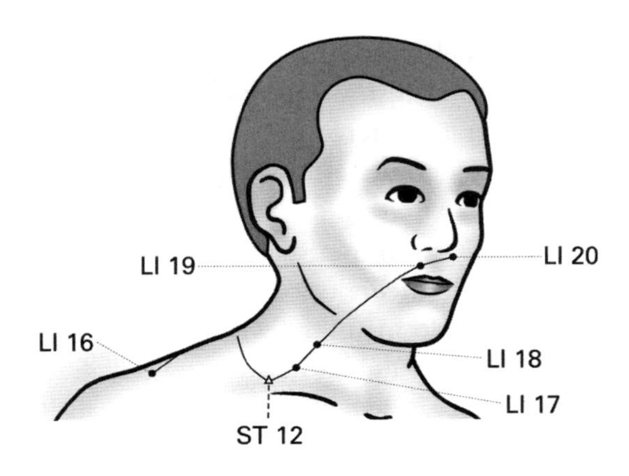

Figura 12

- Heliao do nariz (禾髎 LI 19)

Localização: Abaixo da narina, 0,5 tsun lateral ao ponto Renzhong (GV 26).
Aplicação: Agulhamento perpendicular, com 0,3 a 0,5 tsun de profundidade (Figura 12).
Indicações: Epistaxe, obstrução nasal, rinite, paralisia facial.

- Yingxiang (迎香 LI 20): ponto Hui (conexão) do meridiano do Intestino Grosso e Estômago.

Localização: Sulco nasolabial, abaixo da linha do nariz (Figura 12).
Aplicação: Agulhamento perpendicular, com 0,3 a 0,5 tsun de profundidade, ou oblíquo para cima e para dentro com 0,3 a 0,7 tsun de profundidade.
Indicações: Rinite, obstrução nasal, sinusite, paralisia facial, epistaxe, distúrbios olfativos, distúrbios auditivos, cólica biliar.

Meridiano do Estômago – Yang Ming do pé

O meridiano do Estômago recebe a energia do meridiano do Intestino Grosso, transmitindo-a para o meridiano do Baço-Pâncreas. É um meridiano Yang acoplado com o meridiano do Baço-Pâncreas, que é Yin.

Em relação aos Cinco Elementos: pertence à Natureza Terra; é Filho do Fogo (Intestino Delgado) e Mãe do Metal (Intestino Grosso).

Há 45 pontos de cada lado.

Caminho do meridiano do Estômago

O meridiano do Estômago (Yang Ming do pé) começa ao lado do nariz e se comunica com o meridiano da Bexiga na raiz do nariz. Penetra na maxila, passa através da pálpebra inferior e desce pelo ângulo da boca para a mandíbula. A partir desse ponto, há um ramo que vai pelo arco zigomático à frente da orelha até a região frontal e atinge a linha do cabelo.

O ramo principal do meridiano do Estômago desce a partir do ponto Dayin (ST 5) na mandíbula e vai para a região ântero-medial do pescoço, pelo lado medial do músculo esternocleidomastóideo, até a fossa supraclavicular, onde se junta ao ponto Quepen (ST 12).

A partir do ponto Quepen (ST 12), o meridiano do Estômago se divide em dois ramos. O ramo interno desce pelo mediastino e o ramo externo caminha pela superfície do tórax ao longo da linha do mamilo.

O ramo profundo desce ao longo do esôfago e atravessa o diafragma para chegar ao Estômago, onde há ramos que vão se conectar ao Baço e ao Pâncreas.

O ramo superficial do meridiano do Estômago desce a partir do ponto Quepen (ST 12) pela linha dos mamilos, passa pela margem costal, pela região lateral dos músculos retos abdominais até a região inguinal 2 tsun laterais ao osso púbico. Depois passa medialmente à artéria femoral e desce pela região ântero-lateral da coxa pelo músculo reto femoral, chegando à patela. Na perna passa pela região ântero-lateral da tíbia, pelo músculo tibial anterior até o dorso do pé, entre o segundo e o terceiro metatarsos até chegar ao segundo artelho (Figura 13).

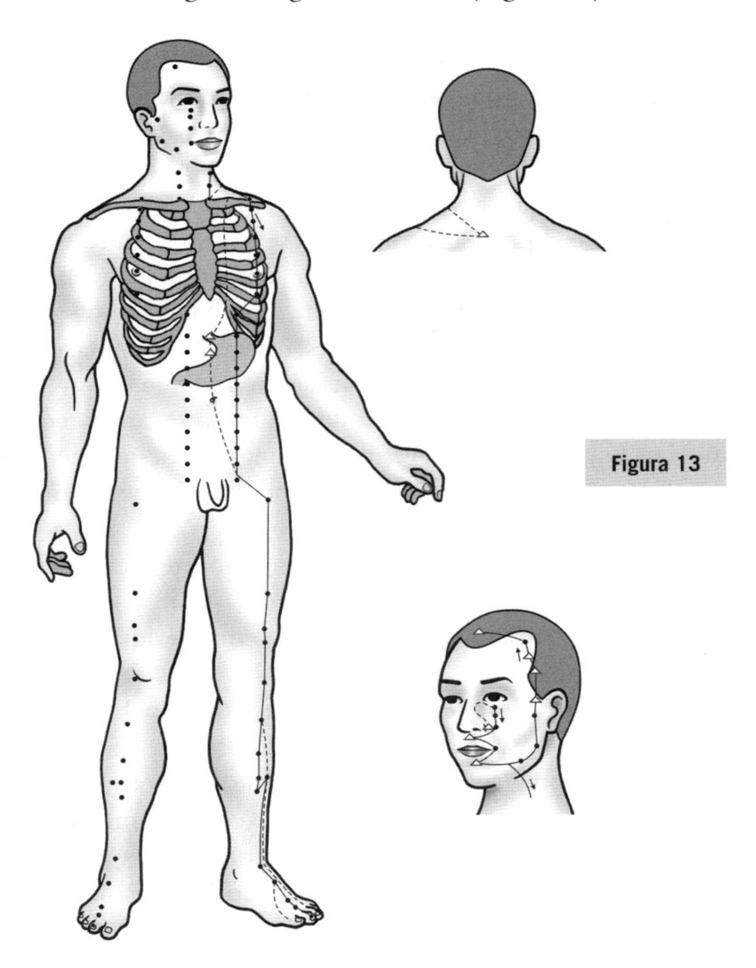

Figura 13

Sinais e sintomas do meridiano do Estômago

a. **Sintomas principais**: da mesma forma que o meridiano do Intestino Grosso, o meridiano do Estômago pertence ao Yang Ming, que está envolvido na regulação da energia do corpo. É por esse motivo que ambos possuem funções correspondentes com vários pontos que podem ser usados intercambiavelmente.

Zusanli (ST 36) e Shousanli (LI 10), por exemplo, têm funções similares (normalização do peristaltismo, embora Zusanli tenha um efeito mais potente). O meridiano do Estômago inclui o estômago propriamente dito, parte das funções do duodeno, pâncreas, esôfago e órgãos da voz e a parte interna da boca. Os principais sintomas desse meridiano são os seguintes:

- **Gastrintestinais**: dor ou sensibilidade epigástrica (que pode ser contínua ou intermitente) ou dor espástica. Quando se localiza no epigástrio propriamente dito, está mais relacionado ao meridiano do Estômago; quando a dor está mais inferior, está relacionada ao meridiano do Baço-Pâncreas. A dor do meridiano do Intestino Grosso, em geral, se localiza nas projeções dos cólons descendente e ascendente. Além da dor, podem ocorrer empachamento, distensão abdominal, eructações ácidas ou vômitos, queimação retroesternal, sensação de fome que desaparece com a visualização da comida, inflamação aguda ou crônica com disfunção do peristaltismo, halitose e, em geral, constipação (relacionada ao meridiano do Intestino Grosso, que também é Yang Ming).
- **Manifestações sistêmicas**: boca seca, sede, compleição escura e falta de energia, lassidão, fadiga, bocejos freqüentes, úlceras orais, epistaxe (que pode ser também sintoma do meridiano do Coração ou Intestino Grosso, mas que no caso do comprometimento do meridiano do Estômago se deve à secura das membranas mucosas), língua grande e revestimento lingual espesso especialmente no centro, dor e desconforto ao longo do meridiano (mastite, por exemplo).
- **Face**: espasmos faciais, acne.
- **Mentais**: pirofobia (medo anormal do fogo), retração, contato social pobre, psicose maníaco-depressiva.
- **Membros**: parestesias na perna ao longo do meridiano.

b. **Sinais e sintomas de excesso no meridiano do Estômago**

- Dor espástica, dor aguda, distensão e dolorimento abdominal proeminente, queimação retroesternal, sensação de fome, aumento do apetite, regurgitação ácida, náuseas, vômitos, boca seca, sede excessiva com halitose (deficiência de Yin com aumento do Fogo), gengivite, constipação.
- Estomatite, epistaxe (pelo envolvimento do Baço-Pâncreas).
- Espasmos faciais.
- Dor no joelho ou na perna, e menos freqüentemente, dor ao longo do meridiano.

c. **Sinais e sintomas de deficiência do meridiano do Estômago**

- Dor epigástrica surda com pouca distensão, sensação de fome que melhora com a alimentação, anorexia, regurgitação ácida, indigestão, diarréia.
- Lassidão, bocejos freqüentes, cansaço geral, frio ou parestesias dos membros.

Pontos do meridiano do Estômago

■ Chengqi (承泣 ST 1)

Localização: Pálpebra inferior, entre o globo e a margem orbitária, na linha pupilar (Figura 14).

Aplicação: Agulhamento perpendicular, acima da margem orbitária inferior, com 0,2 a 0,4 tsun de profundidade.

Indicações: Conjuntivite, miopia, paralisia ou espasmo facial, lacrimejamento.

■ Sibai (四白 ST 2)

Localização: 0,7 tsun abaixo de Chengqi (ST 1), na depressão do forame infra-orbitário, onde passa o nervo infra-orbitário (Figura 14).

Aplicação: Agulhamento perpendicular com 0,2 a 0,3 tsun de profundidade.

Indicações: Conjuntivite, pterígio, *tic douloureux*, prurido ocular, cefaléia, tontura e sinusite.

■ Juliao (巨髎 ST 3): ponto Hui (conexão) entre o Yang Ming e o Yang Qiao Mai.

Localização: Intersecção entre a linha vertical que passa pela pupila e a linha horizontal que passa pela asa do nariz, na margem do osso maxilar, abaixo do processo zigomático (Figura 14).

Aplicação: Agulhamento perpendicular com 0,3 a 0,5 tsun de profundidade.

Indicações: Paralisia facial, conjuntivite, pterígio, epistaxe, dor de dente e trigeminalgia.

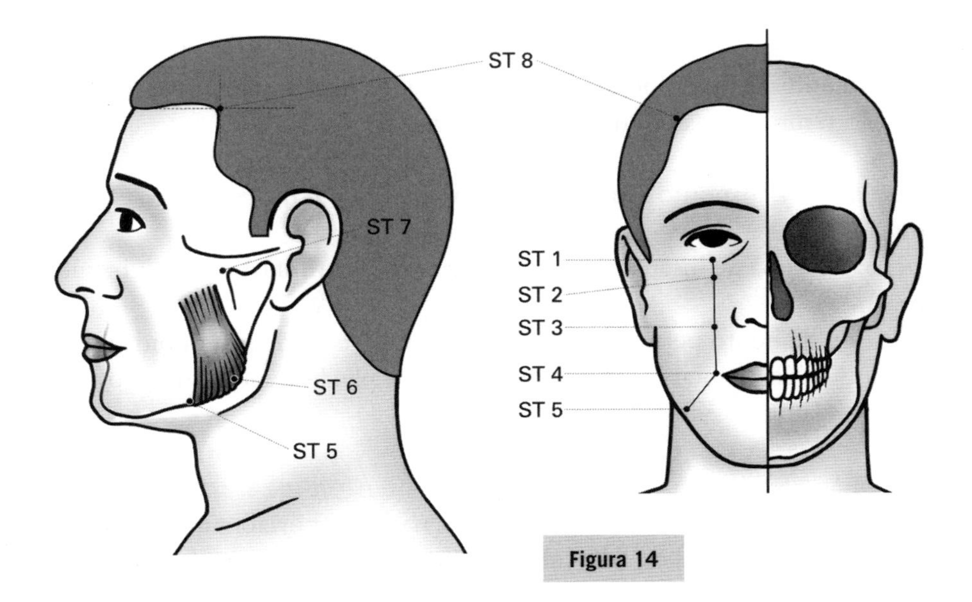

Figura 14

- Dicang (地倉 ST 4): ponto Hui (conexão) entre o Yang Ming e o Yang Qiao Mai.

Localização: 0,4 tsun lateral ao canto da boca, na linha da pupila (Figura 14).

Aplicação: Agulhamento perpendicular com 0,2 a 0,3 tsun de profundidade ou paralelo à pele através do subcutâneo em direção ao ponto Jiache (ST 6) por 1 a 2 tsun.

Indicações: Paralisia facial, espasmos musculares, espasmos faciais, tiques, perda da voz, sialorréia.

- Dayin (大迎 ST 5)

Localização: Borda inferior do osso da mandíbula, na margem medial do músculo masseter ao lado da artéria (Figura 14).

Aplicação: Agulhamento perpendicular com 0,3 a 0,4 tsun de profundidade, evitando a artéria.

Indicações: Dor de dente, edema da face, paralisia ou espasmo facial, parotidite.

- Jiache (頰車 ST 6)

Localização: Ângulo da mandíbula, no meio da inserção do masseter (Figura 14).

Aplicação: Agulhamento perpendicular com 0,3 a 0,5 tsun de profundidade, ou paralelo à pele no tecido subcutâneo em direção ao ponto Dicang (ST 4), por 1 a 2 tsun.

Indicações: Dor de dente, dor na articulação temporomandibular, paralisia ou espasmos faciais, parotidite, espasmos do músculo masseter, rouquidão, trigeminalgia.

- Xiaguan (下關 ST 7): ponto Hui (conexão) do meridiano do Estômago e Vesícula Biliar.

Localização: Depressão da borda inferior do arco zigomático, à frente do côndilo da mandíbula (Figura 14).

Aplicação: Agulhamento perpendicular com 0,5 a 1 tsun de profundidade.

Indicações: Zumbido, tinido no ouvido, dor de dente, trigeminalgia, inflamação da articulação têmporo-mandibular, paralisia facial.

- Touwei (頭維 ST 8): ponto Hui (conexão) do meridiano do Estômago e Vesícula Biliar.

Localização: Na linha de inserção anterior do cabelo, 4,5 tsun laterais à linha média (Figura 14).

Aplicação: Agulhamento perpendicular com 0,3 a 0,5 tsun de profundidade.

Indicações: Cefaléia frontal e orbitária, enxaqueca, paralisia facial, dor nos olhos com lacrimejamento, visão borrada.

- Renying (人迎 ST 9)

Localização: Região ântero-lateral do pescoço, na linha horizontal da cartilagem tireóide, na borda medial do músculo esternocleidomastóideo (Figura 15).

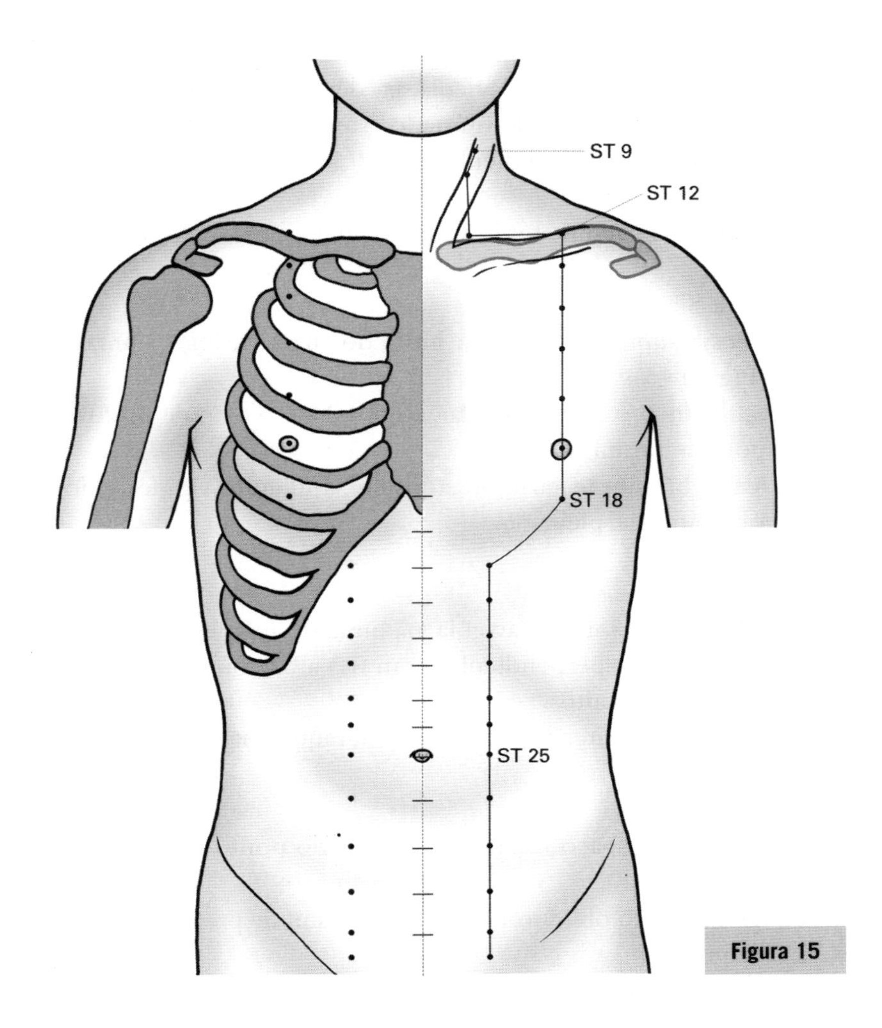

Figura 15

Aplicação: Agulhamento perpendicular ou oblíquo com 0,3 a 0,5 tsun de profundidade, evitando a artéria.
Indicações: Dor de garganta, tonsilite, opressão torácica.

■ Shuitu (水突 ST 10)
Localização: Borda medial do músculo esternocleidomastóideo, entre os pontos Renying (ST 9) e Qishe (ST 11) (Figura 15).
Aplicação: Agulhamento perpendicular, com 0,3 a 0,5 tsun de profundidade; moxabustão por 2 a 5 minutos.
Indicações: Laringite, tonsilite, tosse, rouquidão, asma, bócio.

■ Qishe (氣舍 ST 11)

Localização: Borda superior da clavícula, na depressão formada pela inserção das porções esternal e clavicular do músculo esternocleidomastóideo (Figura 15).

Aplicação: Agulhamento perpendicular com 0,3 a 0,5 tsun de profundidade; moxabustão por 2 a 5 minutos.

Indicações: Tonsilite, faringite, tosse, asma, dispnéia, rigidez do pescoço.

■ Quepen (缺盆 ST 12)

Localização: Fossa supraclavicular, na linha do mamilo, logo acima da borda da clavícula (Figura 15).

Aplicação: Agulhamento perpendicular, com 0,3 a 0,5 tsun de profundidade; moxabustão por 2 a 5 minutos.

Indicações: Asma, bronquite, faringite, tonsilite, linfangite, rigidez e dor no pescoço, cervicobraquialgia, pleurisia.

■ Qihu (氣戶 ST 13)

Localização: Borda inferior da clavícula, na linha do mamilo (Figura 15).

Aplicação: Agulhamento perpendicular com 0,3 a 0,5 tsun de profundidade; moxabustão por 2 a 5 minutos.

Indicações: Asma, bronquite, dispnéia, cervicobraquialgia.

■ Kufang (庫房 ST 14)

Localização: Primeiro espaço intercostal, abaixo do ponto Qihu (ST 13), na linha do mamilo (Figura 15).

Aplicação: Agulhamento oblíquo, com 0,3 a 0,5 tsun de profundidade; moxabustão por 2 a 5 minutos.

Indicações: Bronquite, desconforto torácico, neuralgia intercostal.

■ Wuyi (屋翳 ST 15)

Localização: Segundo espaço intercostal, na linha do mamilo (Figura 15).

Aplicação: Agulhamento oblíquo, com 0,3 a 0,5 tsun de profundidade; moxabustão por 2 a 5 minutos.

Indicações: Bronquite, neuralgia intercostal, edema do corpo, urticária.

■ Yingchuang (膺窗 ST 16)

Localização: Terceiro espaço intercostal, na linha do mamilo (Figura 15).

Aplicação: Agulhamento oblíquo, com 0,3 a 0,5 tsun de profundidade; moxabustão por 2 a 5 minutos.

Indicações: Asma, bronquite, neuralgia intercostal, mastodinia, mastite, cólica intestinal.

■ Ruzhong (乳中 ST 17)
Localização: Quarto espaço intercostal, no centro do mamilo (Figura 15).
Aplicação: Contra-indicação de agulhamento ou moxabustão.

■ Rugen (乳根 ST 18)
Localização: Quinto espaço intercostal, abaixo do mamilo (Figura 15).
Aplicação: Agulhamento oblíquo, com 0,3 a 0,5 tsun de profundidade; moxabustão por 2 a 5 minutos.
Indicações: Pleurite, mastite, insuficiência da lactação, neuralgia intercostal, soluço.

■ Burong (不容 ST 19)
Localização: Borda inferior da costela, 2 tsun lateral ao ponto Jujue (CV 14), 6 tsun acima da linha horizontal que passa pelo umbigo (Figura 15).
Aplicação: Agulhamento perpendicular ou oblíquo (para cima e para fora), com 0,5 a 0,8 tsun de profundidade; moxabustão por 2 a 5 minutos.
Indicações: Dor e distensão do estômago, sensação de empachamento epigástrico, náuseas e vômitos, dor na região escapular.

■ Chengman (承滿 ST 20)
Localização: Cinco tsun acima do umbigo a dois tsun da linha média, na borda lateral do músculo reto abdominal (Figura 15).
Aplicação: Agulhamento perpendicular com 0,5 a 1 tsun de profundidade; moxabustão por 2 a 5 minutos.
Indicações: Distensão abdominal, dor epigástrica, gastrite, cólica intestinal, indigestão, cólica biliar, icterícia.

■ Liangmen (梁門 ST 21)
Localização: Quatro tsun acima do umbigo, a dois tsun da linha média, na borda lateral do músculo reto abdominal (Figura 15).
Aplicação: Agulhamento perpendicular, com 0,5 a 1 tsun de profundidade; moxabustão por 2 a 5 minutos.
Indicações: Dor epigástrica, úlcera péptica, diarréia, cólica intestinal, indigestão.

■ Guanmen (關門 ST 22)
Localização: Três tsun acima do umbigo, a dois tsun da linha média, na borda lateral do músculo reto abdominal (Figura 15).
Aplicação: Agulhamento perpendicular, com 0,5 a 1 tsun de profundidade; moxabustão por 2 a 5 minutos.
Indicações: Distensão abdominal, diarréia, borborigmos, anorexia.

■ Taiyi (太乙 ST 23)

Localização: Dois tsun acima do umbigo, a dois tsun da linha média, na borda lateral do músculo reto abdominal (Figura 15).

Aplicação: A mesma de Guanmen (ST 22)

Indicações: As mesmas de Guanmen (ST 22).

■ Huaromen (滑肉門 ST 24)

Localização: Um tsun acima do umbigo, a dois tsun da linha média, na borda lateral do músculo reto abdominal (Figura 15).

Aplicação: A mesma de Guanmen (ST 22).

Indicações: Espasmo gástrico, náuseas e vômitos, cólica gastrintestinal, diarréia crônica, comportamento maníaco, rigidez da língua, infertilidade, dismenorréia.

■ Tianshu (天樞 ST 25): ponto Mu do Intestino Grosso.

Localização: Na altura do umbigo, a dois tsun da linha média, na borda lateral do músculo reto abdominal (Figura 15).

Aplicação: Agulhamento perpendicular, com 0,5 a 1 tsun de profundidade; moxabustão por 5 a 10 minutos.

Indicações: Dor abdominal aguda ou crônica, disenteria, diarréia alérgica ou crônica, borborigmos, náuseas e vômitos, distensão abdominal, indigestão, constipação, ascite, apendicite, dismenorréia.

■ Wailing (外陵 ST 26)

Localização: Um tsun abaixo do umbigo, a dois tsun da linha média, na borda lateral do músculo reto abdominal (Figura 15).

Aplicação: Agulhamento perpendicular, com 0,5 a 1 tsun de profundidade; moxabustão por 2 a 5 minutos.

Indicações: Cólica abdominal, hérnia, dismenorréia.

■ Daju (大巨 ST 27)

Localização: Dois tsun abaixo do umbigo, a dois tsun da linha média, na borda lateral do músculo reto abdominal (Figura 15).

Aplicação: A mesma de Wailing (ST 26).

Indicações: Dor abdominal em cólica, constipação, distensão abdominal, insônia, distúrbio urinário.

■ Shuidao (水道 ST 28)

Localização: Três tsun abaixo do umbigo, a dois tsun da linha média, na borda lateral do músculo reto abdominal (Figura 15).

Aplicação: A mesma de Wailing (ST 26).

Indicações: Cistite, distúrbios do aparelho urogenital, hérnia, prolapso anal, dismenorréia, anexite.

■ Guilai (歸來 ST 29)

Localização: Quatro tsun abaixo do umbigo, a dois tsun da linha média, na borda lateral do músculo reto abdominal (Figura 15).

Aplicação: A mesma de Wailing (ST 26).

Indicações: Dismenorréia, amenorréia, menorragia, anexite, infecção urogenital, hérnia, cólica abdominal baixa, dor no pênis, impotência sexual, infertilidade.

■ Qichong (氣衝 ST 30)

Localização: Linha suprapúbica, a dois tsun da linha média (Figura 15).

Aplicação: Agulhamento com 0,3 a 0,5 tsun de profundidade, evitando a artéria.

Indicações: Dor nos órgãos genitais, distúrbios urogenitais, hérnia, dismenorréia, infertilidade.

■ Biguan (髀關 ST 31)

Localização: Intersecção entre a vertical que passa pela espinha ilíaca ântero-superior e a linha infrapúbica, entre o músculo tensor da fáscia lata e o músculo sartório (Figura 16).

Aplicação: Agulhamento perpendicular, com 0,5 a 1,5 tsun de profundidade; moxabustão por 2 a 10 minutos.

Indicações: Tendinite da coxa e do joelho, hemiplegia, paralisia da perna.

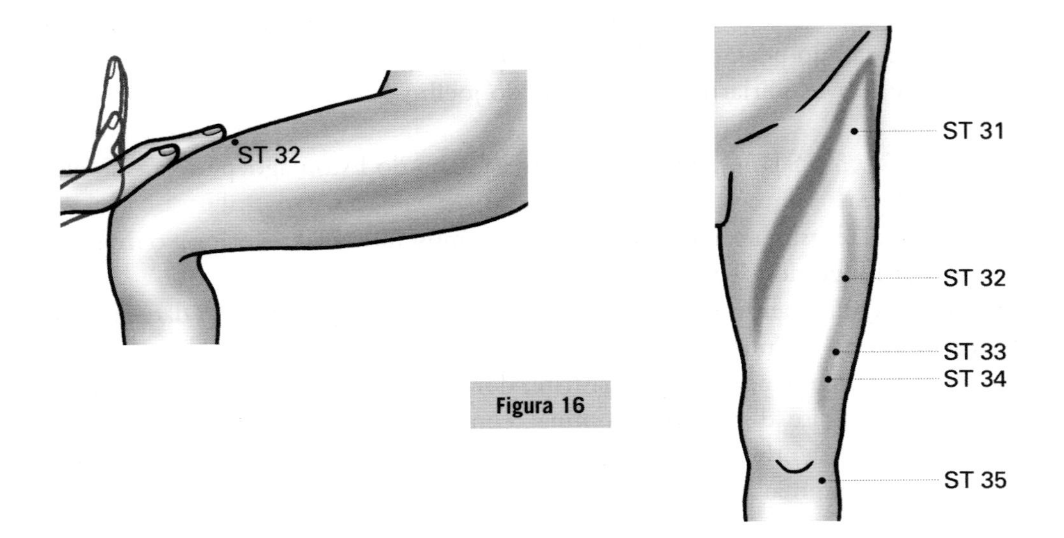

Figura 16

■ Futu (伏兔 ST 32)

Localização: Seis tsun acima da patela, na borda lateral do músculo reto femoral (Figura 16).

Aplicação: Agulhamento perpendicular, com 0,5 a 1 tsun de profundidade.

Indicações: Dor na coxa, fraqueza das pernas, hemiplegia, urticária.

■ Yinshi (陰市 ST 33)

Localização: Três tsun acima da borda superior da patela, na borda lateral do tendão do músculo reto femoral (Figura 16).

Aplicação: Agulhamento perpendicular, com 0,5 a 1 tsun de profundidade; moxabustão por 2 a 5 minutos.

Indicações: Dor na perna e no joelho, paralisia da perna, artrite do joelho, edema, tremor das mãos.

■ Liangqiu (梁丘 ST 34): ponto Xi – *cleft* (acúmulo) do meridiano do Estômago.

Localização: Dois tsun acima da borda superior da patela, na borda lateral do tendão do músculo reto femoral (Figura 16).

Aplicação: A mesma de Yinshi (ST 33); moxabustão indireta por 2 a 5 minutos ou moxabustão direta com 3 a 5 cones.

Indicações: Artrite ou periartrite do joelho, dor na perna, mastite, gastrite, enterite, apendicite.

■ Dubi (犢鼻 ST 35)

Localização: Abaixo da patela na margem lateral do tendão patelar (Figuras 16 e 17).

Aplicação: Agulhamento oblíquo por trás do tendão, com 0,5 a 1 tsun de profundidade, evitando penetrar na bursa; moxabustão por 2 a 5 minutos.

Indicações: Artrite, periartrite e tendinite do joelho.

■ Zusanli (足三里 ST 36): ponto He do meridiano do Estômago; pertence ao elemento Terra.

Localização: Três tsun abaixo da patela, entre o músculo tibial anterior e o músculo extensor longo dos dedos (Figura 17).

Aplicação: Agulhamento perpendicular com 0,5 a 1 tsun de profundidade; moxabustão por 5 a 15 minutos.

Indicações: Indigestão, dispepsia, gastrite, dor de estômago, disenteria, náuseas e vômitos, enterite, distensão abdominal, constipação, paralisia da perna, paralisia facial, dor de dente, epilepsia, rinite, faringite, mastite, dor lombar, hipertensão, e para revigoramento geral.

- Shangjuxu (上巨虛 ST 37): ponto He inferior do Meridiano do Intestino Grosso.

Localização: Três tsun abaixo de Zusanli (ST 36), na borda ântero-lateral do músculo tibial anterior (Figura 17).

Aplicação: Agulhamento com 0,5 a 1 tsun de profundidade; moxabustão por 2 a 5 minutos.

Indicações: Dor abdominal, enterite, diarréia, apendicite, dor e edema da perna e do joelho, paralisia da perna.

- Tiakou (條口 ST 38)

Localização: Oito tsun abaixo do joelho (ponto médio da perna), dois tsun abaixo de Shangjuxu (ST 37), na borda ântero-lateral do músculo tibial anterior (Figura 17).

Aplicação: Agulhamento perpendicular com 0,5 a 1 tsun de profundidade; moxabustão por 2 a 5 minutos.

Indicações: Paralisia da perna, dores na perna, sensação de frio na perna, dor epigástrica, cólica abdominal, dor no ombro, tonsilite.

- Xiajuxu (下巨虛 ST 39): ponto He inferior do meridiano do Intestino Delgado.

Localização: Um tsun abaixo de Tiakou (ST 38) (Figura 17).

Aplicação: Agulhamento perpendicular com 0,5 a 1 tsun de profundidade; moxabustão por 2 a 5 minutos.

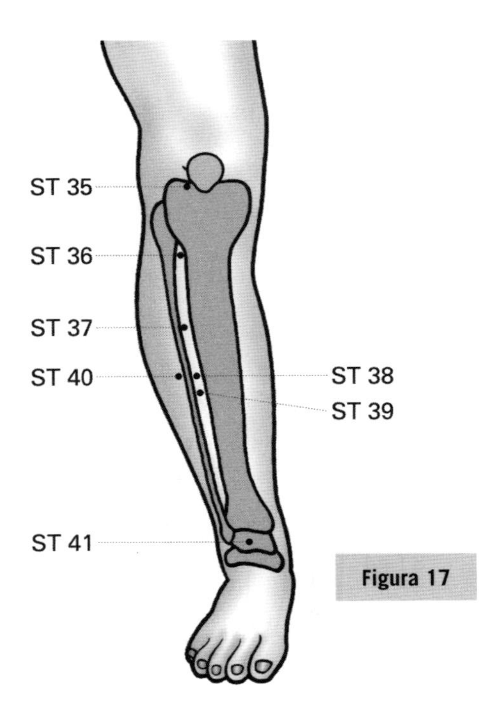

Figura 17

Indicações: Cólica abdominal e epigástrica, disenteria, paralisia da perna, mastodinia, dor no cotovelo.

■ Fenglong (豐隆 ST 40): ponto Luo do meridiano do Estômago.

Localização: Oito tsun abaixo do joelho, meio tsun lateral ao ponto Tiakou (ST 38) na borda lateral do músculo extensor longo dos dedos (Figura 17).

Aplicação: Agulhamento perpendicular com 0,5 a 1 tsun de profundidade; moxabustão por 5 a 10 minutos.

Indicações: Asma, tosse com secreção excessiva, tontura ou vertigem, constipação, edema, dor ou paralisia da perna, hemiplegia, cefaléia, tonsilite, apoplexia e hipertensão arterial.

■ Jiexi (解谿 ST 41): ponto Jing do Meridiano do Estômago; pertence ao elemento Fogo; ponto Mãe do meridiano do Estômago.

Localização: Prega no dorso da articulação do tornozelo, entre os tendões dos extensores longos do hálux e dos dedos (Figuras 17 e 18).

Aplicação: Agulhamento perpendicular com 0,3 a 0,5 tsun de profundidade; moxabustão por 2 a 5 minutos.

Indicações: Cefaléia frontal, dor no pescoço, tontura, edema da face, distensão abdominal, constipação, diarréia, entorse de tornozelo, parestesias da perna e do pé.

■ Chongyang (衝陽 ST 42): ponto Yuan do meridiano do Estômago.

Localização: Um e meio tsun distal a Jiexi (ST 41), na borda da artéria pediosa (Figura 18).

Aplicação: Moxabustão por 2 a 5 minutos.

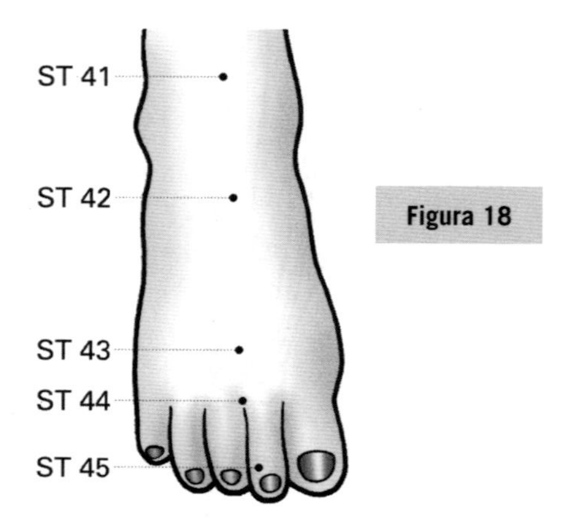

Figura 18

Indicações: Entorse, dor na articulação do tornozelo, dor de dente, gengivite, anorexia, epilepsia, edema da face.

- Xiangu (陷谷 ST 43): ponto Shu do meridiano do Estômago; pertence ao elemento Madeira.

Localização: Numa depressão entre o segundo e o terceiro metatarsos, próximo à articulação metatarsofalangeana, na borda do músculo extensor curto dos dedos (Figura 18).

Aplicação: Agulhamento perpendicular com 0,3 a 0,5 tsun de profundidade; moxabustão por 2 a 5 minutos.

Indicações: Calafrios e febre, edema da face, sudorese noturna, conjuntivite, cólica abdominal, ascite, dor no pé, metatarsalgia, bocejo excessivo.

- Neiting (内庭 ST 44): ponto Ying do meridiano do Estômago; pertence ao elemento Água.

Localização: Entre o segundo e o terceiro artelhos, distal à articulação metatarsofalangeana (Figura 18).

Aplicação: Agulhamento, com 0,2 a 0,5 tsun de profundidade.

Indicações: Dor de dente, epistaxe, tonsilite, faringite, artrite da articulação temporomandibular, distensão abdominal, cólica intestinal, disenteria, dismenorréia, bocejos excessivos.

- Lidui (厲兌 ST 45): ponto Jin do meridiano do Estômago; pertence ao elemento Metal; ponto Filho do meridiano do Estômago.

Localização: 0,1 tsun da margem lateral do leito ungueal do segundo artelho (Figura 18).

Aplicação: Agulhamento para sangria ou agulhamento oblíquo com 0,1 a 0,2 de profundidade.

Indicações: Gengivite, tonsilite, hepatite, paralisia facial, epistaxe, rinite, sonhos excessivos, comportamento maníaco.

Meridiano do Baço-Pâncreas – Tai Yin do pé

Esse meridiano é de natureza Yin e é acoplado com o meridiano do Estômago, que é de natureza Yang. Ele recebe energia do meridiano do Estômago e a transmite para o meridiano do Coração.

Em relação aos Cinco Elementos, pertence à Terra de Yin, sendo Mãe do meridiano do Pulmão (Metal de Yin) e Filho do meridiano do Coração (Fogo de Yin).

Há 21 pontos de cada lado.

Caminho do meridiano

Esse meridiano começa na face medial do hálux, segue ao longo do primeiro metatarso até o maléolo medial, subindo pela borda medial da tíbia, face medial do joelho, face medial da coxa, chegando até a região inguinal. Depois, segue pela região ântero-lateral do abdome, pela margem costal e face lateral do tórax.

Há ramos profundos na região inguinal que sobem pela região abdominal e o conectam ao baço e ao pâncreas, além do estômago. A seguir, ele atravessa o diafragma, passa pela lateral do esôfago para chegar à boca e à raiz da língua.

Esse meridiano possui ainda outro ramo que sai do Estômago, atravessa o diafragma e se conecta ao Coração (Figura 19).

Figura 19

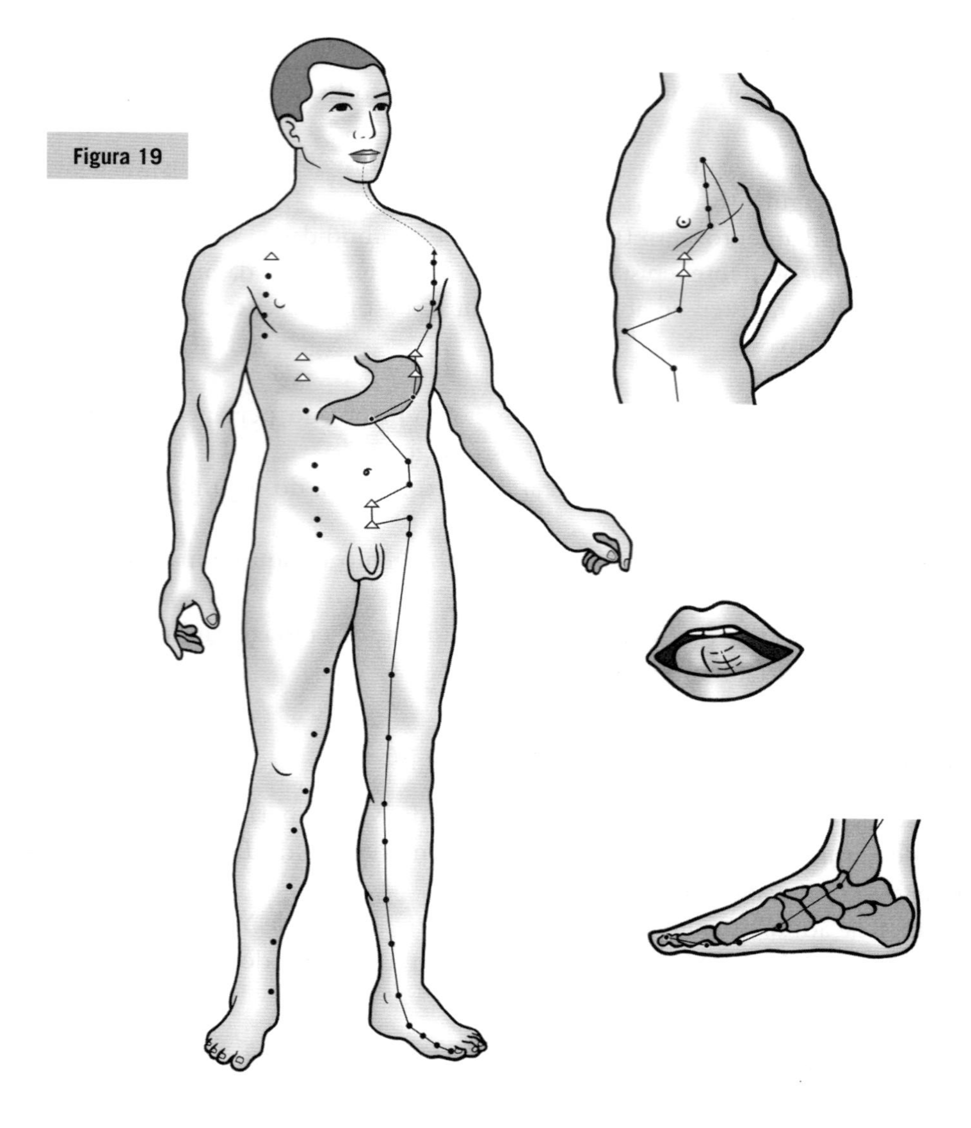

Sinais e sintomas do meridiano do Baço-Pâncreas

O meridiano do Baço-Pâncreas é um dos mais importantes meridianos do corpo porque toda a energia pós-celestial tem como base a nutrição, e o Baço-Pâncreas é o principal responsável pela regulação do transporte de fluidos e sucos digestivos e pelas funções digestivas. O Baço-Pâncreas ascende o Qi, enviando o Qi puro (substâncias nutricionais) para cima para ser utilizado, e o Estômago envia o Qi turvo (detritos) para baixo para ser eliminado. A sua função difere da do Intestino Delgado, pois o meridiano do Baço-Pâncreas tem mais uma função fisiológica e o meridiano do Intestino Delgado tem mais uma função mecânica na separação do Qi. O sistema linfático, as funções do pâncreas e o metabolismo da água também estão incluídos na função do Baço-Pâncreas. Além disso, o Baço-Pâncreas está intimamente relacionado ao Estômago na sua função digestiva e ligado ao Fígado na função de controle do sangue. O Baço-Pâncreas governa o sangue (mantendo-o dentro dos vasos), ao passo que o Fígado armazena o sangue. O Pulmão está relacionado ao Baço-Pâncreas por causa da sua mútua importância no transporte e metabolismo dos fluidos.

a. **Sintomas principais**

- **Gastrintestinais**: alteração do apetite, indigestão (com ou sem perda do apetite), náuseas e vômitos, distensão abdominal (com sensação de empachamento e gases), diarréia, eructações, icterícia (a hepatite aguda começa com uma deficiência e esplenomegalia por causa da infecção; a coloração amarelada da pele nem sempre é icterícia e se manifesta nas palmas das mãos e nas plantas dos pés, ao passo que a icterícia por envolvimento do Fígado afeta a esclera) e febre.
- **Sistêmicos**: fraqueza nos membros, tontura, emagrecimento lento (uma rápida perda de peso pode indicar câncer).
- **Sangue**: tendência ao sangramento, hematêmese, melena, menorragia, hematúria, anemia por sangramento interno.
- **Músculos**: fraqueza muscular, distrofia.
- **Mentais**: baixa concentração, preocupação, obsessão, frustração, excesso de pensamento.

b. **Sinais e sintomas de excesso no meridiano do Baço-Pâncreas**

- Distensão epigástrica, aumento do apetite inicialmente, para depois ter uma tendência à anorexia e bulimia (irritação do nervo vago), lassidão, vômitos, icterícia, excesso de preocupação.
- Ascite, sede e febre (presentes no estágio agudo da hepatite), edema de membros.

c. **Sinais e sintomas de deficiência do meridiano do Baço-Pâncreas**

- Compleição pálida com amarelamento da pele; fraqueza ou distrofia muscular, tontura, sonhos excessivos, lassidão, emagrecimento crônico, membros frios, neuralgia por excesso de doces, icterícia, baixa concentração, frustração.
- Falta de apetite, diarréia, prolapso do ânus ou do útero, dor abdominal baixa que melhora com a alimentação, acompanhada de evacuação pela manhã.
- Escarro excessivo, edema, congestão dos seios paranasais (a fraqueza do Baço-Pâncreas provoca congestão pulmonar).

Pontos do meridiano do Baço-Pâncreas

- Yinbai (隱白 SP 1): ponto Jin do meridiano do Baço-Pâncreas; pertence ao elemento Madeira.

Localização: 0,1 tsun distal e medial ao leito ungueal do hálux (Figura 20).

Aplicação: Agulhamento oblíquo para cima com 0,1 a 0,2 tsun de profundidade, ou sangria de 1 a 2 gotas.

Indicações: Distensão abdominal, diarréia, períodos menstruais irregulares, menorragia, insônia, sonolência, tendência a sonhos excessivos.

- Dadu (大都 SP 2): ponto Ying do meridiano do Baço-Pâncreas; pertence ao elemento Fogo; ponto Mãe do meridiano do Baço-Pâncreas.

Localização: Lado medial do hálux, distal à articulação metatarsofalangeana, entre a pele clara e escura (Figura 20).

Aplicação: Agulhamento perpendicular, com 0,2 a 0,5 tsun de profundidade; moxabustão por 2 a 5 minutos.

Indicações: Distensão abdominal, cólica abdominal, lombalgia, gastroenterite, indigestão, diarréia ou constipação crônica, fadiga.

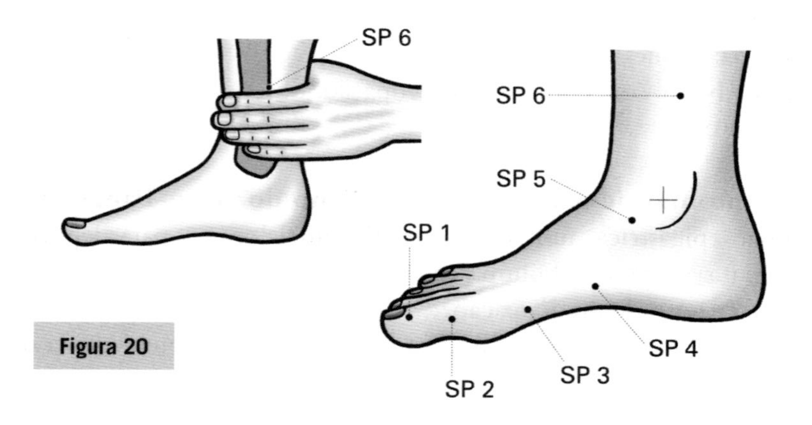

Figura 20

- Taipai (太白 SP 3): ponto Shu e Yuan do meridiano do Baço-Pâncreas; pertence ao elemento Terra.

Localização: Face medial do pé, proximal à articulação metatarsofalangeana, entre a pele clara e a escura (Figura 20).

Aplicação: Agulhamento perpendicular ou oblíquo, com 0,2 a 0,5 tsun de profundidade; moxabustão por 2 a 5 minutos.

Indicações: Dor de estômago, distensão abdominal, gastroenterite, cólica intestinal, disenteria, indigestão, hemorróidas, lombalgia.

- Gungsun (公孫 SP 4): ponto Luo do meridiano do Baço-Pâncreas.

Localização: Face medial do pé, na base do primeiro metatarso, entre a pele clara e a escura (Figura 20).

Aplicação: Agulhamento perpendicular ou oblíquo, com 0,3 a 0,5 tsun de profundidade; moxabustão por 2 a 5 minutos.

Indicações: Dor de estômago, distensão abdominal, gastroenterite, cólica intestinal, disenteria, indigestão, hemorróidas, dismenorréia, menstruação irregular, artrite do pé, desconforto torácico, lombalgia.

- Shangqiu (商丘 SP 5): ponto Jing do meridiano do Baço-Pâncreas; pertence ao elemento Metal; ponto Filho do meridiano do Baço-Pâncreas.

Localização: Região ântero-inferior do maléolo medial, na intersecção da linha anterior e inferior com a linha inferior do maléolo medial (Figura 20).

Aplicação: Agulhamento perpendicular ou oblíquo, com 0,3 a 0,5 tsun de profundidade; moxabustão por 2 a 5 minutos.

Indicações: Distensão abdominal, borborigmos, dispepsia, vômitos, diarréia, constipação, icterícia, hemorróidas, dor no tornozelo.

- Sanyinjiao (三陰交 SP 6): ponto Hui (conexão) dos três meridianos Yin do pé.

Localização: Três tsun acima do maléolo medial, na borda ântero-medial da tíbia (Figura 20).

Aplicação: Agulhamento perpendicular com 0,3 a 1 tsun de profundidade; moxabustão por 15 a 20 minutos.

Indicações: Distúrbios do estômago e do pâncreas, distensão epigástrica, indigestão, perda de apetite, borborigmos e diarréia, distúrbios dos órgãos genitais, menorragia, dismenorréia, períodos menstruais irregulares, impotência, orquite, dor no pênis, azoospermia, infecção urogenital, dor ou artrite da perna, edema da perna.

- Lougu (漏谷 SP 7)

Localização: Seis tsun acima do maléolo medial, posterior à tíbia (Figura 21).

Aplicação: Agulhamento perpendicular com 0,3 a 1 tsun de profundidade; moxabustão por 10 minutos.
Indicações: Borborigmos, distensão abdominal, magreza, enurese, hérnia inguinal, dor ou adormecimento da perna, frio nos pés ou pernas.

■ Diji (地機 SP 8): ponto Xi – *cleft* (acúmulo) do meridiano do Baço-Pâncreas.
Localização: Face medial da perna, cinco tsun abaixo do joelho, três tsun abaixo do ponto Yinlingquan (SP 9), na borda posterior da tíbia (Figura 21).
Aplicação: Agulhamento perpendicular com 0,3 a 1 tsun de profundidade; moxabustão por 10 minutos.
Indicações: Distensão abdominal, falta de apetite, indigestão, diarréia, dismenorréia, leucorréia, hérnia inguinal, azoospermia, lombalgia.

■ Yinlingquan (陰陵泉 SP 9): ponto He do meridiano do Baço-Pâncreas; pertence ao elemento Água.
Localização: Depressão ântero-inferior da borda medial da tíbia, na linha inferior da tuberosidade da tíbia (Figura 21).
Aplicação: Agulhamento perpendicular com 0,5 a 1 tsun de profundidade.
Indicações: Distensão abdominal, indigestão, cólica abdominal, diarréia, disenteria, edema, oligúria, ascite, dor no trato geniturinário, enurese noturna, menstruações irregulares, dor na perna e no joelho, furunculose na região interna da coxa, dor no cotovelo.

■ Xuehai (血海 SP 10): ponto de influência do sangue.
Localização: Dois tsun acima da borda da patela, na borda do músculo vasto medial (Figura 21).

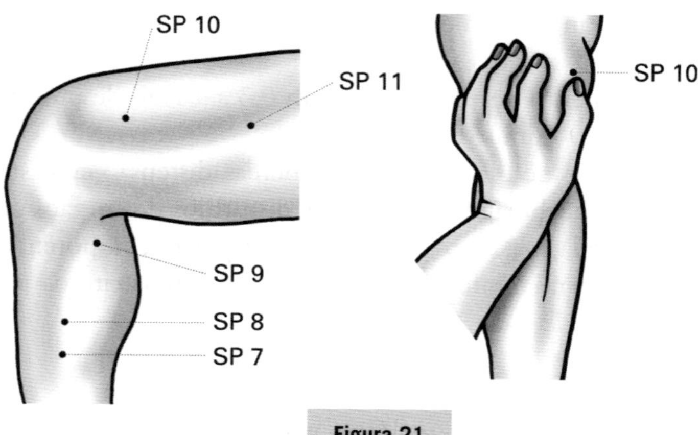

Figura 21

Aplicação: Agulhamento perpendicular com 0,5 a 1 tsun de profundidade; moxabustão por 10 a 20 minutos.
Indicações: Períodos menstruais irregulares, menorragia, oligúria, infecção genital, urticária, prurido nas pernas.

■ Jimen (箕門 SP 11)
Localização: Seis tsun acima de Xuehai (SP 10), na face medial do músculo sartório (Figura 21).
Aplicação: Agulhamento perpendicular com 0,5 a 1 tsun de profundidade, evitando a artéria; moxabustão por 10 minutos.
Indicações: Dor na face medial da coxa e na região inguinal, dor pélvica, hemorróidas, infecção genital, disúria, enurese, impotência, orquite.

■ Chongmen (衝門 SP 12)
Localização: Três e meio tsun laterais à linha média ao nível da sínfise púbica, lateral à artéria ilíaca externa (Figura 22).

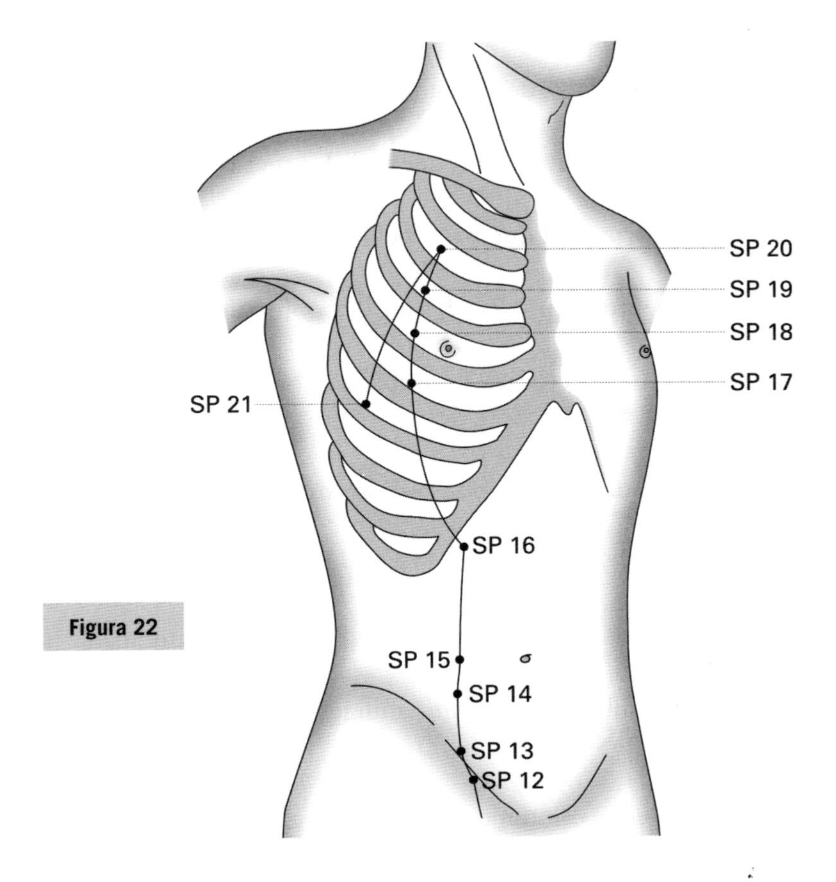

Figura 22

Aplicação: Agulhamento perpendicular com 0,3 a 0,7 tsun de profundidade, evitando a artéria.

Indicações: Dor ou inflamação dos órgãos genitais, leucorréia, orquite, endometriose, hérnia.

■ Fushe (府舍 SP 13): ponto Hui (conexão) dos meridianos do Baço-Pâncreas, Fígado e do Yin Wei Mai.

Localização: 0,7 tsun acima de Chongmen (SP 12), quatro tsun laterais à linha média do abdome (Figura 22).

Aplicação: Agulhamento perpendicular com 0,7 a 1 tsun de profundidade; moxabustão por 15 minutos.

Indicações: Dor abdominal baixa, diarréia, hérnia inguinal, apendicite, distensão abdominal.

■ Fujie (腹結 SP 14)

Localização: 1,3 tsun abaixo do ponto Daheng (SP 15), quatro tsun laterais à linha média do abdome (Figura 22).

Aplicação: Agulhamento perpendicular com 0,7 a 1 tsun de profundidade; moxabustão por 15 minutos.

Indicações: Dor de estômago, dor periumbilical, hérnia, diarréia, apendicite.

■ Daheng (大横 SP 15): ponto Hui (conexão) dos meridianos do Baço-Pâncreas e Yin Wei Mai.

Localização: Linha horizontal que passa pelo umbigo, quatro tsun laterais ao mesmo (Figura 22).

Aplicação: Agulhamento com 0,7 a 1 tsun de profundidade, moxabustão por 2 a 10 minutos.

Indicações: Diarréia, cólica crônica, constipação, dor abdominal, paralisia intestinal, sudorese noturna.

■ Fuai (腹哀 SP 16): ponto Hui (conexão) dos meridianos do Baço-Pâncreas e do Yin Wei Mai.

Localização: Três tsun acima do ponto Daheng (SP 15), quatro tsun laterais à linha média (Figura 22).

Aplicação: Agulhamento do ponto com 0,7 a 1 tsun de profundidade; moxabustão por 2 a 5 minutos.

Indicações: Dor periumbilical em cólica, indigestão, constipação.

■ Shidou (食竇 SP 17)

Localização: Quinto espaço intercostal, a seis tsun da linha média (Figura 22).

Aplicação: Agulhamento perpendicular com 0,3 a 0,8 tsun de profundidade; moxabustão por 2 a 5 minutos.
Indicações: Pneumonia, pleurite, neuralgia intercostal, hepatite, cirrose e ascite, disenteria, indigestão.

■ Tianxi (天谿 SP 18)
Localização: Quarto espaço intercostal a seis tsun da linha média, ou dois tsun laterais ao mamilo (Figura 22).
Aplicação: Agulhamento perpendicular com 0,3 a 0,8 tsun de profundidade; moxabustão por 2 a 5 minutos.
Indicações: Neuralgia intercostal, dor no rebordo costal, mastite, tosse, soluço.

■ Xiongxiang (胸鄉 SP 19)
Localização: Terceiro espaço intercostal a seis tsun da linha média (Figura 22).
Aplicação: Agulhamento perpendicular com 0,3 a 0,8 tsun de profundidade; moxabustão por 2 a 5 minutos.
Indicações: Iguais às do ponto Tianxi (SP 18).

■ Zhourong (周榮 SP 20)
Localização: Segundo espaço intercostal, a seis tsun da linha média (Figura 22).
Aplicação: Agulhamento perpendicular com 0,3 a 0,8 tsun de profundidade; moxabustão por 15 minutos.
Indicações: Dor e distensão torácica, neuralgia intercostal, tosse.

■ Dabao (大包 SP 21): ponto do Grande Luo do Baço-Pâncreas.
Localização: Sexto espaço intercostal, seis tsun abaixo da fossa axilar, na linha axilar anterior (Figura 22).
Aplicação: Agulhamento perpendicular com 0,3 a 0,8 tsun de profundidade; moxabustão por 2 a 5 minutos.
Indicações: Asma, pneumonia, pleurite, dor intercostal, dor na lateral do tórax, fraqueza e dor em todo o corpo.

Meridiano do Coração – Shao Yin da mão

Esse meridiano é de natureza Yin, e é acoplado ao meridiano do Intestino Delgado, que é de natureza Yang. Ele recebe energia do meridiano do Baço-Pâncreas, transmitindo-a para o meridiano do Intestino Delgado.

Em relação aos Cinco Elementos, pertence ao Fogo de Yin, sendo Mãe do meridiano do Baço-Pâncreas (Terra) e Filho do meridiano do Fígado (Madeira).

Possui 9 pontos de cada lado.

Caminho do meridiano

A energia desse meridiano flui pelos nervos autonômicos do sistema cardiovascular, atravessa o diafragma, comunicando-se com o Intestino Delgado.

O ramo principal sai do coração, passa pelo pulmão e chega à região axilar. A seguir, passa pelo lado medial (ulnar) do braço, pelo epicôndilo medial do cotovelo medialmente ao músculo flexor ulnar do carpo, pelo punho entre o quarto e o quinto metacarpos, chegando à ponta do dedo mínimo.

O ramo colateral profundo vem do coração, passa ao longo do esôfago, da faringe e da raiz da língua, atrás do nariz e dos olhos, fazendo a conexão entre os tecidos (Figura 23).

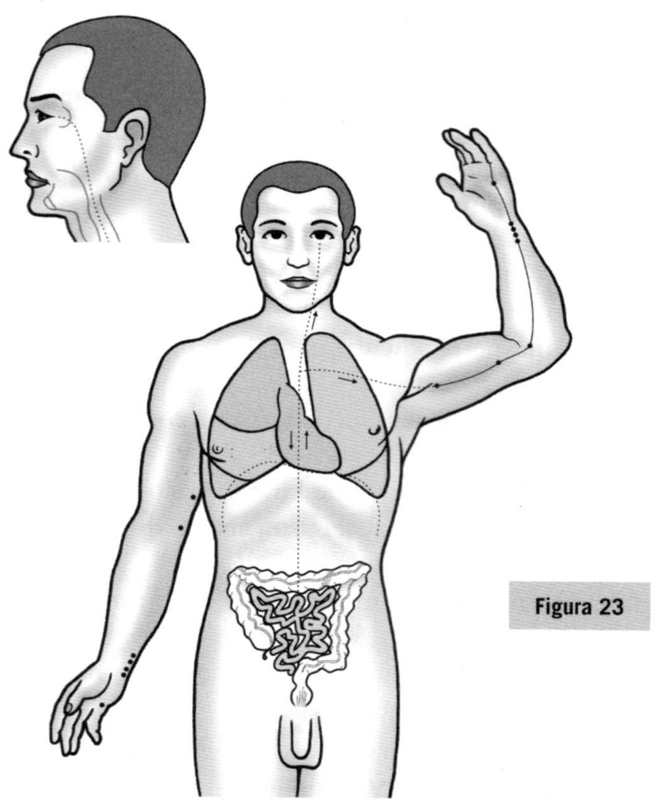

Figura 23

Sinais e sintomas do meridiano do Coração

a. **Sintomas principais**: o Coração controla a circulação sangüínea, influencia a mente, o espírito, a força de vontade e a resistência mental e física. A deficiência de Yin do Coração é o distúrbio mais freqüente. O excesso do Fogo do Coração freqüentemente influencia outros meridianos.

- **Coração e circulação**: dispnéia, opressão torácica, precordialgia (angina) com irradiação para o lado ulnar do braço e da mão, palpitação, inquietação, insônia, perspiração excessiva, tontura ou sensação de desmaio, membros frios, congestão dos olhos e/ou epistaxe.
- **Língua e boca**: rigidez, dor e ulceração da língua, coloração anormal ou congestão da língua, gosto metálico na boca, sede ou secura na boca e garganta.
- **Braços**: dor, formigamento ou adormecimento ao longo do lado ulnar do braço e da mão.
- **Mentais**: nervosismo, ansiedade, insônia, sonhos excessivos, memória fraca, delírio, agitação.

b. **Sinais e sintomas de excesso do Coração**

- **Fleuma obstruindo o Coração** (Tan Mi Xin Qiao): sensação de aperto no Coração, dor do tipo angina, agitação, palpitação com pulso forte, sede, ansiedade, insônia, delírio, pode haver mucosidade na garganta, saburra oleosa e esbranquiçada na língua e pulso escorregadio.
- **Estagnação de Sangue do Coração** (Xin Xue Yu Zu): palpitação com precordialgia, inquietude, dispnéia, dor com irradiação para o lado ulnar do braço e antebraço, manchas purpúreas na língua, pulso hesitante.
- **Fogo no Coração** (Xin Huo Kang Sheng): boca seca, sede, rubor facial, constipação intestinal, dor e úlceras na língua, agitação, pulso rápido.

c. **Sinais e sintomas de deficiência do Coração**

- **Deficiência de Yin do Coração** (Xin Yin Xu): sede com garganta seca, *flush* facial, perda de memória ou baixa concentração, vermelhidão da ponta da língua, palpitação com pulso flutuante ou fraco, pesadelos, sonhos excessivos, agitação, constipação, pulso fraco.
- **Deficiência de Yang do Coração** (Xin Yang Xu): compleição pálida, membros frios, edema por circulação deficiente, dispnéia aos esforços, desconforto torácico, dor precordial, pulso fraco e liso, língua com coloração violácea.
- **Deficiência de Qi do Coração:** palidez, palpitação, dispnéia, falta de energia, mal-estar, transpiração excessiva, agitação, pulso irregular e fraco, língua pálida com revestimento branco.
- **Deficiência de sangue do Coração:** palpitação, memória fraca, insônia, sonhos excessivos, compleição pálida, tontura, pulso em corda, língua pálida.

Pontos do meridiano do Coração

- Jiquan (極泉 HT 1)

Localização: No centro da fossa axilar, medial à artéria axilar (Figura 24).

Aplicação: Agulhamento perpendicular com 0,3 a 0,5 tsun de profundidade, evitando a artéria; moxabustão por 2 a 5 minutos.

Indicações: Dor no braço, ombro ou no tórax, precordialgia, neuralgia intercostal, odor fétido na axila.

■ Chingling (青靈 HT 2)

Localização: Três tsun acima do cotovelo, na borda medial do músculo bíceps braquial (Figura 24).

Aplicação: Agulhamento perpendicular com 0,3 a 0,5 tsun de profundidade, evitando a artéria; moxabustão por 2 a 5 minutos.

Indicações: Cefaléia frontal, icterícia ou sensação de frio no corpo, neuralgia ou espasmo do braço.

■ Shaohai (少海 HT 3): ponto He do meridiano do Coração; pertence ao elemento Água.

Localização: Lado radial do epicôndilo medial do úmero, acima da inserção do músculo pronador redondo e do músculo flexor do antebraço (Figura 24).

Aplicação: Agulhamento perpendicular com 0,3 a 0,5 tsun de profundidade; moxabustão por 2 a 5 minutos.

Indicações: Dor de dente, cefaléia, dor na nuca e no antebraço, neuralgia intercostal, rigidez cervical, zumbido ou tinido no ouvido, furunculose, tremores nos braços.

■ Lingdao (靈道 HT 4): ponto Jing do meridiano do Coração; pertence ao elemento Metal.

Localização: Face ventral e medial do antebraço, no lado radial do músculo flexor ulnar do carpo, 1,5 tsun acima do punho (Figura 25).

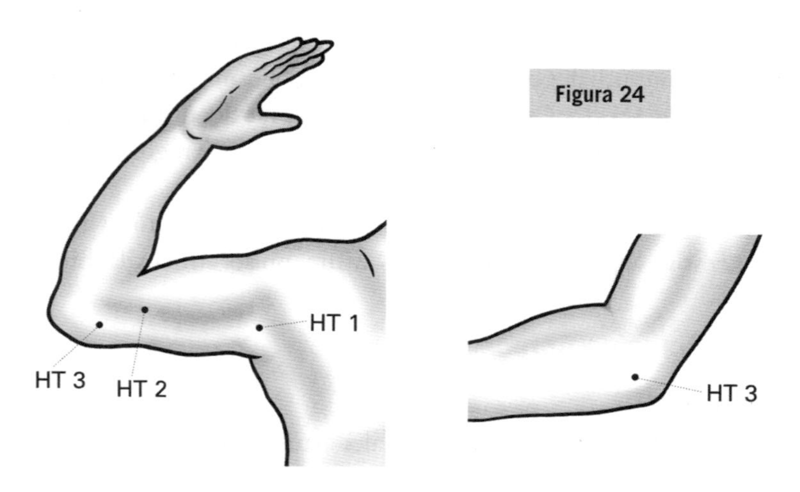

Figura 24

Figura 25

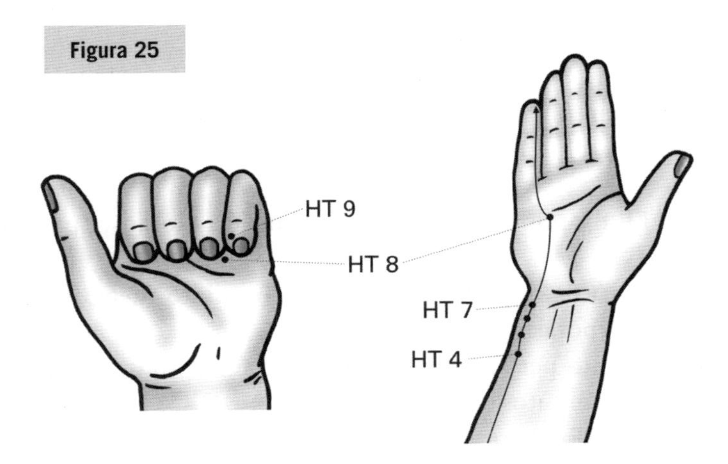

Aplicação: Agulhamento perpendicular com 0,3 tsun de profundidade; moxabustão por 2 a 5 minutos.

Indicações: *Angina pectoris*, dor no lado ulnar do braço, histeria, edema ou paralisia das cordas vocais.

- Tungli (通里 HT 5): ponto Luo do meridiano do Coração.

Localização: Face ventral e medial do antebraço, no lado radial do tendão do músculo flexor ulnar do carpo, 1 tsun acima do punho (Figura 25).

Aplicação: Agulhamento perpendicular com 0,3 tsun de profundidade; moxabustão por 2 a 5 minutos.

Indicações: Cefaléia e tontura, rouquidão, dor de garganta, rigidez da língua, insônia ou sonolência, lassidão, dor na face ulnar da mão.

- Yinxi (陰郗 HT 6): ponto Xi – *cleft* (acúmulo) do meridiano do Coração.

Localização: Face ventral e medial do antebraço, no lado radial do tendão do músculo flexor ulnar do carpo, 0,5 tsun acima do ponto Shenmen (HT 7) (Figura 25).

Aplicação: Agulhamento perpendicular com 0,2 a 0,4 tsun de profundidade; moxabustão por 2 a 5 minutos.

Indicações: Tontura, palpitação, epistaxe, dor de garganta, neurastenia, *angina pectoris*, soluços, perspiração noturna, histeria.

- Shenmen (神門 HT 7): ponto Shu e Yuan do meridiano do Coração; pertence ao elemento Terra; ponto Filho do meridiano do Coração.

Localização: Face ventral e medial do antebraço, junto à margem radial do tendão do músculo flexor ulnar do carpo, na prega do punho (Figura 25).

Aplicação: Agulhamento perpendicular com 0,1 a 0,3 tsun de profundidade; moxabustão por 2 a 5 minutos.
Indicações: *Angina pectoris*, neurastenia, neurose, ansiedade, palpitação, cefaléia ou tontura, epilepsia, insônia, icterícia, dor na axila, dor de garganta, dor na face ulnar da mão.

- Shaofu (少府 HT 8): ponto Ying do meridiano do Coração; pertence ao elemento Fogo.

Localização: Na palma da mão, entre o quarto e o quinto metacarpos, proximal à articulação metacarpofalangeana (Figura 25).
Aplicação: Agulhamento perpendicular com 0,2 a 0,5 tsun de profundidade; moxabustão por 2 a 5 minutos.
Indicações: Distúrbios do Coração, palpitação, *angina pectoris*, ptose uterina, poliúria ou enurese, dor no lado ulnar do antebraço.

- Shaochong (少衝 HT 9): ponto Jin do meridiano do Coração; pertence ao elemento Madeira; ponto Mãe do meridiano do Coração.

Localização: 0,1 tsun proximal e radial do leito ungueal do quinto dedo (Figura 25).
Aplicação: Agulhamento do ponto com 0,1 tsun de profundidade.
Indicações: Palpitações, dor no tórax, dor de garganta, apoplexia, coma.

Meridiano do Intestino Delgado – Tai Yang da mão

Esse meridiano é de natureza Yang e é acoplado ao meridiano do Coração, que é de natureza Yin. Recebe energia do meridiano do Coração e a transmite para o meridiano da Bexiga.

Em relação aos Cinco Elementos, pertence ao Fogo de Yang, sendo Mãe do meridiano do Estômago (Terra) e Filho do meridiano da Vesícula Biliar (Madeira).

Possui 19 pontos de cada lado.

Caminho do meridiano do Intestino Delgado

O meridiano do Intestino Delgado começa na extremidade do dedo mínimo da mão, ascende pelo lado ulnar entre o músculo extensor ulnar do carpo e o flexor ulnar do carpo; chegando ao cotovelo, passa pelo lado medial do olécrano, ascendendo pelo lado ulnar do músculo tríceps braquial até a região posterior e lateral do ombro.

Do ombro, sobe passando pela escápula até a fossa supra-espinal. Um ramo penetra no tórax indo até o coração, para depois descer, atravessar o diafragma até o abdome, chegando ao intestino delgado.

O outro ramo surge da fossa supra-espinal e sobe pela região lateral do pescoço, passando pelo músculo esternocleidomastóideo, indo para a face e depois para a região anterior da orelha.

Há ainda um outro ramo que sobe em direção à parte inferior do olho no canto interno (Figura 26).

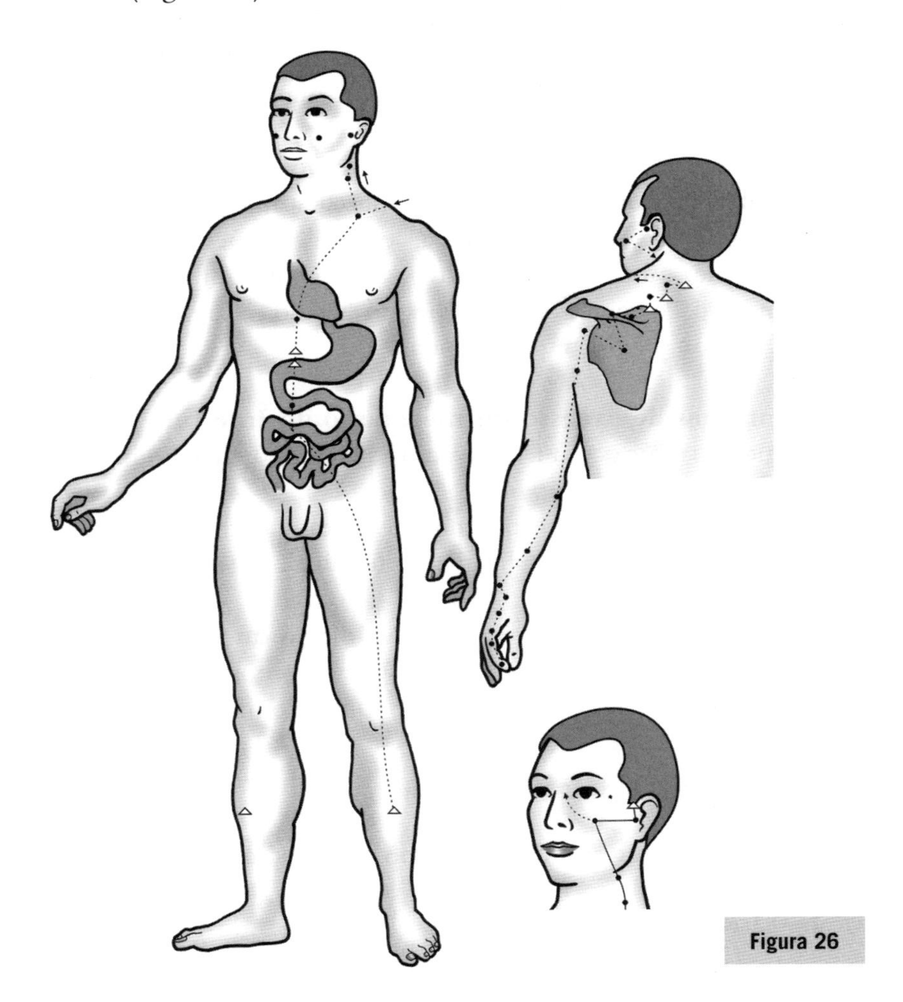

Figura 26

Sinais e sintomas do meridiano do Intestino Delgado

As principais funções do Intestino Delgado são a digestão e absorção. Embora essa função do órgão esteja incluída na função do meridiano, o seu espectro de ação é muito mais amplo. Os distúrbios do Intestino Delgado causam alterações na digestão e absorção e podem se refletir em alterações nutricionais e do hábito intestinal. Como a função do meridiano do Intestino Delgado é mais ampla, outras partes do corpo são afetadas quando há alterações desse meridiano.

a. **Sintomas principais**
- **Intestinais:** dor na região periumbilical, associada a borborigmos e distúrbios peristálticos, em geral intermitentes no início, com alterações intestinais, particularmente diarréia (peristaltismo exacerbado). Em alguns casos, pode haver dor espástica, com distensão abdominal (diminuição do peristaltismo e acúmulo de gases e obstrução).
- **Cervicais:** os sintomas ao longo do meridiano incluem rigidez cervical e dor no ombro ou dor irradiada para o ombro, escápula e braço.
- **Boca e língua:** alterações na mucosa, como ulcerações e dor.
- **Orelhas:** surdez ou distúrbios auditivos, tinido (em tom grave como zumbido; os tinidos decorrentes de alterações do Fígado ou do Rim em geral têm timbre agudo ou médio, respectivamente).

b. **Sinais e sintomas de excesso do meridiano do Intestino Delgado**
- Dor e rigidez da nuca com irradiação para o ombro e para o braço ao longo do meridiano.
- Dor periumbilical, distensão abdominal, espasmos, borborigmos com ou sem dor irradiada para a região do ligamento inguinal.

c. **Sinais e sintomas de deficiência do meridiano do Intestino Delgado**
- Aumento do peristaltismo, acúmulo de gases, borborigmos, diarréia, tinido, dor abdominal, adormecimento e dor ao longo do meridiano.

Pontos do meridiano do Intestino Delgado

- Shaoze (少澤 SI 1): ponto Jin do meridiano do Intestino Delgado; pertence ao elemento Metal.

Localização: 0,1 tsun lateral e proximal ao leito ungueal do quinto dedo (Figura 27).

Aplicação: Agulhamento do ponto com 0,1 tsun de profundidade ou sangria de 1 ou 2 gotas.

Indicações: Cefaléia, dor e rigidez da nuca, dor de garganta, pterígio, surdez, epistaxe, dor e paralisia dos dedos ou do antebraço, mastite, falta de leite no período pós-parto, apoplexia.

- Qiangu (前谷 SI 2): ponto Ying do meridiano do Intestino Delgado; pertence ao elemento Água.

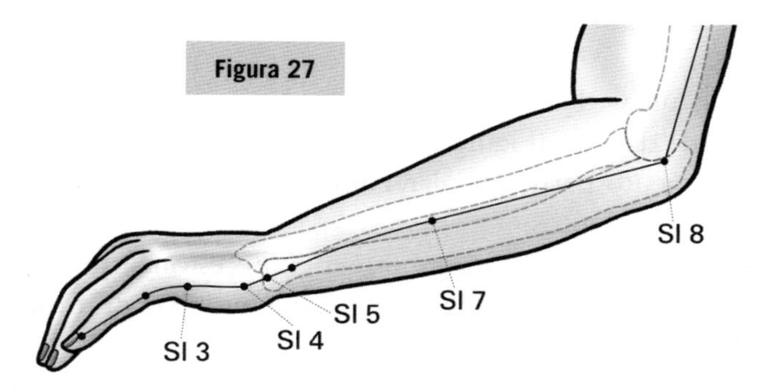

Localização: Lado ulnar da mão, distal à articulação metacarpofalangeana do quinto dedo, entre a pele clara e a escura (Figura 27).

Aplicação: Agulhamento perpendicular, com 0,1 a 0,3 tsun de profundidade; moxabustão por 2 a 5 minutos.

Indicações: Cefaléia occipital, dor na nuca, dor nos olhos, pterígio, zumbido, epistaxe, sinusite, dor de garganta, dor no braço, epilepsia, mastite, falta de leite no período pós-parto.

- Houxi (後谿 SI 3): ponto Shu do meridiano do Intestino Delgado; pertence ao elemento Madeira; ponto Mãe do meridiano do Intestino Delgado; ponto de abertura do Du Mai.

Localização: Lado ulnar da mão, proximal à articulação metacarpofalangeana do quinto dedo, entre a pele clara e a escura (Figura 27).

Aplicação: Agulhamento perpendicular, com 0,2 a 0,3 tsun de profundidade; moxabustão por 2 a 10 minutos.

Indicações: Conjuntivite, pterígio, epistaxe, rigidez e dor no pescoço, cefaléia occipital, dor nas costas, dor na região escapular e no ombro, dor no braço e na mão ao longo do meridiano, dor na perna, zumbido e distúrbio auditivo, epilepsia, transpiração noturna, malária.

- Wangu (da mão) (腕骨 SI 4): ponto Yuan do meridiano do Intestino Delgado.

Localização: Lado ulnar da mão, numa fossa entre o quinto metacarpo e o osso piramidal (Figura 27).

Aplicação: Agulhamento perpendicular, com 0,5 a 1 tsun de profundidade; moxabustão por 2 a 5 minutos.

Indicações: Artrite ou periartrite do punho, mãos e dedos, cefaléia, dor e rigidez do pescoço, dor nos joelhos, zumbido, pterígio, febre e icterícia.

■ Yanggu (陽谷 SI 5): ponto Jing do meridiano do Intestino Delgado; pertence ao elemento Fogo.
Localização: Lado ulnar do punho, numa depressão entre o osso pisiforme e o processo estilóide da ulna (Figura 27).
Aplicação: Agulhamento perpendicular, com 0,3 a 0,5 tsun de profundidade; moxabustão por 2 a 5 minutos.
Indicações: Dor de dente, dor de garganta, gengivite, estomatite, artrite da articulação temporomandibular, zumbido ou distúrbio auditivo, distúrbio mental.

■ Yanglao (養老 SI 6): ponto Xi – *cleft* (acúmulo) do meridiano do Intestino Delgado.
Localização: Depressão entre o processo estilóide da ulna e o tendão do músculo extensor ulnar do carpo (Figura 27).
Aplicação: Agulhamento perpendicular ou oblíquo, com 0,2 a 0,3 tsun de profundidade; moxabustão por 2 a 5 minutos.
Indicações: Distúrbios da visão, congestão dos olhos, dor no ombro e nas costas, tendinite ou fraqueza no punho e na mão, lombalgia, dor nas pernas, entorse do tornozelo.

■ Zhizheng (支正 SI 7): ponto Luo do meridiano do Intestino Delgado.
Localização: Cinco tsun acima do punho na face dorsal, no lado ulnar do músculo extensor ulnar do carpo (Figura 27).
Aplicação: Agulhamento perpendicular, com 0,3 a 0,8 tsun de profundidade; moxabustão por 2 a 5 minutos.
Indicações: Rigidez da nuca, cefaléia, vertigem, dor no braço ou nos dedos.

■ Xiaohai (小海 SI 8): ponto He do meridiano do Intestino Delgado; pertence ao elemento Terra; ponto Filho do meridiano do Intestino Delgado.
Localização: Fossa entre o olécrano e o epicôndilo medial do úmero, na borda lateral do nervo ulnar (Figuras 27 e 28).
Aplicação: Agulhamento perpendicular, com 0,2 a 0,3 tsun de profundidade; moxabustão por 2 a 5 minutos.
Indicações: Dor de dente, gengivite, dor no ombro, braço, antebraço e mão ao longo do Meridiano.

■ Jianzhen (肩貞 SI 9)
Localização: Região póstero-inferior do ombro, posterior ao músculo deltóide. Com o braço aduzido, o ponto é posterior e inferior ao ombro, um tsun acima da prega axilar (Figura 28).

Aplicação: Agulhamento perpendicular, com 0,5 a 1,5 tsun de profundidade; moxabustão por 2 a 5 minutos.
Indicações: Bursite e dor no ombro, dor no braço, zumbido ou tinido no ouvido, braquialgia.

■ Naoshu (臑俞 SI 10): ponto Hui (conexão) dos meridianos do Intestino Delgado, Yang Wei Mai e Yang Qiao Mai.
Localização: Região posterior do ombro, na região lateral da espinha da escápula, próximo ao acrômio (Figura 28).
Aplicação: Agulhamento perpendicular, com 0,5 a 1 tsun de profundidade; moxabustão por 2 a 5 minutos.
Indicações: Bursite e dor no ombro, braquialgia, hemiplegia, hipertensão arterial.

■ Tianzong (天宗 SI 11)
Localização: Centro da fossa infra-espinal, formando um triângulo com os pontos Naoshu (SI 10) e Jianzhen (SI 9) (Figura 28).
Aplicação: Agulhamento perpendicular, com 0,5 a 1 tsun de profundidade; moxabustão por 2 a 5 minutos.
Indicações: Cervicobraquialgia, dor no ombro, tórax e região intercostal, mastite, falta de leite no período pós-parto, tosse.

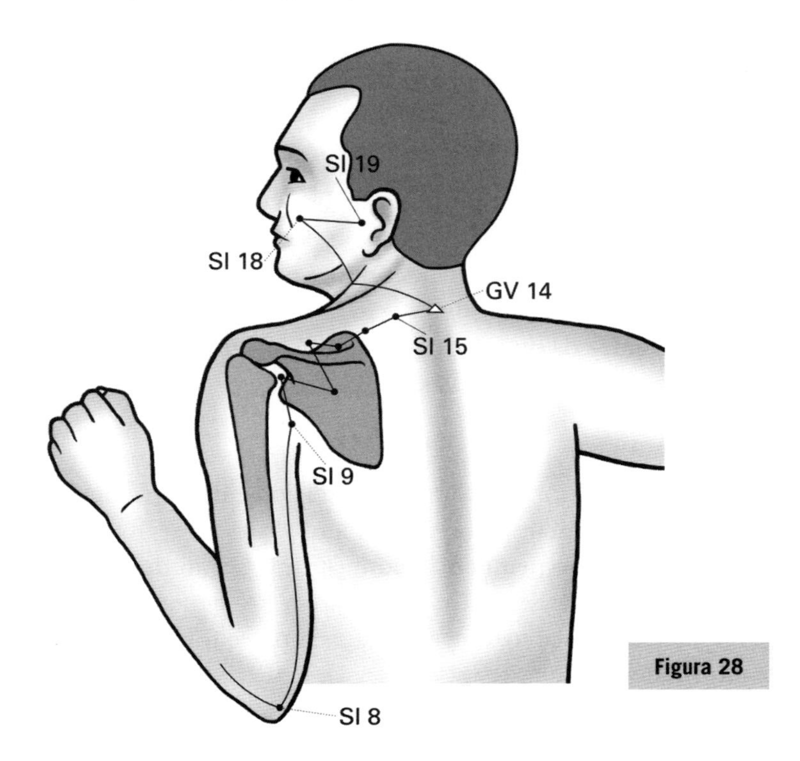

Figura 28

- Binfeng (秉風 SI 12): ponto Hui (conexão) dos meridianos do Intestino Delgado, Estômago, Vesícula Biliar e San-Jiao.

Localização: Fossa supra-espinal, no ponto médio entre os pontos Quyuan (SI 13) e Jugu (LI 16), na parte superior do músculo supra-espinhoso (Figura 28).

Aplicação: Agulhamento perpendicular, com 0,5 a 1 tsun de profundidade; moxabustão por 2 a 5 minutos.

Indicações: Tendinite e/ou bursite do ombro, cervicobraquialgia, dor no tórax.

- Quyuan (曲垣 SI 13)

Localização: Borda superior da espinha da escápula, na grande curvatura, aproximadamente a meio caminho entre os pontos Binfeng (SI 12) e a borda medial da escápula, atravessando os músculos supra-espinhoso e trapézio (Figura 28).

Aplicação: Agulhamento perpendicular, com 0,5 a 1 tsun de profundidade; moxabustão por 2 a 5 minutos.

Indicações: Tendinite ou bursite do ombro, cervicobraquialgia.

- Jianwaishu (肩外俞 SI 14)

Localização: Três tsun laterais à borda inferior do processo espinhoso da primeira vértebra torácica - T1 (Figura 28).

Aplicação: Agulhamento perpendicular, com 0,5 a 1 tsun de profundidade; moxabustão por 2 a 5 minutos.

Indicações: Dor na nuca, rigidez da nuca aguda ou crônica, dor nas costas e no ombro, braquialgia.

- Jingzhongshu (肩中俞 SI 15)

Localização: Dois tsun laterais à sétima vértebra cervical, na borda do músculo elevador da escápula (Figura 28).

Aplicação: Agulhamento perpendicular, com 0,5 a 1 tsun de profundidade; moxabustão por 2 a 5 minutos.

Indicações: Dor e rigidez da nuca, costas ou ombro, rigidez do pescoço, bronquite, asma.

- Tianchuang (天窗 SI 16)

Localização: Borda posterior do músculo esternocleidomastóideo, na altura da borda inferior da cartilagem da tireóide (Figura 29).

Aplicação: Agulhamento perpendicular, com 0,3 a 0,6 tsun de profundidade; moxabustão por 2 a 5 minutos.

Indicações: Rigidez do pescoço, dor e rigidez da nuca, torcicolo, dor de garganta, zumbido ou tinido no ouvido.

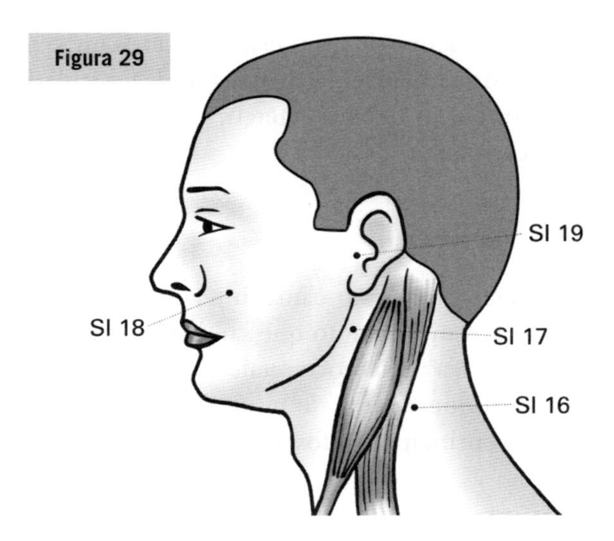

■ Tianrong (天容 SI 17)

Localização: Região anterior do músculo esternocleidomastóideo, na região ântero-inferior do ângulo da mandíbula (Figura 29).

Aplicação: Agulhamento perpendicular, com 0,3 a 0,6 tsun de profundidade; moxabustão 2 a 5 minutos.

Indicações: Tonsilite, laringite, parotidite, rouquidão, dor na nuca, zumbido, surdez.

■ Quanliao (顴髎 SI 18)

Localização: Borda inferior do arco zigomático, abaixo do nível do nariz, na linha vertical que passa pelo ângulo lateral da pálpebra (Figura 29).

Aplicação: Agulhamento perpendicular, com 0,3 a 0,5 tsun de profundidade.

Indicações: Dor na articulação temporomandibular, neuralgia do trigêmeo, paralisia facial.

■ Tinggong (聽宮 SI 19)

Localização: Anterior à orelha, numa fossa posterior à articulação temporomandibular quando se abre a boca (Figura 29).

Aplicação: Agulhamento com 0,5 a 1 tsun de profundidade.

Indicações: Zumbido, surdez, otite média, rouquidão, afasia.

Meridiano da Bexiga – Tai Yang do pé

Esse meridiano recebe a energia do meridiano do Intestino Delgado e a transmite para o meridiano do Rim.

É de natureza Yang e está acoplado ao meridiano do Rim, que é de natureza Yin. Pertence ao elemento Água, é Mãe do meridiano da Vesícula Biliar (Madeira) e Filho do meridiano do Intestino Grosso (Metal).

Possui 67 pontos de cada lado.

Caminho do meridiano da Bexiga

O meridiano da Bexiga começa no canto interno do olho vindo da região frontal, parietal e occipital. Possui um ramo que sai da região parietal em direção à orelha, que depois retorna para a região occipital.

Possui ainda outro ramo, que a partir do ponto Tongtian (BL 7) vai para o cérebro, voltando para o ramo principal na fossa suboccipital no pescoço [no ponto Tianzhu (BL 10)].

A partir do pescoço, o ramo principal desce ao longo dos músculos paravertebrais até a região sacroilíaca, passando pelos glúteos, pela parte posterior da coxa até a fossa poplítea. Há um outro ramo que se liga ao Rim e depois à Bexiga, que desce pela virilha para a parte posterior da coxa e para a fossa poplítea.

Há ainda um outro ramo que a partir do pescoço desce por uma linha longitudinal medial à borda da escápula ao longo dos músculos iliocostal e longuíssimo do tórax até a região glútea, conectando-se ao meridiano da Vesícula Biliar no ponto Huantiao (GB 30); por trás do grande trocanter do fêmur, ele desce até a borda do músculo bíceps femoral na fossa poplítea.

A partir da fossa poplítea, o meridiano da Bexiga desce pelo meio dos músculos da panturrilha até a face lateral do tendão do calcâneo, maléolo lateral do tornozelo até chegar à borda lateral do quinto artelho (Figura 30).

Sinais e sintomas do meridiano da Bexiga

A principal função do meridiano da Bexiga está relacionada à função da própria bexiga de armazenamento e eliminação da urina. Está também relacionada à função do Rim, parte do trato urinário, assim como ao meridiano do Rim, estando, portanto, relacionada ao sistema endócrino.

a. **Sintomas principais**

- **Pescoço e dorso:** rigidez da nuca e das costas, dor nas costas, lombalgia, dor sacroilíaca, ciatalgia.
- **Cefaléia:** occipital, que se irradia para o pescoço, podendo incluir a cefaléia frontal por sinusite (o meridiano da Bexiga passa por essa região; a cefaléia parietal se relaciona mais aos meridianos do Fígado e Vesícula Biliar que passam nessa área).

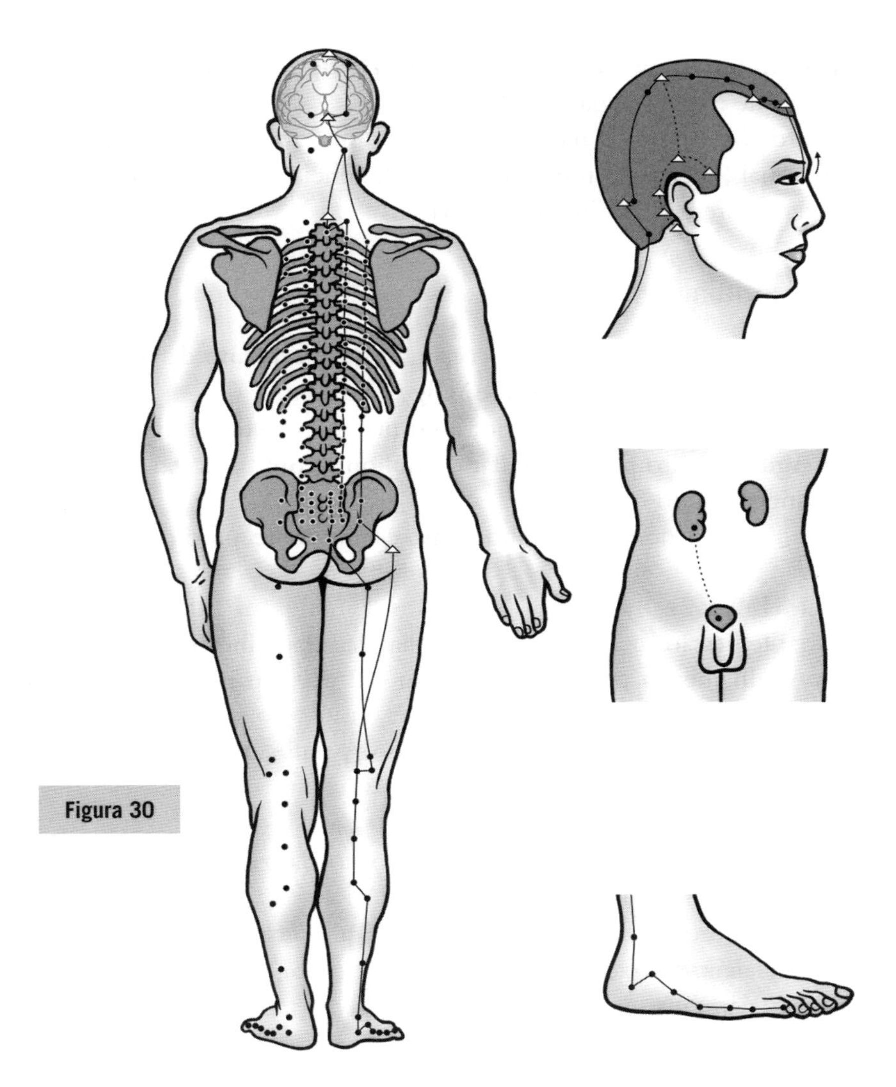

Figura 30

- **Nariz:** obstrução nasal, secreção nasal, alteração do olfato.
- **Bexiga:** urgência miccional, poliúria, inflamação e infecção aguda do trato urinário, disúria, piúria (secreção purulenta), enurese, distensão vesical, sensação de plenitude ou dor no baixo ventre.

b. **Sinais e sintomas de excesso no meridiano da Bexiga**

- Cefaléia, rigidez ou dor no pescoço, dorsalgia ou lombalgia irradiando para as pernas, ciatalgia ao longo do meridiano (face posterior da perna).
- Freqüência ou urgência miccional, dor em queimação no trato urinário, disúria, dor abdominal baixa, cálculo na bexiga.
- Sensação de plenitude ou dor no abdome, febre.

c. **Sinais de deficiência no meridiano da Bexiga**
- Sensação de frio na região lombar.
- Dor surda ou parestesia nas costas, com ou sem irradiação para a perna, rigidez matinal (quando combinada com deficiência de Qi do Rim).
- Poliúria, enurese, incontinência urinária.

Pontos do meridiano da Bexiga

- Jingming (睛明 BL 1): ponto Hui (conexão) do meridiano da Bexiga, Intestino Delgado, Estômago, Yin Qiao Mai e Yang Qiao Mai.

Localização: 0,1 tsun medial e superior ao canto interno do olho (Figura 31).
Aplicação: Agulhamento perpendicular ou oblíquo, com 0,2 a 0,5 tsun de profundidade, tangenciando o osso.
Indicações: Qualquer doença do olho como conjuntivite, pterígio etc.

- Zanzhu (攢竹 BL 2)

Localização: Depressão na extremidade medial do supercílio (Figura 31).
Aplicação: Agulhamento perpendicular com 0,2 a 0,3 tsun de profundidade ou oblíquo em direção à órbita.
Indicações: Cefaléia, tontura, distúrbios dos olhos, paralisia facial, sinusite ou rinite.

- Meichong (眉衝 BL 3)

Localização: Na linha vertical que passa pelo ponto Zanzhu (BL 2), 0,5 tsun acima da linha de implantação do cabelo (Figura 31).
Aplicação: Agulhamento perpendicular com 0,3 a 0,5 tsun de profundidade.
Indicações: Cefaléia, dor facial, tontura, obstrução nasal, distúrbios olfativos, excesso de lacrimejamento, conjuntivite, problemas visuais, epilepsia.

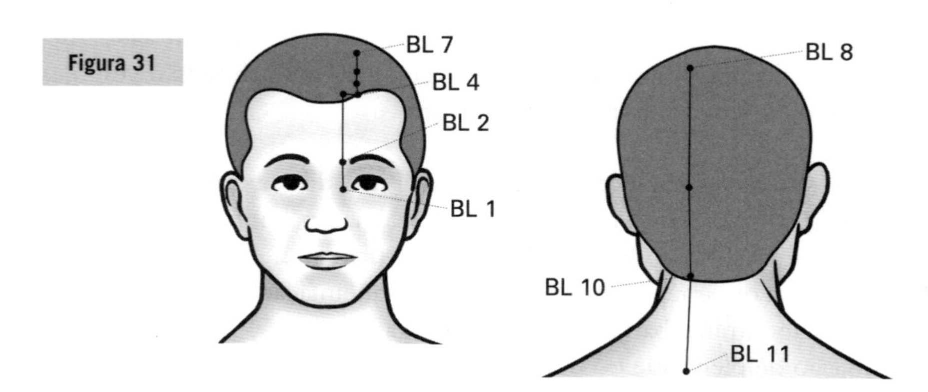

Figura 31

- Quchai (曲差 BL 4)

Localização: 1,5 tsun lateral à linha mediana, 0,5 tsun acima da linha de implantação do cabelo (Figura 31).
Aplicação: Agulhamento perpendicular com 0,3 a 0,5 tsun de profundidade.
Indicações: Cefaléia frontal, dor facial, obstrução nasal, epistaxe, problemas visuais.

- Wuchu (五處 BL 5)

Localização: 0,5 tsun acima de Quchai (BL 4) (Figura 31).
Aplicação: A mesma que Quchai (BL 4).
Indicações: Cefaléia, congestão nasal, distúrbios visuais, epilepsia, tétano.

- Chengguang (承光 BL 6)

Localização: 1,5 tsun posterior a Wuchu (BL 5) (Figura 31).
Aplicação: A mesma que Quchai (BL 4).
Indicações: Cefaléia, tontura, gripe, distúrbios visuais, pterígio, glaucoma, presbiopia.

- Tungtian (通天 BL 7)

Localização: 1,5 tsun posterior a Chengguang (BL 6) (Figura 31).
Aplicação: Agulhamento oblíquo com 0,3 tsun de profundidade; moxabustão por 2 a 5 minutos.
Indicações: Cefaléia, sinusite, rinite, epistaxe, distúrbios olfativos, pólipo nasal, rigidez de nuca, tontura.

- Luoque (絡却 BL 8)

Localização: 1,5 tsun posterior a Tungtian (BL 7) (Figura 31).
Aplicação: A mesma que Tungtian (BL 7).
Indicações: Cefaléia parietal, tontura ou vertigem, zumbido, obstrução nasal, paralisia facial, distúrbios visuais, depressão, glaucoma.

- Yuzhen (玉枕 BL 9)

Localização: 1,3 tsun lateral à protuberância occipital (Figura 31).
Aplicação: Agulhamento perpendicular com 0,3 a 0,5 tsun de profundidade.
Indicações: Cefaléia (occipital, parietal ou oftálmica), tontura, presbiopia, obstrução nasal, distúrbios olfativos.

- Tianzhu (天柱 BL 10)

Localização: Entre as vértebras C2 e C3, 1,3 tsun lateral à linha longitudinal mediana, na borda lateral do músculo trapézio (Figura 31).

Aplicação: Agulhamento perpendicular com 0,5 a 1 tsun de profundidade, moxabustão por 2 a 5 minutos.
Indicações: Cefaléia occipital, dor na região frontal (oftálmica), rigidez e dor na nuca, tontura ou vertigem, insônia, visão embaçada, faringite, dor nas costas e no ombro, obstrução nasal, rinite, distúrbios olfativos, hipertensão arterial.

- Dashu (大杼 BL 11): ponto Luo do Du Mai; ponto Hui (conexão) dos meridianos da Bexiga e da Vesícula Biliar; ponto de influência (Hui) dos ossos.

Localização: 1,5 tsun lateral à borda inferior do processo espinhoso da primeira vértebra torácica - T1 (Figura 32).
Aplicação: Agulhamento perpendicular ou oblíquo, com 0,3 a 0,5 tsun de profundidade, moxabustão por 2 a 10 minutos.

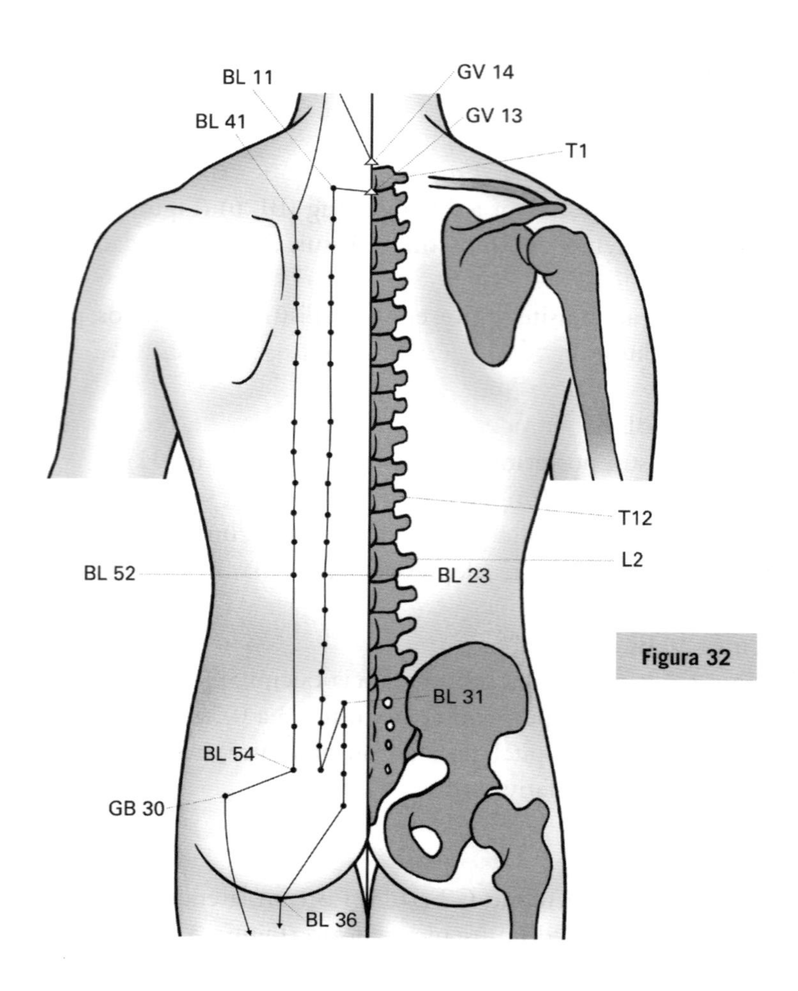

Figura 32

Indicações: Resfriado, gripe, dor e rigidez de nuca, dor nas costas e no ombro, dor no joelho, dor de garganta.

■ Fengmen (風門 BL 12): ponto Hui (conexão) dos meridianos da Bexiga e do Du Mai.
Localização: 1,5 tsun lateral à borda inferior do processo espinhoso da segunda vértebra torácica - T2 (Figura 32).
Aplicação: A mesma de Dashu (BL 11).
Indicações: Gripe, febre, cefaléia, tosse, asma, dor e rigidez de nuca, dor torácica alta, pneumonia, bronquite, urticária, sonolência.

■ Feishu (肺俞 BL 13): ponto Shu do Pulmão.
Localização: Na linha longitudinal entre a borda medial da escápula e a linha longitudinal mediana, 1,5 tsun lateral à borda inferior do processo espinhoso da terceira vértebra torácica - T3 (Figura 32).
Aplicação: Agulhamento com 0,5 a 1 tsun de profundidade, moxabustão por 2 a 10 minutos.
Indicações: Gripe, tosse, asma, bronquite, pneumonia, tuberculose pulmonar, dor nas costas, dermatite, prurido.

■ Jueyinshu (厥陰俞 BL 14): ponto Shu do Pericárdio.
Localização: Na mesma linha que Feishu (BL 13), ao nível da borda inferior do processo espinhoso da quarta vértebra torácica - T4 (Figura 32).
Aplicação: A mesma de Feishu (BL 13).
Indicações: Dor no tórax, neuralgia intercostal, dor de dente, soluço, pericardite, formigamento e sensação de frio nos membros.

■ Xinshu (心俞 BL 15): ponto Shu do Coração.
Localização: Na mesma linha que Feishu (BL 13), ao nível da borda inferior do processo espinhoso da quinta vértebra torácica - T5 (Figura 32).
Aplicação: A mesma de Feishu (BL 13).
Indicações: Problemas no coração, palpitação, dispnéia, náuseas e vômitos, dor no tórax, ansiedade, epilepsia, esquizofrenia, memória fraca.

■ Dushu (督俞 BL 16)
Localização: 1,5 tsun lateral à linha longitudinal mediana, ao nível da borda inferior do processo espinhoso da sexta vértebra torácica - T6 (Figura 32).
Aplicação: A mesma de Feishu (BL 13).
Indicações: Endocardite, dor no tórax, neuralgia intercostal, dor no abdome, soluço, queda de cabelo, prurido, borborigmos.

■ Geshu (膈俞 BL 17): ponto de Influência (Hui) do sangue.

Localização: 1,5 tsun lateral à linha longitudinal mediana, ao nível da borda inferior do processo espinhoso da sétima vértebra torácica - T7 (Figura 32).

Aplicação: A mesma de Feishu (BL 13), moxabustão por 2 a 5 minutos.

Indicações: Hemoptise (e outros problemas hemorrágicos, anemia), soluço, dor no tórax, dor de estômago, diminuição do apetite, náusea, sonolência e diminuição da vitalidade, febre, perspiração noturna, neurose, histeria, palpitação, tuberculose pulmonar.

■ Ganshu (肝俞 BL 18): ponto Shu do Fígado.

Localização: Na linha vertical de Geshu (BL 17), ao nível da borda inferior do processo espinhoso da nona vértebra torácica - T9 (Figura 32).

Aplicação: A mesma de Feishu (BL 13).

Indicações: Hepatite, icterícia, hepatomegalia, cirrose, colecistite, problemas nos tendões e nos olhos, dor nas costas, neuralgia intercostal, diabetes, furunculose, distúrbios nos órgãos genitais, esquizofrenia.

■ Danshu (膽俞 BL 19): ponto Shu da Vesícula Biliar.

Localização: 1,5 tsun lateral à linha longitudinal mediana, ao nível da borda inferior do processo espinhoso da décima vértebra torácica - T10 (Figura 32).

Aplicação: A mesma de Feishu (BL 13); moxabustão por 2 a 5 minutos.

Indicações: Hepatite, colecistite, dor nas costas, boca amarga, falta de apetite, náuseas e vômitos, tuberculose pulmonar.

■ Pishu (脾俞 BL 20): ponto Shu do Baço-Pâncreas.

Localização: 1,5 tsun lateral à linha longitudinal mediana, ao nível da borda inferior do processo espinhoso da 11ª vértebra torácica - T11 (Figura 32).

Aplicação: Agulhamento oblíquo com 0,3 a 0,5 tsun de profundidade, moxabustão por 2 a 10 minutos.

Indicações: Anorexia, dor de estômago, regurgitação, úlcera péptica, dispepsia, emagrecimento, hepatite, cirrose hepática, diarréia crônica, distensão abdominal, diabetes, cansaço.

■ Weishu (胃俞 BL 21): ponto Shu do Estômago.

Localização: 1,5 tsun lateral à linha longitudinal mediana, ao nível da borda inferior do processo espinhoso da 12ª vértebra torácica - T12 (Figura 32).

Aplicação: A mesma de Pishu (BL 20), moxabustão por 2 a 5 minutos.

Indicações: Epigastralgia, úlcera péptica, distensão gástrica, dispepsia, anorexia, náuseas e vômitos, regurgitação, borborigmos, emagrecimento.

■ Sanjiaoshu (三焦俞 BL 22): ponto Shu do San-Jiao.

Localização: 1,5 tsun lateral à linha longitudinal mediana, ao nível da borda inferior do processo espinhoso da primeira vértebra lombar - L1 (Figura 32).

Aplicação: A mesma de Pishu (BL 20).

Indicações: Anorexia, dispepsia, indigestão, diarréia, distensão abdominal, borborigmos, ascite, edema do corpo, oligúria, lombalgia.

■ Shenshu (腎俞 BL 23): ponto Shu do Rim.

Localização: 1,5 tsun lateral à linha longitudinal mediana, ao nível da borda inferior do processo espinhoso da segunda vértebra lombar - L2 (Figura 32).

Aplicação: Agulhamento perpendicular com 0,5 a 1,5 tsun de profundidade ou oblíquo para fora em direção ao ponto Zhishi (BL 52); moxabustão por 2 a 10 minutos.

Indicações: Dor lombar baixa, astenia, enurese, nefrite, infecção urogenital, impotência, edema, *diabetes mellitus,* dismenorréia, neurastenia.

■ Qihaishu (氣海俞 BL 24)

Localização: 1,5 tsun lateral à linha longitudinal mediana, ao nível da borda inferior do processo espinhoso da terceira vértebra lombar - L3 (Figura 32).

Aplicação: A mesma de Shenshu (BL 23).

Indicações: Dor lombar baixa, hemorróidas.

■ Dachangshu (大腸俞 BL 25): ponto Shu do Intestino Grosso.

Localização: 1,5 tsun lateral à linha longitudinal mediana, ao nível da borda inferior do processo espinhoso da quarta vértebra lombar - L4 (Figura 32).

Aplicação: Agulhamento perpendicular com 0,5 a 1,5 tsun de profundidade; moxabustão por 15 a 30 minutos.

Indicações: Dor lombar baixa, lombalgia aguda, epigastralgia, borborigmos, distensão abdominal, diarréia crônica, constipação crônica.

■ Guanyuanshu (關元俞 BL 26)

Localização: 1,5 tsun lateral à linha longitudinal mediana, ao nível da borda inferior do processo espinhoso da quinta vértebra lombar - L5 (Figura 32).

Aplicação: A mesma de Dachangshu (BL 25).

Indicações: Lombalgia, diarréia, disúria, distúrbios dos órgãos pélvicos.

■ Xiaochangshu (小腸俞 BL 27): ponto Shu do Intestino Delgado.

Localização: 1,5 tsun lateral à linha longitudinal mediana, ao nível do primeiro forame sacral (Figura 32).

Aplicação: Agulhamento perpendicular com 0,5 a 1,5 tsun de profundidade; moxabustão por 2 a 5 minutos.
Indicações: Disenteria, hematúria, leucorréia, ansiedade, enurese, prostatite, hemorróidas, dor na articulação sacroilíaca, lombalgia.

■ Pangguangshu (膀胱俞 BL 28): ponto Shu da Bexiga.
Localização: 1,5 tsun lateral à linha longitudinal mediana, ao nível do segundo forame sacral (Figura 32).
Aplicação: Agulhamento perpendicular com 0,5 a 1,5 tsun de profundidade; moxabustão por 2 a 10 minutos.
Indicações: Distúrbios na bexiga, enurese noturna, dor ou infecção nos órgãos genitais, disúria, lombalgia ou lombossacralgia, membros frios, constipação.

■ Zhonglushu (中膂俞 BL 29)
Localização: 1,5 tsun lateral à linha longitudinal mediana, ao nível do terceiro forame sacral (Figura 32).
Aplicação: A mesma de Pangguangshu (BL 28).
Indicações: Dor na região lombossacral, ciatalgia, disenteria, hérnia.

■ Baihuangshu (白環俞 BL 30)
Localização: 1,5 tsun lateral à linha longitudinal mediana, ao nível do quarto forame sacral (Figura 32).
Aplicação: A mesma de Pangguangshu (BL 28).
Indicações: Dor na região sacroilíaca, ciatalgia, disúria ou enurese, constipação, leucorréia, menorragia, infecção urogenital.

■ Shangliao (上髎 BL 31)
Localização: Primeiro forame sacral, 1 tsun lateral à linha longitudinal mediana (Figura 32).
Aplicação: Agulhamento perpendicular com 1 a 1,5 tsun de profundidade; moxabustão por 2 a 5 minutos.
Indicações: Distúrbio urogenital, distúrbio intestinal, dor na região lombossacral, dor no joelho, ciatalgia, leucorréia, dismenorréia, impotência.

■ Ciliao (次髎 BL 32)
Localização: Segundo forame sacral (Figura 32).
Aplicação: A mesma de Shangliao (BL 31).
Indicações: As mesmas de Shangliao (BL 31).

■ Zhongliao (中髎 BL 33)
Localização: Terceiro forame sacral (Figura 32).
Aplicação: A mesma de Shangliao (BL 31).
Indicações: Além das indicações de Shangliao (BL 31), esse ponto também é utilizado para problemas urogenitais.

■ Xialiao (下髎 BL 34)
Localização: Quarto forame sacral (Figura 32).
Aplicação: A mesma de Zhongliao (BL 33).
Indicações: As mesmas de Zhongliao (BL 33).

■ Huiyang (會陽 BL 35)
Localização: Meio a um tsun lateral à linha longitudinal mediana, ao nível da borda inferior do cóccix (Figura 32).
Aplicação: Agulhamento perpendicular com 1 a 1,5 tsun de profundidade; moxabustão por 10 minutos.
Indicações: Distúrbios dos órgãos urogenitais, dismenorréia, leucorréia, impotência, hemorróidas e lombalgia, ciatalgia, dor na região genital.

■ Chengfu (承扶 BL 36)
Localização: Ponto médio do sulco glúteo, na borda inferior do músculo glúteo máximo, na linha vertical da região posterior da coxa (Figuras 32 e 33).
Aplicação: Agulhamento com 1 a 1,5 tsun de profundidade, até a fáscia do músculo.
Indicações: Ciatalgia, hemorróidas, constipação, disúria, dor na região genital.

■ Yinmen (殷門 BL 37)
Localização: Na linha vertical da região posterior da coxa, entre o músculo bíceps femoral e o músculo semitendinoso, seis tsun acima da fossa poplítea (Figura 33).
Aplicação: Agulhamento perpendicular, com 1 a 2 tsun de profundidade.
Indicações: Lombalgia e ciatalgia, paralisia e edema da perna.

■ Fuxi (浮郄 BL 38)
Localização: Lado medial do músculo bíceps femoral, 1 tsun acima de Weiyang (BL 39) (Figura 33).
Aplicação: Agulhamento perpendicular, com 0,5 a 1 tsun de profundidade.
Indicações: Cistite, disúria, constipação, dor na coxa, joelho e perna.

■ Weiyang (委陽 BL 39): ponto Luo extra do meridiano da Bexiga; ponto He inferior do meridiano San-Jiao.

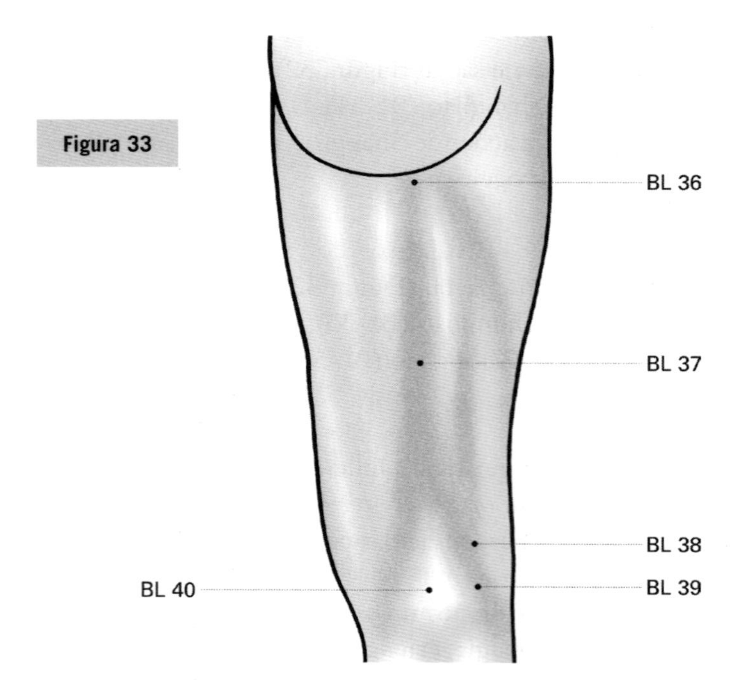

Localização: Prega poplítea, no lado medial do tendão do músculo bíceps femoral (Figura 33).

Aplicação: Agulhamento perpendicular, com 0,5 a 0,8 tsun de profundidade; moxabustão por 2 a 5 minutos.

Indicações: Espasmo do músculo gastrocnêmio, lombalgia, dor no joelho e na perna, prostatite ou hiperplasia benigna da próstata, hemorróidas.

■ Weizhong (委中 BL 40): ponto He do meridiano da Bexiga; pertence ao elemento Terra.

Localização: Centro da fossa poplítea (Figuras 33 e 34).

Aplicação: Agulhamento perpendicular com 1 a 1,5 tsun de profundidade, ou sangria. Evitar moxabustão.

Indicações: Ciatalgia, lombalgia, paralisia da perna, dor no joelho, acidente vascular cerebral, epilepsia.

■ Fufen (附分 BL 41): ponto Hui (conexão) dos meridianos da Bexiga e do Intestino Delgado.

Localização: Três tsun laterais à linha longitudinal mediana ao nível da borda inferior do processo espinhoso da segunda vértebra torácica - T2 (Figura 32).

Aplicação: Agulhamento perpendicular ou oblíquo com 0,3 a 0,8 tsun de profundidade; moxabustão por 2 a 5 minutos.
Indicações: Rigidez e dor no pescoço, dorsalgia, braquialgia.

■ Pohu (魄戶 BL 42)
Localização: Três tsun laterais à linha longitudinal mediana, na linha vertical da borda medial da escápula ao nível da borda inferior do processo espinhoso da terceira vértebra torácica - T3 (Figura 32).
Aplicação: Agulhamento oblíquo com 0,3 a 0,8 tsun de profundidade; moxabustão por 2 a 5 minutos.
Indicações: Bronquite, asma, pleurite, dor e rigidez da nuca, dorsalgia ou ombralgia, tuberculose pulmonar.

■ Gaohuang (膏肓 BL 43)
Localização: Três tsun laterais à linha longitudinal mediana na linha vertical da borda medial da escápula ao nível da borda inferior do processo espinhoso da quarta vértebra torácica - T4 (Figura 32).
Aplicação: Agulhamento oblíquo com 0,3 a 0,8 tsun de profundidade; moxabustão por 2 a 10 minutos ou mais.
Indicações: Bronquite, tuberculose pulmonar, pleurite, neuralgia intercostal, dor nas costas, cervicobraquialgia, fraqueza generalizada.

■ Shentang (神堂 BL 44)
Localização: Três tsun laterais à linha longitudinal mediana ao nível da borda inferior do processo espinhoso da quinta vértebra torácica - T5 (Figura 32).
Aplicação: A mesma de Pohu (BL 42).
Indicações: Tosse, asma, neuralgia intercostal, dor e rigidez do pescoço e das costas, palpitação, agitação.

■ Yixi (譩譆 BL 45)
Localização: Três tsun laterais à linha longitudinal mediana ao nível da borda inferior do processo espinhoso da sexta vértebra torácica - T6 (Figura 32).
Aplicação: A mesma de Pohu (BL 42).
Indicações: Tosse, bronquite, dor nas costas e na escápula, neuralgia intercostal, soluços, tontura, sudorese noturna excessiva.

■ Geguan (膈關 BL 46)
Localização: Três tsun laterais à linha longitudinal mediana ao nível da borda inferior do processo espinhoso da sétima vértebra torácica - T7 (Figura 32).
Aplicação: A mesma de Pohu (BL 42).

Indicações: Neuralgia intercostal, soluços, vômitos, dor e rigidez das costas, espasmo do esôfago.

■ Hunmen (魂門 BL 47)

Localização: Três tsun laterais à linha longitudinal mediana ao nível da borda inferior do processo espinhoso da nona vértebra torácica - T9 (Figura 32).

Aplicação: A mesma de Pohu (BL 42).

Indicações: Doenças do fígado, dispepsia, dor nas costas e no coração, pleurite, endocardite, epigastralgia, borborigmos.

■ Yanggang (陽綱 BL 48)

Localização: Três tsun laterais à linha longitudinal mediana ao nível da borda inferior do processo espinhoso da décima vértebra torácica - T10 (Figura 32).

Aplicação: A mesma de Pohu (BL 42).

Indicações: Diarréia, dispepsia, icterícia, borborigmos, dor abdominal, cólica biliar.

■ Yishe (意舍 BL 49)

Localização: Três tsun laterais à linha longitudinal mediana ao nível da borda inferior do processo espinhoso da 11ª vértebra torácica - T11 (Figura 32).

Aplicação: A mesma de Pohu (BL 42).

Indicações: Distensão abdominal, dispepsia, hepatite, cólica biliar, diarréia, dor nas costas, diabetes, epigastralgia.

■ Weicang (胃倉 BL 50)

Localização: Três tsun laterais à linha longitudinal mediana ao nível da borda inferior do processo espinhoso da 12ª vértebra torácica - T12 (Figura 32).

Aplicação: Agulhamento oblíquo com 0,3 a 1 tsun de profundidade; moxabustão por 2 a 5 minutos.

Indicações: Epigastralgia, vômitos, distensão abdominal, constipação, dor nas costas.

■ Huangmen (肓門 BL 51)

Localização: Três tsun laterais à linha longitudinal mediana, ao nível da borda inferior das costelas (Figura 32).

Aplicação: Agulhamento oblíquo com 0,5 a 1 tsun de profundidade; moxabustão por 2 a 5 minutos.

Indicações: Epigastralgia, constipação, mastite.

■ Zhishi (志室 BL 52)

Localização: Três tsun laterais à linha longitudinal mediana ao nível da borda inferior do processo espinhoso da segunda vértebra lombar - L2 (Figura 32).

Aplicação: Agulhamento perpendicular com 0,5 a 1 tsun de profundidade; moxabustão por 2 a 10 minutos.
Indicações: Lombalgia, entorse lombar agudo, espermatorréia ou ejaculação precoce, impotência, indigestão, edema do corpo, disúria, distúrbios dos órgãos genitais.

■ Baohuang (胞肓 BL 53)
Localização: Três tsun laterais à linha longitudinal mediana na borda lateral da articulação sacroilíaca (Figura 32).
Aplicação: Agulhamento perpendicular com 0,5 a 1 tsun de profundidade; moxabustão por 2 a 5 minutos.
Indicações: Prostatismo, bexiga neurogênica, inflamação urogenital, lombalgia, ciatalgia.

■ Zhibian (秩邊 BL 54)
Localização: Três tsun laterais à linha longitudinal mediana ao nível do quarto forame sacral, na linha inferior da origem do músculo piriforme (Figura 32).

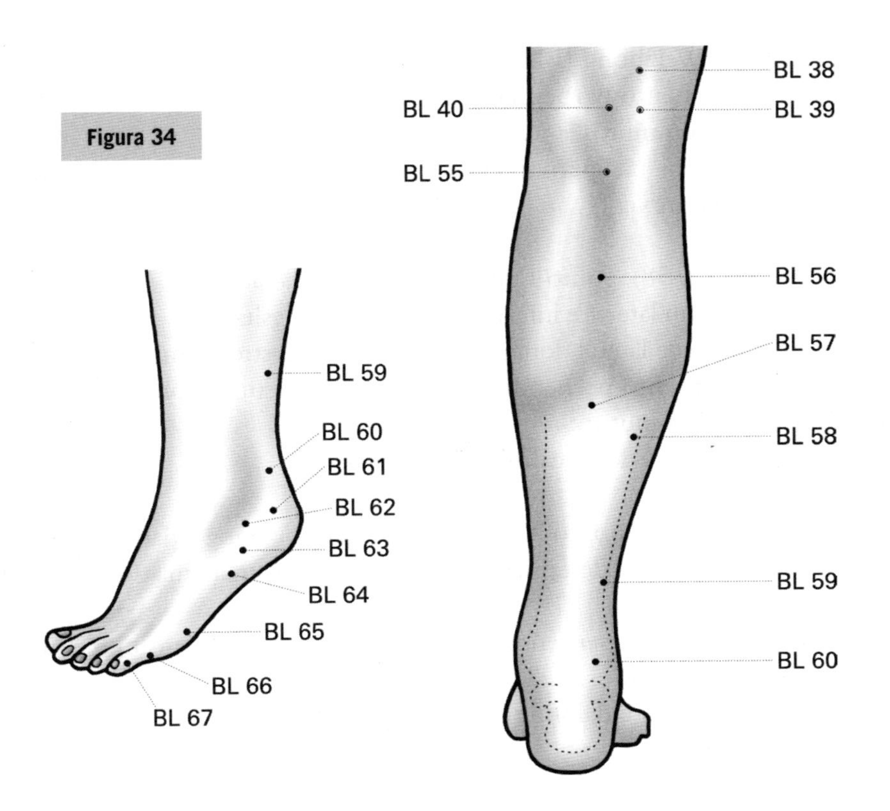

Aplicação: Agulhamento perpendicular com 1 a 2 tsun de profundidade; moxabustão por 2 a 10 minutos.

Indicações: Dor lombossacral, ciatalgia, dor genital, bexiga neurogênica, cistite, disúria.

■ Heyang (合陽 BL 55): ponto Xi do sangue.

Localização: Dois tsun abaixo da fossa poplítea e do ponto Weizhong (BL 40), entre as cabeças medial e lateral do músculo gastrocnêmio (Figura 34).

Aplicação: Agulhamento perpendicular com 0,5 a 1 tsun de profundidade; moxabustão por 2 a 5 minutos.

Indicações: Lombalgia, dor no joelho e na perna, leucorréia, hérnia.

■ Chengjin (承筋 BL 56)

Localização: Ponto médio entre os pontos Heyang (BL 55) e Chengshan (BL 57) no meio do músculo gastrocnêmio (Figura 34).

Aplicação: Agulhamento com 0,5 a 1 tsun de profundidade (alguns autores não recomendam o agulhamento); moxabustão por 10 a 15 minutos.

Indicações: Lombalgia, entorse da perna, câimbra nas pernas, hemorróidas.

■ Chengshan (承山 BL 57)

Localização: Ponto médio entre os pontos Weizhong (BL 40) e o calcâneo, oito tsun abaixo de Weizhong (BL 40) (Figura 34).

Aplicação: Agulhamento perpendicular com 0,5 a 1 tsun de profundidade; moxabustão por 2 a 5 minutos.

Indicações: Câimbras nas pernas, entorse da perna, dor no calcanhar, lombalgia, hemorróidas, anorexia.

■ Feiyang (飛揚 BL 58): ponto Luo do meridiano da Bexiga.

Localização: Um tsun lateral e inferior ao ponto Chengshan (BL 57), sete tsun acima do calcâneo na face lateral do tendão do músculo gastrocnêmio (Figura 34).

Aplicação: Agulhamento perpendicular com 0,5 a 1 tsun de profundidade, moxabustão por 2 a 5 minutos.

Indicações: Lombalgia, dor e câimbras na perna.

■ Fuyang (跗陽 BL 59): ponto Xi – *cleft* (acúmulo) do Yang Qiao Mai.

Localização: Borda lateral do tendão do calcâneo, três tsun acima do maléolo lateral (Figura 34).

Aplicação: Agulhamento perpendicular com 0,5 a 1 tsun de profundidade; moxabustão por 2 a 5 minutos.

Indicações: Dor na região lombossacral, entorse ou artrite do tornozelo, dor e fraqueza nas pernas.

■ Kunlun (昆崙 BL 60): ponto Jing do meridiano da Bexiga; pertence ao elemento Fogo.
Localização: Entre o tendão do calcâneo e a borda lateral do maléolo lateral, ao nível do ponto mais saliente do maléolo (Figura 34).
Aplicação: Agulhamento perpendicular com 0,5 a 0,8 tsun de profundidade; moxabustão por 2 a 5 minutos.
Indicações: Cefaléia, dor e rigidez do pescoço, lombalgia, ciatalgia, coccidinia, dor e edema do tornozelo, dequitação (saída da placenta) difícil.

■ Pushen (僕參 BL 61)
Localização: 1,5 tsun inferior e posterior ao maléolo lateral, abaixo do ponto Kunlun (BL 60) (Figura 34).
Aplicação: Agulhamento perpendicular com 0,2 a 0,5 tsun de profundidade.
Indicações: Dor no calcanhar, fraqueza ou paralisia da perna, lombalgia, epilepsia.

■ Shenmai (申脈 BL 62): ponto inicial do Yang Qiao Mai.
Localização: 0,5 tsun abaixo do maléolo lateral, numa depressão inferior ao mesmo (Figura 34).
Aplicação: Agulhamento perpendicular com 0,2 a 0,5 tsun de profundidade.
Indicações: Cefaléia, dorsalgia, dor e edema do tornozelo, epilepsia, tontura ou vertigem.

■ Jinmen (金門 BL 63): ponto Xi – *cleft* (acúmulo) do meridiano da Bexiga.
Localização: Anterior e distal ao ponto Shenmai (BL 62), na fossa posterior da articulação calcaneocubóide (Figura 34).
Aplicação: Agulhamento perpendicular com 0,3 a 0,5 tsun de profundidade; moxabustão por 2 a 5 minutos.
Indicações: Surdez, dor no calcanhar, epilepsia, vertigem.

■ Jinggu (京骨 BL 64): ponto Yuan do meridiano da Bexiga.
Localização: Borda inferior da tuberosidade do quinto metatarso (Figura 34).
Aplicação: A mesma de Shugu (BL 65).
Indicações: Dor nas costas e nas pernas, tontura, vertigem, epilepsia, hemicrania, dor e rigidez da nuca.

■ Shugu (束骨 BL 65): ponto Shu do meridiano da Bexiga; pertence ao elemento Madeira; ponto Filho do meridiano da Bexiga.
Localização: Borda proximal e inferior do quinto artelho, entre a pele clara e a escura (Figura 34).
Aplicação: Agulhamento perpendicular com 0,2 a 0,5 tsun de profundidade.

Indicações: Cefaléia, dor e rigidez da nuca, lombalgia, dor nas pernas, vertigem, conjuntivite, hemorróidas, epilepsia.

- Tonggu (通谷 BL 66): ponto Ying do meridiano da Bexiga; pertence ao elemento Água.

Localização: Distal e inferior ao quinto artelho (Figura 34).
Aplicação: Agulhamento perpendicular com 0,1 a 0,3 tsun de profundidade.
Indicações: Cefaléia, epistaxe, tontura, dispepsia.

- Zhiyin (至陰 BL 67): ponto Jin do meridiano da Bexiga; pertence ao elemento Metal; ponto Mãe do Meridiano da Bexiga.

Localização: 0,5 tsun lateral e proximal ao leito ungueal do quinto artelho (Figura 34).
Aplicação: Agulhamento perpendicular com 0,1 a 0,2 tsun de profundidade, ou sangria; moxabustão por 2 a 10 minutos ou mais.
Indicações: Má posição fetal, parto difícil, alergia cutânea ou urticária, prurido cutâneo, hemicrania, dor nas pernas, comportamento maníaco.

Meridiano do Rim – Shao Yin do pé

Esse meridiano é de natureza Yin, está acoplado ao meridiano da Bexiga, que é de natureza Yang, do qual recebe a energia e a transmite para o meridiano do Pericárdio. Em relação aos Cinco Elementos, pertence ao elemento Água, é Mãe do meridiano do Fígado (Madeira) e é Filho do meridiano do Pulmão (Metal).

Possui 27 pontos de cada lado.

Caminho do meridiano

O meridiano do Rim começa na planta do pé, ascende pelo lado ínfero-medial da cabeça do primeiro metatarso, continua pelo lado medial do osso cubóide, pelo maléolo medial, pela borda medial do músculo gastrocnêmio, face medial do joelho e da coxa, pelos músculos adutores e grácil, penetrando na pelve, ventral às vértebras até chegar no rim.

Do rim, desce pela lateral do músculo iliopsoas para a pelve e para a bexiga. Deixando a pelve, ele corre pelo lado medial do músculo reto abdominal (ao lado da linha média), subindo até a região anterior do pescoço.

Há um outro ramo que sai do rim e sobe pelo diafragma paralelo ao pulmão, para a traquéia e garganta, chegando à raiz da língua.

Um outro ramo sai do pulmão em direção ao coração, levando a energia ao meridiano do Pericárdio (Figura 35).

Figura 35

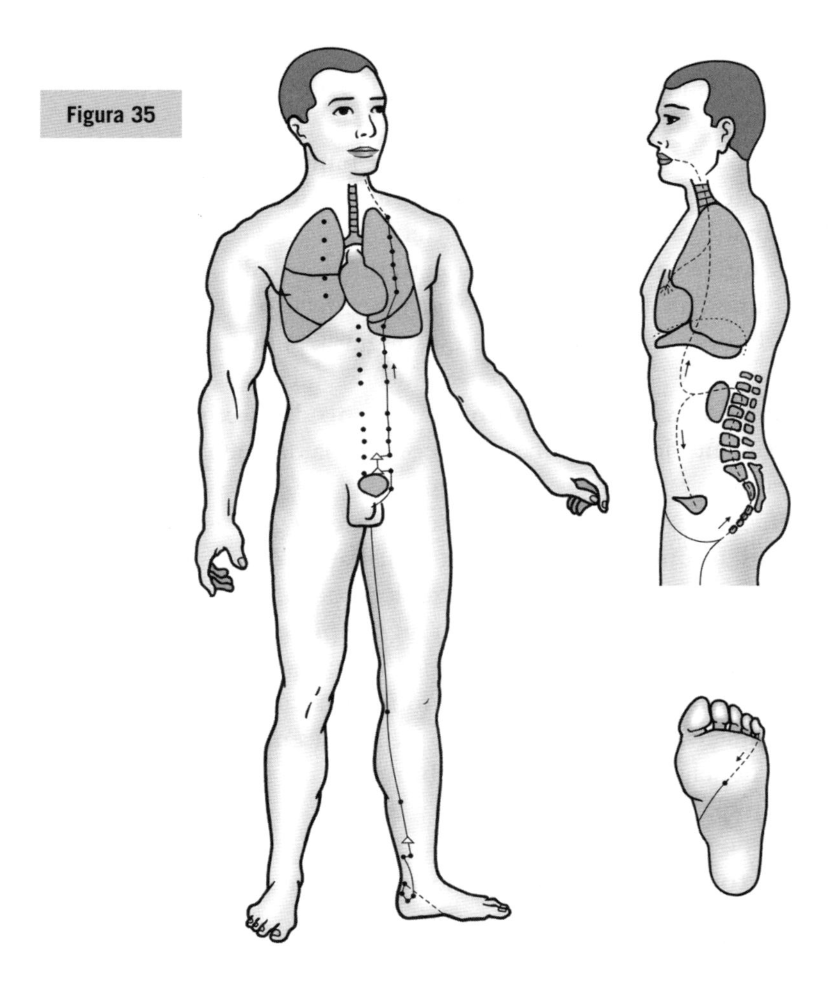

Sinais e sintomas do meridiano do Rim

As funções do meridiano do Rim incluem o armazenamento da fonte básica da energia do corpo, do sistema reprodutor, sistema nervoso, o cérebro, a medula óssea, o metabolismo ósseo, o sistema urogenital e a orelha com as suas funções. Os meridianos do Rim e da Bexiga estão intimamente relacionados. A maior parte das doenças do meridiano do Rim relaciona-se com deficiências.

a. **Sintomas principais**

- Resistência geral: cansaço fácil, intolerância ao estresse, baixa ambição, boca e garganta secas, baixa função do sistema hormonal, das glândulas supra-renais e gônadas, envelhecimento prematuro, compleição enegrecida da face, distúrbios do crescimento e desenvolvimento.

- Supra-renais e gônadas: impotência sexual masculina, espermatorréia, perda ou excesso de libido, azoospermia, esterilidade, diminuição da libido feminina, distúrbios menstruais, anovulação.
- Ossos, medula e cérebro: perda de dentes, lombalgia, fraqueza nas pernas (especialmente no joelho), retardo mental, esquizofrenia, calvície parcial ou total, cabelos brancos e sem brilho.
- Orelhas: tinidos, distúrbios auditivos, tontura (ouvido interno).
- Sistema urogenital: desequilíbrio hídrico, infecção do trato urinário, disúria, edema, distensão abdominal, enurese, oligúria, poliúria, noctúria.

b. **Sinais e sintomas de excesso no meridiano da Bexiga:** são raros os excessos do meridiano do Rim. Em geral ocorrem na deficiência do Yin e na subida do Fogo falso.
   - Deficiência de Yin do Rim com subida do Fogo falso: rubor malar, lábios vermelhos, insônia (dificuldade em conciliar o sono), ansiedade, sensação de calor no corpo, boca e garganta secas, lombalgia, hematúria, disúria, polução noturna, revestimento amarelado na língua, pulso rápido.
   - Deficiência de Yang com acúmulo de Água: deficiência da função do órgão rim, edema depressível, distensão abdominal, ascite, tosse com secreção abundante, palpitações, tontura, sensação de frio (sente mais frio do que outros tipos de deficiência de Yang), membros frios ao toque, revestimento lingual branco e esparso, pulso afundado.

c. **Sinais e sintomas de deficiência do meridiano do Rim:** mais freqüentes.
   - Deficiência de Yang do Rim: compleição pálida e escurecida, sensação de frio, sensibilidade ao frio, sensação de frio na região lombar, associada a lombalgia, fraqueza nas pernas (em especial nos joelhos), ejaculação precoce, impotência, espermatorréia, infertilidade feminina, diminuição da libido, distúrbios menstruais, urina turva (presença de precipitados), diarréia pela manhã, poliúria e polaciúria (especialmente à noite), oligúria, disúria, revestimento lingual esbranquiçado e esparso, pulso fino e escondido (especialmente à direita).
   - Deficiência de Yin do Rim: rubor malar, às vezes, emagrecimento e edema, tontura, visão borrada, tinido de alta freqüência, esquecimento, memória fraca, baixa concentração, lombalgia, fraqueza nos joelhos (mais do que nas pernas), diminuição dos espermatozóides, menstruação escassa, *flush* malar, sensação febril, fadiga, sudorese noturna, insônia, urina turva, boca seca, língua vermelha sem revestimento, pulso rápido.
   - Deficiência de Qi do Rim: crise asmática, dispnéia de exercício, inspiração difícil (enquanto nas alterações do Fígado usualmente há uma dificuldade na expiração, especialmente nas alergias), voz fraca e baixa, tosse não produtiva,

sudorese espontânea, sensação de frio, rosto inchado, compleição facial branca, com pulso fraco e fino.

Pontos do meridiano do Rim

- Yongquan (湧泉 KI 1): ponto Jin do meridiano do Rim; pertence ao elemento Madeira; ponto filho do meridiano do Rim.

Localização: Na planta do pé, distal à articulação metatarsofalangeana, entre o segundo e o terceiro metatarsos (Figura 36).

Aplicação: Agulhamento perpendicular ao ponto com 0,5 tsun de profundidade, moxabustão por 2 a 5 minutos.

Indicações: Cefaléia parietal, metatarsalgia, tontura, vertigem, convulsão infantil, comportamento maníaco, insônia, nefrite, uremia, diabetes.

- Rangu (然谷 KI 2): ponto Ying do meridiano do Rim; pertence ao elemento Fogo.

Localização: Borda ântero-inferior do osso navicular do pé (Figura 36).

Aplicação: Agulhamento perpendicular, com 0,5 tsun de profundidade.

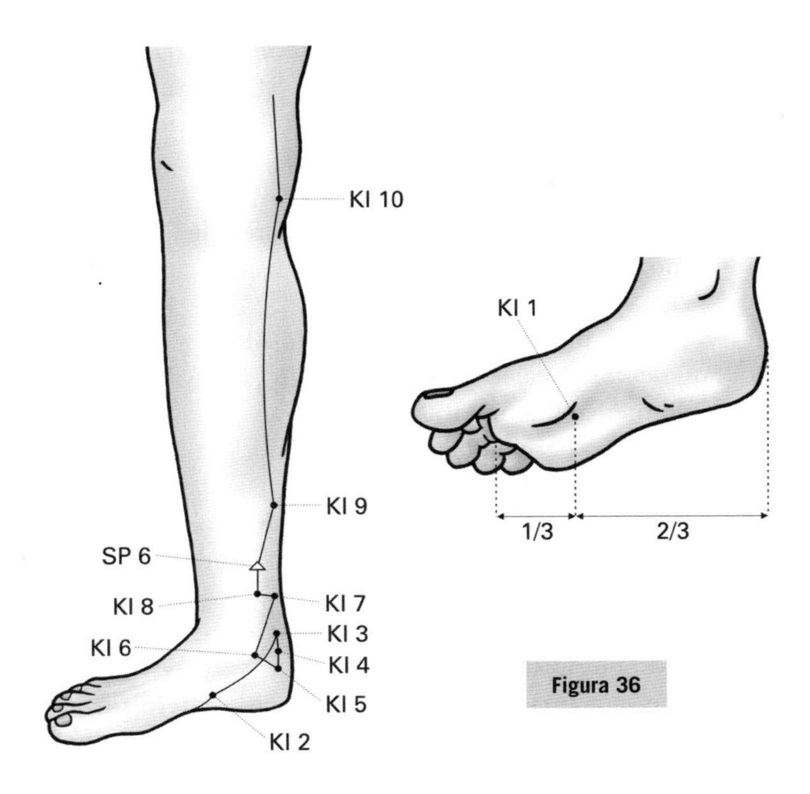

Figura 36

Indicações: Dor no pé, laringite, sudorese noturna excessiva, prostatite, distúrbios dos órgãos genitais, impotência, menstruações irregulares, tétano neonatal, cistite, *diabetes mellitus*.

- Taixi (太谿 KI 3): ponto Shu e Yuan do meridiano do Rim; pertence ao elemento Terra. É um dos nove pontos para ressuscitação.

Localização: Ponto médio entre a borda posterior do maléolo medial e o tendão do calcâneo (Figura 36).

Aplicação: Agulhamento oblíquo, com 0,5 a 1 tsun de profundidade, ou 0,3 a 0,5 tsun oblíquo para a parte posterior do maléolo, evitando a artéria.

Indicações: Dor de dente, laringite, estomatite, mastite, impotência, dismenorréia, dor na perna, tornozelo ou pé, frio nos ombros, malária, nefrite, metatarsalgia.

- Dazhong (大鐘 KI 4): ponto Luo do meridiano do Rim.

Localização: 0,5 tsun abaixo do ponto Taixi (KI 3), à frente do tendão do calcâneo.

Aplicação: Agulhamento perpendicular com 0,2 a 0,5 tsun de profundidade; moxabustão por 2 a 5 minutos.

Indicações: Estomatite, laringite, asma, hipertrofia prostática benigna, disúria, lombalgia, dor no calcanhar, constipação, sonolência e lassidão.

- Shuiquan (水泉 KI 5): ponto Xi – *cleft* (acúmulo) do meridiano do Rim.

Localização: Borda posterior do maléolo medial, 1 tsun abaixo do ponto Taixi (KI 3), na fossa ântero-superior do lado medial da tuberosidade do calcâneo (Figura 36).

Aplicação: A mesma de Dazhong (KI 4).

Indicações: Dismenorréia, menstruações irregulares, leucorréia, endometriose, prolapso uterino, presbiopia.

- Zhaohai (照海 KI 6): ponto inicial do Yin Qiao Mai.

Localização: Fossa entre o maléolo medial e o tálus, 0,4 tsun inferior à borda medial do maléolo medial (Figura 36).

Aplicação: Agulhamento perpendicular com 0,2 a 0,5 tsun de profundidade; moxabustão por 2 a 10 minutos.

Indicações: Menstruações irregulares, prolapso uterino, tonsilite, constipação, cólica abdominal, diarréia crônica pela manhã, neurose (tendência a tristeza).

- Fuliu (復溜 KI 7): ponto Jing do meridiano do Rim; pertence ao elemento Metal; ponto Mãe do meridiano do Rim.

Localização: Dois tsun acima de Taixi (KI 3), na borda ântero-medial do músculo sóleo (Figura 36).

Aplicação: Agulhamento perpendicular com 0,5 a 1 tsun de profundidade; moxabustão por 2 a 5 minutos.

Indicações: Edema das pernas, edema em geral, ascite, sudorese noturna excessiva, lombalgia, nefrite, orquite, uretrite.

■ Jiaoxin (交信 KI 8): ponto Xi – *cleft* (acúmulo) do Yin Qiao Mai.

Localização: Dois tsun acima de Taixi (KI 3), 0,5 tsun anterior ao ponto Fuliu (KI 7), na borda posterior da tíbia (Figura 36).

Aplicação: Agulhamento perpendicular com 0,5 a 1 tsun de profundidade; moxabustão por 2 a 5 minutos.

Indicações: Disúria, uretrite, disenteria, menstruações irregulares, hemorragia uterina disfuncional, prolapso uterino, constipação, orquite.

■ Zhubin (築賓 KI 9): ponto Xi – *cleft* (acúmulo) do Yin Wei Mai.

Localização: Cinco tsun acima de Taixi (KI 3), na borda ântero-medial do músculo sóleo (Figura 36).

Aplicação: Agulhamento perpendicular com 0,5 a 1 tsun de profundidade; moxabustão por 2 a 5 minutos.

Indicações: Espasmos do músculo sóleo e gastrocnêmio, comportamento maníaco, epilepsia, intoxicação.

■ Yingu (陰谷 KI 10): ponto He do meridiano do Rim; pertence ao elemento Água.

Localização: Lado medial da prega poplítea, entre os tendões dos músculos semitendinoso e semimembranoso (Figura 36).

Aplicação: Agulhamento perpendicular com 0,5 a 1 tsun de profundidade; moxabustão por 2 a 10 minutos.

Indicações: Dor no joelho, espasmo da face medial da coxa, edema da perna, ascite, distúrbios urogenitais, disúria, hemorragia uterina disfuncional, dor genital, comportamento maníaco.

■ Henggu (橫骨 KI 11): ponto Hui (conexão) dos meridianos do Rim e do Chong Mai.

Localização: Borda superior da sínfise púbica, 0,5 lateral à linha mediana (Figura 37).

Aplicação: Moxabustão por 2 a 5 minutos.

Indicações: Problemas urogenitais, disúria, conjuntivite, impotência.

■ Dahe (大赫 KI 12): ponto Hui (conexão) dos meridianos do Rim e do Chong Mai.

Localização: Um tsun acima do ponto Henggu (KI 11), 0,5 tsun lateral ao ponto Zhongji (CV 3) (Figura 37).

Aplicação: Agulhamento perpendicular com 0,3 a 0,5 tsun de profundidade, até a fáscia do músculo reto abdominal; moxabustão por 2 a 5 minutos.

Indicações: Dor nos órgãos genitais, disúria, uretrite, cistite, conjuntivite, lombalgia, espermatorréia, impotência, hérnia.

- Qixue (氣穴 KI 13): ponto Hui (conexão) dos meridianos do Rim e do Chong Mai.

Localização: Dois tsun acima da sínfise púbica (três tsun abaixo da cicatriz umbilical) e 0,5 tsun lateral à linha mediana, na borda medial do músculo reto abdominal (Figura 37).

Aplicação: A mesma do ponto Dahe (KI 12).

Indicações: Distúrbios dos órgãos genitais, menstruações irregulares, esterilidade, diarréia, hérnia, lombalgia.

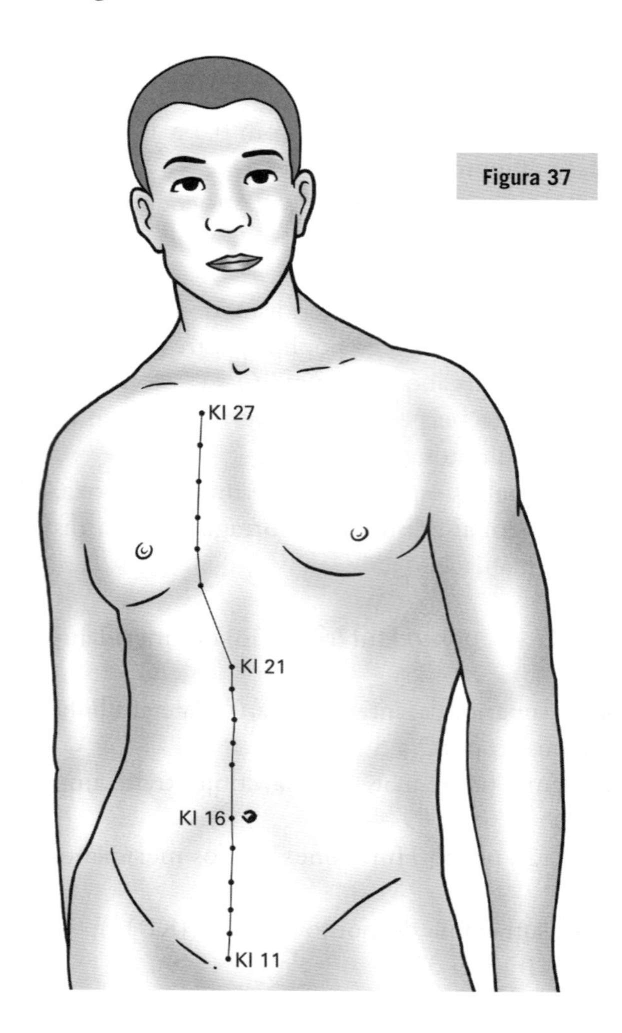

Figura 37

- Siman (四滿 KI 14): ponto Hui (conexão) dos meridianos do Rim e do Chong Mai.

Localização: Um tsun acima do ponto Qixue (KI 13); 0,5 tsun lateral ao ponto Shimen (CV 5) (Figura 37).

Aplicação: A mesma do ponto Dahe (KI 12).

Indicações: Menorragia, dismenorréia, menstruações irregulares, esterilidade, uretrite, cistite, dor periumbilical, hérnia, conjuntivite.

- Zhongzhu (do abdome) (中注 KI 15): ponto Hui (conexão) dos meridianos do Rim e do Chong Mai.

Localização: Um tsun abaixo da cicatriz umbilical, 0,5 tsun lateral à linha mediana (Figura 37).

Aplicação: A mesma do ponto Dahe (KI 12).

Indicações: Menstruações irregulares, dor abdominal, constipação, conjuntivite.

- Huangshu (肓腧 KI 16): ponto Hui (conexão) dos meridianos do Rim e do Chong Mai.

Localização: 0,5 tsun lateral à cicatriz umbilical, na borda medial do músculo reto abdominal (Figura 37).

Aplicação: Agulhamento perpendicular com 0,3 a 0,5 tsun de profundidade, até a fáscia do músculo reto abdominal; moxabustão por 2 a 5 minutos.

Indicações: Cólica periumbilical, constipação, dismenorréia, hérnia.

- Shangqu (商曲 KI 17): ponto Hui (conexão) dos meridianos do Rim e do Chong Mai.

Localização: Dois tsun acima do ponto Huangshu (KI 16) (Figura 37).

Aplicação: A mesma do ponto Huangshu (KI 16).

Indicações: Cólica abdominal, constipação, epigastralgia, anorexia, perda de apetite, icterícia.

- Shiguan (石關 KI 18): ponto Hui (conexão) dos meridianos do Rim e do Chong Mai.

Localização: Três tsun acima do ponto Huangshu (KI 16); 0,5 tsun lateral ao ponto Jianli (CV 11) (Figura 37).

Aplicação: A mesma do ponto Huangshu (KI 16).

Indicações: Dor de estômago, esterilidade, dor uterina pós-parto, constipação, soluços, congestão ocular.

- Yindu (陰都 KI 19): ponto Hui (conexão) dos meridianos do Rim e do Chong Mai.

Localização: Quatro tsun acima do ponto Huangshu (KI 16), 0,5 tsun lateral ao ponto Zhongwan (CV 12) (Figura 37).

Aplicação: A mesma do ponto Huangshu (KI 16).
Indicações: Dor de estômago, soluços, esterilidade, dor uterina pós-parto, constipação, distensão abdominal, icterícia.

- Tonggu (abdominal) (通谷 KI 20): ponto Hui (conexão) dos meridianos do Rim e do Chong Mai.

Localização: Cinco tsun acima do ponto Huangshu (KI 16), 0,5 lateral à linha mediana (Figura 37).
Aplicação: A mesma do ponto Huangshu (KI 16).
Indicações: Dor de estômago, distensão abdominal, vômitos, dispepsia, bocejos excessivos.

- Youmen (幽門 KI 21): ponto Hui (conexão) dos meridianos do Rim e do Chong Mai.

Localização: Seis tsun acima do ponto Huangshu (KI 16), 0,5 tsun lateral ao ponto Jujue (CV 14) (Figura 37).
Aplicação: A mesma do ponto Huangshu (KI 16).
Indicações: Epigastralgia, distensão abdominal, vômitos, dispepsia, bocejos excessivos, neuralgia intercostal.

- Bulang (步郎 KI 22)

Localização: Quinto espaço intercostal, dois tsun laterais à linha mediana (Figura 37).
Aplicação: Agulhamento perpendicular ao ponto, com 0,3 a 0,5 tsun de profundidade até a fáscia do músculo; moxabustão por 2 a 5 minutos.
Indicações: Dor na região esternal, neuralgia intercostal, pleurite, bronquite, náuseas e vômitos.

- Shenfeng (神封 KI 23)

Localização: Quarto espaço intercostal, dois tsun laterais à linha mediana, na borda do esterno (Figura 37).
Aplicação: A mesma de Bulang (KI 22).
Indicações: As mesmas de Bulang (KI 22).

- Lingxu (靈墟 KI 24)

Localização: Terceiro espaço intercostal, dois tsun laterais à linha mediana (Figura 37).
Aplicação: A mesma de Bulang (KI 22).
Indicações: Bronquite, tosse, neuralgia intercostal, mastite, vômitos, obstrução nasal.

■ Shencang (神藏 KI 25)
Localização: Segundo espaço intercostal, dois tsun laterais à linha mediana (Figura 37).
Aplicação: A mesma de Bulang (KI 22).
Indicações: Tosse, asma, bronquite, pleurite, dor intercostal, dispnéia, pneumonia, soluços, vômitos.

■ Yuzhong (彧中 KI 26)
Localização: Primeiro espaço intercostal, dois tsun laterais à linha mediana, na borda do esterno (Figura 37).
Aplicação: A mesma de Bulang (KI 22).
Indicações: Asma, bronquite, pleurite, dor intercostal, pneumonia.

■ Shufu (腧府 KI 27)
Localização: Fossa entre a clavícula e a primeira costela, lateral à cabeça do esterno (Figura 37).
Aplicação: Agulhamento perpendicular ao ponto, com 0,3 a 0,5 tsun de profundidade, moxabustão por 2 a 5 minutos.
Indicações: Asma, bronquite, pleurite, dor intercostal, dispnéia, pneumonia, braquialgia, vômitos.

Meridiano do Pericárdio – Jue Yin da mão

O meridiano do Pericárdio tem natureza Yin. Recebe energia do meridiano do Rim e a transmite para o meridiano San-Jiao, que é de natureza Yang, ao qual está acoplado.

Esse meridiano é como Fogo em relação aos Cinco Elementos.

Possui nove pontos de cada lado.

Caminho do meridiano do Pericárdio

A energia desse meridiano começa no tórax, com direção descendente para o diafragma e se une a todas as partes do San-Jiao. Um ramo deixa a região central da axila e corre ao longo da borda medial do músculo bíceps braquial entre os meridianos do Pulmão e do Coração, passando pela face ventral do cotovelo. Ele desce pelo antebraço entre os tendões dos músculos palmar longo e flexor radial do carpo. Na mão, ele passa entre o terceiro e o quarto metacarpos e termina no terceiro dedo. Há um ramo na mão que o une ao quarto dedo (Figura 38).

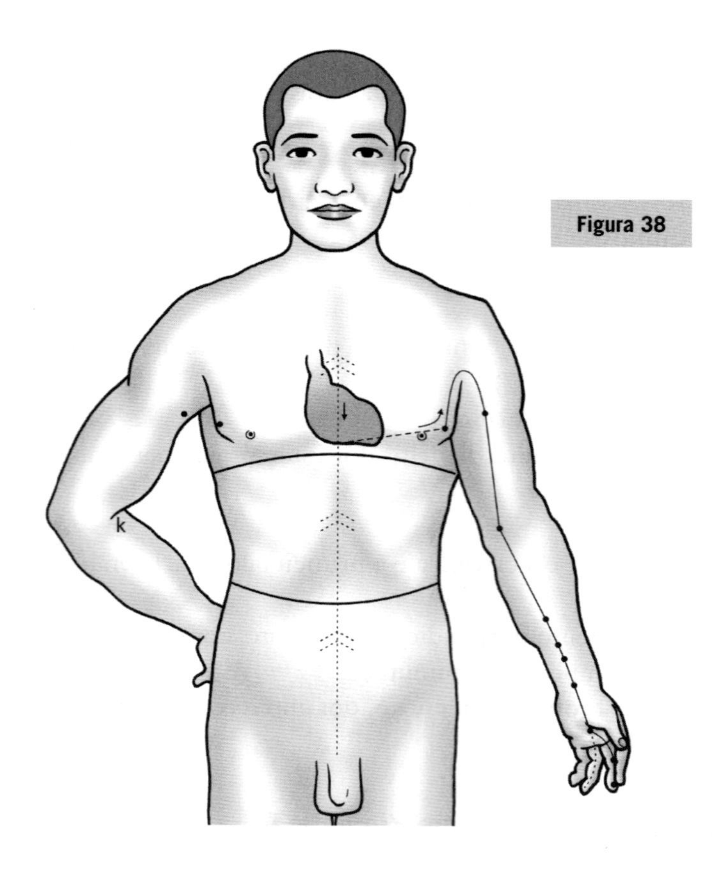

Figura 38

Sinais e sintomas do meridiano do Pericárdio

O meridiano do Pericárdio não é considerado um meridiano isolado. Ele tem uma função semelhante à do meridiano do Coração, que inclui a circulação de sangue e Qi e está associado à mente. Assim como o meridiano San-Jiao, tem ligação com os órgãos internos na cavidade abdominal, estando relacionado a todos eles.

a. **Sintomas principais**

- Circulação sangüínea: precordialgia, *flush* facial, palpitações, aperto no tórax, doenças psicossomáticas, inquietação, sensação de plenitude no tórax.
- Condições mentais: ansiedade, riso excessivo, confusão, delírios.
- Físicos: dor e adormecimento na região medial do braço, síndrome do túnel do carpo.

b. **Sinais e sintomas de excesso no meridiano do Pericárdio**

- Dor ao longo do meridiano, *flush* facial, opressão torácica, precordialgia (aperto no coração), confusão, delírios.

c. **Sinais e sintomas de deficiência do meridiano do Pericárdio**
- Palpitações, ansiedade e preocupações, irritabilidade, baixa concentração, calor nas palmas das mãos.
- O meridiano do Pericárdio não apresenta síndromes separadas, pois está correlacionado ao meridiano do Coração, com o qual compartilha as doenças.

Pontos do meridiano do Pericárdio

- Tianchi (天池 PC 1)

Localização: Quarto espaço intercostal, um tsun lateral ao mamilo, três tsun abaixo da prega axilar (Figura 39).

Aplicação: Agulhamento oblíquo, com 0,3 a 0,5 tsun de profundidade; moxabustão por 2 a 5 minutos.

Indicações: Opressão no tórax, asma, tosse, dor intercostal, mastite.

- Tianquan (天泉 PC 2)

Localização: Face medial do braço, entre as duas cabeças do bíceps, 2 tsun abaixo da prega axilar (Figura 39).

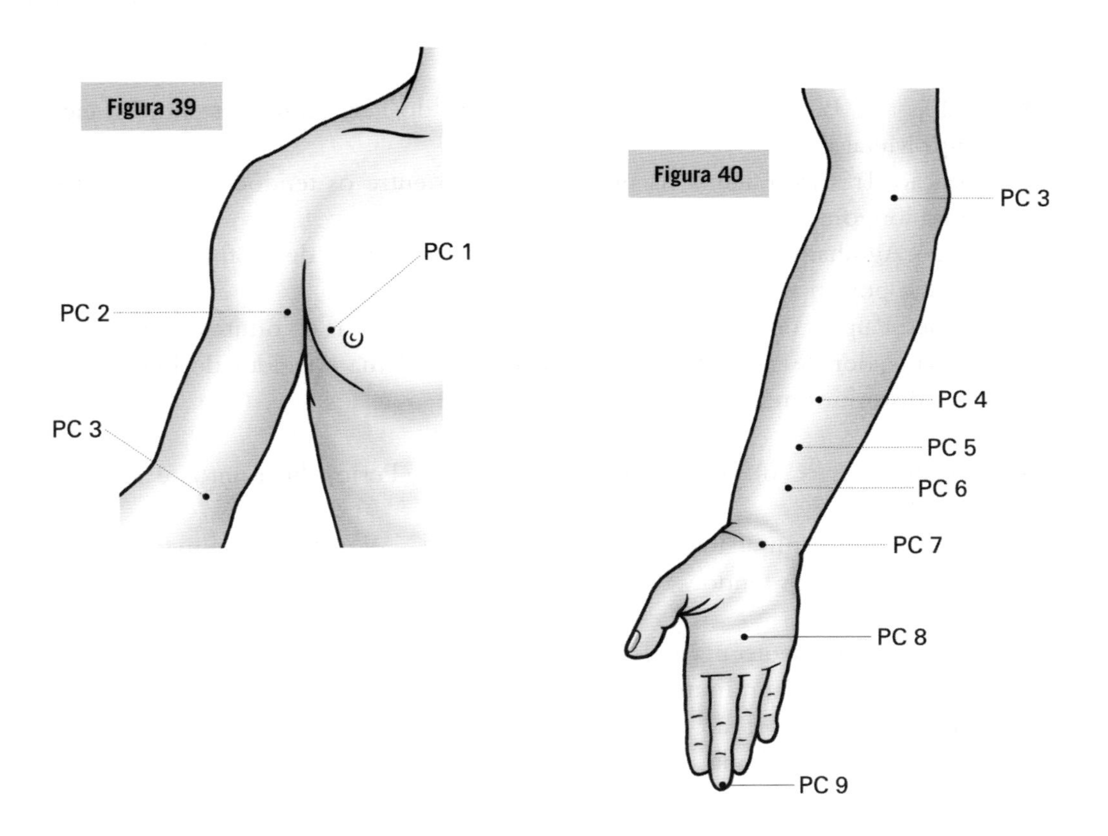

Aplicação: Agulhamento perpendicular com 0,5 a 1 tsun de profundidade; moxabustão por 2 a 5 minutos.

Indicações: Dor no tórax, dor no coração, palpitação, dor no braço ao longo do meridiano.

- Quze (曲澤 PC 3): ponto He do meridiano do Pericárdio; pertence ao elemento Água.

Localização: No meio da prega do cotovelo, no lado ulnar do músculo bíceps braquial (Figuras 39 e 40).

Aplicação: Agulhamento com 0,3 a 0,5 tsun de profundidade; moxabustão por 2 a 5 minutos.

Indicações: *Angina pectoris*, palpitações, tosse e vômitos, tremor nos braços, febre, coma.

- Ximen (郄門 PC 4): ponto Xi – *cleft* (acúmulo) do meridiano do Pericárdio.

Localização: Cinco tsun acima da prega do punho entre os tendões dos músculos palmar longo e flexor radial do carpo (Figura 40).

Aplicação: Agulhamento perpendicular com 0,5 a 1 tsun de profundidade; moxabustão por 2 a 5 minutos.

Indicações: Opressão no tórax, dor no coração, náuseas e vômitos, pleurite, mastite, furunculose, depressão e ansiedade, irritabilidade, pericardite, tonsilite.

- Jianshi (間使 PC 5): ponto Jing do meridiano do Pericárdio; pertence ao elemento Metal.

Localização: Três tsun acima da prega do punho entre os tendões dos músculos palmar longo e flexor radial do carpo (Figura 40).

Aplicação: Agulhamento perpendicular com 0,3 a 0,5 tsun de profundidade; moxabustão por 10 a 15 minutos.

Indicações: Palpitações, *angina pectoris*, epigastralgia, náuseas e vômitos, depressão e ansiedade, dor de garganta, rouquidão, malária, edema e rigidez do braço, epilepsia, distúrbios mentais.

- Neiguan (內關 PC 6): ponto Luo do meridiano do Pericárdio; ponto de abertura do Yin Wei Mai.

Localização: Um tsun abaixo do ponto Jianshi (PC 5); dois tsun acima da prega do punho entre os tendões dos músculos palmar longo e flexor radial do carpo (Figura 40).

Aplicação: Agulhamento perpendicular com 0,3 a 0,5 tsun de profundidade; moxabustão por 2 a 10 minutos.

Indicações: Dor no coração, opressão no peito, palpitação, ansiedade, histeria, epilepsia, insônia, tendência ao soluço, febre, icterícia, dor no braço.

- Daling (大陵 PC 7): ponto Shu e Yuan do meridiano do Pericárdio; pertence ao elemento Terra; ponto Filho do meridiano do Pericárdio.

Localização: No meio da prega do punho entre os tendões dos músculos palmar longo e flexor radial do carpo (Figura 40).
Aplicação: Agulhamento perpendicular com 0,2 a 0,5 tsun de profundidade; moxabustão por 2 a 5 minutos.
Indicações: Insônia, ansiedade, depressão, dor no coração, opressão no tórax, palpitação, dermatite na palma da mão, artrite na face dorsal da mão, halitose, hiperidrose palmar.

- Laogong (勞宮 PC 8): ponto Ying do meridiano do Pericárdio; pertence ao elemento Fogo.

Localização: Palma da mão, proximal à articulação metacarpofalangeana entre o terceiro e o quarto metacarpos (Figura 40).
Aplicação: Agulhamento com 0,2 a 0,5 tsun de profundidade.
Indicações: Dor no coração, sensação de sede e calor, estomatite, icterícia, anorexia, tristeza, soluços, ansiedade, depressão, lassidão e fadiga, dermatite palmar, prurido.

- Zhongchong (中衝 PC 9): ponto Jin do meridiano do Pericárdio; pertence ao elemento Madeira; ponto Mãe do meridiano do Pericárdio.

Localização: 0,1 tsun proximal e ulnar ao leito ungueal do terceiro dedo (Figura 40).
Aplicação: Agulhamento com 0,1 a 0,2 tsun de profundidade, ou para estímulo doloroso, sangria de uma a duas gotas.
Indicações: *Angina pectoris*, febre, pericardite, apoplexia, perda da consciência, dor na língua.

Meridiano San-Jiao (triplo energizador) – Shao Yang da mão

Esse meridiano é de natureza Yang, acoplado ao meridiano do Pericárdio, que é Yin. Recebe a energia do meridiano do Pericárdio para transmiti-la ao meridiano da Vesícula Biliar.

Em relação aos Cinco Elementos, é considerado como Fogo de Yang (em alguns métodos terapêuticos é considerado Fogo durante o outono e o inverno, e Água durante a primavera e o verão). Em chinês, "Jiao" significa "queimado" ou "borrado", "não bem claro, como as coisas que foram queimadas". Como não há nenhum tecido no corpo que seja queimado em nenhum processo fisiológico, a palavra "Jiao" não deve ser traduzida como "queimada" em relação aos tecidos do corpo. Ultimamente, muitos autores têm traduzido o termo "San-Jiao" como "triplo aquecedor". Essa é uma tradução imprecisa, e neste livro utilizamos o termo em inglês, que reflete a terminologia mais recente aceita pela OMS, a "Nomenclatura Internacional da Acupuntura", utilizando a abreviação "Triple Energizer – TE" em vez de "SJ", "TB" ou "TW".

O San-Jiao está dividido em três partes no corpo: o Jiao superior localizado ao redor do Pulmão e do Coração, acima do diafragma; o Jiao médio localizado ao redor do estômago, do pâncreas, dos intestinos e dos órgãos no centro do abdome; e o Jiao inferior localizado ao redor dos órgãos pélvicos, incluindo bexiga, útero e órgãos reprodutivos, além dos rins e da região retroperitoneal. Além das suas funções tradicionais, recentemente alguns autores têm incluído o sistema linfático. Além disso, podemos postular que outros tecidos também façam parte do San-Jiao, como as serosas que circundam os tecidos, os fluidos intersticiais e as fáscias que conectam todo o esqueleto do corpo. Necessitamos de mais pesquisas para provar essa idéia.

Há 23 pontos de cada lado.

Caminho do meridiano San-Jiao

Esse Meridiano começa na ponta do quarto dedo da mão, correndo na parte dorsal entre o quarto e o quinto metacarpos, pelo antebraço entre os ossos radial e ulnar, face radial do olécrano, lado radial do tríceps até a face posterior do ombro. Do ombro, sobe em direção à região supra-escapular onde se liga ao meridiano da Vesícula Biliar. Há um ramo que deixa a região supra-escapular entrando no tronco em direção ao mediastino para se ligar ao pericárdio e à pleura. Há outro ramo descendente que atravessa o diafragma para chegar na cavidade abdominal para se ligar ao peritônio parietal e às serosas do intestino e de outras vísceras. O ramo do pulmão (pleura) chega à nuca contornando a orelha externa na região temporal, passando pela região maxilar até chegar à região infra-orbitária (Figura 41).

Sinais e sintomas do meridiano San-Jiao

A fisiologia do meridiano San-Jiao não é distinguível isoladamente das funções do corpo, mas sim associada às funções do Jiao superior (Coração e Pulmão), Jiao médio (Baço-Pâncreas, Estômago e Intestino Delgado) ou Jiao inferior (Fígado, Vesícula Biliar, Intestino Grosso, Bexiga e Rim). Assim, os sinais e sintomas desse meridiano não são claramente distinguíveis como nos outros meridianos, e para o diagnóstico procuramos por indícios que incluam mais de um meridiano, focando um ou mais Jiao, ou sinais e sintomas localizados ao longo do meridiano.

a. **Sinais e sintomas principais**

- Ouvido: tinido, surdez aguda, dor na maxila ou mandíbula (sub-auricular).

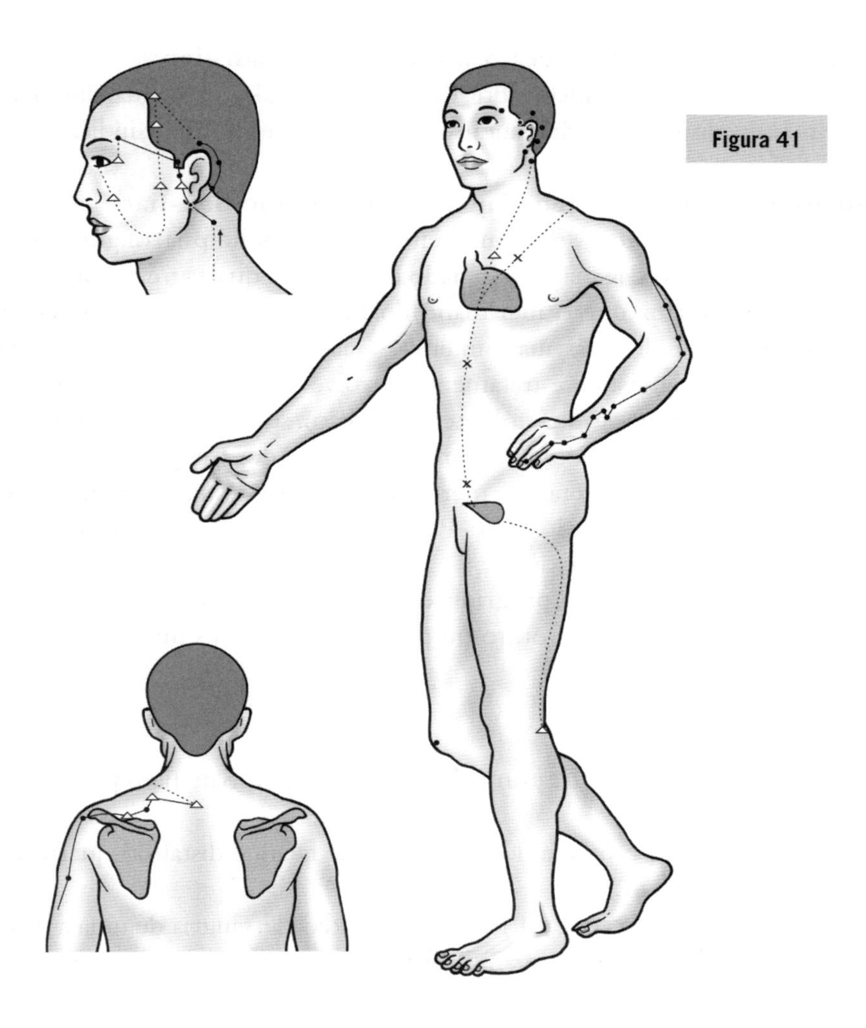

Figura 41

- Jiao superior (Pulmão e Coração): serosite (pleural ou pericárdica), sudorese espontânea, tosse seca, rigidez da língua, dor na faringe, membros frios, inquietação, fleuma abundante no Pulmão.
- Jiao médio (Estômago, Baço-Pâncreas e Intestino Delgado): sudorese quente à tarde (sem *flush*), anorexia, náuseas, distensão abdominal, sensação de plenitude quente no abdome inferior, alterações intestinais (diarréia ou constipação), perda de apetite.
- Jiao inferior (Rim e Fígado):
  Rim: serosite peritoneal na região pélvica, polidipsia, oligúria, disúria, edema, ascite.
  Fígado: distúrbios geniturinários, sensação de plenitude, dor abdominal baixa.

b. **Sinais e sintomas de excesso do meridiano San-Jiao**

Dor ao longo do meridiano, dor de garganta, rigidez da língua, distensão abdominal, inchaço, disúria, distúrbio auditivo (no meridiano do Rim, indica deficiência).

c. **Sinais e sintomas de deficiência do meridiano San-Jiao**

Sudorese espontânea, vertigem, membros frios, polidipsia, oligúria, edema, ascite, adormecimento das mãos (associado à terceira e quarta vértebra cervical).

Da mesma forma que o meridiano do Pericárdio, o meridiano San-Jiao não apresenta síndromes distintas, mas sim em associação aos Zang Fu e seus meridianos. O princípio do diagnóstico e tratamento envolve a observação se a doença é mais externa (antes da alteração morfológica do órgão), se afeta mais de um meridiano, se está localizada ao longo do meridiano ou em um dos três Jiao.

Na primavera e no verão, o meridiano San-Jiao trata problemas dos meridianos da Vesícula Biliar e do Baço-Pâncreas, e no outono e no inverno, os dos meridianos do Rim e da Bexiga.

À medida que a doença progride, ela pode invadir qualquer um dos três Jiao, pode se mover de um para o outro ou pode se tornar mais interna.

Pontos do meridiano San-Jiao

- Guangchong (關衝 TE 1): ponto Jin do meridiano San-Jiao; pertence ao elemento Metal.

Localização: 0,1 tsun proximal leito ungueal da falange distal do quarto dedo, no lado ulnar (Figura 42).

Aplicação: Agulhamento com 0,1 tsun de profundidade; sangria de uma a duas gotas.

Indicações: Cefaléia, dor de garganta, febre, zumbido, pterígio, boca seca, úlceras na língua, apoplexia e coma, dor na mão.

- Yemen (液門 TE 2): ponto Ying do meridiano San-Jiao; pertence ao elemento Água.

Localização: Entre o quarto e o quinto dedos, dorsal e distal à articulação metacarpofalangeana entre a pele clara e escura (Figura 42).

Aplicação: Agulhamento perpendicular com 0,2 a 0,5 tsun de profundidade.

Indicações: Hemicrania, dor de garganta, gengivite, pterígio, conjuntivite, zumbido ou tinido no ouvido, distúrbios auditivos.

- Zhongzhu (中渚 TE 3): ponto Shu do meridiano San-Jiao; pertence ao elemento Madeira; ponto Mãe do meridiano San-Jiao.

Localização: Face dorsal da mão, na fossa proximal da articulação metacarpofalangeana entre o quarto e o quinto metacarpos (Figura 42).

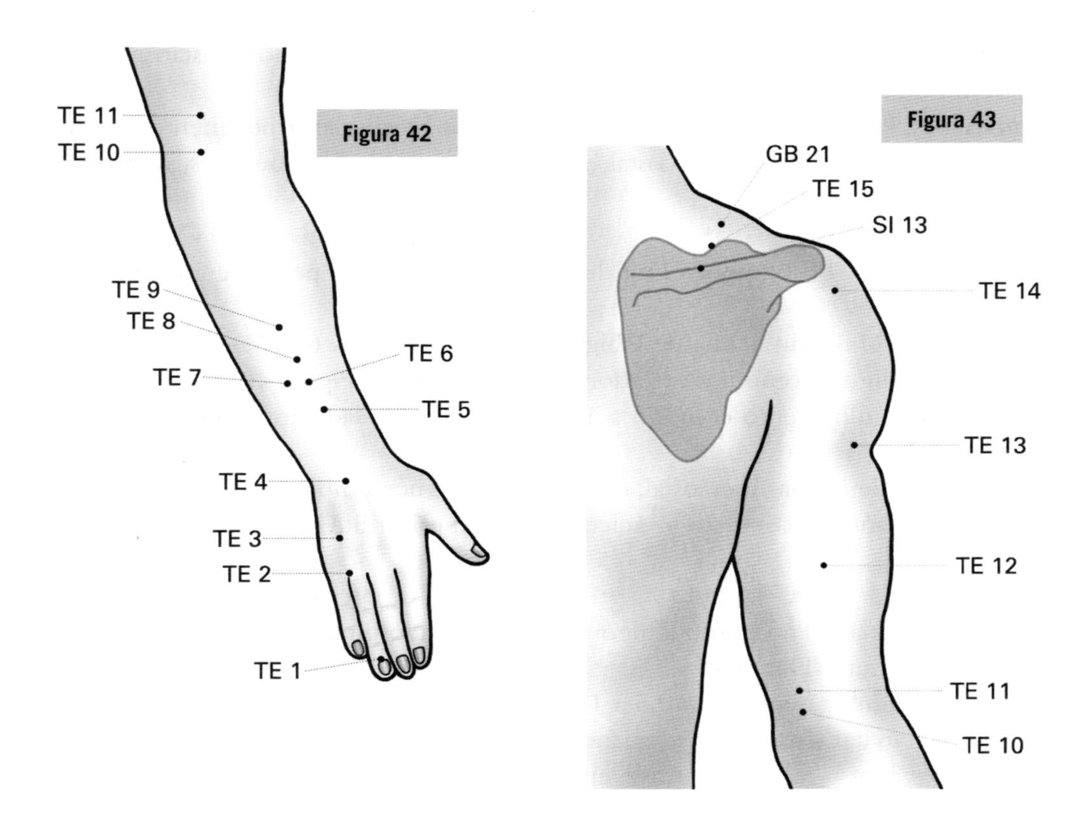

Aplicação: Agulhamento perpendicular com 0,2 a 0,5 tsun de profundidade; moxabustão por 2 a 5 minutos.

Indicações: Zumbido ou tinido, distúrbios auditivos, hemicrania, dor de garganta, parotidite, cervicobraquialgia, dorsalgia, parestesia da mão ou dedos.

- Yangchi (陽池 TE 4): ponto Yuan do meridiano San-Jiao.

Localização: No dorso do punho, numa depressão formada entre os tendões dos extensores dos dedos, quando os dedos estão estendidos (Figura 42).

Aplicação: Agulhamento com 0,1 a 0,3 tsun de profundidade.

Indicações: Dor no dorso da mão, hirsutismo na mulher, boca seca, diabetes, malária, hiperêmese gravídica.

- Waiguan (外關 TE 5): ponto Luo do meridiano do San-Jiao; ponto Hui (conexão) dos meridianos San-Jiao e Yang Wei Mai; ponto de abertura do Yang Wei Mai.

Localização: Dorso do antebraço, 2 tsun acima do punho, entre os tendões dos músculos extensor digital comum e extensor do dedo mínimo (Figura 42).

Aplicação: Agulhamento com 0,3 a 1 tsun de profundidade; moxabustão por 2 a 10 minutos.
Indicações: Hemicrania, dor no pescoço, dor nos braços, adormecimento ou paralisia dos dedos, dor intercostal, zumbido ou tinido nos ouvidos, distúrbios auditivos.

- Zhigou (支溝 TE 6): ponto Jing do meridiano San-Jiao; pertence ao elemento Fogo.

Localização: Um tsun acima de Waiguan (TE 5), entre os tendões dos músculos extensor digital comum e extensor do dedo mínimo (Figura 42).
Aplicação: Agulhamento com 0,5 a 1 tsun de profundidade; moxabustão por 2 a 5 minutos.
Indicações: Neuralgia intercostal, constipação, dor nos ombros e braços ao longo do meridiano, desconforto torácico, dispnéia, pericardite e pleurite.

- Huizong (會宗 TE 7): ponto Xi – *cleft* (acúmulo) do meridiano San-Jiao.

Localização: Lateral ao ponto Zhigou (TE 6), no lado ulnar do músculo extensor digital comum (Figura 42).
Aplicação: Agulhamento com 0,5 a 1 tsun de profundidade (alguns textos antigos sugerem evitar o agulhamento); moxabustão por 2 a 5 minutos.
Indicações: Dor nos braços, surdez, epilepsia.

- Sanyangluo (三陽絡 TE 8): Grande Luo dos três meridianos Yang da mão.

Localização: Um tsun acima do ponto Zhigou (TE 6), entre os tendões dos músculos extensor digital comum e extensor do dedo mínimo (Figura 42).
Aplicação: Agulhamento com 0,5 a 1 tsun de profundidade; moxabustão por 2 a 5 minutos.
Indicações: Dor no braço, gripe, surdez, laringite, rouquidão.

- Sidu (四瀆 TE 9)

Localização: Cinco tsun distais ao cotovelo, entre os tendões dos músculos extensor digital comum e extensor do dedo mínimo (Figura 42).
Aplicação: Agulhamento com 0,5 a 1 tsun de profundidade; moxabustão por 2 a 5 minutos.
Indicações: Rouquidão, laringite, dor no antebraço.

- Tianjing (天井 TE 10): ponto He do meridiano San-Jiao; pertence ao elemento Terra; ponto Filho do meridiano San-Jiao.

Localização: Na fossa acima do olécrano, na borda ulnar do tendão do músculo tríceps braquial (Figuras 42 e 43).

Aplicação: Agulhamento perpendicular com 0,3 a 0,7 tsun de profundidade; moxabustão por 2 a 10 minutos.

Indicações: Dor na região dorsal do braço e cotovelo, furunculose, linfadenite, cefaléia e dor no pescoço, dor de garganta, distúrbios auditivos.

- Qinglengyuan (清冷淵 TE 11)

Localização: Um ou dois tsun acima do ponto Tianjing (TE 10), na borda ulnar do tendão do músculo tríceps braquial (Figuras 42 e 43).

Aplicação: A mesma do ponto Tianjing (TE 10).

Indicações: Dor no cotovelo, braço e ombro, dor e vermelhidão nos olhos.

- Xiaoluo (消濼 TE 12)

Localização: Ponto médio entre os pontos Qinglengyuan (TE 11) e Naohui (TE 13) (Figura 43).

Aplicação: Agulhamento perpendicular com 0,3 a 0,7 tsun de profundidade; moxabustão por 2 a 10 minutos.

Indicações: Cefaléia, dor nos braços e na nuca, dor e rigidez no pescoço e na região escapular.

- Naohui (消濼 TE 13): ponto Hui (conexão) dos meridianos San-Jiao e Yang Wei Mai.

Localização: Região póstero-lateral do ombro, na borda inferior do músculo deltóide, três tsun abaixo do ponto Jianliao (TE 14) (Figura 43).

Aplicação: Agulhamento com 0,5 a 1 tsun de profundidade; moxabustão por 2 a 10 minutos.

Indicações: Bursite ou periartrite do ombro, dor no braço, cervicobraquialgia.

- Jianliao (肩髎 TE 14)

Localização: Na depressão entre o acrômio e a tuberosidade maior do úmero, na borda do tendão do músculo infra-espinhoso (Figura 43).

Aplicação: Agulhamento perpendicular com 0,5 a 1 tsun de profundidade; moxabustão por 2 a 10 minutos.

Indicações: Bursite, periartrite ou tendinite do ombro, dor no braço.

- Tianliao (天髎 TE 15): ponto Hui (conexão) dos meridianos San-Jiao e Yang Wei Mai.

Localização: Fossa supra-espinal, na borda superior da escápula, entre os pontos Quyuan (SI 13) e Jianjing (GB 21) (Figura 43).

Aplicação: Agulhamento oblíquo, com 0,3 a 1 tsun de profundidade; moxabustão por 2 a 5 minutos.

Indicações: Cervicobraquialgia, dor e rigidez do pescoço, dor no ombro e no braço.

■ Tianyou (天牖 TE 16)

Localização: Posterior e inferior ao processo mastóide, na borda lateral do músculo esternocleidomastóideo, entre os pontos Tianzhu (BL 10) e Tianrong (SI 17) (Figura 44).

Aplicação: Agulhamento com 0,5 a 1 tsun de profundidade.

Indicações: Hemicrania, dor e rigidez da nuca, dor facial, tinido nos ouvidos, distúrbios auditivos, surdez, congestão dos olhos.

■ Yifeng (翳風 TE 17): ponto Hui (conexão) dos meridianos San-Jiao e Vesícula Biliar.

Localização: Abaixo da orelha externa, entre a mandíbula e o processo mastóide (Figura 44).

Aplicação: Agulhamento perpendicular com 0,5 a 1 tsun de profundidade; moxabustão por 2 a 5 minutos.

Indicações: Surdez, zumbido, otite, paralisia facial, dor facial, periartrite temporomandibular, parotidite.

■ Qimai (瘈脈 TE 18)

Localização: Um tsun acima de Yifeng (TE 17), posterior à orelha externa, na proeminência do processo mastóide, onde há uma veia (Figura 44).

Aplicação: Agulhamento perpendicular com 0,5 a 1 tsun de profundidade, evitando a veia; moxabustão por 2 a 5 minutos.

Indicações: Cefaléia, zumbido ou tinido no ouvido, distúrbios auditivos.

Figura 44

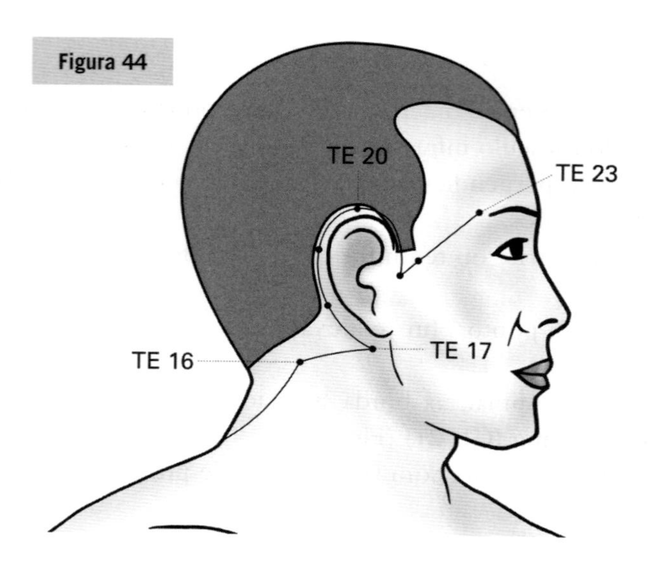

- Luxi (顱息 TE 19)

Localização: Um tsun acima de Qimai (TE 18) (Figura 44).
Aplicação: Agulhamento para sangria de uma a duas gotas.
Indicações: Zumbido, surdez, paralisia facial, cefaléia.

- Jiaosun (角孫 TE 20): ponto Hui (conexão) dos meridianos San-Jiao, Vesícula Biliar e Intestino Delgado.

Localização: Borda superior da orelha externa, na margem do cabelo (Figura 44).
Aplicação: Agulhamento perpendicular com 0,1 a 0,2 tsun de profundidade.
Indicações: Vermelhidão e edema da orelha externa, gengivite, dor de dente, pterígio.

- Ermen (耳門 TE 21)

Localização: Com a boca aberta, o ponto se localiza no centro da depressão à frente do trago da orelha (Figura 44).
Aplicação: Agulhamento perpendicular com 0,5 a 1 tsun de profundidade.
Indicações: Zumbido ou tinido no ouvido, distúrbios auditivos, otite média, gengivite, dor de dente.

- Heliao (和髎 TE 22): ponto Hui (conexão) dos meridianos San-Jiao, Vesícula Biliar e Intestino Delgado.

Localização: Um tsun anterior à orelha externa, na margem póstero-inferior do cabelo (Figura 44).
Aplicação: Agulhamento com 0,1 a 0,7 tsun de profundidade; moxabustão por 1 a 5 minutos.
Indicações: Hemicrania, zumbido ou tinido nos ouvidos, conjuntivite, paralisia facial, rinite.

- Sizhukong (絲竹空 TE 23): ponto Hui (conexão) dos meridianos San-Jiao e Vesícula Biliar.

Localização: Na cauda do supercílio, numa depressão na região orbitária (Figura 44).
Aplicação: Agulhamento com 0,3 a 0,5 tsun de profundidade.
Indicações: Distúrbios dos olhos, cefaléia, dor de dente, otalgia, tontura, paralisia facial, congestão e dor nos olhos.

Meridiano da Vesícula Biliar – Shao Yang do pé

Esse Meridiano é de natureza Yang e é acoplado ao Meridiano do Fígado, que é de natureza Yin. Recebe energia do meridiano San-Jiao e a transmite para o meridiano do Fígado.

Em relação aos Cinco Elementos, é Madeira de Yang, Filho do meridiano da Bexiga (Água) e Mãe do meridiano do Intestino Delgado (Fogo).

Possui 44 pontos de cada lado.

Caminho do meridiano da Vesícula Biliar

O meridiano da Vesícula Biliar começa no canto externo do olho. O ramo principal sai do canto externo do olho em direção à região anterior da orelha externa, depois para a região temporal da cabeça, conectando-se ao meridiano San-Jiao no ponto Heliao (TE 22), sobe pela margem anterior do cabelo, conectando-se ao meridiano do Estômago no ponto Touwei (ST 8). Depois, segue pela região temporal para baixo e depois ao redor da orelha externa até a região da mastóide, subindo novamente entre a região temporal e parietal até a região supra-orbitá-

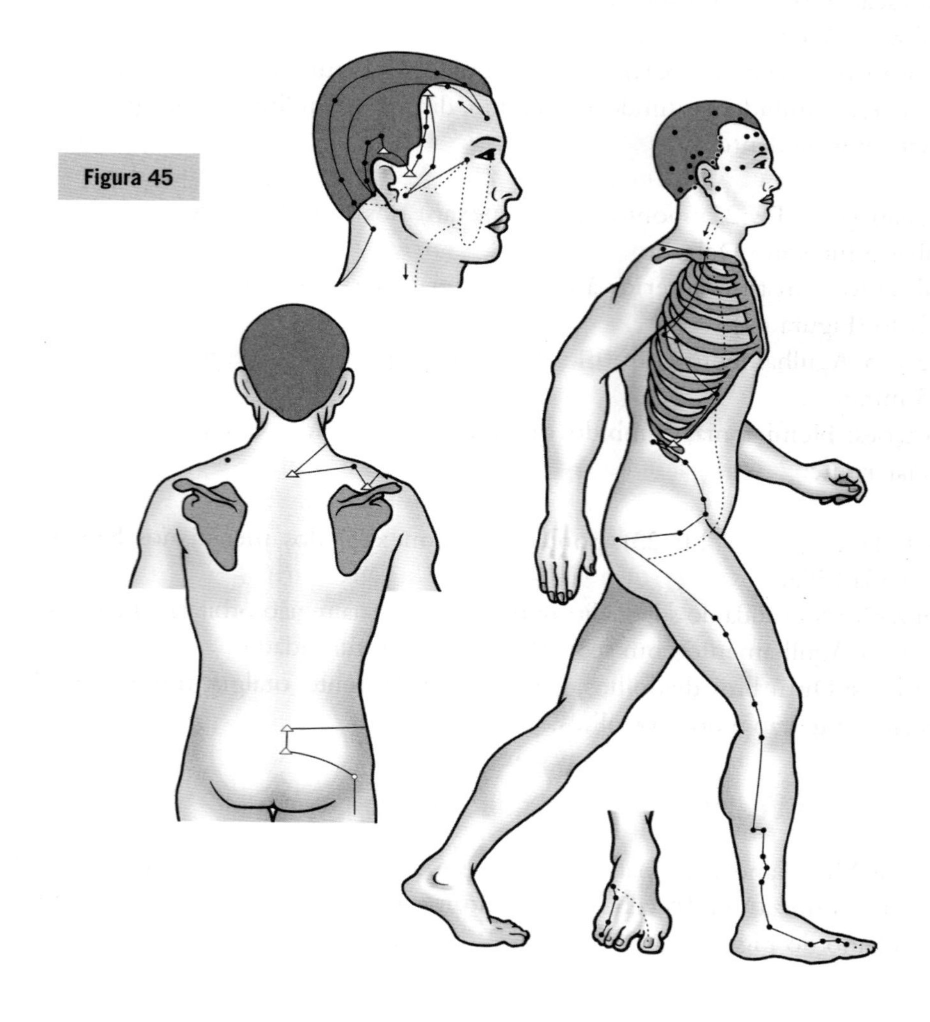

Figura 45

ria. A seguir, desce novamente pela região parietal até a região occipital para se conectar ao San-Jiao, Yang Wei Mai e Yang Qiao Mai no ponto Fengchi (GB 20). Depois, desce pela região lateral do pescoço, cruzando com o meridiano do Intestino Delgado no ponto Tianrong (SI 17) e cruza com o meridiano San-Jiao no ponto Dazhui (GV 14) do Du Mai. Continua pela fossa supraclavicular, circunda a região anterior do ombro até a região axilar, descendo pela região lateral do tórax até a região inguinal, onde cruza com o Dai Mai nos pontos Dai Mai (GB 26), Wushu (GB 27) e Weidao (GB 28), indo para a região do quadril, onde encontra o meridiano da Bexiga no ponto Huantiao (GB 30), na região glútea. A seguir, desce pela borda lateral da coxa, perna, região ântero-lateral do tornozelo, dorso do pé, passando entre o quarto e quinto metatarsos para chegar ao quarto artelho.

Há um ramo que parte da região anterior da orelha externa, vai para o ouvido e, através da região temporomaxilar, cruza com o meridiano do Estômago e chega aos olhos. Há um outro ramo que desce pela região medial da mandíbula, cruza a região maxilar inferior próximo ao olho e desce pelo pescoço, chegando à fossa supraclavicular. Há mais um ramo que desce pelo mediastino, cruza o diafragma e se conecta ao Fígado e à Vesícula Biliar, descendo pela região lateral do abdome para chegar na região inguinal, para depois alcançar o trocanter maior e chegar ao ramo principal.

Existe ainda um outro ramo que sai da região dorso-lateral do pé do ponto Lingqi (GB 41), que atravessa o metatarso e chega ao espaço entre o primeiro e o segundo metatarsos até a região lateral do hálux e se conecta ao meridiano do Fígado (Figura 45).

Sinais e sintomas do meridiano da Vesícula Biliar

a. **Sintomas principais**

- Meridiano: dor ao longo do meridiano, hemicrania ou cefaléia temporal, cervicalgia, dor axilar, dor na região lateral das costas, do quadril e da perna.
- Olhos: dor nos olhos, congestão, conjuntivite, embaçamento visual, amarelamento dos olhos (obstrução biliar).
- Ouvidos: vertigem, distúrbios auditivos.
- Vesícula Biliar: calafrios e febre, dor na região do quadrante superior do abdome irradiando para a região escapular, cólica biliar, gosto amargo na boca, constipação, icterícia, urina escura.
- Mentais: insônia, ansiedade, medo, suspiros freqüentes.

b. **Sinais e sintomas de excesso do meridiano da Vesícula Biliar**

- Síndrome de umidade calor (Gan Dan Shi Re): dor axilar, calafrios, febre, gosto amargo na boca, sede, constipação, icterícia, náuseas, vômitos, língua com revestimento amarelado, pulso rápido em corda.

c. **Sinais e sintomas de deficiência do meridiano da Vesícula Biliar**

- Não é comum, da mesma forma que é incomum a deficiência do Qi do Fígado. Se ocorrer, haverá sintomas como vertigem, tontura, náuseas, vômitos, distúrbios visuais, insônia, sonhos excessivos ou pesadelos, medo e timidez.

Pontos do meridiano da Vesícula Biliar

- Tongziliao (瞳子髎 GB 1): ponto Hui (conexão) dos meridianos da Vesícula Biliar, do Intestino Delgado e do San-Jiao.

Localização: 0,5 tsun lateral ao rebordo orbitário na direção do canto externo do olho (Figura 46).

Aplicação: Agulhamento oblíquo para a região lateral com 0,5 a 0,8 tsun de profundidade.

Indicações: Distúrbios nos olhos, cefaléia, dor e paralisia facial.

- Tinghui (聽會 GB 2)

Localização: Com a boca aberta, numa depressão anterior e inferior ao trago da orelha externa, um pouco abaixo do ponto Tinggong (SI 19) (Figura 46).

Aplicação: Agulhamento perpendicular com 0,3 a 0,5 tsun de profundidade; moxabustão por 2 a 5 minutos.

Indicações: Zumbido, surdez, otite média, dor de dente, alterações na articulação temporomandibular, paralisia facial.

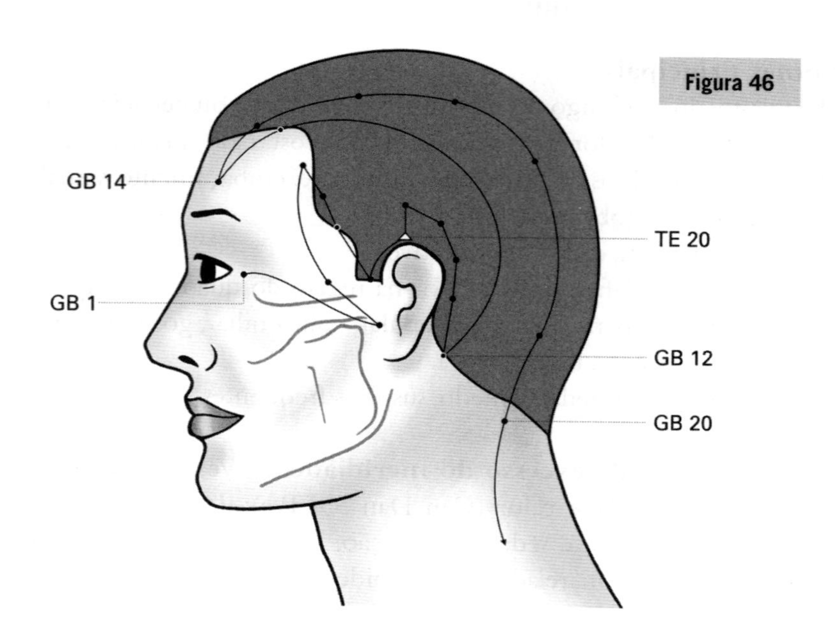

- Shangguan (上關 GB 3): ponto Hui (conexão) do meridiano da Vesícula Biliar, do San-Jiao e do Estômago.

Localização: À frente da orelha, na borda superior do arco zigomático, acima do ponto Xiaguan (ST 7) (Figura 46).

Aplicação: Agulhamento perpendicular com 0,2 a 0,5 tsun de profundidade; moxabustão por 3 a 5 minutos.

Indicações: Zumbido ou tinido no ouvido, surdez, paralisia facial, dor de dente.

- Hanyan (頷厭 GB 4): ponto Hui (conexão) dos meridianos da Vesícula Biliar, do San-Jiao e do Estômago.

Localização: Um tsun abaixo do ponto Touwei (ST 8), na região temporal, na margem do cabelo (Figura 46).

Aplicação: Agulhamento perpendicular com 0,3 a 0,5 tsun de profundidade; moxabustão por 2 a 10 minutos.

Indicações: Cefaléia, tontura, zumbido ou tinido no ouvido, paralisia facial, rinite.

- Xuanlu (懸顱 GB 5): ponto Hui (conexão) dos meridianos da Vesícula Biliar, do San-Jiao e do Estômago.

Localização: Na linha entre os pontos Hanyan (GB 4) e Qubin (GB 7), a um terço de distância, abaixo e posterior ao ponto Hanyan (GB 4) (Figura 46).

Aplicação: Agulhamento com 0,2 a 0,3 tsun de profundidade, evitando a artéria; moxabustão por 2 a 5 minutos.

Indicações: Hemicrania, dor na região temporal e oftálmica, dor de dente, rinite.

- Xuanli (懸厘 GB 6): ponto Hui (conexão) dos meridianos da Vesícula Biliar, do San-Jiao e do Estômago.

Localização: Na linha entre os ponto Hanyan (GB 4) e Qubin (GB 7), a um terço de distância acima do ponto Qubin (GB 7) (Figura 46).

Aplicação: Agulhamento com 0,2 a 0,3 tsun de profundidade, evitando a artéria; moxabustão por 2 a 5 minutos.

Indicações: Hemicrania, dor na região dos olhos, dor de dente, rinite.

- Qubin (曲鬢 GB 7): ponto Hui (conexão) dos meridianos da Vesícula Biliar e da Bexiga.

Localização: Região temporal, anterior e superior à orelha externa; dobrando a orelha para baixo, o ponto está localizado na altura do pólo superior da orelha dobrada (Figura 46).

Aplicação: Agulhamento com 0,2 a 0,3 tsun de profundidade.

Indicações: Hemicrania, dor na região temporal ou oftálmica, dor de dente.

- Shuaigu (率谷 GB 8): ponto Hui (conexão) dos meridianos da Vesícula Biliar e da Bexiga.

Localização: Dobrando a orelha para frente, o ponto se localiza 1,5 tsun acima do pólo superior da orelha (Figura 46).

Aplicação: Agulhamento perpendicular com 0,3 a 0,5 tsun de profundidade; moxabustão por 2 a 10 minutos.

Indicações: Cefaléia após ingestão de álcool, hemicrania, tontura ou vertigem com ou sem vômitos.

- Tianchong (天衝 GB 9): ponto Hui (conexão) dos meridianos da Vesícula Biliar e da Bexiga.

Localização: 0,5 tsun posterior ao ponto Shuaigu (GB 8), 2 tsun acima da margem do cabelo, na região posterior e superior à orelha externa (Figura 46).

Aplicação: Agulhamento perpendicular com 0,3 a 0,5 tsun de profundidade; moxabustão por 2 a 10 minutos.

Indicações: Cefaléia temporal, gengivite, epilepsia.

- Fubai (浮白 GB 10): ponto Hui (conexão) dos meridianos da Vesícula Biliar e da Bexiga.

Localização: Um tsun abaixo e posterior ao ponto Tianchong (GB 9), na região posterior da orelha externa, numa depressão, um tsun posterior à margem do cabelo (Figura 46).

Aplicação: Agulhamento obliquo com 0,3 a 0,5 tsun de profundidade; moxabustão por 2 a 5 minutos.

Indicações: Zumbido ou vertigem, tinido no ouvido, surdez, dor de dente, dor e rigidez de nuca, tosse, tonsilite.

- Qiaoyin (da cabeça) (竅陰 GB 11): ponto Hui (conexão) dos meridianos da Vesícula Biliar e da Bexiga.

Localização: Um tsun abaixo de Fubai (GB 10), a meia distância entre este e o ponto Wangu (GB 12), numa depressão superior e anterior ao processo mastóide (Figura 46).

Aplicação: A mesma do ponto Fubai (GB 10).

Indicações: Dor na cabeça e no pescoço, zumbido ou tinido no ouvido, surdez, neuralgia do trigêmeo.

- Wangu (da cabeça) (完骨 GB 12): ponto Hui (conexão) dos meridianos da Vesícula Biliar e da Bexiga.

Localização: Depressão abaixo e posterior ao processo mastóide, 0,7 tsun abaixo do ponto Qiaoyin (GB 11) (Figura 46).

Aplicação: Agulhamento com 0,3 a 0,5 tsun de profundidade; moxabustão por 10 a 15 minutos.

Indicações: Cefaléia e dor na nuca, zumbido ou tinido no ouvido, dor de garganta, tonsilite, dor de dente, gengivite, paralisia facial, insônia, epilepsia.

■ Benshen (本神 GB 13): ponto Hui (conexão) dos meridianos da Vesícula Biliar e Yang Wei Mai.

Localização: Na região frontal, 0,5 tsun acima da linha do cabelo (dependendo da pessoa), a três tsun da linha média (Figura 46).

Aplicação: Agulhamento oblíquo com 0,3 a 0,5 tsun de profundidade; moxabustão por 2 a 10 minutos.

Indicações: Cefaléia, tontura, vertigem, vômitos, epilepsia.

■ Yangbai (陽白 GB 14): ponto Hui (conexão) dos meridianos da Vesícula Biliar, do Estômago, do Intestino Grosso e Yang Wei Mai.

Localização: Um tsun acima da sobrancelha, na linha da pupila (Figura 46).

Aplicação: Agulhamento perpendicular ou oblíquo com 0,2 a 0,3 tsun de profundidade; moxabustão por 2 a 5 minutos.

Indicações: Cefaléia frontal, dor ou distúrbios nos olhos, hemicrania, tontura ou vertigem, neuralgia do trigêmeo, paralisia facial.

■ Linqi (da cabeça) (臨泣 GB 15): ponto Hui (conexão) dos meridianos da Vesícula Biliar, da Bexiga e Yang Wei Mai.

Localização: Na linha vertical da pupila, 0,5 tsun acima da inserção do cabelo, no ponto médio entre Shenting (GV 24) e Touwei (ST 8) (Figura 46).

Aplicação: A mesma de Yangbai (GB 14).

Indicações: Tontura, zumbido, distúrbios da visão, lacrimejamento excessivo, dor nos olhos, obstrução nasal, apoplexia e perda da consciência, epilepsia.

■ Muchuang (目窗 GB 16): ponto Hui (conexão) dos meridianos da Vesícula Biliar e Yang Wei Mai.

Localização: Um tsun acima do ponto Linqi (da cabeça) (GB 15) (Figura 46).

Aplicação: Agulhamento oblíquo com 0,3 a 0,5 tsun de profundidade; moxabustão por 2 a 5 minutos.

Indicações: Cefaléia, tontura, congestão dos olhos, distúrbios visuais, edema da face, dor de dente, sinusite, obstrução nasal.

■ Zhengying (正營 GB 17): ponto Hui (conexão) dos meridianos da Vesícula Biliar e Yang Wei Mai.

Localização: Um tsun posterior ao ponto Muchuang (GB 16) (Figura 46).

Aplicação: Agulhamento oblíquo com 0,3 a 0,5 tsun de profundidade; moxabustão por 2 a 5 minutos.
Indicações: Cefaléia, tontura, dor de dente, labirintite.

- Chengling (承靈 GB 18): ponto Hui (conexão) dos meridianos da Vesícula Biliar e Yang Wei Mai.

Localização: Um tsun posterior ao ponto Zhengying (GB 17) (Figura 46).
Aplicação: A mesma de Zhengying (GB 17).
Indicações: Cefaléia, rinite, obstrução nasal, tosse, asma, dor nos olhos, epistaxe.

- Naokong (腦空 GB 19): ponto Hui (conexão) dos meridianos da Vesícula Biliar e Yang Wei Mai.

Localização: 1,5 tsun superior ao ponto Fengchi (GB 20), na borda lateral da protuberância occipital, abaixo do ponto Chengling (GB 18) (Figura 46).
Aplicação: A mesma de Zhengying (GB 17).
Indicações: Cefaléia occipital, vertigem, tontura, rigidez da nuca, asma, palpitação, zumbido ou tinido no ouvido, epistaxe.

- Fengchi (風池 GB 20): ponto Hui (conexão) dos meridianos da Vesícula Biliar, San-Jiao, Yang Qiao Mai e Yang Wei Mai.

Localização: Abaixo da borda inferior do osso occipital, na depressão entre os músculos esternocleidomastóideo e trapézio, na margem do cabelo (Figura 46).
Aplicação: Agulhamento perpendicular ou oblíquo com 0,5 a 1 tsun de profundidade; moxabustão por 2 a 10 minutos.
Indicações: Cefaléia (especialmente temporal ou occipital), dor e rigidez da nuca, tontura, vertigem, zumbido ou tinido no ouvido, distúrbios auditivos, gripes e resfriados, epistaxe, hipertensão arterial, apoplexia, problemas nos olhos, insônia.

- Jianjing (肩井 GB 21): ponto Hui (conexão) dos meridianos da Vesícula Biliar, San-Jiao, do Estômago e Yang Wei Mai.

Localização: Na fossa supra-escapular, a meia distância entre os pontos Dazhui (GV 14) e Jugu (LI 16), no acrômio, um tsun acima do ponto Tianliao (TE 15) (Figura 47).
Aplicação: Agulhamento perpendicular ou oblíquo com 0,5 a 1 tsun de profundidade (evitar agulhamento durante a gestação); moxabustão por 2 a 10 minutos.
Indicações: Dor e rigidez da nuca, tontura, cervicobraquialgia, mastite, parestesia e fraqueza dos braços, hipertiroidismo, pneumonia, sangramento pós-parto excessivo.

- Yuanye (淵腋 GB 22)

Localização: Três tsun abaixo da axila, na linha axilar anterior, no quarto espaço intercostal (Figura 47).

Aplicação: Agulhamento oblíquo com 0,3 a 0,5 tsun de profundidade.
Indicações: Neuralgia intercostal, pleurite, linfadenite axilar.

- Zhejin (輒筋 GB 23): ponto Hui (conexão) dos meridianos da Vesícula Biliar e da Bexiga.

Localização: Um tsun anterior ao ponto Yuanye (GB 22), no quarto espaço intercostal (Figura 47).
Aplicação: Agulhamento oblíquo com 0,3 a 0,5 tsun de profundidade; moxabustão por 2 a 5 minutos.
Indicações: Desconforto torácico, asma, vômitos, regurgitação ácida, dor e rigidez dos membros, depressão.

- Riyue (日月 GB 24): ponto Mu da Vesícula Biliar; ponto Hui (conexão) dos meridianos da Vesícula Biliar e Yang Wei Mai.

Localização: Na linha vertical do mamilo, no sétimo espaço intercostal, 0,5 tsun abaixo do ponto Qimen (LR 14) (Figura 47).

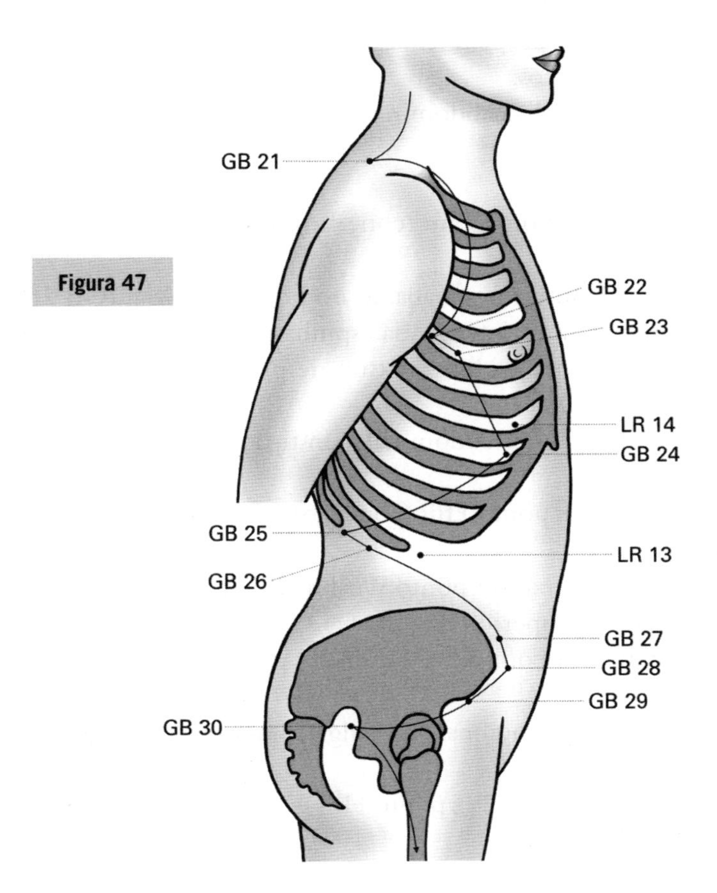

Figura 47

Aplicação: Agulhamento oblíquo com 0,3 a 0,5 tsun de profundidade; moxabustão por 2 a 10 minutos.

Indicações: Dor no rebordo costal, epigastralgia, acidez e vômitos, distensão abdominal, hepatite, icterícia, soluços.

- Jingmen (京門 GB 25): ponto Mu do Rim.

Localização: Na linha axilar posterior, na borda inferior da 12ª costela (Figura 47).

Aplicação: Agulhamento oblíquo com 0,3 a 1 tsun de profundidade; moxabustão por 2 a 5 minutos.

Indicações: Distúrbios nos rins, dor no rebordo costal, dor nas costas, dor na região inguinal, cólica renal, dor e distensão abdominal, oligúria e edema.

- Daimai (帶脈 GB 26): ponto Hui (conexão) dos meridianos da Vesícula Biliar e do Dai Mai.

Localização: Face lateral do tronco, oito tsun laterais ao umbigo, entre a 11ª e a 12ª costelas, na borda do músculo oblíquo (Figura 47).

Aplicação: Agulhamento perpendicular com 0,5 a 1 tsun de profundidade; moxabustão por 2 a 5 minutos.

Indicações: Lombalgia, cólica abdominal, diarréia, cistite, menstruações irregulares, dismenorréia.

- Wushu (五樞 GB 27): ponto Hui (conexão) dos meridianos da Vesícula Biliar e do Dai Mai.

Localização: Três tsun anteriores e abaixo do ponto Dai Mai (GB 26), ao nível do ponto Guanyuan (CV 4), à frente da espinha ilíaca ântero-superior (Figura 47).

Aplicação: Agulhamento com 0,5 a 1 tsun de profundidade; moxabustão por 2 a 5 minutos.

Indicações: Lombalgia, cólica abdominal, constipação, distúrbios urogenitais.

- Weidao (維道 GB 28): ponto Hui (conexão) dos meridianos da Vesícula Biliar e do Dai Mai.

Localização: 0,5 tsun abaixo do ponto Wushu (GB 27), no lado ínfero-anterior da espinha ilíaca ântero-superior (Figura 47).

Aplicação: Agulhamento com 0,5 a 1 tsun de profundidade; moxabustão por 2 a 5 minutos.

Indicações: Dor na região inguinal, lombalgia, enterite, ascite, apendicite.

- Juliao (do fêmur) (居髎 GB 29): ponto Hui (conexão) dos meridianos da Vesícula Biliar e do Yang Qiao Mai.

Localização: Ponto médio entre o trocanter maior do fêmur e a espinha ilíaca ântero-superior quando em decúbito lateral com coxa fletida, na borda ventral do músculo tensor da fáscia lata (Figura 47).
Aplicação: Agulhamento com 1 a 2 tsun de profundidade; moxabustão por 10 a 20 minutos.
Indicações: Dor no quadril e na coxa, face lateral da perna, paralisia ou fraqueza das pernas.

■ Huantiao (環跳 GB 30): ponto Hui (conexão) dos meridianos da Vesícula Biliar e da Bexiga.
Localização: No glúteo, no terço lateral entre o hiato sacral e o trocanter maior do fêmur, na borda inferior do músculo piriforme (Figura 47).
Aplicação: Agulhamento perpendicular com 1 a 2,5 tsun de profundidade; moxabustão por 2 a 15 minutos.
Indicações: Dor no quadril e nas pernas, ciatalgia, paralisia das pernas, dor lombar e lombossacral, hemiplegia, urticária, prurido cutâneo, reumatismo na perna.

■ Fengshi (風市 GB 31)
Localização: Face lateral da coxa, sete tsun acima do joelho, no meio do trato iliotibial; com os braços ao longo do corpo, ao nível da ponta do terceiro dedo (Figura 48).
Aplicação: Agulhamento com 0,5 a 1 tsun de profundidade; moxabustão por 2 a 10 minutos.
Indicações: Ciatalgia, dor na coxa, fraqueza na perna, hemiplegia, dor e fraqueza no joelho, prurido no corpo, parestesia na perna.

■ Zhongdu (do fêmur) (中瀆 GB 32)
Localização: Dois tsun abaixo de Fengshi (GB 31), cinco tsun acima do joelho, na face lateral da coxa, no tendão do trato iliotibial (Figura 48).
Aplicação: A mesma de Fengshi (GB 31).
Indicações: Dor na coxa e no joelho, ciatalgia.

■ Xiyanguan (膝陽關 GB 33)
Localização: Face lateral do joelho, três tsun acima de Yanglingquan (GB 34), entre o trato iliotibial e o bíceps femoral, numa depressão superior ao côndilo do fêmur (Figura 48).
Aplicação: Agulhamento com 0,5 a 0,8 tsun de profundidade (evitando penetrar na cápsula articular); moxabustão por 2 a 10 minutos.
Indicações: Dor no joelho, parestesia da coxa, ciatalgia.

- Yanglingquan (陽陵泉 GB 34): ponto de influência (Hui) dos tendões; ponto He do meridiano da Vesícula Biliar; pertence ao elemento Terra.

Localização: Um tsun abaixo do joelho, numa depressão anterior e inferior à cabeça da fíbula, na borda anterior do músculo fibular longo (Figuras 48 e 49).

Aplicação: Agulhamento com 0,5 a 1 tsun de profundidade; moxabustão por 2 a 10 minutos.

Indicações: Artrite ou periartrite do joelho, tendinite do joelho, dor e edema da perna, paralisia da perna, pé caído, edema da face, gosto amargo na boca, vômitos, vertigem ou tontura, constipação, disúria, distúrbios dos tendões e ligamentos.

- Yangjiao (陽交 GB 35): ponto Xi – *cleft* (acúmulo) do Yang Wei Mai.

Localização: Sete tsun acima do maléolo lateral, na borda posterior do músculo extensor longo dos dedos (Figura 49).

Aplicação: Agulhamento com 0,5 a 1,5 tsun de profundidade; moxabustão por 2 a 5 minutos.

Indicações: Dor na face lateral da perna, asma, dor no tórax, espasmo do músculo gastrocnêmio, conjuntivite.

- Waiqiu (外丘 GB 36): ponto Xi – *cleft* (acúmulo) do meridiano da Vesícula Biliar.

Localização: Um tsun posterior ao ponto Yangjiao (GB 35), na borda posterior da fíbula (Figura 49).

Aplicação: A mesma de Yangjiao (GB 35).

Indicações: Dor na face lateral da perna, espasmo do músculo gastrocnêmio.

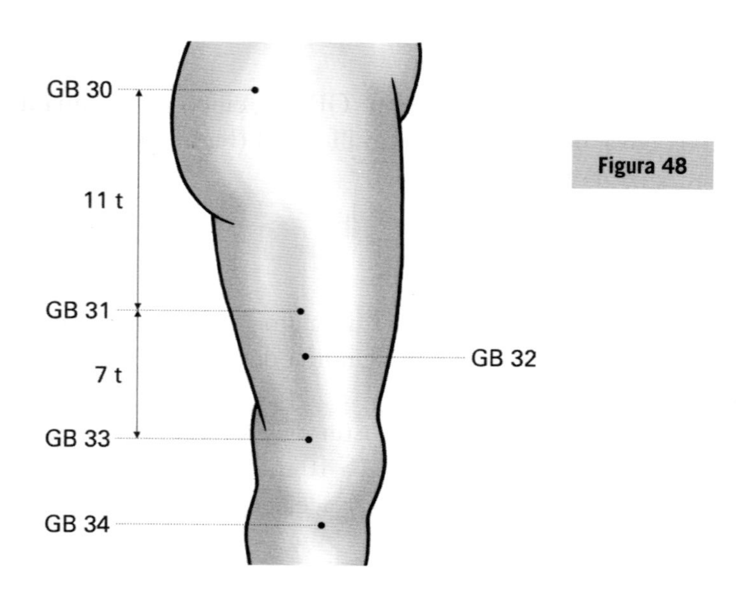

Figura 48

- Guangming (光明 GB 37): ponto Luo do meridiano da Vesícula Biliar.

Localização: Cinco tsun acima do ponto mais alto do maléolo lateral, na borda posterior da fíbula (Figura 49).

Aplicação: Agulhamento perpendicular com 0,5 a 1 tsun de profundidade; moxabustão por 2 a 10 minutos.

Indicações: Dor nas pernas, distúrbios nos olhos (dor e prurido).

- Yangfu (陽輔 GB 38): ponto Jing do meridiano da Vesícula Biliar; pertence ao elemento Fogo; ponto Filho do meridiano da Vesícula Biliar.

Localização: Quatro tsun acima do maléolo lateral, na borda posterior da fíbula, na borda anterior do tendão do músculo fibular longo (Figura 49).

Aplicação: Agulhamento perpendicular com 0,5 a 1 tsun de profundidade; moxabustão por 2 a 10 minutos.

Indicações: Dor e rigidez do joelho e da perna, cefaléia, sensação de frio na região lombar.

- Xuanzhong (懸鍾 GB 39): Grande Luo dos três meridianos Yang do pé; ponto de influência (Hui) da medula.

Localização: Três tsun acima do maléolo lateral, numa depressão entre a fíbula e os tendões dos músculos fibulares curto e longo (Figura 49).

Aplicação: Agulhamento oblíquo com 0,3 a 0,5 tsun de profundidade; moxabustão por 2 a 10 minutos.

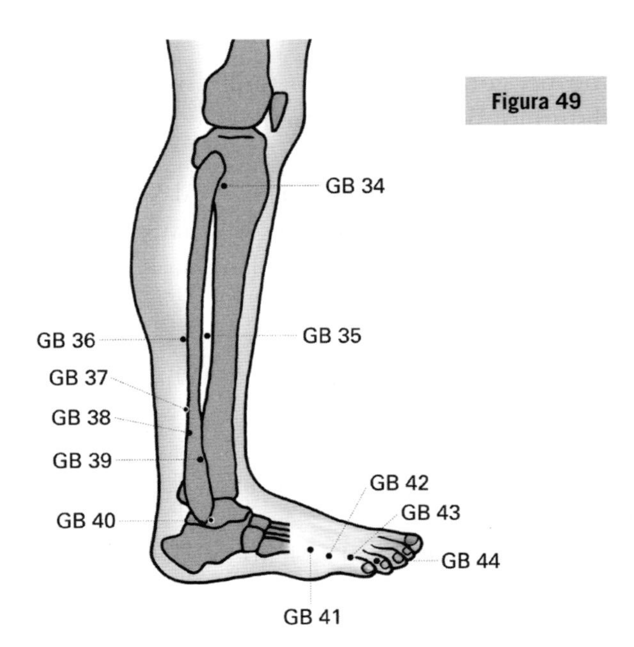

Figura 49

Indicações: Cefaléia, dor e rigidez do pescoço, artrite, dor no pé, dor e entorse do tornozelo e do pé, distúrbios da coluna e das articulações, hemorróidas, epistaxe, coriza.

- Qiuxu (丘墟 GB 40): ponto Yuan do meridiano da Vesícula Biliar.

Localização: Região ântero-inferior do maléolo lateral, numa depressão lateral do tendão do músculo extensor longo dos dedos (Figura 49).

Aplicação: Agulhamento com 0,2 a 0,5 tsun de profundidade; moxabustão por 2 a 5 minutos.

Indicações: Dor e edema do tornozelo, espasmo do músculo gastrocnêmio, dor ao longo do meridiano, pterígio.

- Zulinqi (足臨泣 GB 41): ponto Shu do meridiano da Vesícula Biliar; pertence ao elemento Madeira; ponto de abertura do Dai Mai.

Localização: Numa depressão entre o quarto e o quinto metatarsos, distal às cabeças dos mesmos (Figura 49).

Aplicação: Agulhamento com 0,2 a 0,5 tsun de profundidade; moxabustão por 2 a 5 minutos.

Indicações: Lombalgia, dorsalgia, dor nos joelhos e nas pernas, vertigem, zumbido e tinido nos ouvidos, febre reumática, endocardite, mastite, conjuntivite.

- Diwuhui (地五會 GB 42)

Localização: Entre o quarto e o quinto metatarsos, proximal às articulações metatarsofalangeanas (Figura 49).

Aplicação: A mesma de Zulinqi (GB 41).

Indicações: Dor no pé, gota, zumbido ou tinido nos ouvidos, vertigem, dor na axila, mastite, distúrbios oculares, metatarsalgia.

- Xiaxi (俠谿 GB 43): ponto Ying do meridiano da Vesícula Biliar; pertence ao elemento Água; ponto Mãe do meridiano da Vesícula Biliar.

Localização: Distal às articulações metatarsofalangeanas, entre o quarto e o quinto artelhos (Figura 49).

Aplicação: Agulhamento com 0,2 a 0,3 tsun de profundidade.

Indicações: Zumbido ou tinido nos ouvidos, vertigem, surdez, desconforto torácico, dor intercostal.

- Qiaoyin (竅陰 GB 44): ponto Jin do meridiano da Vesícula Biliar; pertence ao elemento Metal.

Localização: 0,1 tsun proximal e lateral ao leito ungueal do quarto artelho (Figura 49).

Aplicação: Agulhamento para sangria de uma a duas gotas.
Indicações: Cefaléia, vertigem, dor nos olhos, faringite, tendência a sonhos excessivos.

Meridiano do Fígado – Jue Yin do pé

Esse meridiano tem natureza Yin e é acoplado ao meridiano da Vesícula Biliar, que é de natureza Yang. Recebe a energia do meridiano da Vesícula Biliar e a transmite para o meridiano do Pulmão.

Em relação aos Cinco Elementos, é Madeira de Yin, sendo Mãe do meridiano do Coração (Fogo) e Filho do meridiano do Rim (Água).

Caminho do meridiano do Fígado

Esse meridiano começa no leito ungueal lateral do hálux, sobe pela região dorsal do pé entre o primeiro e o segundo metatarsos, passando pelo ponto Zhongfeng (LR 4) na depressão anterior e inferior do maléolo medial.

Ele cruza com o meridiano do Baço-Pâncreas no ponto Sanyinjiao (SP 6) acima do maléolo medial, sobe pelo lado ântero-medial da perna, na borda medial da tíbia, passa pela face medial do joelho, da coxa e região genital até a região suprapúbica, onde se conecta ao Ren Mai nos pontos Qugu (CV 2), Zhongji (CV 3) e Guanyuan (CV 4). Continuando seu caminho, sobe pela lateral do abdome até o rebordo costal, ligando-se ao Fígado e à Vesícula Biliar.

Há ramos desse meridiano que atravessam o diafragma em direção ao mediastino, passando pelo esôfago, laringe, até a região nasofaringeana, para se ligar aos olhos, para depois descer em direção à região maxilar e aos lábios.

Há ainda ramos que partem dos olhos em direção ao ápice do cérebro, e outros que saem do Fígado atravessando o diafragma até o meridiano do Pulmão (Figura 50).

Há 14 pontos de cada lado.

Sinais e sintomas do meridiano do Fígado

O meridiano do Fígado é extremamente importante e está envolvido no armazenamento do sangue, na desintoxicação, na digestão e na nutrição dos tendões.

a. **Sintomas principais**

- Urogenitais: dor abdominal baixa, problemas nos órgãos genitais externos, inflamação ou infecção crônica dos órgãos pélvicos (útero, por exemplo), distúrbios menstruais.

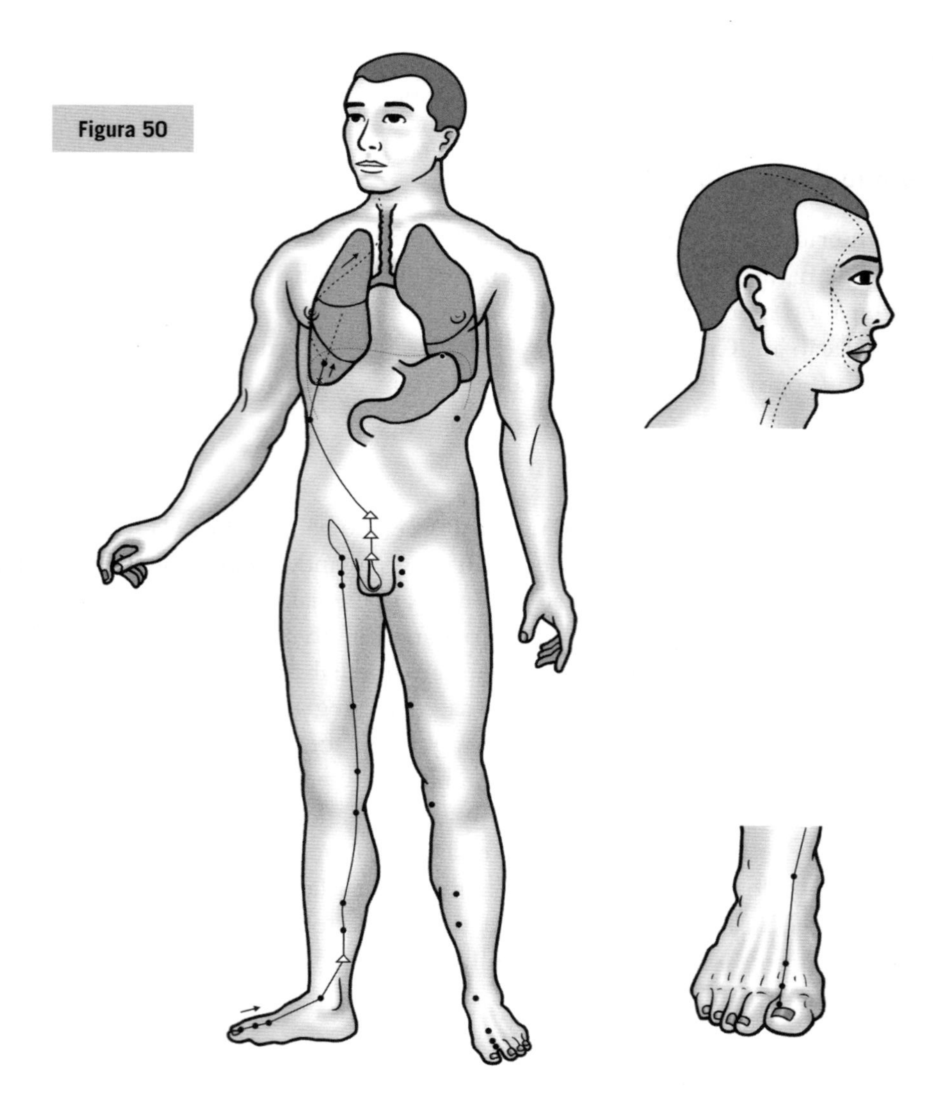

- Olhos: conjuntivite, congestão ocular, secura nos olhos, excesso de lacrimejamento, visão borrada.
- Fígado: dor no rebordo costal, hepatomegalia e dolorimento, febre, perda de apetite, anorexia, icterícia, constipação.
- Tendões: tendinite, fasciíte, periartrite, espondilite, rigidez cervical, espasmos musculares, convulsão.
- Pele: secura, aspereza, prurido, dermatite seborréica.
- Psicossomáticos: cabeça cheia, *flush* facial, insônia.
- Emocionais: irritabilidade, depressão, sensação de corpo estranho na faringe, sudorese noturna.

b. **Sinais e sintomas de excesso do meridiano do Fígado**

Cefaléia, dor axilar, dor e congestão nos olhos, sensação de calor e vermelhidão na face, sensação de corpo estranho na faringe, tinido, gosto amargo na boca, perda de apetite, icterícia, constipação, febre, hepatite, dor abdominal baixa, dismenorréia.

c. **Sinais e sintomas de deficiência do meridiano do Fígado**

Tontura, visão borrada, tinido, gosto amargo na boca, olhos secos, tremores musculares, parestesias nos membros, pele áspera e seca, prurido, insônia, depressão.

Pontos do meridiano do Fígado

- Dadun (大敦 LR 1): ponto Jin do meridiano do Fígado; pertence ao elemento Madeira.

Localização: 0,1 tsun lateral e proximal ao leito ungueal do hálux (Figura 51).

Aplicação: Agulhamento com 0,1 a 0,2 tsun de profundidade ou sangria de uma a duas gotas; moxabustão no lado dorsal proximal à articulação interfalangeana distal por 5 a 15 minutos.

Indicações: Menorragia, hemorragia uterina disfuncional, hemorragia pós-parto excessiva, amenorréia, ptose do útero, dor no pênis, hiperplasia prostática, uretrite, enurese, hérnia.

- Xingjian (行間 LR 2): ponto Ying do meridiano do Fígado; pertence ao elemento Fogo; ponto Filho do meridiano do Fígado.

Localização: Entre o primeiro e o segundo artelhos, distal às articulações metatarsofalangeanas (Figura 51).

Aplicação: Agulhamento oblíquo, com 0,3 a 0,5 tsun de profundidade; moxabustão por 2 a 5 minutos.

Indicações: Menorragia, menstruações irregulares, dor nos órgãos genitais externos, uretrite, enurese, hiperplasia prostática, dor no rebordo costal, hipertensão arterial, conjuntivite, insônia, epilepsia, ciatalgia, dor de dente.

- Taichong (太衝 LR 3): ponto Shu e Yuan do meridiano do Fígado; pertence ao elemento Terra.

Localização: Entre o primeiro e o segundo metatarsos, distal às articulações metatarsofalangeanas (Figura 51).

Aplicação: Agulhamento perpendicular com 0,5 a 1 tsun de profundidade; moxabustão por 2 a 5 minutos.

Indicações: Cefaléia, dor nos órgãos genitais externos, distúrbios no fígado, dor no ombro ou nas costas, dor e distensão no rebordo costal e no flanco, rinite, faringite, rouquidão, distúrbios oculares, menorragia, hiperplasia prostática, hérnia, mastite.

■ Zhongfeng (中封 LR 4): ponto Jing do meridiano do Fígado; pertence ao elemento Metal.

Localização: Um tsun anterior e inferior ao maléolo medial, na borda do tendão do músculo tibial anterior, numa fossa logo acima da tuberosidade do osso navicular (Figuras 51 e 52).

Aplicação: Agulhamento perpendicular com 0,5 a 1 tsun de profundidade; moxabustão por 2 a 5 minutos.

Indicações: Dor nas pernas e no tornozelo, lombalgia, braquialgia, distúrbios dos órgãos genitais, dor no pênis, uretrite, prostatite, hérnia, hepatite.

■ Ligou (蠡溝 LR 5): ponto Luo do meridiano do Fígado.

Localização: Cinco tsun proximais ao maléolo medial, na borda ântero-medial da tíbia (Figura 52).

Aplicação: Agulhamento perpendicular com 0,5 a 1 tsun de profundidade; moxabustão por 2 a 5 minutos.

Indicações: Cólica abdominal, dismenorréia, menstruações irregulares, orquite, disúria, espermatorréia, impotência, dor na perna, lombalgia.

■ Zhongdu (中都 LR 6): ponto Xi – *cleft* (acúmulo) do meridiano do Fígado.

Localização: Sete tsun proximais ao maléolo medial, na borda ântero-medial da tíbia (Figura 52).

Aplicação: Agulhamento perpendicular com 0,5 a 1 tsun de profundidade; moxabustão por 2 a 5 minutos.

Indicações: Menorragia, hemorragia pós-parto excessiva, dor abdominal suprapúbica, hérnia, dor no joelho ou na perna.

Figura 51

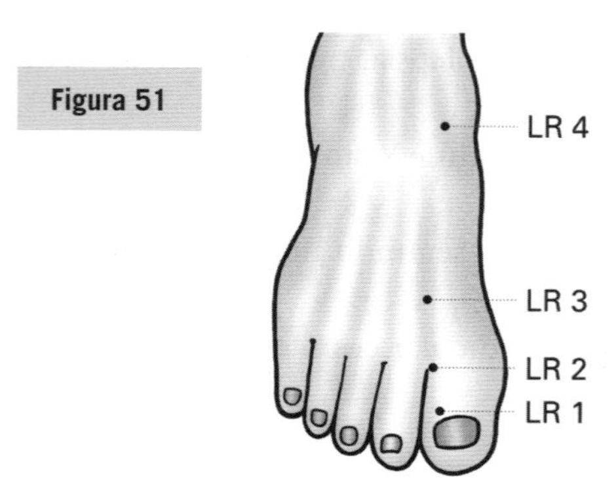

■ Xiguan (膝關 LR 7)

Localização: Região medial e inferior ao côndilo medial da tíbia, um tsun posterior ao ponto Yinlingquan (SP 9) (Figura 52).

Aplicação: Agulhamento perpendicular com 0,5 a 1 tsun de profundidade; moxabustão por 2 a 10 minutos.

Indicações: Dor no joelho (artrite ou periartrite), dor de garganta.

■ Ququan (曲泉 LR 8): ponto He do meridiano do Fígado; pertence ao elemento Água, ponto Mãe do meridiano do Fígado.

Localização: Região medial da prega poplítea quando o joelho está fletido, na borda posterior do côndilo da tíbia; na depressão ântero-medial do tendão do músculo semimembranoso e semitendinoso (Figura 52).

Aplicação: Agulhamento perpendicular com 0,5 a 1 tsun de profundidade; moxabustão por 2 a 5 minutos.

Indicações: Periartrite do joelho, infecção urogenital, ptose do útero, prurido na genitália externa, dor na região inguinal ou suprapúbica, frigidez.

■ Yinbao (陰包 LR 9)

Localização: Quatro tsun acima do côndilo medial do fêmur, entre os músculos sartório e vasto medial (Figuras 52 e 53).

Figura 52

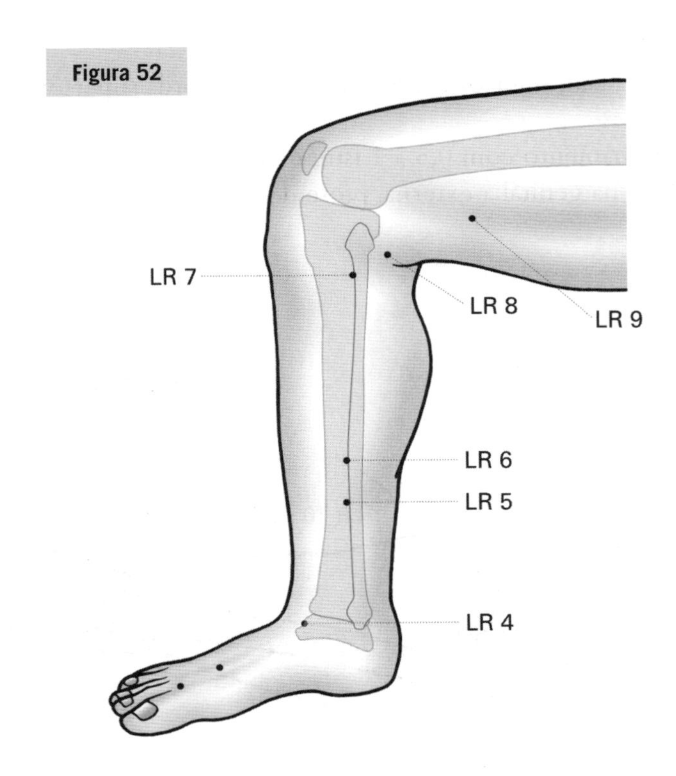

Aplicação: Agulhamento perpendicular com 0,5 a 1 tsun de profundidade; moxabustão por 2 a 10 minutos.
Indicações: Dor no lado medial da coxa, coccidínia e dor no abdome inferior, menstruações irregulares, enurese.

■ Wuli (da coxa) (五里 LR 10)
Localização: Três tsun abaixo da região inguinal, na borda ântero-medial do músculo adutor longo (Figura 53).
Aplicação: Agulhamento perpendicular com 0,5 a 1 tsun de profundidade; moxabustão por 2 a 10 minutos.
Indicações: Dor na região inguinal e na região do púbis, dor no lado medial da coxa, disúria, dermatite no escroto, sonolência.

■ Yinlian (陰廉 LR 11)
Localização: Um tsun abaixo da região inguinal, na borda ântero-medial do músculo adutor longo (Figura 53).
Aplicação: Agulhamento perpendicular com 0,5 a 1,5 tsun de profundidade; moxabustão por 2 a 10 minutos.
Indicações: Menstruações irregulares, dor na região inguinal e na face medial da coxa, esterilidade.

■ Jimai (急脈 LR 12)
Localização: Um tsun inferior e 2,5 tsun laterais à borda superior da sínfise púbica (Figura 53).
Aplicação: Agulhamento com 0,5 a 1 tsun de profundidade, evitando os vasos.
Indicações: Dor na genitália externa, ptose do útero, hérnia, dor na região interna da coxa.

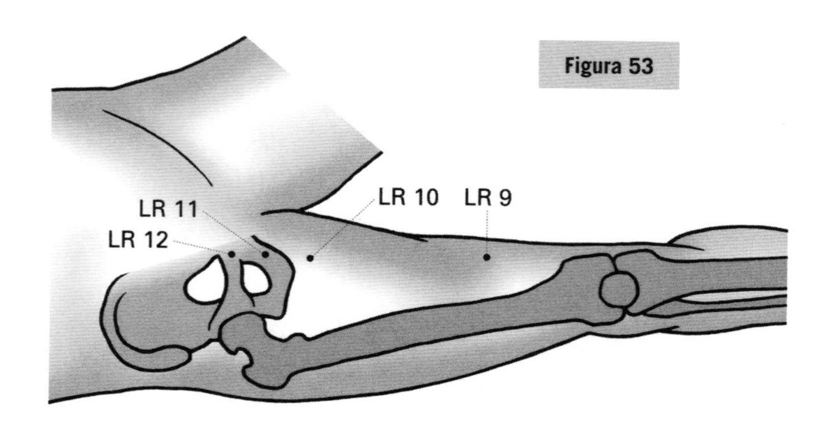

Figura 53

- Zhangmen (章門 LR 13): ponto Mu do Baço-Pâncreas; ponto de influência (Hui) dos órgãos Zang; ponto Hui (conexão) dos meridianos do Fígado e da Vesícula Biliar.

Localização: Na borda inferior da ponta da 11ª costela, na face lateral do abdome (Figura 54).

Aplicação: Agulhamento com 0,5 a 0,8 tsun de profundidade; moxabustão por 10 minutos.

Indicações: Esplenomegalia, distensão abdominal, cólica biliar, dor na região lateral do abdome, borborigmos, espasmo gástrico, ascite, peritonite, indigestão, diarréia, emagrecimento.

- Qimen (期門 LR 14): ponto Mu do Fígado; ponto Hui (conexão) dos meridianos do Fígado, do Baço-Pâncreas e Yin Wei Mai.

Localização: Na linha vertical do mamilo, entre o sexto e o sétimo espaços intercostais (Figura 54).

Aplicação: Agulhamento oblíquo com 0,5 a 0,8 tsun de profundidade; moxabustão por 2 a 10 minutos.

Indicações: Pleurite, hepatite, distúrbios do fígado, cólica biliar, dor no tórax, dor no hipocôndrio, dor na região inguinal ou nos genitais externos.

Figura 54

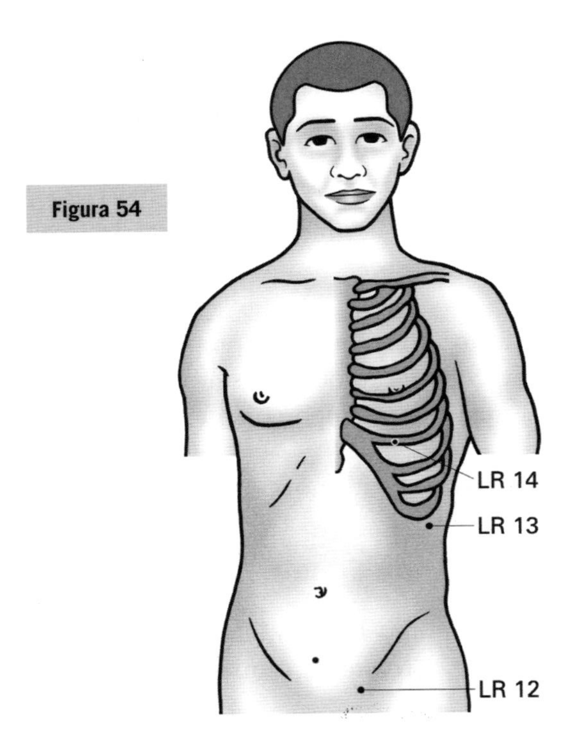

Meridianos extraordinários

Além dos doze meridianos principais, cujos fluxos de energia estão mais perceptivelmente relacionados aos órgãos internos, há oito outros meridianos chamados de extraordinários. Eles são chamados de Du Mai (Mai significa meridiano em chinês – Vaso Governador), Ren Mai (Vaso Concepção), Chong Mai, Dai Mai, Yin Qiao Mai, Yang Qiao Mai, Yin Wei Mai e Yang Wei Mai. Desses, somente o Ren Mai e o Du Mai possuem pontos próprios para a circulação da energia. Os outros seis meridianos extraordinários compartilham os pontos dos meridianos principais.

Du Mai (Vaso Governador)

Caminho do Du Mai

Esse meridiano começa no períneo, passa pelo cóccix para depois subir pela região sacral, lombar, torácica e cervical para chegar ao crânio.

O seu ramo superficial chega ao topo do crânio pela linha vertical mediana, vai para a região frontal, passa pelo nariz e desce em direção à boca. Há um ramo que do occipício penetra no cérebro, conectando-se a todos os meridianos Yang e chega à região frontal entre os olhos para se ligar ao ramo superficial.

Há um ramo profundo que começa no períneo, passa por dentro do abdome à frente da coluna, ligando-se à bexiga, aos rins e às supra-renais. Depois sobe até o mediastino, passando pela região anterior à coluna torácica e cervical, conectando-se ao ramo superficial na região occipital.

Sinais e sintomas do Du Mai

O Du Mai tem duas funções:

- Governar e regular a energia dos meridianos Yang do corpo.
- Manter a resistência do corpo.

Quando esse Meridiano apresenta algum problema, ocorrem espasmo e rigidez do tronco até mesmo com opistótono. Há sintomas como espasmos nas costas, dor de cabeça, convulsão, epilepsia, comportamento maníaco, hemorróidas, hérnia, esterilidade.

Há 28 pontos ao longo do meridiano.

Pontos do Du Mai

- Changqiang (長強 GV 1): ponto Luo do Du Mai, conectando-o ao Ren Mai; ponto Hui (conexão) do Du Mai com os meridianos do Rim, do Fígado e da Vesícula Biliar.

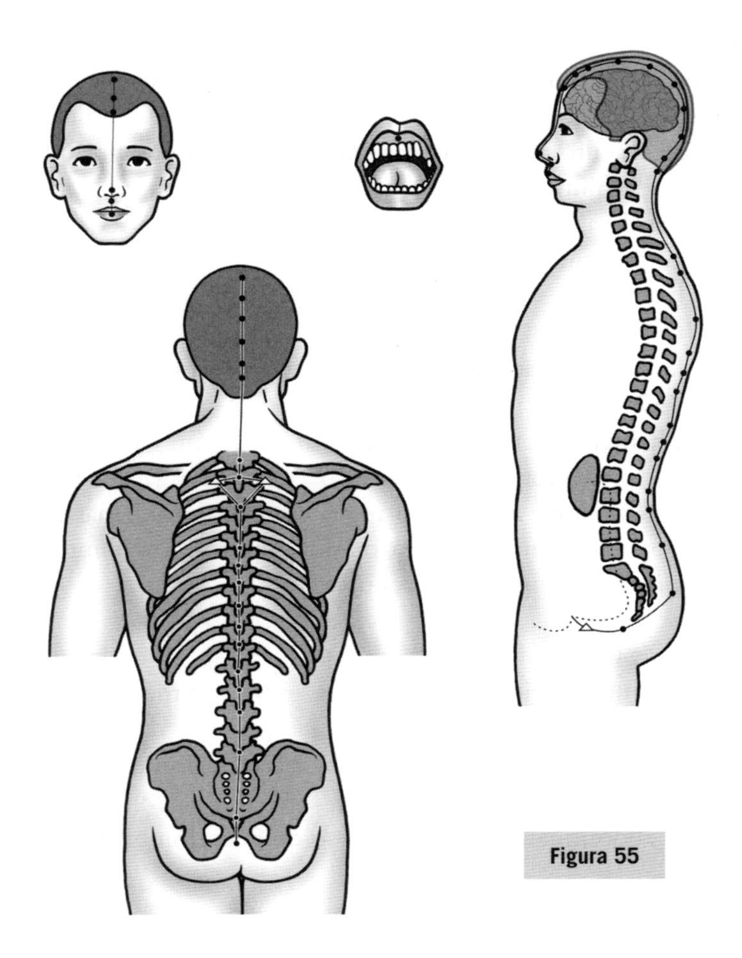

Figura 55

Localização: Ponto médio entre a ponta do cóccix e o ânus (Figura 56).
Aplicação: Agulhamento para cima, com 0,5 a 1 tsun de profundidade; moxabustão por 2 a 10 minutos.
Indicações: Lombalgia, diarréia, hemorróidas, infecção do trato urogenital, prolapso do ânus, excesso de pêlos no corpo, espermatorréia, coccidínia.

■ Yaoshu (腰俞 GV 2)
Localização: Entre o sacro e o cóccix, no hiato sacral (Figura 57).
Aplicação: Agulhamento para cima com 0,5 a 1 tsun de profundidade; moxabustão por 2 a 10 minutos.
Indicações: Menstruações irregulares, hemorróidas, espermatorréia, lombalgia, dor na região sacrococcígea, impotência.

■ Yaoyangquan (腰陽關 GV 3)

Localização: Na linha longitudinal da coluna, entre os processos espinhosos de L4 e L5 (Figura 57).

Aplicação: Agulhamento perpendicular com 0,5 a 1 tsun de profundidade; moxabustão por 2 a 5 minutos.

Indicações: Lombalgia, impotência, espermatorréia, menstruações irregulares, leucorréia, cólica intestinal, diarréia crônica.

■ Mingmen (命門 GV 4)

Localização: Na linha longitudinal da coluna, entre os processos espinhosos de L2 e L3 (Figura 57).

Aplicação: Agulhamento perpendicular com 0,5 a 1 tsun de profundidade; moxabustão por 2 a 5 minutos.

Indicações: Cefaléia, dor e rigidez da região lombar, problemas no sistema urogenital, endometriose, zumbido no ouvido, opistótono, hemorróidas, diarréia crônica com ou sem sangramento, enurese.

■ Xuangshu (懸俞 GV 5)

Localização: Na linha longitudinal da coluna, entre os processos espinhosos de L1 e L2 (Figura 57).

Aplicação: Agulhamento perpendicular com 0,5 a 1 tsun de profundidade; moxabustão por 2 a 5 minutos.

Indicações: Dor abdominal, diarréia, prolapso do ânus, lombalgia.

■ Jizhong (脊中 GV 6)

Localização: Na linha longitudinal da coluna, entre os processos espinhosos de T11 e T12 (Figuras 57 e 58).

Aplicação: Agulhamento com 0,5 a 1 tsun de profundidade.

Indicações: Enterite, icterícia, distensão abdominal, hemorróidas, resfriados, epilepsia.

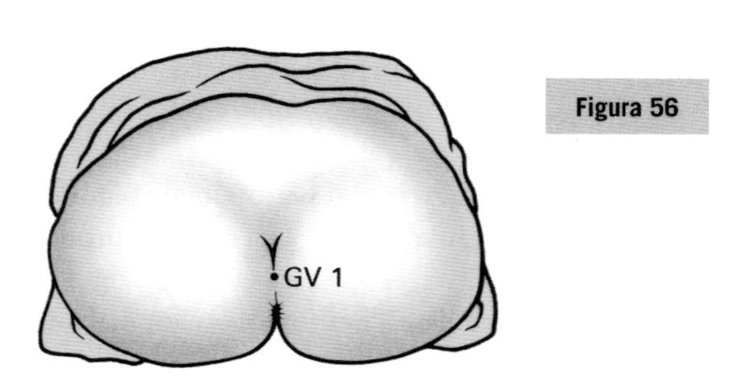

Figura 56

■ Zhongshu (中樞 GV 7)
Localização: Na linha longitudinal da coluna, entre os processos espinhosos de T10 e T11 (Figura 58).
Aplicação: Agulhamento perpendicular com 0,5 a 1 tsun de profundidade; moxabustão por 2 a 5 minutos.
Indicações: Dor nas costas, icterícia, febre, distúrbios da visão.

■ Jinsuo (筋縮 GV 8)
Localização: Na linha longitudinal da coluna, entre os processos espinhosos de T9 e T10 (Figura 58).
Aplicação: Agulhamento perpendicular com 0,5 a 1 tsun de profundidade; moxabustão por 10 minutos.
Indicações: Tontura, afasia, dorsalgia, epigastralgia, epilepsia.

■ Zhiyang (至陽 GV 9)
Localização: Na linha longitudinal da coluna, entre os processos espinhosos de T7 e T8 (Figura 58).
Aplicação: Agulhamento perpendicular com 0,5 a 1 tsun de profundidade; moxabustão por 10 minutos.
Indicações: Tosse, dispnéia, epigastralgia, borborigmos, icterícia, dorsalgia.

■ Lingtai (靈台 GV 10)
Localização: Na linha longitudinal da coluna, entre os processos espinhosos de T6 e T7 (Figura 58).
Aplicação: Moxabustão por 2 a 10 minutos.
Indicações: Tosse crônica, asma, bronquite, dorsalgia, furunculose.

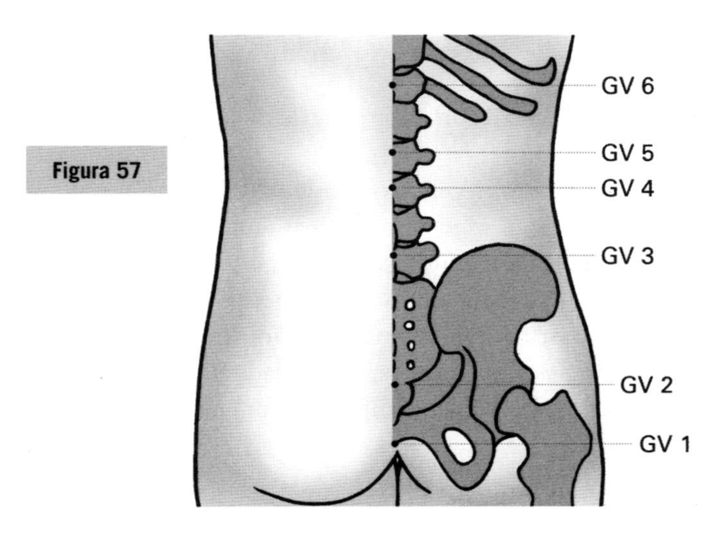

Figura 57

■ Shendao (神道 GV 11)
Localização: Na linha longitudinal da coluna, entre os processos espinhosos de T5 e T6 (Figura 58).
Aplicação: Moxabustão por 2 a 10 minutos.
Indicações: Cefaléia, memória fraca, tosse, convulsão, dor e rigidez dorsal, dor na articulação temporomandibular, ansiedade, medo.

■ Shenzhu (身柱 GV 12)
Localização: Na linha longitudinal da coluna, entre os processos espinhosos de T3 e T4 (Figura 58).
Aplicação: Agulhamento com 0,3 a 1 tsun de profundidade, ou estímulo com agulha de sete estrelas (para bebês); moxabustão por 2 a 10 minutos.
Indicações: Epilepsia, insônia, agitação, dor e rigidez nas costas, epistaxe, tosse, bronquite, asma, tuberculose, furunculose.

■ Taodao (陶道 GV 13): ponto Hui (conexão) do Du Mai e do meridiano da Bexiga.
Localização: Na linha longitudinal da coluna, entre os processos espinhosos de T1 e T2 (Figura 58).
Aplicação: Agulhamento com 0,3 a 1 tsun de profundidade; moxabustão por 2 a 5 minutos.
Indicações: Dor e rigidez das costas, cefaléia, malária, tuberculose, depressão.

■ Dazhui (大椎 GV 14): ponto Hui (conexão) do Du Mai e de todos os meridianos Yang.
Localização: Na linha longitudinal da coluna, entre os processos espinhosos de C7 e T1 (Figura 58).
Aplicação: Agulhamento com 0,3 a 1 tsun de profundidade ou sangria; moxabustão por 2 a 15 minutos.
Indicações: Resfriados, gripe, asma, febre, dor e rigidez da nuca e das costas.

■ Yamen (啞門 CV 15): ponto Hui (conexão) do Du Mai e do Yang Wei Mai.
Localização: Na linha longitudinal mediana, no ligamento interespinhoso da primeira e segunda vértebra cervical (Figura 58).
Aplicação: Agulhamento oblíquo para baixo com 0,5 a 0,8 tsun de profundidade, com cuidado para não entrar na coluna; moxabustão por 2 a 5 minutos.
Indicações: Dor e rigidez do pescoço, cefaléia, dificuldade na fala, rigidez da língua, convulsão e opistótono, esquizofrenia, comportamento maníaco, neuroses.

- Fengfu (風府 GV 16): ponto Hui (conexão) do Du Mai, Yang Wei Mai e do meridiano da Bexiga.

Localização: Na linha vertical mediana, na borda inferior da protuberância occipital (Figura 58).

Aplicação: Agulhamento perpendicular ou oblíquo com 0,5 a 0,8 tsun de profundidade.

Indicações: Dor e rigidez do pescoço, cefaléia, cefaléia occipital, resfriado, febre, epistaxe, comportamento maníaco, tontura, afasia, apoplexia.

- Naohu (腦戶 GV 17)

Localização: 1,5 tsun superior ao ponto Fengfu (GV 16), na borda superior da protuberância occipital (Figura 58).

Aplicação: Agulhamento oblíquo com 0,5 a 0,8 tsun de profundidade, evitando a artéria.

Indicações: Dor e rigidez da nuca, cefaléia occipital, tontura, epilepsia, distúrbios visuais.

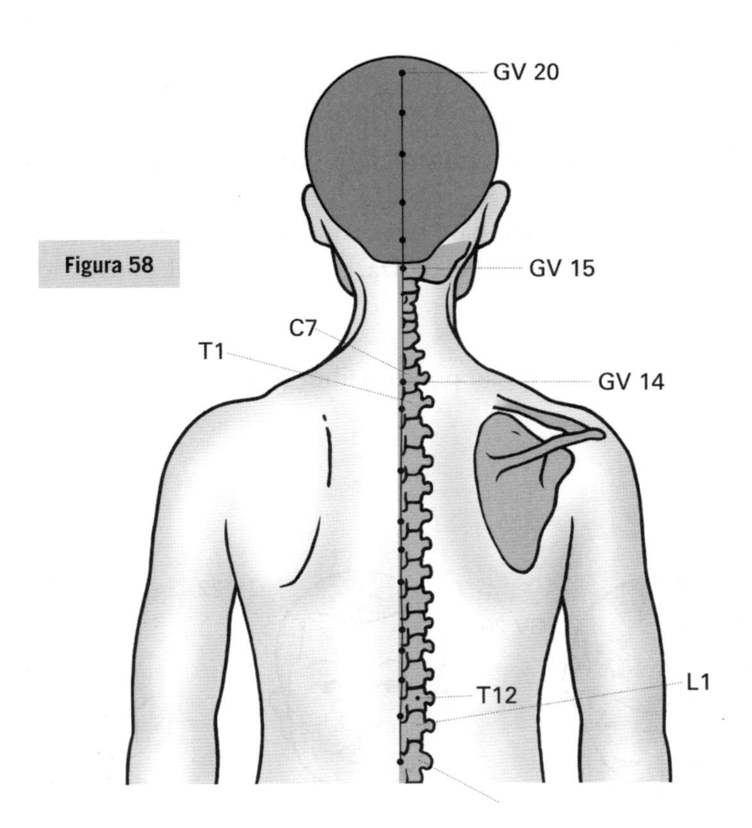

Figura 58

■ Qiangjian (強間 GV 18)
Localização: 1,5 tsun superior ao ponto Naohu (GV 17), a meia distância de Naohu (GV 17) e Houding (GV 19) (Figura 58).
Aplicação: Agulhamento oblíquo com 0,5 a 0,8 tsun de profundidade.
Indicações: Dor e rigidez do pescoço, cefaléia occipital, tontura.

■ Houding (後頂 GV 19)
Localização: 1,5 tsun posterior ao ponto Baihui (GV 20) (Figuras 58 e 59).
Aplicação: Agulhamento oblíquo com 0,5 a 1 tsun de profundidade.
Indicações: Cefaléia, dor e rigidez do pescoço, tontura, insônia.

■ Baihui (百會 GV 20): ponto Hui (conexão) do Du Mai, meridiano do Fígado e os seis meridianos Yang.
Localização: Na linha vertical mediana da cabeça, cinco tsun posterior à linha anterior do cabelo; sete tsun acima da inserção posterior do cabelo (Figuras 58 e 59).
Aplicação: Agulhamento oblíquo com 0,3 a 0,5 tsun de profundidade, moxabustão por 2 a 15 minutos.
Indicações: Cefaléia parietal, dor e rigidez do pescoço, convulsão infantil, palpitação, apoplexia, perda de memória, hemorróidas, prolapso de ânus, prolapso de útero, diarréia crônica, esquizofrenia, comportamento maníaco, epilepsia.

■ Qianding (前頂 GV 21)
Localização: 1,5 tsun anterior ao ponto Baihui (GV 20), na linha vertical mediana (Figura 59).
Aplicação: Agulhamento oblíquo para trás com 0,3 a 0,5 tsun de profundidade.
Indicações: Cefaléia parietal, tontura, coriza, congestão nasal, convulsão, epilepsia.

■ Xinhui (囟會 GV 22)
Localização: Três tsun anteriores ao ponto Baihui (GV 20) (Figura 59).

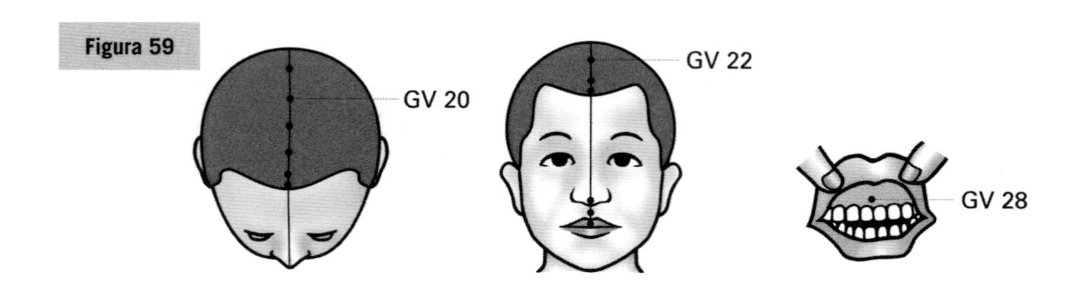

Figura 59

Aplicação: Agulhamento oblíquo com 0,3 a 0,5 tsun de profundidade; moxabustão por 2 a 5 minutos.
Indicações: Cefaléia, obstrução nasal, epistaxe, convulsão infantil, epilepsia.

■ Shangxing (上星 GV 23)
Localização: Na linha longitudinal mediana, um tsun posterior à margem anterior do cabelo, um tsun anterior ao ponto Xinhui (GV 22) (Figura 59).
Aplicação: Agulhamento oblíquo com 0,3 a 0,5 tsun de profundidade; moxabustão por 2 a 5 minutos.
Indicações: Cefaléia frontal, tontura, pólipos nasais, obstrução nasal, rinite alérgica, coriza, epistaxe, distúrbios oculares.

■ Shenting (神庭 GV 24)
Localização: 0,5 tsun anterior ao ponto Shangxing (GV 23) (Figura 59).
Aplicação: Agulhamento oblíquo com 0,3 a 0,5 tsun de profundidade.
Indicações: Cefaléia frontal, distúrbios olfativos ou do nariz, distúrbios oculares, pterígio, palpitação, epilepsia.

■ Suliao (素髎 GV 25)
Localização: No meio da ponta do nariz (Figura 59).
Aplicação: Agulhamento perpendicular com 0,1 a 0,3 tsun de profundidade, ou sangria de algumas gotas.
Indicações: Distúrbios do nariz, obstrução nasal, epistaxe, rinite, rosácea (congestão avermelhada da ponta do nariz), vômitos e diarréia.

■ Renzhong (人中 GV 26): também chamado de Shuigou; ponto Hui (conexão) do Du Mai e dos meridianos do Intestino Grosso e do Estômago; um dos pontos de ressuscitação.
Localização: Na linha vertical mediana, no terço superior do filtrum entre o nariz e o lábio superior (Figura 59).
Aplicação: Agulhamento perpendicular ou oblíquo, com 0,1 a 0,3 tsun de profundidade, ou sangria de uma ou duas gotas.
Indicações: Desmaio, coma, lombalgia, paralisia facial, distúrbios mentais, epilepsia.

■ Duiduan (兌端 GV 27)
Localização: No centro do lábio superior, na junção entre a pele e a mucosa oral (Figura 59).
Aplicação: Agulhamento para cima com 0,1 a 0,3 tsun de profundidade.
Indicações: Gengivite, pólipos nasais, epistaxe, problemas nos lábios.

- Yinjiao (齦交 GV 28): ponto Hui (conexão) entre o Du Mai, Ren Mai e o meridiano do Estômago.

Localização: Região interna do lábio, a meia distância entre a mucosa do lábio e a gengiva (Figura 59).

Aplicação: Agulhamento para sangria de uma a duas gotas.

Indicações: Gengivite, rinite, pólipos nasais, obstrução nasal, hemorróidas, comportamento maníaco.

Ren Mai (Vaso Concepção)

Caminho do Ren Mai

Esse Meridiano começa na cavidade pélvica, desce para o períneo e chega aos órgãos genitais externos e depois à sínfise púbica. A partir desse ponto, sobe pela linha central do abdome, tórax e pescoço até a região mandibular ao redor da boca (lábios).

Há um ramo profundo que surge da cavidade pélvica, vai para o retroperitônio à frente das vértebras e atravessa o diafragma em direção ao mediastino para chegar à garganta e à boca para se conectar ao meridiano do Estômago e ao Du Mai.

Há ainda um ramo que surge na lateral da boca e que o liga aos olhos (Figura 60).

Há 24 pontos ao longo do meridiano.

Sinais e sintomas do Ren Mai

Em chinês, "Ren" significa "para nascer e ser criado". Esse meridiano governa todos os meridianos Yin, sendo, portanto, chamado de "mar" dos meridianos Yin.

Qualquer desequilíbrio energético nesse meridiano causará problemas em todos os meridianos Yin, especialmente nos meridianos do Fígado e do Rim. São muito freqüentes nos homens as hérnias e as cólicas abdominais e nas mulheres, problemas nos órgãos genitais, como leucorréia e esterilidade. Além desses sintomas, há muitas outras manifestações, como falta de energia, distúrbios menstruais, impotência, espermatorréia, infertilidade, uretrites, tendência ao abortamento, epilepsia.

Os pontos do Ren Mai também podem ser utilizados para tratamentos de distúrbios gastrintestinais e problemas da garganta.

Pontos do Ren Mai

- Huiyin (會陰 CV 1): ponto Hui (conexão) do Ren Mai, Du Mai e Chong Mai.

Localização: Na linha central do períneo; nos homens fica entre o ânus e o escroto, e nas mulheres, entre o ânus e a vagina.

Aplicação: Agulhamento perpendicular com 0,5 a 1 tsun de profundidade; moxabustão por 2 a 10 minutos.

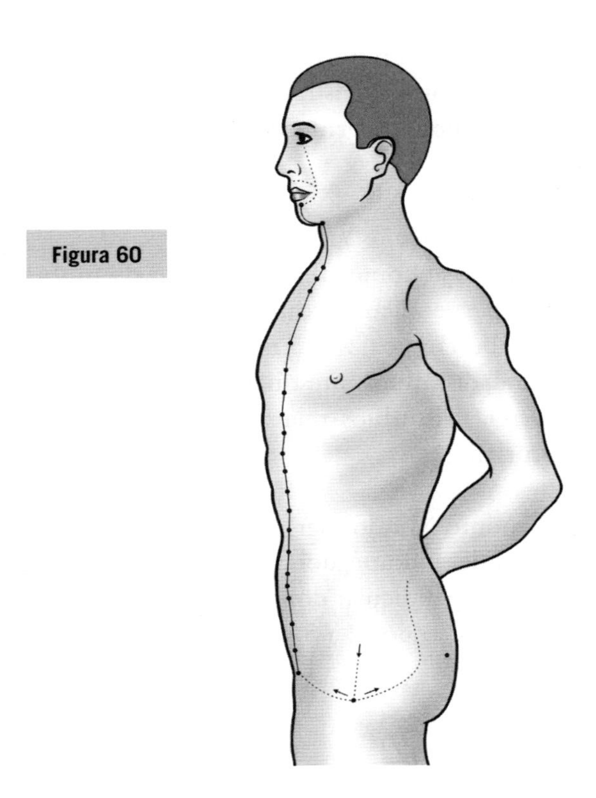

Figura 60

Indicações: Dores nos órgãos genitais, prostatite, distúrbios menstruais, espermatorréia, hemorróidas, uretrite, coma.

- Qugu (曲骨 CV 2): ponto Hui (conexão) do Ren Mai e do meridiano do Fígado.

Localização: Borda superior da sínfise púbica, na linha central do abdome (Figura 61).

Aplicação: Agulhamento perpendicular com 0,6 a 1,2 tsun de profundidade; moxabustão por 2 a 10 minutos.

Indicações: Impotência, espermatorréia, menstruações irregulares, leucorréia, dismenorréia, infecção ou inflamação dos órgãos pélvicos, distúrbios urinários, enurese noturna, dequitação (saída da placenta) demorada.

- Zhongji (中極 CV 3): ponto Mu da Bexiga; ponto Hui (conexão) do Ren Mai e dos três meridianos Yin do pé.

Localização: Linha central do abdome, 1 tsun acima do ponto Qugu (CV 2) ou um quinto da distância entre a sínfise púbica e a cicatriz umbilical (Figura 61).

Aplicação: Agulhamento perpendicular com 0,5 a 1,5 tsun de profundidade até a fáscia abdominal; moxabustão por 2 a 15 minutos.

Indicações: Distúrbios da bexiga, uretra, distúrbios urinários, enurese noturna, impotência, espermatorréia, dor e menstruações irregulares, infecção ou inflamação nos órgãos pélvicos, mioma uterino, amenorréia.

■ Guanyuan (關元 CV 4): ponto Mu do Intestino Delgado; ponto Hui (conexão) do Ren Mai e dos três meridianos Yin do pé.

Localização: Linha central do abdome, três tsun abaixo do umbigo (Figura 61).

Aplicação: Agulhamento perpendicular com 0,5 a 1,5 tsun de profundidade até a fáscia abdominal; moxabustão por 2 a 15 minutos ou mais.

Indicações: Fraqueza geral, distúrbios intestinais, distúrbios pélvicos, prostatite, impotência, espermatorréia, distúrbios menstruais, dor abdominal, borborigmos, diarréia, enurese noturna.

■ Shimen (石門 CV 5): ponto Mu do meridiano San-Jiao.

Localização: Linha central do abdome, dois tsun abaixo do umbigo (Figura 61).

Aplicação: Agulhamento perpendicular com 0,5 a 1,5 tsun de profundidade até a fáscia abdominal; moxabustão por 2 a 5 minutos.

Figura 61

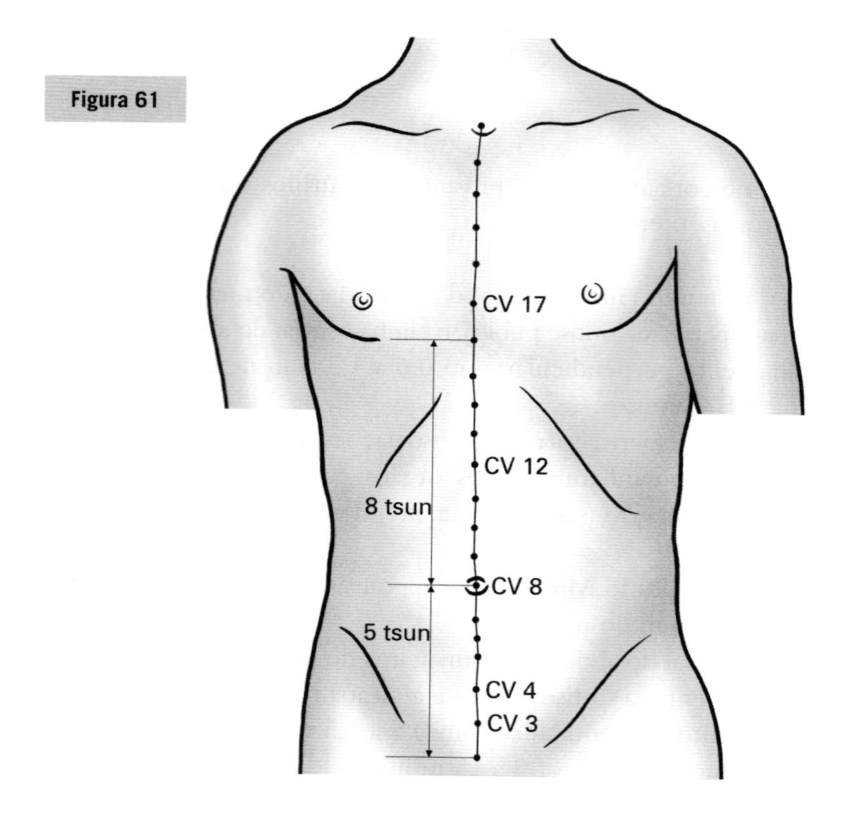

Indicações: Espermatorréia, distúrbios menstruais, distúrbios nos órgãos genitais, hemorragia pós-parto, dispepsia, ascite, cólica abdominal.

■ Qihai (氣海 CV 6): Mar do Qi.
Localização: Linha central do abdome, 1,5 tsun abaixo do umbigo (Figura 61).
Aplicação: A mesma de Guanyuan (CV 4).
Indicações: Distensão abdominal, dor abdominal, cólica periumbilical, espermatorréia, menstruações irregulares, hemorragia uterina, enurese, distúrbios urogenitais, lombalgia.

■ Yinjiao (do abdome) (陰交 CV 7): ponto Hui (conexão) do Ren Mai, Chong Mai e do meridiano do Rim.
Localização: Linha central do abdome, 1 tsun abaixo do umbigo (Figura 61).
Aplicação: A mesma de Guanyuan (CV 4).
Indicações: Distúrbios genitais, hemorragia pós-parto, menstruações irregulares, leucorréia, cólica abdominal, hérnia.

■ Shenjue (神厥 CV 8)
Localização: Centro da cicatriz umbilical (Figura 61).
Aplicação: Moxabustão sobre sal, ervas em pó ou gengibre por 2 a 10 minutos.
Indicações: Diarréia, dor abdominal, apoplexia, prolapso anal, hemorragia pós-parto, hérnia.

■ Shuifen (水分 CV 9)
Localização: Linha central do abdome, 1 tsun acima do umbigo (Figura 61).
Aplicação: Agulhamento perpendicular com 0,5 a 1 tsun de profundidade; moxabustão por 2 a 5 minutos.
Indicações: Dor de estômago, distensão e dor abdominal, borborigmos, diarréia, edema, ascite.

■ Xiawan (下脘 CV 10): ponto Hui (conexão) do Ren Mai e dos meridianos do Rim e do Baço.
Localização: Linha central do abdome, 2 tsun acima do umbigo (Figura 61).
Aplicação: Agulhamento perpendicular com 0,5 a 1 tsun de profundidade; moxabustão por 2 a 5 minutos.
Indicações: Gastrite, enterite, dispepsia, distensão abdominal, borborigmos, vômitos.

■ Jianli (建里 CV 11)
Localização: Linha central do abdome, três tsun acima do umbigo (Figura 61).
Aplicação: A mesma de Xiawan (CV 10).

Indicações: Dor e distensão abdominal, borborigmos, dispepsia, náuseas e vômitos, peritonite, ascite.

- Zhongwan (中脘 CV 12): ponto Mu do Estômago; ponto Hui (conexão) do Ren Mai, do Intestino Delgado, do Estômago e San-Jiao; ponto de influência (Hui) das vísceras (Fu).

Localização: Linha central do abdome, quatro tsun acima do umbigo, ou no ponto médio entre o apêndice xifóide e a cicatriz umbilical (Figura 61).

Aplicação: Agulhamento perpendicular com 0,5 a 1 tsun de profundidade, até a fáscia; moxabustão por 2 a 10 minutos.

Indicações: Epigastralgia, gastrite, enterite, distensão abdominal, borborigmos, diarréia, regurgitação ácida, dispepsia, vômitos, icterícia, cefaléia frontal, malária.

- Shangwan (上脘 CV 13): ponto Hui (conexão) do Ren Mai e do meridiano do Estômago.

Localização: Linha central do abdome, um tsun acima de Zhongwan (CV 12) (Figura 61).

Aplicação: A mesma de Zhongwan (CV 12).

Indicações: Gastrite, úlcera péptica, dor e distensão epigástrica, cólica abdominal, vômitos, diarréia, falta de apetite, precordialgia.

- Jujue (巨厥 CV 14): ponto Mu do Coração.

Localização: Linha central do abdome, dois tsun acima de Zhongwan (CV 12) (Figura 61).

Aplicação: A mesma de Zhongwan (CV 12).

Indicações: Dor e desconforto cardíaco, *angina pectoris*, palpitação, acidez gástrica, regurgitação ácida, epigastralgia, hematêmese, distensão abdominal, comportamento neurótico, perda da memória.

- Jiuwei (鳩尾 CV 15): ponto Pie (especial) do Ren Mai.

Localização: Linha central do abdome, três tsun acima de Zhongwan (CV 12), na ponta do processo xifóide (Figura 61).

Aplicação: Agulhamento perpendicular com 0,5 tsun de profundidade, até a fáscia; moxabustão por 2 minutos, com muito cuidado.

Indicações: Precordialgia, vômitos, desconforto e opressão torácica, distensão abdominal, asma, epilepsia, comportamento neurótico.

- Zhongting (中庭 CV 16)

Localização: Na linha central do esterno, ao nível do quinto espaço intercostal, 1,6 tsun abaixo do ponto Shanzhong (CV 17) (Figura 61).

Aplicação: Agulhamento oblíquo, com 0,3 a 0,5 tsun de profundidade.
Indicações: Opressão torácica, dor de garganta, distensão gástrica, vômitos, regurgitação ácida, tosse.

■ Shanzhong (膻中 CV 17): ponto Mu do Pericárdio; ponto de influência (Hui) do Qi; ponto Hui (conexão) do Ren Mai, do Baço-Pâncreas, do Rim, do Intestino Delgado e do San-Jiao.
Localização: Na linha central do esterno, ao nível dos mamilos, no quarto espaço intercostal (Figura 61).
Aplicação: Agulhamento oblíquo, com 0,3 a 1 tsun de profundidade; moxabustão por 2 a 5 minutos.
Indicações: Dispnéia, asma, opressão no tórax, precordialgia, alteração da tiróide, bronquite.

■ Yutang (玉堂 CV 18)
Localização: Na linha central do esterno, ao nível do terceiro espaço intercostal (Figura 61).
Aplicação: A mesma de Shanzhong (CV 17).
Indicações: Bronquite, asma, dor no tórax, tosse.

■ Zigong (do tórax) (紫宮 CV 19)
Localização: Na linha central do esterno, ao nível do segundo espaço intercostal (Figura 61).
Aplicação: A mesma de Shanzhong (CV 17).
Indicações: Bronquite, asma, desconforto torácico, pleurite, tuberculose.

■ Huagai (華蓋 CV 20)
Localização: Na linha central do esterno, dois tsun abaixo do ponto Tiantu (CV 22), ao nível do manúbrio esternal (Figura 61).
Aplicação: Agulhamento oblíquo, com 0,3 a 1 tsun de profundidade; moxabustão por 2 a 5 minutos.
Indicações: Dor de garganta, tosse, tonsilite, opressão torácica.

■ Xuanji (璇璣 CV 21)
Localização: Na linha central do esterno, ao nível da borda inferior da clavícula (Figuras 61 e 62).
Aplicação: Agulhamento oblíquo, com 0,3 a 0,5 tsun de profundidade; moxabustão por 2 a 5 minutos.
Indicações: Dor de garganta, tosse, asma, tonsilite, opressão torácica.

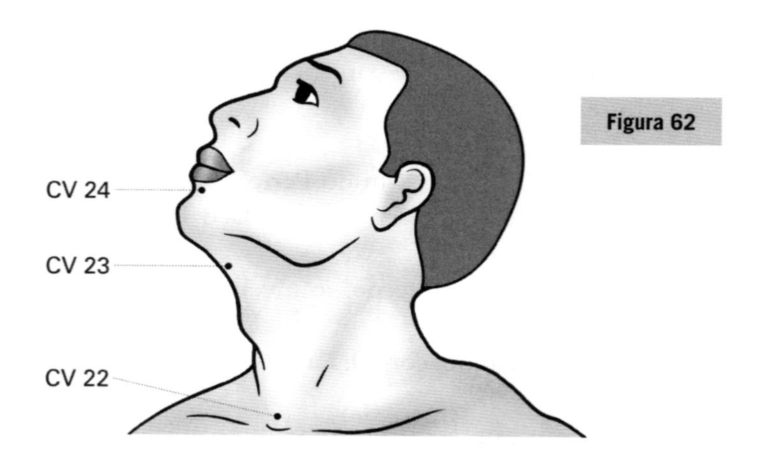

Figura 62

- Tiantu (天突 CV 22): ponto Hui (conexão) do Ren Mai e do Yin Wei Mai.

Localização: Na linha central da borda superior do esterno (Figuras 61 e 62).

Aplicação: Agulhamento oblíquo para baixo para a parte interna do manúbrio esternal, com 0,5 a 1,5 tsun de profundidade ou perpendicular ao ponto com 0,3 tsun de profundidade; moxabustão por 2 a 10 minutos.

Indicações: Soluços, asma, bronquite, faringite, distúrbios das cordas vocais, tonsilite.

- Lianquan (廉泉 CV 23): ponto Hui (conexão) do Ren Mai e do Yin Wei Mai.

Localização: Na linha central anterior do pescoço, a meio caminho entre a cartilagem tiróide e a borda inferior da mandíbula (Figura 62).

Aplicação: Agulhamento oblíquo, com 0,3 a 0,5 tsun de profundidade; moxabustão por 2 a 5 minutos.

Indicações: Faringite, laringite, estomatite, rouquidão, afasia, dificuldade na deglutição.

- Chenjiang (承漿 CV 24)

Localização: Linha central da face, numa depressão do lábio inferior (Figura 62).

Aplicação: Agulhamento com 0,3 a 0,5 tsun de profundidade.

Indicações: Paralisia facial, gengivite, edema da face, dor de dente.

Chong Mai

Caminho do Chong Mai

Esse meridiano se origina na pelve, governando, portanto, os órgãos e tecidos aí localizados. Seu ramo profundo surge posterior à pelve, vai para o períneo e sobe ao lado das vértebras até o tórax. O ramo externo surge na frente do abdome, tem

Figura 63

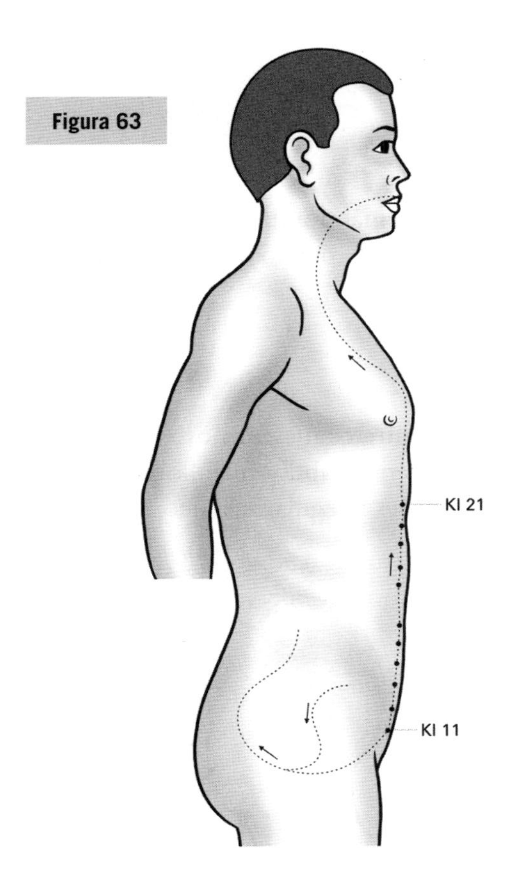

o mesmo caminho do meridiano do Rim até a garganta, passando ao redor dos lábios (Figura 63).

Sinais e sintomas do Chong Mai

O Chong Mai é um meridiano extremamente importante pela sua função de controlar a energia das vísceras, especialmente as da pelve.

Os principais sintomas são: indisposição, cólica abdominal, problemas ginecológicos.

Os pontos do Chong Mai

Huiyin (CV 1); Qichong (ST 30); Henggu (KI 11); Dahe (KI 12); Qixue (KI 13); Siman (KI 14); Zhongzhu (do abdome) (KI 15); Huangshu (KI 16); Shangqu (KI 17); Shiguan (KI 18); Yindu (KI 19); Tonggu (do abdome) (KI 20); Youmen (KI 21) (Figura 63).

Dai Mai

Caminho do meridiano

Esse meridiano começa na região lombar, atravessa obliquamente em direção à região anterior, acima do púbis e abaixo do umbigo, circundando o tronco como um cinturão (Figura 64).

Sinais e sintomas do Dai Mai

O Dai Mai faz a conexão entre os meridianos Yin e Yang no meio do tronco. Os principais sintomas são: distensão abdominal, lombalgia e fraqueza da região lombar e das pernas, menstruações irregulares, leucorréia.

Figura 64

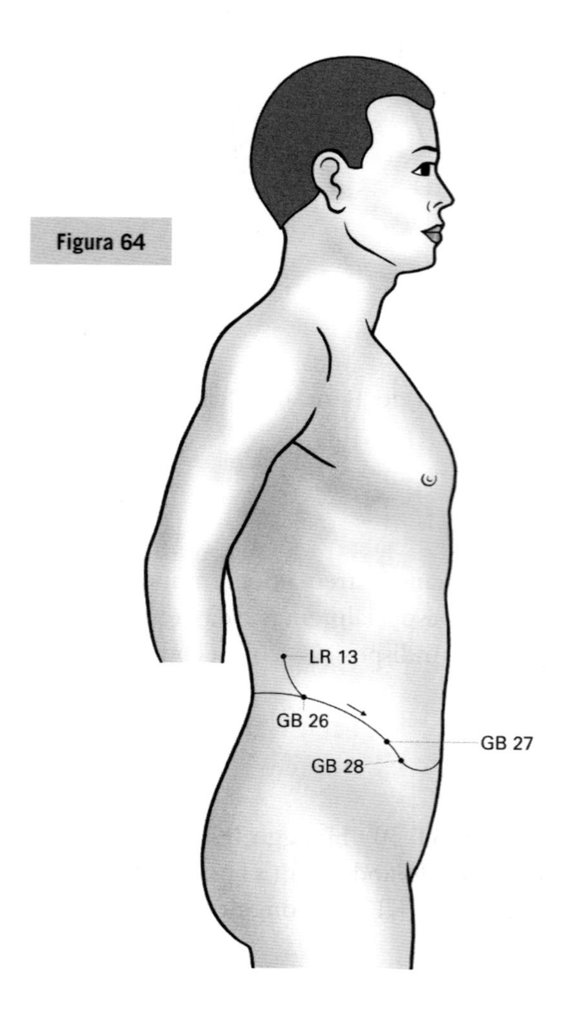

Pontos do Dai Mai

Zhangmen (LR 13); Daimai (GB 26); Wushu (GB 27); Weidao (GB 28) (Figura 64).

Yin Qiao Mai

Caminho do meridiano

Esse meridiano começa atrás do osso navicular do pé, inferiormente ao maléolo medial, sobe pelo lado posterior do maléolo medial, borda ântero-medial da tíbia, passando pelo lado medial do joelho, da coxa até a região inguinal. A seguir, continua pela região ântero-lateral do abdome até o tórax, passando pela região supraclavicular, borda lateral da cartilagem tiróide, chegando à face pela borda do processo zigomático, ligando-se ao Yang Qiao Mai no ponto Jingming (BL 1) (Figura 65).

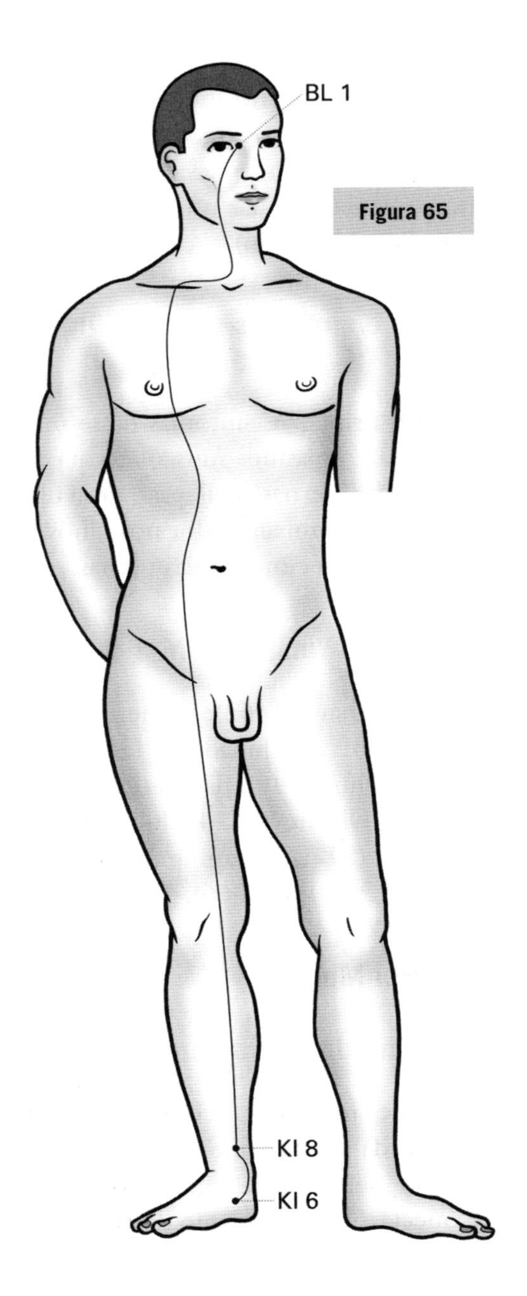

Figura 65

Sinais e sintomas do Yin Qiao Mai

Os principais sintomas do Yin Qiao Mai são: espasmos musculares no lado interno da perna, epilepsia, convulsão, dor no canto interno do olho e conjuntivite, distúrbios motores nos membros, adormecimento na face medial das pernas, cólica no baixo ventre, dor no quadril e na genitália interna, leucorréia.

Pontos do Yin Qiao Mai

Zhaohai (KI 6); Jiaoxin (KI 8); Jingming (BL 1) (Figura 65).

Yang Qiao Mai

Caminho do Yang Qiao Mai

Esse meridiano começa no calcanhar, sobe pela região posterior do maléolo lateral da fíbula, pela região lateral do joelho, coxa e quadril. A seguir continua pela região lateral do tronco até o ombro, indo para a lateral do pescoço, lateral da face até o olho, comunicando-se com o Yin Qiao Mai no canto interno. Ele utiliza o meridiano da Bexiga até a região da nuca, comunicando-se com o meridiano da Vesícula Biliar no ponto Fengchi (GB 20) (Figura 66).

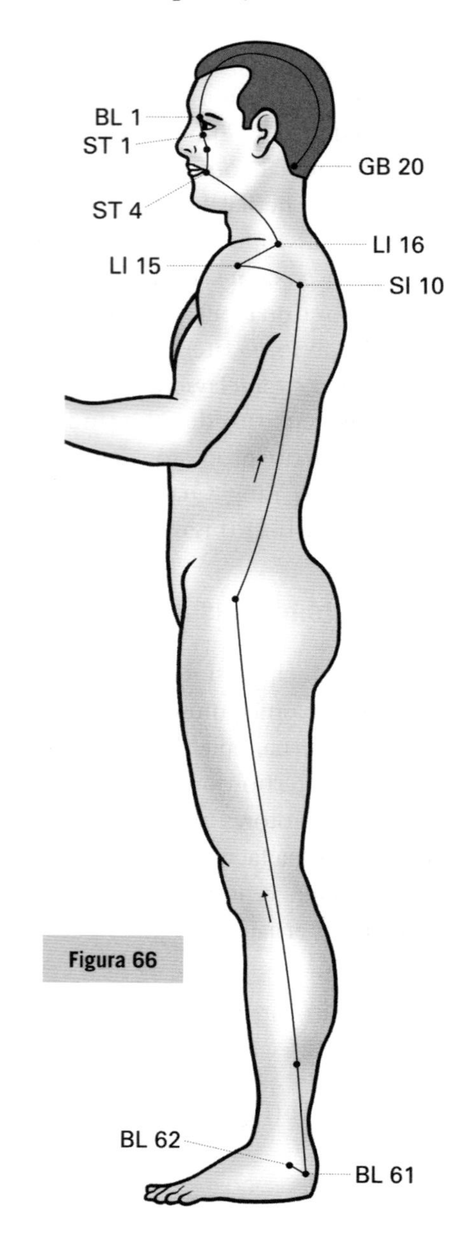

Figura 66

Sinais e sintomas do Yang Qiao Mai

Os principais sintomas desse meridiano são: espasmos musculares na face lateral das pernas, epilepsia, convulsão, dorsalgia e lombalgia, dor nos olhos, insônia, adormecimento das pernas.

Pontos do Yang Qiao Mai

Shenmai (BL 62); Pushen (BL 61); Fuyang (BL 59); Juliao (do fêmur) (GB 29); Naoshu (SI 10); Jianyu (LI 15); Jugu (LI 16); Dicang (ST 4); Juliao (ST 3); Chengqi (ST 1); Jingming (BL 1); Fengchi (GB 20) (Figura 66).

Yin Wei Mai

Caminho do meridiano

Esse meridiano começa no lado medial da perna, sobe pela região medial do joelho e pela coxa até o abdome. Conecta-se ao meridiano do Baço-Pâncreas, sobe pela lateral do tórax, seguindo pelo pescoço onde se conecta ao Ren Mai (Figura 67).

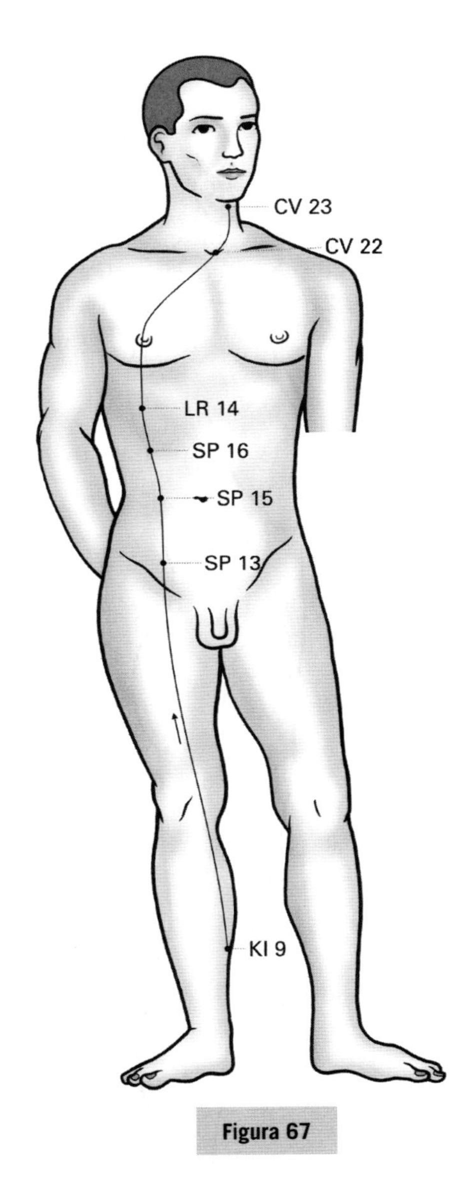

Figura 67

Sinais e sintomas do Yin Wei Mai

Os principais sintomas são: precordialgia, epigastralgia, dor e pressão na axila, lombalgia, dor nos órgãos genitais externos.

Pontos do Yin Wei Mai

Zhubin (KI 9); Fushe (SP 13); Daheng (SP 15); Fuai (SP 16); Qimen (LR 14); Tiantu (CV 22); Lianquan (CV 23) (Figura 67).

Yang Wei Mai

Caminho do meridiano

Esse meridiano começa no calcanhar, subindo pelo maléolo lateral pelo meridiano da Vesícula Biliar. Chegando ao quadril, sobe pela região lateral do tronco, passa pela região axilar até a região posterior do ombro. A seguir, passa pela região supra-escapular, pelo meridiano da Vesícula Biliar até a região da nuca, comunicando-se com o Du Mai (Figura 68).

Sinais e sintomas do Yang Wei Mai

Febre e calafrios, dor e rigidez nos membros, lombalgia, vertigem.

Pontos do Yang Wei Mai

Jinmen (BL 63); Yangjiao (GB 35); Naoshu (SI 10); Tianliao (TE 15); Jianjing (GB 21); Touwei (ST 8); Benshen (GB 13); Yangbai (GB 14); Linqi (GB 15); Muchuang (GB 16); Zhengying (GB 17); Chengling (GB 18); Naokong (GB 19); Fengchi (GB 20); Fengfu (GV 16); Yamen (GV 15) (Figura 68).

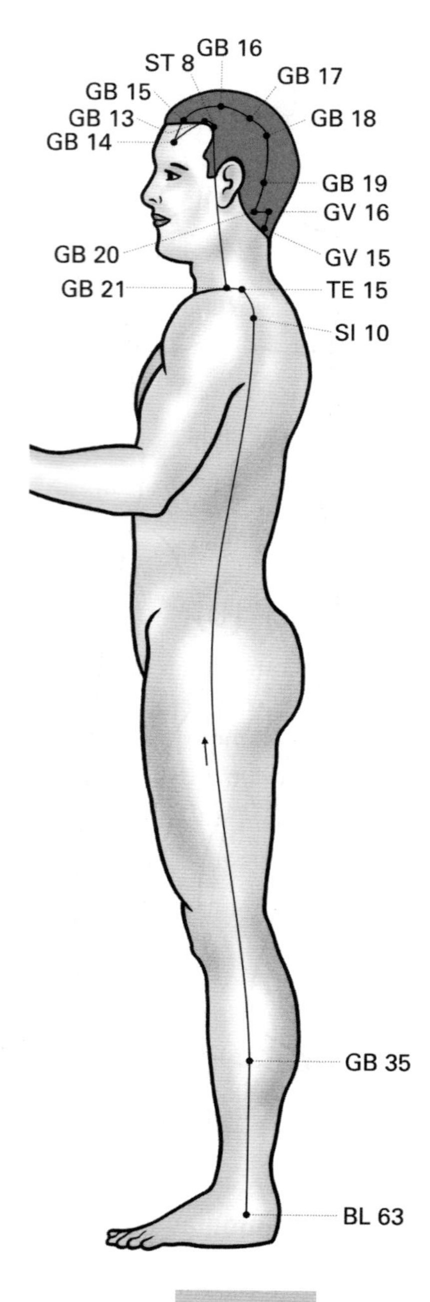

Figura 68

Pontos extra-meridianos (mais comumente usados)

Pontos extra-meridianos

Há muitos pontos no corpo que possuem efeitos específicos no tratamento de determinados problemas que não estão localizados exatamente nos meridianos. Esses pontos são, portanto, chamados de pontos extra-meridianos. Com o desenvolvimento da Acupuntura, mais e mais pontos foram descritos e são denominados de acordo com a sua função ou localização. No segundo parêntese está a denominação dada pela OMS (Organização Mundial da Saúde).

Neste livro são 120 os pontos selecionados, pois são os mais utilizados na prática clínica.

Cabeça e pescoço

■ Si Shen Tsung (四神聰 Ext 1) (EX HN 1)
Localização: Um tsun anterior, lateral e posterior ao ponto Baihui (GV 20) (Figura 69).
Aplicação: Agulhamento oblíquo ou horizontal, com 0,1 a 0,3 tsun de profundidade.
Indicações: Cefaléia parietal, hemicrania, tontura, vertigem, convulsão, distúrbios mentais.

■ Jia Shang Xing (夾上星 Ext 2)
Localização: Três tsun laterais ao ponto Shangxing (GV 23) (Figura 69).
Aplicação: Moxabustão por 2 a 10 minutos ou mais.
Indicações: Pólipos nasais, rinite.

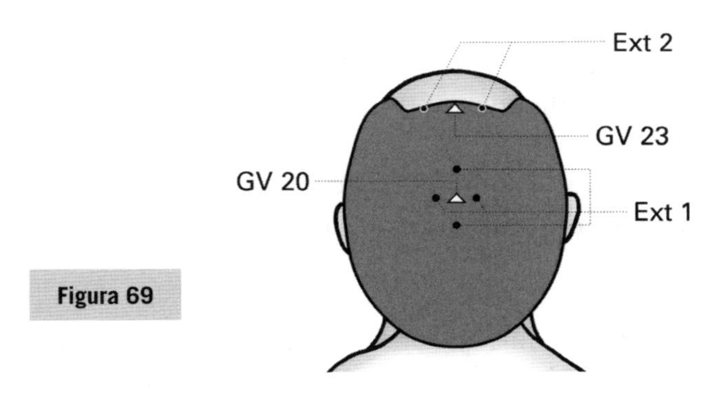

Figura 69

- Dang Yang (當陽 Ext 3) (EX HN 2)

Localização: Na linha vertical da pupila, um tsun posterior à linha de inserção do cabelo (Figura 70).

Aplicação: Agulhamento com 0,2 a 0,3 tsun de profundidade; moxabustão por 1 a 3 minutos.

Indicações: Cefaléia, tontura, vertigem, resfriado, obstrução nasal, conjuntivite.

- Er Zhong (耳中 Ext 4)

Localização: Um tsun acima de Yintang (Ext 5 ou EX HN 3) (Figura 70).

Aplicação: Agulhamento oblíquo com 0,1 a 0,2 tsun de profundidade; moxabustão por 1 a 3 minutos.

Indicações: Infecção nas pálpebras, vômitos, tontura, vertigem, sinusite frontal, paralisia facial.

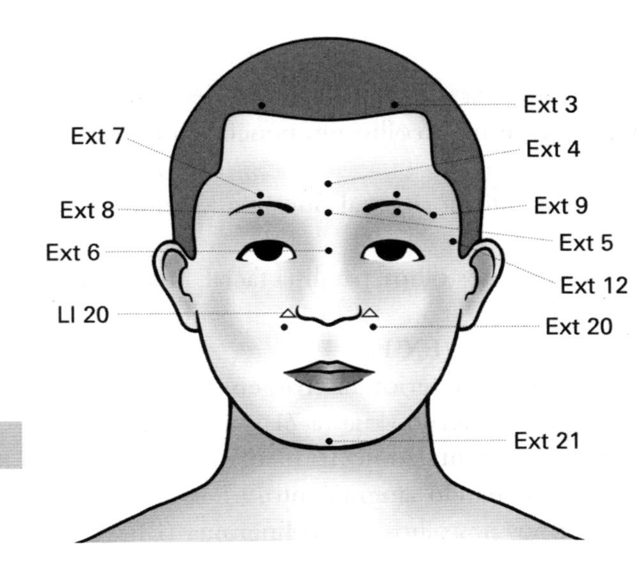

Figura 70

■ Yintang (印堂 Ext 5) (EX HN 3)

Localização: Ponto médio entre as sobrancelhas (Figura 70).

Aplicação: Agulhamento oblíquo com 0,1 a 0,2 tsun de profundidade; moxabustão por 1 a 5 minutos.

Indicações: Cefaléia frontal, tontura, vertigem, convulsão infantil, distúrbios no nariz e nos olhos, insônia, hipertensão arterial.

■ Shan Gen (山根 Ext 6)

Localização: Ponto médio da linha que une os cantos internos dos olhos (Figura 70).

Aplicação: Agulhamento oblíquo com 0,1 a 0,2 tsun de profundidade.

Indicações: Cefaléia, tontura, distúrbios visuais.

■ Tou Guang Ming (頭光明 Ext 7)

Localização: Na linha vertical da pupila, na borda superior da sobrancelha (Figura 70).

Aplicação: Agulhamento oblíquo com 0,1 a 0,3 tsun de profundidade.

Indicações: Presbiopia, inflamação das pálpebras, paralisia dos músculos orbiculares, cefaléia.

■ Yuyao (魚腰 Ext 8) (EX HN 4)

Localização: Na linha vertical da pupila, numa depressão no meio da sobrancelha (Figura 70).

Aplicação: Agulhamento oblíquo com 0,1 a 0,3 tsun de profundidade.

Indicações: Pterígio, infecção nas pálpebras, paralisia facial, paralisia dos músculos orbiculares.

■ Yu Wei (魚尾 Ext 9)

Localização: Na cauda da sobrancelha, numa depressão superior e lateral à órbita, acima do canto externo do olho, um pouco acima do ponto Sizhukong (TE 23) (Figura 73).

Aplicação: Agulhamento horizontal ou oblíquo com 0,1 a 0,3 tsun de profundidade.

Indicações: Distúrbios nos olhos, paralisia facial, hemicrania.

■ Qiu Hou (球後 Ext 10) (EX HN 7)

Localização: Na pálpebra inferior, na margem infra-orbitária, entre os três quartos internos e o quarto externo (Figura 71).

Aplicação: Agulhamento cuidadoso, na margem infra-orbitária, com 0,5 a 1,5 tsun de profundidade, evitando sangramento.

Indicações: Distúrbios nos olhos, como Jingming (BL 1).

■ Jian Ming (健明 Ext 11)

Localização: 0,4 tsun abaixo do ponto Jingming (BL 1), na borda medial do rebordo orbitário (Figura 71).

Aplicação: Agulhamento cuidadoso a partir da margem infra-orbitária em direção à borda medial com 0,2 a 0,5 tsun de profundidade.

Indicações: Lacrimejamento excessivo, inflamação na glândula lacrimal ou nas vias lacrimais, rinite, estrabismo.

■ Taiyang (太陽 Ext 12) (EX HN 5)

Localização: Um tsun posterior à linha que liga a extremidade lateral da sobrancelha e o canto lateral do olho, numa depressão (Figuras 71 e 72).

Aplicação: Agulhamento oblíquo com 0,5 a 1 tsun de profundidade, ou sangria de uma a duas gotas.

Indicações: Hemicrania, distúrbios oculares.

■ Er Jian (耳尖 Ext 13) (EX HN 6): também chamado de ápice da orelha.

Localização: Dobrando a orelha externa para a frente, no ponto mais alto (Figura 72).

Aplicação: Agulhamento perpendicular, com 0,1 a 0,2 tsun de profundidade, ou sangria de uma a duas gotas.

Indicações: Tracoma, pterígio, cefaléia, febre, hipertensão arterial, conjuntivite.

■ Lung Xue (聾穴 Ext 14)

Localização: Ponto médio da linha que une os pontos Tinggong (SI 19) e Ermen (TE 21) (Figura 72).

Aplicação: Agulhamento perpendicular com 0,1 a 0,2 tsun de profundidade.

Indicações: Surdez, distúrbios auditivos.

■ Hou Tinghui (後聽會 Ext 15)

Localização: Numa depressão posterior e inferior à orelha externa, 0,5 tsun acima do ponto Yifeng (TE 17) (Figura 73).

Aplicação: Agulhamento oblíquo com 0,5 a 1 tsun de profundidade.

Indicações: Zumbido ou tinido nos ouvidos, surdez.

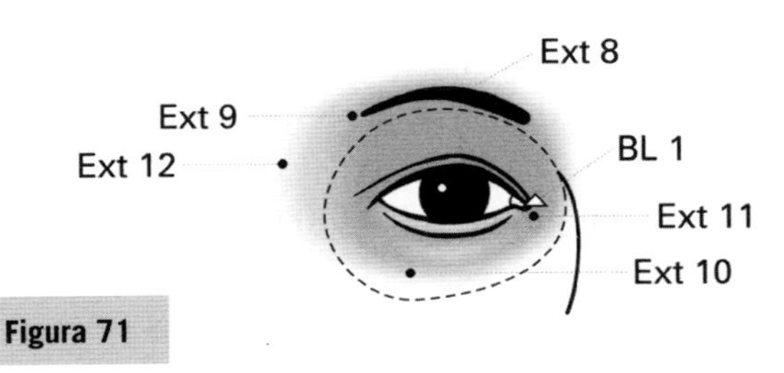

Figura 71

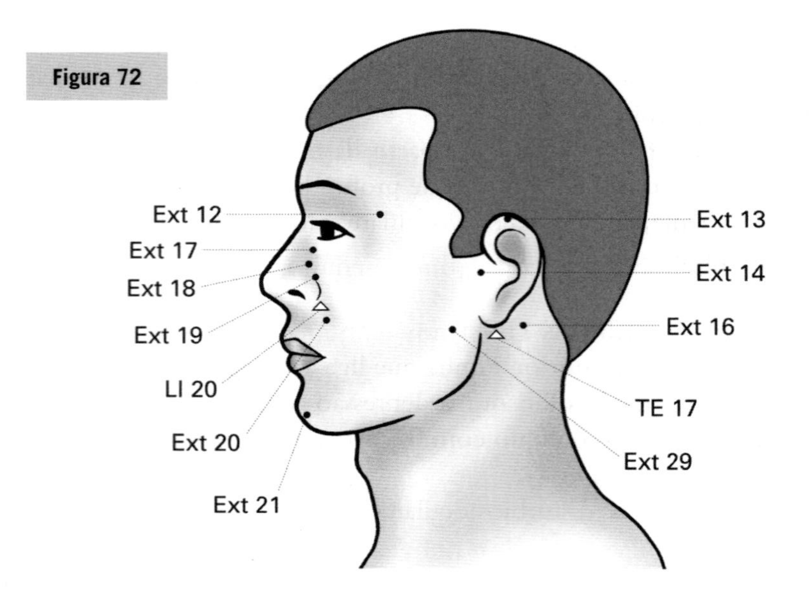

■ Yi Ming (翳明 Ext 16) (EX HN 14)
Localização: Na borda inferior do processo mastóide, um tsun posterior ao ponto Yifeng (TE 17) (Figuras 72 e 73).
Aplicação: Agulhamento perpendicular com 0,5 a 1 tsun de profundidade.
Indicações: Presbiopia, hipermetropia, lacrimejamento excessivo, insônia.

■ Shang Yingxiang (上迎香 Ext 17)
Localização: 0,5 tsun abaixo do canto interno do olho (Figura 72).
Aplicação: Agulhamento oblíquo com 0,3 a 0,5 tsun de profundidade.
Indicações: Rinite alérgica, sinusite, pólipos nasais.

■ Jian Bi (尖鼻 Ext 18)
Localização: Junção da cartilagem com o osso nasal (Figura 72).
Aplicação: Agulhamento com 0,2 a 0,3 tsun de profundidade.
Indicações: Rinite alérgica, sinusite, pólipos nasais.

■ Bi Tong (鼻通 Ext 19) (EX HN 8)
Localização: Na região lateral do nariz, no limite superior do sulco nasolabial (Figura 72).
Aplicação: Agulhamento oblíquo com 0,3 a 0,6 tsun de profundidade, para cima e para a região medial.
Indicações: Rinite, obstrução nasal, distúrbios olfativos.

■ San Xiao (散笑 Ext 20)

Localização: Inferior e lateral ao ponto Yingxiang (LI 20) (Figuras 70 e 72).

Aplicação: Agulhamento oblíquo com 0,2 a 0,3 tsun de profundidade.

Indicações: Rinite, obstrução nasal, paralisia ou espasmos faciais.

■ Di He (地合 Ext 21)

Localização: Na proeminência do ponto médio da mandíbula (ponta do queixo) (Figuras 70, 72 e 74).

Aplicação: Agulhamento oblíquo com 0,2 a 0,3 tsun de profundidade.

Indicações: Dor de dente, edema da face, paralisia facial.

■ Jinjin e Yuye (金津玉液 Ext 22) (EX HN 12 e EX HN 13)

Localização: Com a língua tocando o céu da boca, nos feixes laterais da língua acima das veias. O ponto à direita é chamado de Jinjin e o da esquerda é chamado de Yuye (Figura 74).

Aplicação: Agulhamento para sangria.

Indicações: Ulcerações da boca ou da língua, estomatite, tonsilite, faringite, rouquidão.

■ Shang Lianquan (上廉泉 Ext 23)

Localização: Um tsun acima do processo da cartilagem tiróide, acima do osso hióide, logo acima do ponto Lianquan (CV 23) (Figura 74).

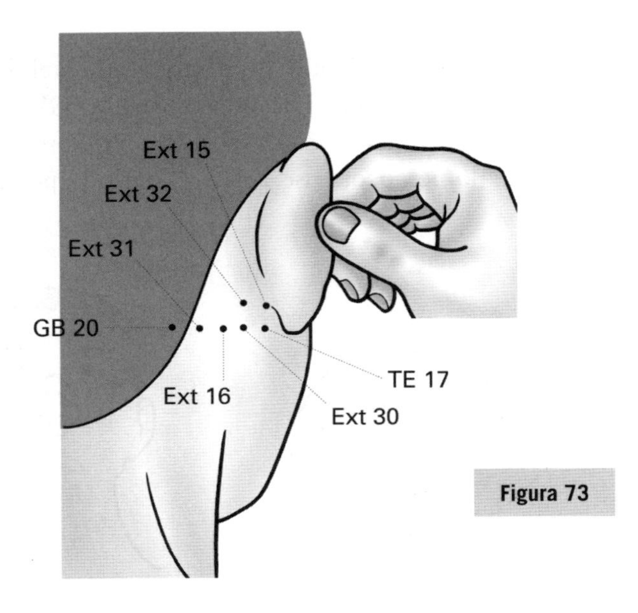

Figura 73

Aplicação: Agulhamento oblíquo em direção à raiz da língua, com 1 a 2 tsun de profundidade.
Indicações: Sialorréia, laringite aguda ou crônica, estomatite, afasia ou mudez.

■ Wai Jinjin Yuye (外金津玉液 Ext 24)
Localização: Com o pescoço estendido e o queixo elevado, abaixo da mandíbula, 1 tsun acima da cartilagem cricóide, 0,3 tsun lateral à linha mediana (Figura 74).
Aplicação: Agulhamento oblíquo em direção à raiz da língua, com 0,3 a 1 tsun de profundidade.
Indicações: Sialorréia, estomatite, apoplexia, afasia ou mudez.

■ Luo Jing (落頸 Ext 25)
Localização: Borda lateral do músculo esternocleidomastóideo, no terço superior (Figura 74).
Aplicação: Agulhamento oblíquo com 0,5 a 1 tsun de profundidade.
Indicações: Rigidez cervical, espondilite cervical ou espondilose.

■ Xin Shi (新識 Ext 26)
Localização: 1,5 tsun lateral à linha central do pescoço, ao nível da borda inferior do processo espinhoso de C3 (Figura 75).
Aplicação: Agulhamento perpendicular com 0,5 a 1 tsun de profundidade.
Indicações: Rigidez cervical, espondilose cervical, hemicrania, dor occipital, dor na região escapular, faringite.

■ Bailao (百勞 Ext 27) (EX HN 15)
Localização: Um tsun lateral à linha central do pescoço, ao nível do processo espinhoso de C5, dois tsun acima do nível do ponto Dazhui (GV 14).
Aplicação: Agulhamento perpendicular com 0,5 a 1 tsun de profundidade.
Indicações: Dor e rigidez do pescoço, tosse, calor no período pós-parto.

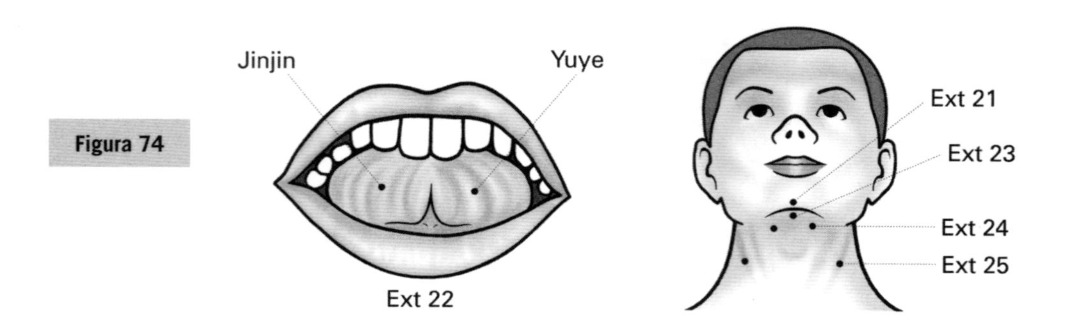

Figura 74

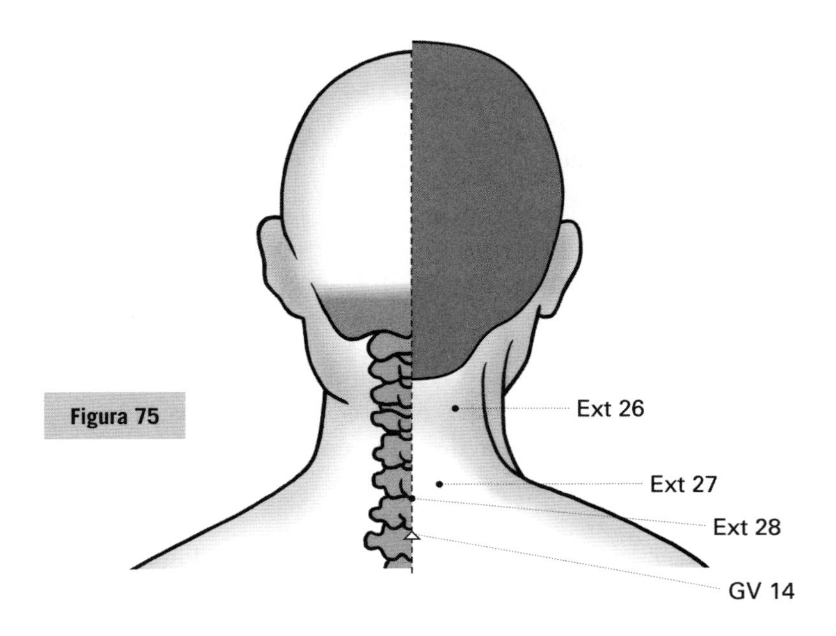

Figura 75

■ Chung Gu (崇骨 Ext 28)

Localização: Na linha central da parte posterior do pescoço, abaixo do processo espinhoso de C6 (Figura 75).

Aplicação: Agulhamento oblíquo com 0,5 a 1 tsun de profundidade.

Indicações: Resfriado, malária, dor e rigidez do pescoço, tuberculose pulmonar, bronquite e tosse, epilepsia, ânsia de vômitos.

■ Qian Zheng Xue (牽正穴 Ext 29)

Localização: 0,5 tsun inferior e 1 tsun anterior ao lóbulo da orelha externa (Figura 72).

Aplicação: Agulhamento oblíquo para a frente com 0,3 a 0,5 tsun de profundidade.

Indicações: Paralisia facial, estomatite.

■ An Mian 1 (安眠 1, Ext 30)

Localização: Ponto médio entre os pontos Yifeng (TE 17) e Yi Ming (Ext 16) (Figura 73).

Aplicação: Agulhamento perpendicular com 0,5 a 1 tsun de profundidade.

Indicações: Insônia, cefaléia, esquizofrenia.

■ An Mian 2 (安眠 2, Ext 31)

Localização: Ponto médio entre os pontos Fengchi (GB 20) e Yi Ming (Ext 16) (Figura 73).

Aplicação: Agulhamento perpendicular com 0,5 a 1 tsun de profundidade.

Indicações: Insônia, ansiedade, agitação, palpitação, esquizofrenia.

- Xing Fen (興奮 Ext 32)

Localização: Superior e anterior ao processo mastóide, 0,5 tsun acima do ponto An Mian 1 (Ext 30) (Figura 73).
Aplicação: Agulhamento oblíquo com 0,5 a 1 tsun de profundidade.
Indicações: Sonolência.

Região toracoabdominal

- Chi Xue (赤穴 Ext 33)

Localização: Um tsun lateral ao ponto Xuanji (CV 21) (Figura 76).
Aplicação: Agulhamento oblíquo com 0,5 a 1 tsun de profundidade.
Indicações: Asma, tosse, pleurite, neuralgia intercostal.

- Tan Chuan (痰喘 Ext 34)

Localização: 1,8 tsun lateral ao ponto Yingchuang (ST 16) (Figura 76).
Aplicação: Agulhamento oblíquo com 0,5 a 1 tsun de profundidade.
Indicações: Bronquite crônica, asma, enfisema.

- Zuoyi e Youyi (左宜 右宜 Ext 35)

Localização: Um tsun lateral e inferior ao ponto Rugen (ST 18); Zuoyi fica à esquerda e Youyi fica à direita (Figura 76).
Aplicação: Agulhamento oblíquo com 0,5 a 1 tsun de profundidade.
Indicações: Mastite, pleurite, neuralgia intercostal.

- Mei Hua (梅花 Ext 36)

Localização: São cinco pontos: o ponto central está em Zhongwan (CV 12), os outros quatro localizam-se em ambos os lados do ponto, 0,5 tsun lateral acima e abaixo do ponto Zhongwan (CV 12) (Figura 76).
Aplicação: Agulhamento perpendicular com 1 a 2 tsun de profundidade.
Indicações: Gastrite, úlcera péptica, indigestão, dispepsia, falta de apetite.

- Shi Tsang (食倉 Ext 37)

Localização: Três tsun laterais ao ponto Zhongwan (CV 12) (Figura 76).
Aplicação: Agulhamento perpendicular com 1 a 2 tsun de profundidade.
Indicações: Gastrite, úlcera péptica, dispepsia, impotência, menorragia.

- Shi Guan (食關 Ext 38)

Localização: Um tsun lateral ao ponto Jianli (CV 11) (Figura 76).
Aplicação: Agulhamento perpendicular com 1 a 2 tsun de profundidade.
Indicações: Gastrite, indigestão, eructações, enterite.

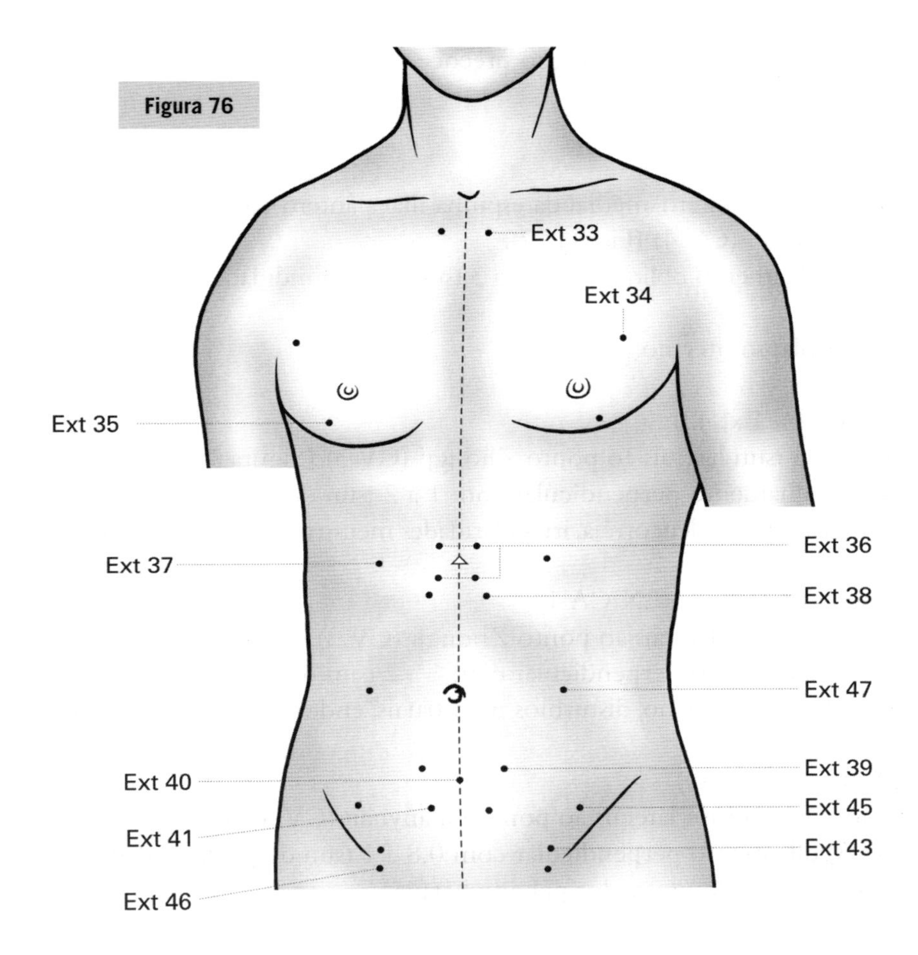

■ Wai Si Man (外四滿 Ext 39)
Localização: Um tsun lateral ao ponto Shimen (CV 5) (Figura 76).
Aplicação: Moxabustão por 2 a 10 minutos.
Indicações: Distúrbios menstruais.

■ Jue Yun (絕孕 Ext 40)
Localização: 0,3 tsun abaixo do ponto Shimen (CV 5) (Figura 76).
Aplicação: Moxabustão por 2 a 10 minutos.
Indicações: Esterilidade, diarréia infantil.

■ Yi Jin (遺精 Ext 41)
Localização: Um tsun lateral ao ponto Guanyuan (CV 4) (Figura 76).
Aplicação: Agulhamento perpendicular com 1 a 2 tsun de profundidade até a fáscia do músculo reto abdominal.

Indicações: Espermatorréia, ejaculação precoce, impotência, eczema ou dermatite do escroto.

■ Wei Bao (維胞 Ext 42)

Localização: Região ínfero-medial da espinha ilíaca ântero-superior, a seis tsun do ponto Guanyuan (CV 4) (Figura 77).

Aplicação: Agulhamento oblíquo com 2 a 3 tsun de profundidade ao longo da linha inguinal.

Indicações: Prolapso uterino.

■ Chang Yi (腸遺 Ext 43)

Localização: 2,5 tsun laterais ao ponto Zhongji (CV 3) (Figura 76).

Aplicação: Agulhamento perpendicular com 1 a 2 tsun de profundidade.

Indicações: Constipação, leucorréia, irregularidades menstruais, orquite, dor no pênis.

■ Zi Gong (子宮 Ext 44) (EX CA 1)

Localização: Três tsun laterais ao ponto Zhongji (CV 3) (Figura 77).

Aplicação: Agulhamento perpendicular com 1 a 2 tsun de profundidade.

Indicações: Prolapso uterino, distúrbios menstruais, endometriose, esterilidade.

■ Ting Tou (亭頭 Ext 45)

Localização: Quatro tsun laterais ao ponto Guanyuan (CV 4) (Figura 76).

Aplicação: Agulhamento perpendicular com 0,8 a 1 tsun de profundidade.

Indicações: Prolapso do útero, dor pélvica, hérnia.

Figura 77

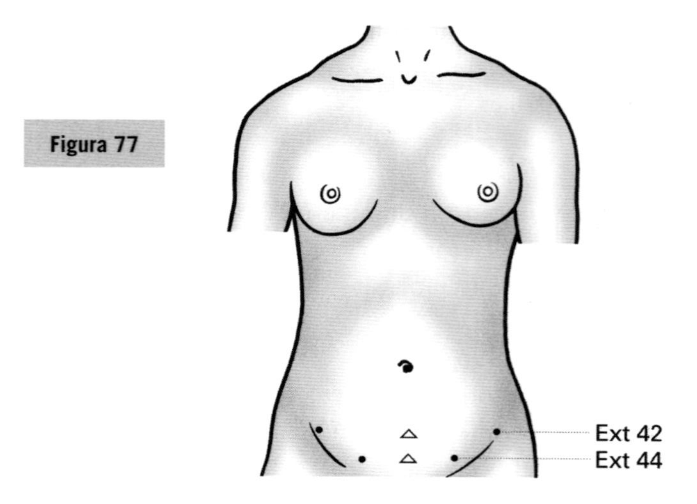

- Chung Jian (衝間 Ext 46)

Localização: Quatro tsun laterais ao ponto Qugu (CV 2) (Figura 76).
Aplicação: Agulhamento perpendicular com 0,8 a 1 tsun de profundidade.
Indicações: Prolapso uterino, dor pélvica, hérnia.

- Heng Wen (橫紋 Ext 47)

Localização: 0,5 tsun medial ao ponto Daheng (SP 15) (Figura 76).
Aplicação: Moxabustão por 2 a 10 minutos.
Indicações: Perspiração excessiva, fraqueza nas pernas.

Região toracolombar

- Chuan Xi (喘息 Ext 48)

Localização: Um tsun lateral ao ponto Dazhui (GV 14) (Figura 78).
Aplicação: Agulhamento oblíquo com 0,5 a 1 tsun de profundidade.
Indicações: Asma, bronquite alérgica.

- Ding Chuan (定喘 Ext 49) (EX B 1)

Localização: 0,5 tsun lateral ao ponto Dazhui (GV 14) (Figura 78).

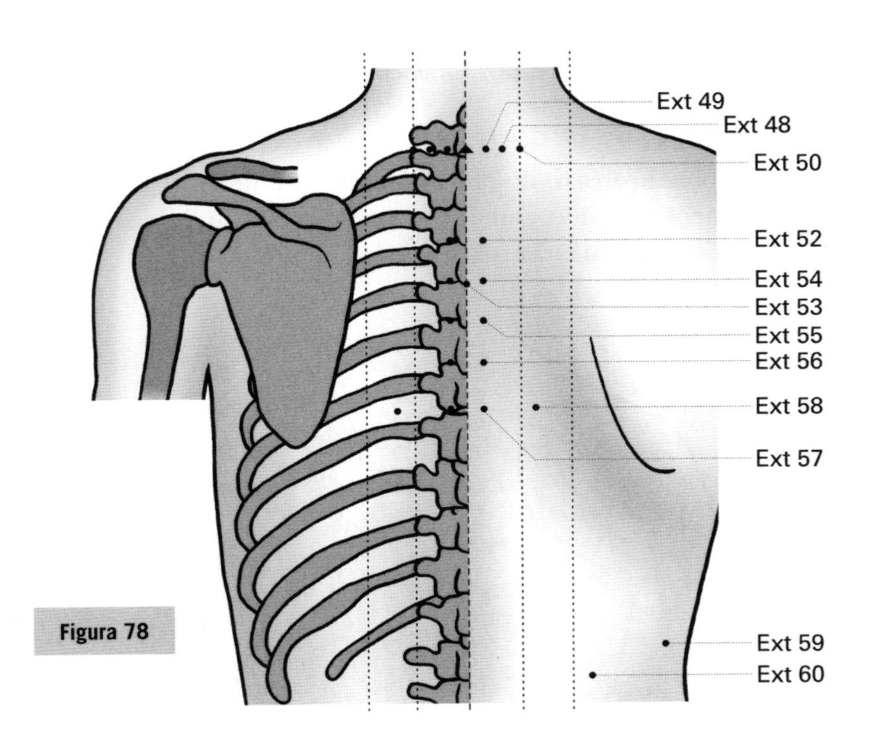

Figura 78

Aplicação: Agulhamento perpendicular com 1 tsun de profundidade.
Indicações: Asma, bronquite, fraqueza dos membros superiores.

■ Wai Ding Chuan (外定喘 Ext 50)
Localização: 1,5 tsun lateral ao ponto Dazhui (GV 14) (Figura 78).
Aplicação: Agulhamento oblíquo, com 0,5 a 1 tsun de profundidade.
Indicações: Asma, bronquite.

■ Ba Hua (八華 Ext 51)
Localização: Usar ¼ da distância entre os mamilos como um dos lados de um triângulo eqüilátero, colocando o ápice no ponto Dazhui (GV 14) e os outros ângulos determinando dois pontos. Proceder da mesma maneira para mais três processos espinhosos abaixo de Dazhui (GV 14), para determinar um total de oito pontos (Figura 79).
Aplicação: Agulhamento oblíquo, com 0,5 a 1 tsun de profundidade.
Indicações: Asma, bronquite, tuberculose pulmonar, fraqueza, perspiração noturna, dores articulares.

■ Zhu Tse (住側 Ext 52)
Localização: 0,5 tsun lateral ao centro da coluna, ao nível da borda inferior do processo espinhoso de T3, ao lado do ponto Shenzhu (GV 12) (Figura 78).
Aplicação: Agulhamento oblíquo, com 0,5 a 1 tsun de profundidade.
Indicações: Pneumonia, bronquite, dor torácica, dor abdominal persistente.

■ Ju Jue Shu (巨厥俞 Ext 53)
Localização: Na depressão abaixo do processo espinhoso de T4 (Figura 78).
Aplicação: Agulhamento oblíquo, com 0,5 a 1 tsun de profundidade.
Indicações: Bronquite, asma, neurastenia, neuralgia intercostal.

Figura 79

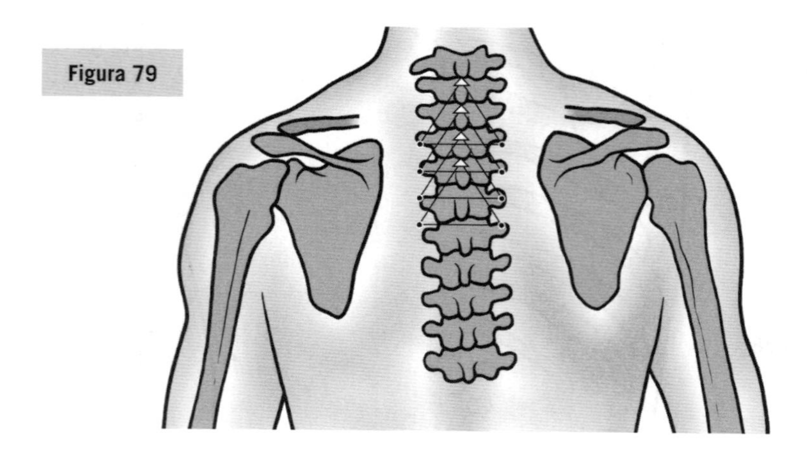

■ Wei Re Xue (胃熱穴 Ext 54)
Localização: 0,5 tsun lateral à linha média, ao nível da borda inferior do processo espinhoso de T4 (Figura 78).
Aplicação: Agulhamento oblíquo, com 0,5 a 1 tsun de profundidade.
Indicações: Distúrbios gástricos, dor de dente.

■ Zhong Chuan (中喘 Ext 55)
Localização: 0,5 tsun lateral à linha média, ao nível da borda inferior do processo espinhoso de T5 (Figura 78).
Aplicação: Agulhamento oblíquo, com 0,5 a 1 tsun de profundidade.
Indicações: Asma, bronquite, dorsalgia, dor torácica.

■ Pi Re Xue (脾熱穴 Ext 56)
Localização: 0,5 tsun lateral à linha média, ao nível da borda inferior do processo espinhoso de T6 (Figura 78).
Aplicação: Agulhamento oblíquo com 0,5 a 1 tsun de profundidade.
Indicações: Indigestão, esplenomegalia, pancreatite.

■ Shen Re Xue (腎熱穴 Ext 57)
Localização: 0,5 tsun lateral à linha média, ao nível da borda inferior do processo espinhoso de T7 (Figura 78).
Aplicação: Agulhamento oblíquo com 0,5 a 1 tsun de profundidade.
Indicações: Nefrite, infecção do trato urinário.

■ Chi Chuan (氣喘 Ext 58)
Localização: Dois tsun laterais à linha média, ao nível da borda inferior do processo espinhoso de T7 (Figura 78).
Aplicação: Agulhamento oblíquo com 0,5 a 1 tsun de profundidade.
Indicações: Asma, pleurite, bronquite, palpitação.

■ Kuei Yang Xue (潰瘍穴 Ext 59)
Localização: Seis tsun laterais à linha média da coluna ao nível do processo espinhoso de T12 (Figura 78).
Aplicação: Agulhamento oblíquo com 0,3 a 0,5 tsun de profundidade.
Indicações: Úlcera péptica, úlcera duodenal.

■ Pi Gen (痞根 Ext 60) (EX B 4)
Localização: 3,5 tsun laterais à linha média da coluna ao nível na borda inferior da costela L1 (Figuras 78 e 80).

Aplicação: Agulhamento oblíquo com 1 a 1,5 tsun de profundidade.
Indicações: Lombalgia, gastrite, enterite, hepatoesplenomegalia.

■ Xue Chou (血愁 Ext 61)
Localização: Sobre o processo espinhoso de L2, entre os pontos Xuanshu (GV 5) e Mingmen (GV 4) (Figura 80).
Aplicação: Moxabustão por 2 a 10 minutos.
Indicações: Tendência ao sangramento, hemoptise, hematêmese.

■ Ji Ju Pi Kuai (積聚痞塊 Ext 62)
Localização: Quatro tsun laterais à linha média da coluna ao nível da borda inferior do processo espinhoso de L2 (Figura 80).
Aplicação: Agulhamento oblíquo com 1 a 1,5 tsun de profundidade.
Indicações: Hepatoesplenomegalia, cisto de ovário, enterite, indigestão.

■ Wei Xu (胃舒 Ext 63)
Localização: Ao nível da borda inferior da 12ª costela, na borda do músculo ilioespinal ao nível de L2 (Figura 80).
Aplicação: Agulhamento perpendicular ou oblíquo com 1 a 2 tsun de profundidade.
Indicações: Epigastralgia, espasmo gástrico.

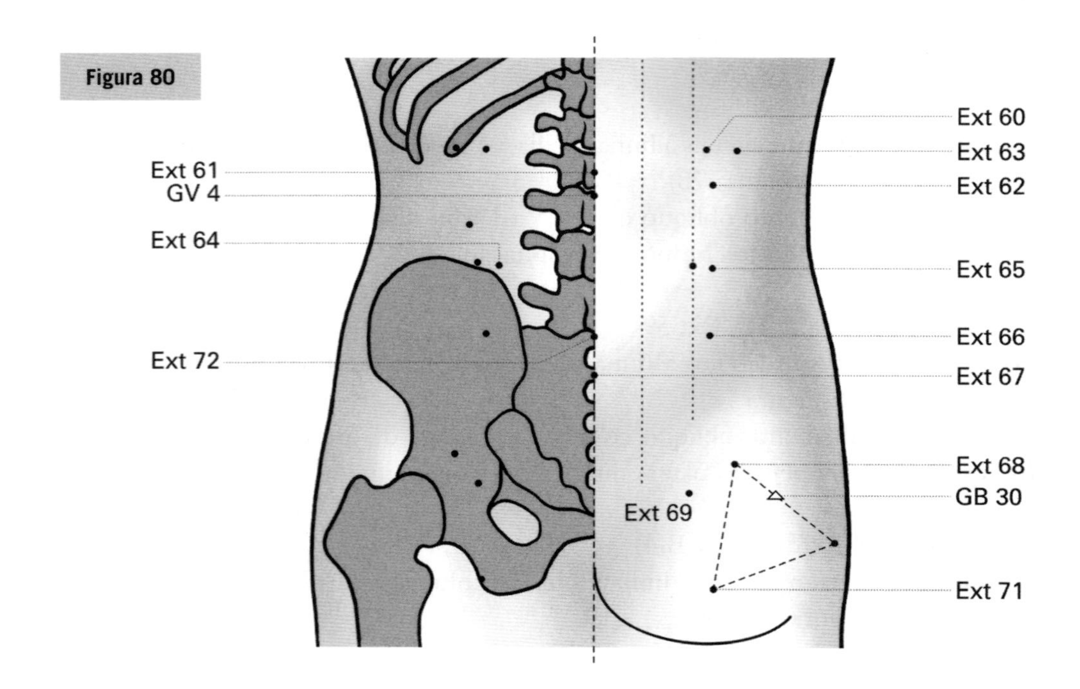

- Yao Yi (腰宜 Ext 64) (EX B 6)

Localização: Três tsun laterais à linha média da coluna ao nível da borda inferior do processo espinhoso de L4 (Figura 80).
Aplicação: Agulhamento oblíquo com 1 a 2 tsun de profundidade.
Indicações: Lombalgia.

- Yao Yian (腰眼 Ext 65) (EX B 7)

Localização: 3,8 tsun laterais à linha média da coluna ao nível da borda inferior do processo espinhoso de L4 (Figura 80).
Aplicação: Agulhamento oblíquo com 1 a 2 tsun de profundidade.
Indicações: Lombalgia, orquite, distúrbios ginecológicos.

- Zhong Kung (中空Ex 66)

Localização: 3,5 tsun laterais à linha média da coluna ao nível da borda inferior do processo espinhoso de L5 (Figura 80).
Aplicação: Agulhamento oblíquo com 1 a 2 tsun de profundidade.
Indicações: Lombalgia.

- Jiu Chi (鳩杞 Ext 67)

Localização: Sobre a coluna, na depressão do processo espinhoso de S1 (Figura 80).
Aplicação: Moxabustão por 2 a 10 minutos.
Indicações: Menorragia.

- Tun Zhong (臀中 Ext 68)

Localização: Ápice de um triângulo eqüilátero cuja base é a distância entre o trocanter maior do fêmur e o processo isquiático (Figura 80).
Aplicação: Agulhamento perpendicular com 1 a 3 tsun de profundidade.
Indicações: Ciatalgia, fraqueza ou paralisia dos membros inferiores, seqüela de paralisia infantil, urticária, pés frios.

- Huan Zhong (環中 Ext 69)

Localização: Ponto médio entre os pontos Yaoshu (GV 2) e Huantiao (GB 30) (Figura 80).
Aplicação: Agulhamento perpendicular com 2 a 3 tsun de profundidade.
Indicações: Ciatalgia, lombalgia, dor na perna.

- Hua Tuo Jia Ji Xue (華佗夾脊穴 Ext 70) (EX B 2)

Localização: 0,5 tsun lateral à linha média da coluna, ao nível da borda inferior dos processos espinhosos de T1 a L5, totalizando dezessete pares de pontos (Figura 81).

Aplicação: Agulhamento perpendicular ao ponto com 1 tsun de profundidade; dependendo da condição patológica (em geral há um dolorimento da região), podem ser utilizados vários pontos ao mesmo tempo; moxabustão por 2 a 10 minutos.

Indicações: Tuberculose pulmonar, asma, neuralgia intercostal, problemas gastrintestinais ou hepáticos, distúrbios urinários e do sistema reprodutor, neurastenia, lombalgia, fraqueza geral.

■ Zuo Gu (坐骨 Ext 71)

Localização: Um tsun abaixo do ponto médio que liga o trocanter maior do fêmur à ponta do cóccix (Figura 80).

Aplicação: Agulhamento perpendicular com 1 a 3 tsun de profundidade.

Indicações: Ciatalgia.

■ Shi Chi Zhui Xia (十七椎下 Ext 72) (EX B 8)

Localização: Na coluna, entre L5 e S1 (Figura 80).

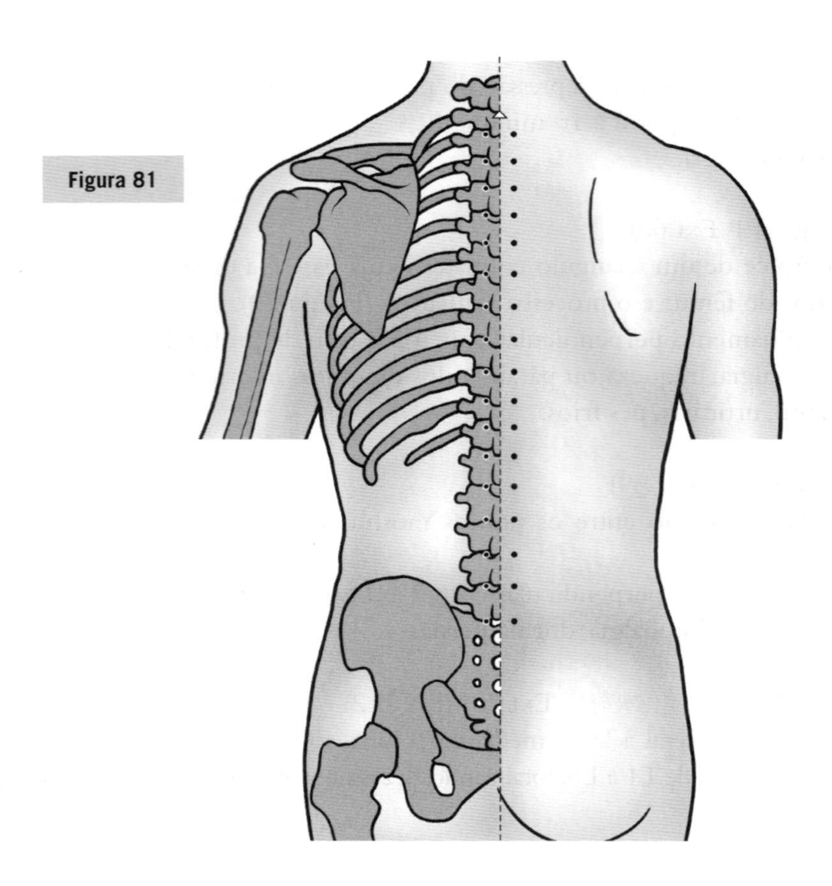

Figura 81

Aplicação: Agulhamento perpendicular com 0,3 a 0,7 tsun de profundidade; moxabustão por 2 a 10 minutos.
Indicações: Lombalgia, ciatalgia, distúrbios pélvicos.

Membros superiores

■ Shi Xuan (十宣 Ext 73) (EX UE 11)
Localização: Nas pontas dos dedos das mãos a 0,1 tsun de distância da unha (Figura 82).
Aplicação: Agulhamento para sangria.
Indicações: Coma, inconsciência, apoplexia, ataque cardíaco, convulsão infantil, histeria.

■ Jiu Dian Feng (灸癲風 Ext 74)
Localização: Ponto médio da prega interfalangeana distal do terceiro dedo da mão no lado palmar (Figura 82).
Aplicação: Moxabustão por 5 a 10 minutos.
Indicações: Vitiligo, leucodermia.

■ Si Fung (四縫 Ext 75) (EX UE 10)
Localização: Ponto médio das pregas interfalangeanas proximais do segundo, terceiro, quarto e quinto dedos das mãos, no lado palmar (Figura 82).
Aplicação: Agulhamento superficial; espremer o orifício até a saída de um líquido transparente amarelado.
Indicações: Indigestão infantil, tosse.

Figura 82

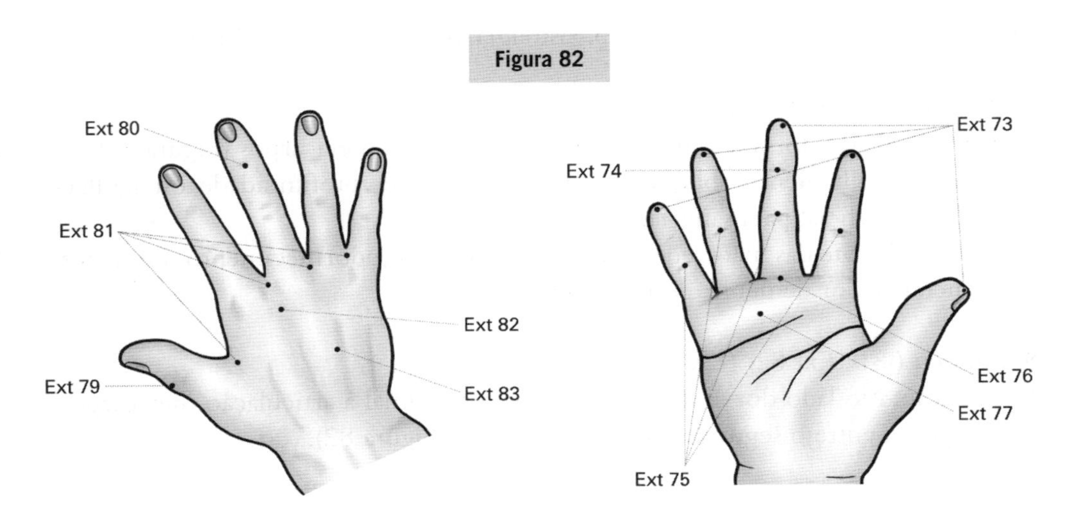

■ Shou Zhong Ping (手中平 Ext 76)
Localização: Ponto médio da prega metacarpofalangeana do terceiro dedo, no lado palmar (Figura 82).
Aplicação: Agulhamento perpendicular com 0,1 a 0,2 tsun de profundidade.
Indicações: Orofaringite (inflamação ou ulceração da orofaringe).

■ Ya Tung (ou ponto da dor de dente) (牙痛 Ext 77)
Localização: Um tsun proximal à prega metacarpofalangeana, entre o terceiro e o quarto dedos, no lado palmar (Figura 82).
Aplicação: Agulhamento perpendicular com 0,5 tsun de profundidade.
Indicações: Dor de dente.

■ Shang Houxi (上後溪 Ext 78)
Localização: Ponto médio entre os pontos Houxi (SI 3) e Wangu (SI 4) (Figura 82).
Aplicação: Agulhamento perpendicular com 0,5 a 1 tsun de profundidade.
Indicações: Mudez, hipoacusia (distúrbio auditivo).

■ Ta Gu Kung (大骨空 Ext 79) (EX UE 5)
Localização: Ponto médio da prega interfalangeana do polegar, no lado dorsal (Figura 82).
Aplicação: Moxabustão por 5 a 10 minutos.
Indicações: Distúrbios oculares.

■ Zhong Kuei (中魁 Ext 80) (EX UE 4)
Localização: Ponto médio da prega interfalangeana distal do terceiro dedo, no lado dorsal (Figura 82).
Aplicação: Moxabustão por 5 a 10 minutos.
Indicações: Dor de dente, soluços, epigastralgia, perda de apetite, vitiligo.

■ Ba Xie (八邪 Ext 81) (EX UE 9)
Localização: Lado dorsal das mãos entre as cabeças dos metacarpos (Figura 82).
Aplicação: Agulhamento oblíquo com 0,3 a 0,5 tsun de profundidade, ou agulhamento superficial para sangria.
Indicações: Artrite das mãos, edema do dorso das mãos, adormecimento dos dedos, hemicrania, dor de dente, picada de cobra.

■ Luo Jen (落枕 Ext 82) (EX UE 8)
Localização: No lado dorsal das mãos, 0,5 tsun proximal à articulação metacarpofalangeana entre o segundo e o terceiro dedos (Figura 82).

Aplicação: Agulhamento perpendicular ou oblíquo com 0,3 a 0,5 tsun de profundidade.

Indicações: Rigidez cervical, dor nos ombros e nos braços, epigastralgia, dor de garganta.

■ Wai Lao Gong (外勞宮 Ext 83)

Localização: Face dorsal das mãos, entre o terceiro e o quarto metacarpos, no ponto médio entre a prega do punho e a cabeça dos metacarpos (Figura 82).

Aplicação: Agulhamento perpendicular com 0,3 a 0,5 tsun de profundidade.

Indicações: Adormecimento ou formigamento das mãos, edema e dor nas mãos, indigestão.

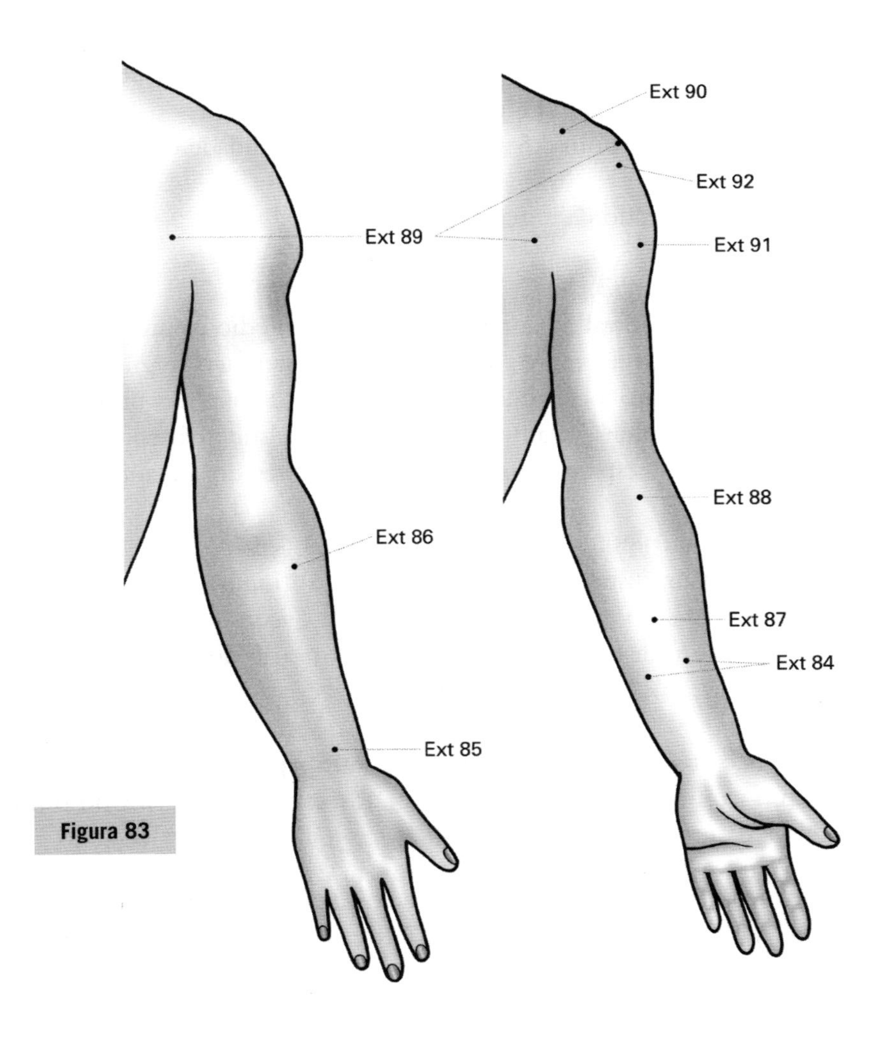

Figura 83

■ Er Bai (二白 Ext 84) (EX UE 2)

Localização: Face ventral do antebraço a quatro tsun da prega do punho em ambos os lados dos tendões flexor radial do carpo e palmar longo (Figura 83).

Aplicação: Agulhamento com 0,5 a 1 tsun de profundidade.

Indicações: Hemorróidas, prolapso anal, dor no antebraço.

■ Tsun Pin (寸平 Ext 85)

Localização: Face dorsal do antebraço, um tsun acima da prega do punho, 0,5 tsun radial em relação ao eixo longitudinal (Figura 83).

Aplicação: Agulhamento perpendicular com 0,5 a 1 tsun de profundidade.

Indicações: Estado de choque, fraqueza do coração.

■ Niu Shang Xue (扭傷穴 Ext 86)

Localização: Com o cotovelo levemente fletido na posição neutra, traçar uma linha entre os pontos Quchi (LI 11) e Yangchi (TE 4). Esse ponto se localiza no quarto superior dessa linha (Figura 83).

Aplicação: Agulhamento com 0,5 a 1,5 tsun de profundidade enquanto o paciente move a região lombar.

Indicações: Entorse agudo da região lombar.

■ Bei Zhong (臂中 Ext 87)

Localização: Na face ventral do antebraço, no ponto médio da linha entre as pregas do punho e do cotovelo, entre os dois ossos do antebraço (Figura 83).

Aplicação: Agulhamento perpendicular com 0,5 a 1 tsun de profundidade, ou transfixar completamente o antebraço até atingir o subcutâneo do outro lado.

Indicações: Fraqueza ou espasmo dos membros superiores, dor no antebraço, histeria.

■ Ze Chian (澤前 Ext 88)

Localização: Um tsun distal ao ponto Chize (LU 5) (Figura 83).

Aplicação: Agulhamento perpendicular com 0,5 a 1 tsun de profundidade.

Indicações: Hipertiroidismo, espasmo, formigamento ou dor no antebraço.

■ Jian San Jen (肩三針 Ext 89)

Localização: São três pontos: Jianyu (LI 15), outro ponto na região anterior do ombro, um tsun acima da prega axilar, e outro na face posterior do ombro, 1,5 tsun acima da prega axilar (Figura 83).

Aplicação: Agulhamento perpendicular com 1 a 2 tsun de profundidade em cada ponto.

Indicações: Ombro congelado, dor no ombro, fraqueza e parestesia no braço, dificuldade na elevação do braço.

- Jian Shu (肩俞 Ext 90)

Localização: Ponto médio entre Yunmen (LU 2) e Jianyu (LI 15) (Figura 83).
Aplicação: Agulhamento perpendicular com 0,5 a 1 tsun de profundidade.
Indicações: Dor no ombro e no braço.

- Ju Pei (舉臂 Ext 91)

Localização: No músculo deltóide, 1 tsun abaixo do ponto Tai Jian (Ext 92) (Figura 83).
Aplicação: Agulhamento perpendicular com 0,5 a 1 tsun de profundidade.
Indicações: Periartrite ou tendinite do ombro, seqüela de poliomielite.

- Tai Jian (抬肩 Ext 92)

Localização: Face ântero-lateral do ombro, no músculo deltóide, 1,5 tsun abaixo do acrômio (Figura 83).
Aplicação: Agulhamento perpendicular com 0,5 a 1 tsun de profundidade.
Indicações: Periartrite ou tendinite do ombro, seqüela de poliomielite.

Membros inferiores

- Qian Hou Yin Zhu (前後隱珠 Ext 93)

Localização: Na planta do pé, 0,5 tsun distal ou proximal ao ponto Yongquan (KI 1) (Figura 84).
Aplicação: Agulhamento com 0,3 a 0,5 tsun de profundidade.
Indicações: Furunculose no pé, espasmos e entorse de ombro, dor na planta do pé, hipertensão arterial, convulsão infantil.

Figura 84

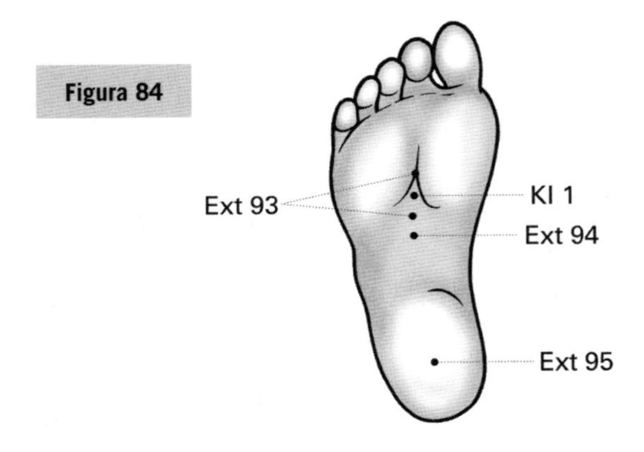

■ Zu Xin (足心 Ext 94)
Localização: Um tsun proximal ao ponto Yongquan (KI 1) (Figura 84).
Aplicação: Agulhamento perpendicular com 0,5 a 1 tsun de profundidade.
Indicações: Menorragia, hemicrania, espasmos do músculo gastrocnêmio.

■ Shih Mian (失眠 Ext 95)
Localização: Ponto médio da face plantar do calcâneo (Figura 84).
Aplicação: Agulhamento com 0,2 a 0,3 tsun de profundidade.
Indicações: Insônia, dor na sola do pé.

■ Ba Feng (八風 Ext 96) (EX LE 10)
Localização: Entre as cabeças dos metatarsos, sendo quatro pontos de cada lado (Figura 85).
Aplicação: Agulhamento perpendicular ou oblíquo com 0,5 a 1 tsun de profundidade.
Indicações: Hemicrania, dor de dente, metatarsalgia, menstruações irregulares, malária, edema do pé, picada de cobra.

■ Nui Shi (女膝 Ext 97)
Localização: Face posterior do calcâneo, no ponto médio (Figura 86).
Aplicação: Agulhamento perpendicular, com 0,2 a 0,3 tsun de profundidade.
Indicações: Gengivite, problemas dentários.

■ Nao Ching (腦清 Ext 98)
Localização: Dois tsun proximais ao ponto Jiexi (ST 41) na borda lateral da tíbia (Figura 87).
Aplicação: Agulhamento perpendicular com 0,5 a 0,8 tsun de profundidade.
Indicações: Sonolência, tontura, perda de memória, seqüela de poliomielite.

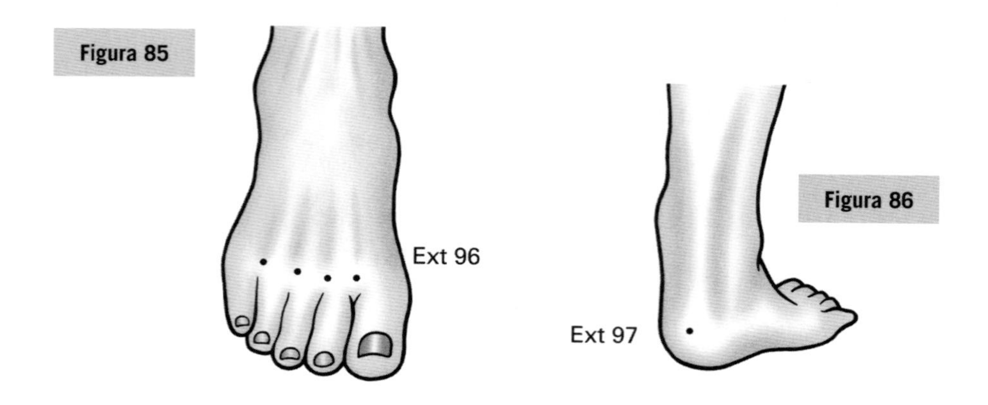

Figura 85
Figura 86

- Jiu Wai Fan (糾外翻 Ext 99)

Localização: Um tsun medial ao ponto Chengshan (BL 57) (Figura 87).
Aplicação: Agulhamento perpendicular com 0,8 a 1,5 tsun de profundidade.
Indicações: Seqüela de poliomielite com eversão do pé.

- Jiu Nei Fan (糾內翻 Ext 100)

Localização: Um tsun lateral ao ponto Chengshan (BL 57) (Figura 87).
Aplicação: Agulhamento perpendicular com 0,5 a 1,5 tsun de profundidade.
Indicações: Seqüela de poliomielite com inversão do pé.

- Jing Xia (脛下 Ext 101)

Localização: Três tsun acima do ponto Jiexi (ST 41), um tsun lateral à borda lateral da tíbia (Figura 87).
Aplicação: Agulhamento perpendicular com 0,5 a 1,5 tsun de profundidade.
Indicações: Seqüela de poliomielite com pé caído, paralisia das pernas.

- Wan Li (萬里 Ext 102)

Localização: 0,5 tsun abaixo do ponto Zusanli (ST 36) (Figura 88).
Aplicação: Agulhamento perpendicular com 0,2 a 0,3 tsun de profundidade.
Indicações: Distúrbios oculares.

- Lan Wei (闌尾 Ext 103) (EX LE 7)

Localização: Dois tsun abaixo do ponto Zusanli (ST 36) (Figura 88).
Aplicação: Agulhamento perpendicular com 0,2 a 0,3 tsun de profundidade.
Indicações: Apendicite aguda ou crônica, fraqueza ou perda da força para extensão do joelho.

- Xi Yen (膝眼 Ext 104) (EX LE 5)

Localização: Borda inferior da patela ao lado de cada um dos tendões (Figura 88).
Aplicação: Agulhamento oblíquo com 0,7 a 1 tsun de profundidade, em direção ao tendão do lado oposto.
Indicações: Tendinite ou artrite do joelho, tendinite patelar (síndrome do joelho do saltador).

- Xi Xia (膝下 Ext 105)

Localização: Abaixo da borda inferior da patela, no ponto médio do tendão patelar (Figura 88).
Aplicação: Moxabustão por 5 a 10 minutos.
Indicações: Lombalgia, dor na tíbia, espasmos do músculo gastrocnêmio.

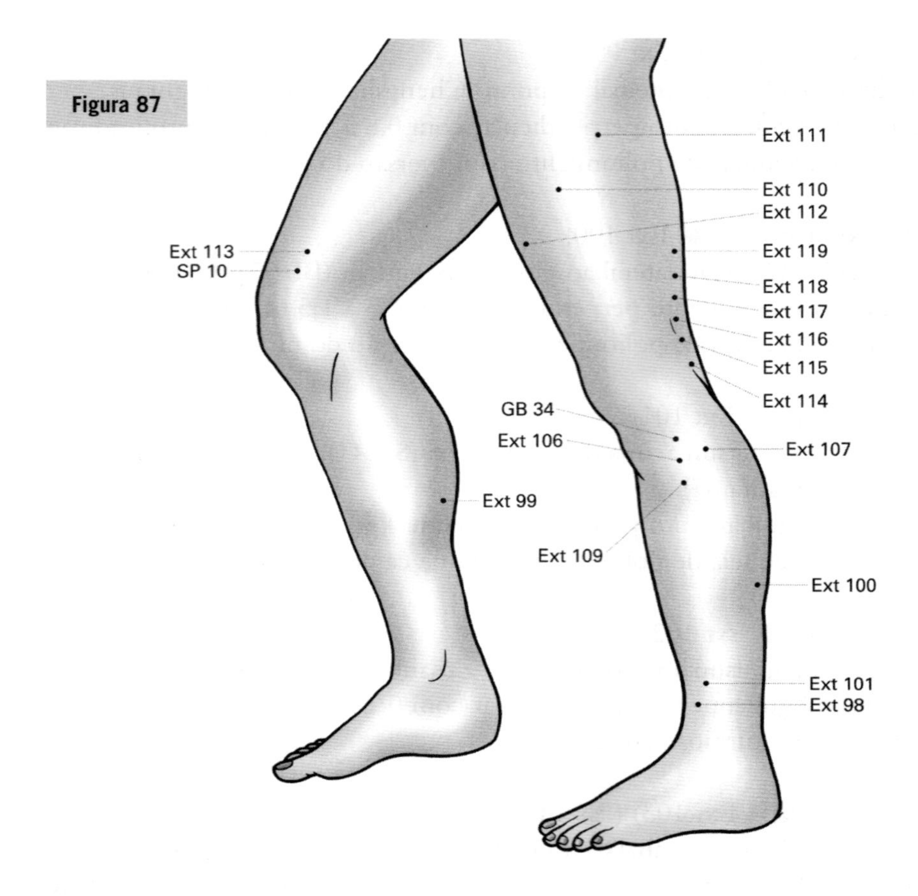

■ Dan Nang Dian (膽囊穴 Ext 106) (EX LE 6)
Localização: Um tsun abaixo de Yanglingquan (GB 34) (Figura 87).
Aplicação: Agulhamento perpendicular com 0,5 a 2 tsun de profundidade.
Indicações: Colecistite aguda ou crônica, cólica biliar, cólica renal com cálculo.

■ Ling Hou (陵後 Ext 107)
Localização: Numa depressão posterior à cabeça da fíbula (Figura 87).
Aplicação: Agulhamento perpendicular com 0,5 a 2 tsun de profundidade.
Indicações: Paralisia da perna, artrite do joelho.

■ He Ting (鶴頂 Ext 108) (EX LE 2)
Localização: Com o joelho fletido, numa depressão na borda superior da patela (Figura 88).
Aplicação: Agulhamento perpendicular ou oblíquo com 0,5 a 1 tsun de profundidade.
Indicações: Dor na articulação do joelho, paralisia da perna, fraqueza no joelho.

- Ling Xia (陵下 Ext 109)

Localização: Dois tsun abaixo do ponto Yanglingquan (GB 34) (Figura 87).
Aplicação: Agulhamento perpendicular com 1 a 2 tsun de profundidade.
Indicações: Surdez, colecistite, cólica biliar.

- Chian Feng Shi (前風市 Ext 110)

Localização: Dois tsun anteriores ao ponto Fengshi (GB 31) (Figura 87).
Aplicação: Agulhamento perpendicular com 1 a 3 tsun de profundidade.
Indicações: Paralisia das pernas, perda de força na extensão do joelho.

- Shang Feng Shi (上風市 Ext 111)

Localização: Dois tsun acima ao ponto Fengshi (GB 31) (Figura 87).
Aplicação: Agulhamento perpendicular com 1 a 2 tsun de profundidade.
Indicações: Ciatalgia, seqüela de poliomielite.

- Shen Xi (腎系 Ext 112)

Localização: Um tsun abaixo do ponto Futu (ST 32) (Figura 87).
Aplicação: Agulhamento perpendicular com 1 a 2 tsun de profundidade.
Indicações: Diabetes.

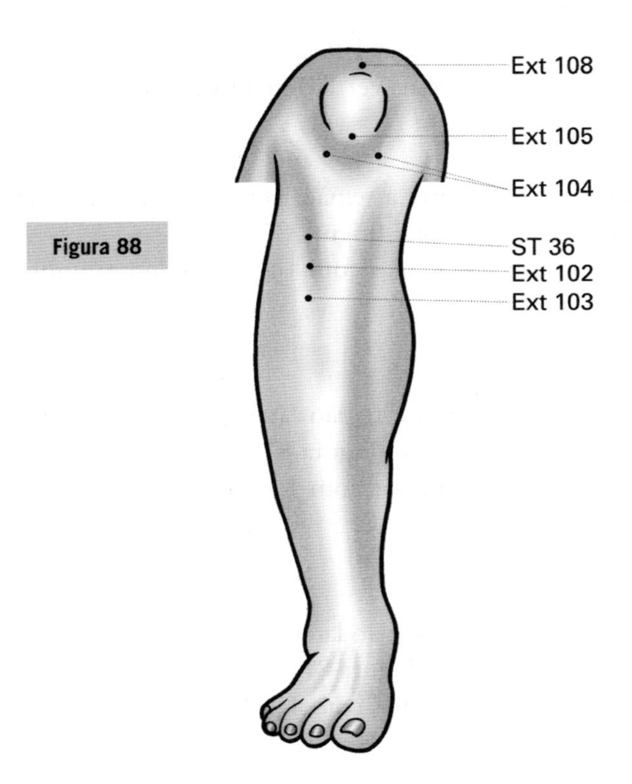

Figura 88

■ Bai Chong Wo (百蟲窩 Ext 113) (EX LE 3)
Localização: Um tsun acima do ponto Xuehai (SP 10) (Figura 87).
Aplicação: Agulhamento perpendicular com 1 a 2 tsun de profundidade.
Indicações: Urticária, eczema.

■ Yin Wei 1 (陰委1, Ext 114)
Localização: Um tsun superior à região lateral da prega poplítea, ao lado do tendão do músculo bíceps femoral (Figura 87).
Aplicação: Agulhamento perpendicular com 1 a 2 tsun de profundidade.
Indicações: Distúrbios mentais, histeria.

■ Yin Wei 2 (陰委2, Ext 115)
Localização: Dois tsun superiores à região lateral da prega poplítea, ao lado do tendão do músculo bíceps femoral (Figura 87).
Aplicação: A mesma do ponto Yin Wei 1 (Ext 114).
Indicações: As mesmas do ponto Yin Wei 1 (Ext 114).

■ Yin Wei 3 (陰委3, Ext 116)
Localização: Três tsun superiores à região lateral da prega poplítea, ao lado do tendão do músculo bíceps femoral (Figura 87).
Aplicação: A mesma do ponto Yin Wei 1 (Ext 114).
Indicações: As mesmas do ponto Yin Wei 1 (Ext 114).

■ Si Lien (四連 Ext 117)
Localização: Quatro tsun superiores à região lateral da prega poplítea, ao lado do tendão do músculo bíceps femoral (Figura 87).
Aplicação: Agulhamento perpendicular com 1 a 2 tsun de profundidade.
Indicações: Distúrbios mentais.

■ Wu Ling (五靈 Ext 118)
Localização: Cinco tsun superiores à região lateral da prega poplítea, ao lado do tendão do músculo bíceps femoral (Figura 87).
Aplicação: Agulhamento perpendicular com 1 a 2 tsun de profundidade.
Indicações: Distúrbios mentais.

■ Ling Bao (靈寶 Ext 119)
Localização: Seis tsun superiores à região lateral da prega poplítea, ao lado do tendão do músculo bíceps femoral (Figura 87).
Aplicação: Agulhamento perpendicular com 1 a 2 tsun de profundidade.
Indicações: Distúrbios mentais.

■ Xin Jian (新建 Ext 120)

Localização: Ponto médio entre o trocanter maior do fêmur e a espinha ilíaca ântero-superior, quando em decúbito dorsal, na borda lateral do músculo tensor da fáscia lata (Figura 89).

Aplicação: Agulhamento com 0,5 a 1,5 tsun de profundidade.

Indicações: Dor e paralisia das pernas, dor no quadril.

Figura 89

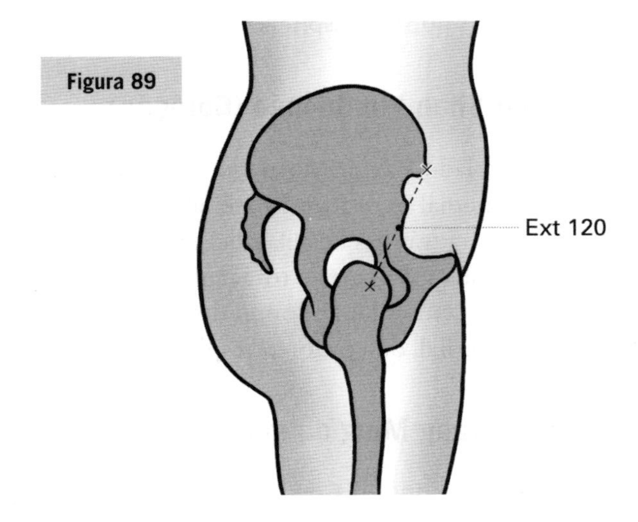

MERIDIANOS TENDINOMUSCULARES

Os meridianos tendinomusculares fazem parte do sistema de meridianos principais. Eles estão localizados na superfície dos tendões, ligamentos e músculos conectados aos ossos. Eles não penetram os órgãos internos. Há doze meridianos tendinomusculares e são denominados de acordo com os meridianos principais aos quais estão relacionados. Desse modo, há três meridianos tendinomusculares Yin e três meridianos tendinomusculares Yang nas mãos e nos pés, perfazendo um total de doze.

Meridiano tendinomuscular Tai Yin da Mão (Pulmão)

Esse Meridiano começa na face medial do polegar, passa pela eminência tenar, cruza o punho no lado radial e segue pelo antebraço, cotovelo, face medial do braço para entrar na cavidade torácica e região axilar. Ele surge à frente da clavícula, conecta-se ao ombro, parede torácica e diafragma.

Sintomas patológicos: rigidez muscular ou espasmo ao longo do meridiano; dor ou dolorimento do tórax, desconforto torácico.

Meridiano tendinomuscular Jue Yin da mão (Pericárdio)

Esse Meridiano começa no lado palmar do terceiro dedo e caminha como o meridiano do Pulmão em direção proximal, conectando-se à face ulnar do cotovelo até abaixo da axila. Desse ponto, o meridiano desce pela frente e por trás das costelas em direção ao tórax e abdome.

Sintomas patológicos: dor muscular ou rigidez ao longo do meridiano; dolorimento na região precordial com ou sem dispnéia.

Meridiano tendinomuscular Shao Yin da mão (Coração)

Esse meridiano começa no lado palmar do dedo mínimo, atravessa a região hipotenar em direção ao lado medial do cotovelo até abaixo da axila. Depois ele desce e se espalha para frente e para trás das costelas. Há um outro ramo que penetra no tronco pela axila e se espalha pela parede torácica e pelo diafragma.

Sintomas patológicos: rigidez muscular ao longo do meridiano, dor na parede torácica ao redor da região precordial, desconforto respiratório ou dispnéia.

Meridiano tendinomuscular Yang Ming da mão (Intestino Grosso)

Esse meridiano se origina na ponta do dedo indicador, ascende pelo dorso do punho, antebraço, face dorsal e lateral do cotovelo até o ombro. Há um ramo que circunda a escápula e se liga à coluna. O meridiano principal continua pelo pescoço dividindo-se em um ramo que vai até a lateral do nariz e outro que sobe pela cabeça e se conecta à mandíbula do lado oposto.

Sintomas patológicos: entorse muscular, rigidez e dolorimento ao longo do Meridiano, dificuldade em elevar o ombro, rigidez e dor no pescoço.

Meridiano tendinomuscular Shao Yang da mão (San-Jiao)

Esse meridiano surge da ponta do quarto dedo e sobe pelo dorso do punho, face lateral do antebraço, olécrano, braço, ombro até o pescoço, onde se liga ao meridiano tendinomuscular do Intestino Delgado. Há um ramo que vai em direção ao ângulo da mandíbula até a região frontal.

Sintomas patológicos: rigidez e entorse muscular ao longo do meridiano, rigidez da língua.

Meridiano tendinomuscular Tai Yang da mão (Intestino Delgado)

Esse meridiano começa no dorso do dedo mínimo, ascende pelo punho, face posterior do antebraço até o cotovelo, côndilo medial do úmero até a face posterior do ombro. Desse ponto, há um ramo que circunda a escápula e sobe para se conectar ao meridiano tendinomuscular da Bexiga na região posterior do pescoço, atrás da orelha externa. Há um ramo que penetra na orelha, emerge acima da mesma para depois descer pela face e se conectar atrás da mandíbula, ao redor dos dentes, à frente da orelha externa, canto lateral do olho e margem anterior do cabelo.

Sintomas patológicos: dor e rigidez dos músculos no lado ulnar ao longo do meridiano, dor e rigidez do pescoço e da região escapular, dor na região da orelha ou ao redor dela.

Meridiano tendinomuscular Tai Yin do pé (Baço-Pâncreas)

Esse meridiano se origina no lado medial do hálux, ascende pelo maléolo medial, região ântero-medial da perna, joelho, coxa, região medial do quadril, órgãos reprodutores, região do umbigo, cavidade abdominal, cavidade torácica e coluna lombar alta.

Sintomas patológicos: dor e rigidez do hálux e região medial do pé, maléolo medial, face medial da perna e do quadril. Dor na região genital externa, região inguinal e na região central do abdome. Dor e rigidez no hipocôndrio e nas costas.

Meridiano tendinomuscular Jue Yin do pé (Fígado)

Esse meridiano começa no dorso do hálux, passa pela região superior e lateral do maléolo medial e continua pela face medial da tíbia, do joelho, da coxa e órgãos genitais, onde se conecta a outros meridianos tendinomusculares.

Sintomas patológicos: dor e rigidez ao longo do meridiano, impotência ou distúrbios sexuais.

Meridiano tendinomuscular Shao Yin do pé (Rim)

Esse Meridiano se origina abaixo do quinto artelho, e juntamente com o meridiano do Baço-Pâncreas atravessa a região inferior e posterior do maléolo medial, calcâneo e converge para o meridiano da Bexiga. Desse ponto, ascende pela região posterior e medial do joelho. A seguir se conecta ao meridiano tendinomuscular do Baço-Pâncreas, continuando para cima ao longo da face medial da coxa até a região genital. Um ramo ascende pela coluna até a região da nuca e se conecta ao meridiano tendinomuscular da Bexiga.

Sintomas patológicos: rigidez e entorse da planta do pé, espasmo muscular ou rigidez ao longo do meridiano. Rigidez da coluna.

Meridiano tendinomuscular Yang Ming do pé (Estômago)

Esse meridiano se inicia no segundo, terceiro e quarto artelhos, atravessa o dorso do pé em direção à face lateral da perna dividindo-se em dois ramos que se encontram no nível do joelho para se separarem novamente O ramo anterior e medial sobe em direção aos órgãos genitais pela face medial da coxa até a região anterior do abdome, região esternal, clavícula, região anterior do pescoço até a região peribucal, lateral do nariz, conectando-se ao meridiano da Bexiga, circundando o olho. Há um outro ramo que se separa na mandíbula e atravessa a face em direção à orelha externa. O ramo anterior e lateral, a partir do joelho, sobe pela coxa, quadril e face lateral do abdome, e vai em direção dorsal até a coluna torácica baixa.

Sintomas patológicos: rigidez e espasmo do dedo médio do pé, entorse e espasmos dos músculos da perna e da coxa ao longo do meridiano, hérnia ou rigidez dos músculos abdominais, paralisia ou espasmos faciais, dificuldade para fechar as pálpebras e o ângulo da boca.

Meridiano tendinomuscular Shao Yang do pé (Vesícula Biliar)

Origina-se no quarto artelho, sobe em direção à borda superior do maléolo lateral, face lateral da perna, face lateral da coxa, dividindo-se em dois ramos: um que vai para a região sacral passando pelo glúteo e outro que continua pela lateral do tronco. Esse ramo se separa em dois ramos: um que vai pela axila e outro que vai pela região peitoral, juntando-se novamente na região da clavícula, para subir em direção à face lateral do pescoço, região posterior da orelha, com ramos para o vértice da cabeça e para o canto externo do olho.

Sintomas patológicos: rigidez e espasmos ao longo do meridiano, dolorimento e irradiação do pescoço para a região supraclavicular e mama, espasmos da face lateral da perna e rigidez do quarto artelho, além de dor e rigidez do quadril e dos glúteos.

Meridiano tendinomuscular Tai Yang do pé (Bexiga)

Origina-se no quinto artelho, possui um ramo que sobe pela face ântero-lateral do maléolo lateral até a região póstero-lateral do joelho. Outro ramo sobe pelo calcâneo, pela face póstero-lateral do maléolo e face posterior da perna, dividindo-se em dois ramos, um de cada lado da fossa poplítea, para se juntar na região inferior do glúteo, passando pela região do glúteo médio, pela região lateral da coluna, região occipital, região parietal até o nariz. Há um ramo que surge da região torácica baixa que vai em direção à região subescapular, para a região axilar, atravessa o tórax, fossa supraclavicular, face póstero-lateral do pescoço até a orelha externa. Há um outro ramo que surge no dorso e passa pela região escapular, pescoço, raiz da língua e depois para o nariz.

Sintomas patológicos: rigidez do quinto artelho e da face lateral do pé. Dor e rigidez do calcâneo e do tendão do calcâneo; espasmos musculares e rigidez dos músculos da panturrilha, face posterior da coxa e dos glúteos; dores nas costas com freqüência, rigidez e entorses do pescoço ou da região occipital, dor e dificuldade de elevar o ombro, dor irradiada para as costas, região escapular, e da região axilar para o pescoço. Rigidez e dolorimento da língua.

Meridianos cutâneos (também chamados de meridianos ordinários de distribuição cutânea)

A parte mais superficial do corpo inclui a superfície da pele e o tecido subcutâneo, que contém vários órgãos sensoriais que se conectam às terminações nervosas e ao cérebro. Esses tecidos têm contato direto com as substâncias do ambiente e elementos que influenciam o corpo. A pele também controla a defesa do organismo e ajusta muitas de suas funções. Sabemos da embriologia que a pele deriva do ectoderma, que também dá origem ao sistema nervoso. Mesmo nos estágios precoces do desenvolvimento embriológico, os órgãos internos estão conectados a certos giros do cérebro, medula espinal e algumas partes da pele.

Essa deve ser a razão pela qual os meridianos cutâneos estão tão intimamente relacionados aos meridianos principais e aos meridianos de conexão superficial. No *Huang Di Nei Jing* foi observado que a distribuição cutânea dos doze meridianos é a parte mais externa que está em contato com o meio ambiente e tem como finalidade a defesa dos tecidos e órgãos. As doenças (fatores externos) primeiro entram em contato com a pele. Se as defesas da pele não estiverem fortes o suficiente, será permitido o acesso aos meridianos Luo de conexão e depois aos meridianos principais. Na superfície, há três meridianos Yin e três meridianos Yang nos pés e nas mãos. Nos membros, a distribuição dos meridianos cutâneos é a mesma dos meridianos principais.

Na perna, o meridiano cutâneo Tai Yang distribui-se na parte posterior; o meridiano cutâneo Shao Yang distribui-se na face lateral da perna e do quadril; o meridiano cutâneo Yang Ming distribui-se pela face ântero-lateral da perna, face anterior do joelho e da coxa. Os três meridianos cutâneos Yin distribuem-se pela face medial das pernas. O meridiano cutâneo Tai Yin distribui-se pela face medial do pé, perna e pela face ântero-medial da coxa e região inguinal; o meridiano cutâneo Jue Yin distribui-se pela borda ântero-medial da perna, face medial da coxa e pela região genital; o meridiano cutâneo Shao Yin distribui-se pela face póstero-medial da perna até a região genital. No tronco, o meridiano cutâneo Shao Yin distribui-se pela região anterior central do abdome e do tórax; o meridiano cutâneo Jue Yin distribui-se pela região ântero-lateral do tórax e pelo hipocôndrio; o meridiano cutâneo Tai Yin distribui-se pela face ântero-lateral do tórax e abdome, adjacente ao meridiano cutâneo do Yang Ming, o qual se distribui pela face anterior do abdome, do tronco e do pescoço do esterno até a linha mamária. O meridiano cutâneo Shao Yang distribui-se pela face lateral do tronco, quadril e região axilar, além das faces laterais do pescoço e da cabeça. O meridiano cutâneo Tai Yang distribui-se pela face posterior do sacro, região lombar, dorso, região escapular, face posterior do pescoço, região occipital e região parietal da cabeça. O meridiano cutâneo Yang Ming também se distribui pela face.

A aplicação clínica dos meridianos cutâneos é muito extensa. É útil no diagnóstico pela observação das alterações da pele que incluem alterações da coloração, textura, temperatura, presença de tumorações ou nódulos, ou alterações mais profundas da pele, como alterações da sensibilidade e alterações da eletrocondutividade.

Há várias técnicas terapêuticas importantes que podem ser utilizadas nos meridianos cutâneos visando à estimulação do Qi defensivo. Tradicionalmente, há o agulhamento cutâneo ou subcutâneo da pele, o martelo de sete pontas para tratamento de pele e do subcutâneo, técnicas de escarificação *guasha*, ventosa, moxabustão, terapia com ímãs e a técnica de punho-tornozelo.

4

Métodos Diagnósticos da Medicina Tradicional Chinesa e da Acupuntura

PROCEDIMENTOS DIAGNÓSTICOS TRADICIONAIS

Há quatro métodos diagnósticos básicos utilizados na Medicina Tradicional Chinesa (MTC), que são:

- Inspeção (incluindo a observação e o diagnóstico pela língua).
- Ausculta (incluindo a observação da voz, das queixas e dos odores do paciente).
- Interrogatório (história do paciente).
- Exame físico (incluindo exame físico geral e diagnóstico pelo pulso).

A maioria desses procedimentos é semelhante aos da medicina moderna ocidental, mas a MTC enfatiza o equilíbrio do corpo e a íntima relação existente entre as manifestações externas e a saúde interna do organismo.

INSPEÇÃO

Envolve a observação do todo e de cada parte do corpo do paciente.

a. **Na observação do corpo como um todo**, precisamos observar o estado de consciência, a vitalidade, a marcha e o estado físico geral. Em casos em que o paciente se apresenta cheio de energia, com boa função motora, agitado, ansioso, com alucinações, loquaz, com tendência a usar poucas roupas, dizemos que há uma síndrome Yang. Inversamente, se o paciente demonstrar fraqueza, letargia, necessitando de abrigo, com frio nas extremidades, dizemos que há uma síndrome Yin, síndrome de frio ou um estado de deficiência de energia. Se o paciente apresentar espasmos dos membros, convulsões, espasmos generalizados ou paralisia, dizemos que há uma síndrome de vento. Na deficiência de sangue os membros apresentarão tremores.

1. **Inspeção geral**: observação do corpo como um todo e das condições gerais do paciente.
2. **Vitalidade**: o corpo como um todo reflete a energia e a saúde dos Zang Fu e o vigor da energia de defesa do organismo.
3. **Cor**: indica a força relativa do Qi e do sangue ou a presença de um fator patogênico em uma determinada doença, que se manifesta em uma determinada região do corpo em secreções ou excreções do corpo.
4. **Aparência:** pode ser forte, fraca, leve, pesada, magra e também inclui a presença de condições patológicas e o exame dos órgãos dos sentidos, ou seja, olhos, orelhas, nariz, língua, lábios, gengiva e boca.

b. Na observação de um segmento do corpo, é necessário examinar a cor e o estado do órgão.

1. **Coloração**: a cor da face é um importante fator no diagnóstico. Quando a compleição é brilhante, em geral, a condição é considerada normal, mas algumas vezes pode indicar desarmonia. Contrariamente, quando a cor é escura, opaca, indica que a doença é crônica, profunda ou grave. Uma coloração azulada geralmente indica síndrome de vento. Uma coloração avermelhada indica síndrome de calor ou Fogo na maioria das vezes. A coloração amarelada pode ser um sinal indicativo de síndrome de umidade. Se a cor for pálida, há um indicativo de síndrome de deficiência; se for escura, pode significar síndrome de frio.
2. **Olhos**: a esclera amarelada pode ser um sinal de icterícia. Se os olhos estiverem congestos, pode haver uma deficiência de Yin ou uma síndrome de calor com Fogo. Se os olhos apresentarem prurido, inchaço ou vermelhidão, pode significar síndrome de calor com síndrome de vento no meridiano do Fígado. O edema das pálpebras pode indicar síndrome de edema; a dilatação das pupilas pode indicar deficiência de energia no Rim ou pode ser um sinal de morte iminente.
3. **Nariz**: a coriza aquosa, em geral, pode ser de natureza alérgica e se deve ao frio ou ao vento. Se a coriza for purulenta ou espessa, pode indicar aprofundamento da doença relacionada à síndrome de calor e vento. Em casos mais avançados, pode indicar deficiência de energia no Pulmão.

4. **Lábios**: se forem pálidos ou esbranquiçados indicam deficiência de sangue; se forem avermelhados, podem indicar síndrome de calor ou síndrome de excesso; se a cor for vermelha opaca, indica síndrome de frio ou de deficiência; se houver uma tendência a ficarem fechados, refletem uma síndrome de excesso. Se estiverem ressecados e com fissuras, indicam desidratação.
5. **Dentes**: sangramento gengival indica síndrome de calor com Fogo no Estômago; se houver dor sem vermelhidão ou inchaço, indica síndrome de calor com Fogo no meridiano do Rim. Cada dente se relaciona à função de um determinado meridiano; assim, uma observação cuidadosa dos dentes afetados pode ser de muita ajuda no diagnóstico pela MTC.

c. **Morfologia da língua**: na MTC, o exame da língua é uma importante parte no procedimento diagnóstico básico.

A língua normal deve ser exposta de forma natural, relaxada, para que apresente uma superfície convexa. Se o exame for realizado à noite, deve haver iluminação adequada. É importante saber que alimentos coloridos, o calor e o frio podem alterar as características da língua.

O exame envolve a observação do corpo e do revestimento (saburra) da língua. O corpo da língua deve ser observado quanto à sua cor, morfologia e movimento.

Coloração do corpo da língua

Em geral, a cor normal é vermelho-clara. Se a coloração for pálida ou esbranquiçada, indica síndrome de frio ou de deficiência de energia. Se for esbranquiçada na maior parte da superfície do corpo da língua, indica deficiência de sangue e deficiência de Qi. Se for vermelha ou escura, indica síndrome de calor interno ou de excesso de energia.

Coloração da língua

Rosada	Normal
Pálida	Deficiência de Qi e sangue, deficiência de Yang
Avermelhada	Deficiência de Yin com calor interno
Ponta vermelha	Deficiência de Yin do Rim, calor no Coração e Pulmão
Vermelho-escura	Calor excessivo com subida de Fogo por deficiência de Yin
Língua azulada	Deficiência de Yang, frio, estagnação de sangue
Manchas púrpuras	Estagnação de Qi com estagnação de sangue
Língua purpúrea	Estagnação de sangue com calor interno
Purpúrea e escura	Estagnação de Qi e sangue, intoxicação alimentar

Forma do corpo da língua

Se a língua está muito ressecada, tensa, espessada ou com aspecto envelhecido, indica uma síndrome de calor. Se, porém, a língua for fina ou magra, inchada ou mole, indica síndrome de frio ou de deficiência de energia.

É importante observar a presença de inchaço na língua, pois pode indicar alergia ou intoxicação.

Em geral, se a língua está levemente esbranquiçada indica síndrome de deficiência do sistema do Rim. Se concomitantemente houver uma leve cor avermelhada, pode indicar uma deficiência dos meridianos do Estômago e do Baço-Pâncreas. É muito importante observar a natureza e a altura das papilas linguais e se há linhas de separação. Se essas linhas estiverem presentes e se as papilas forem altas, indicam a presença de síndrome de calor, freqüentemente associada à doença infecciosa. A ausência ou diminuição anormal (em número ou tamanho) das papilas indica uma deficiência de energia no meridiano do Rim ou do organismo como um todo.

Forma e proporção da língua

Língua normal	Rosada, brilhante, levemente úmida e flexível
Língua seca	Seca, com perda de brilho, escura e opaca, inativa e mole
Língua envelhecida	Superfície rugosa, um pouco ressecada, móvel
Língua macia	Papilas finas na superfície, discretamente edemaciada e brilhante
Língua grande e edemaciada	Edemaciada e maior que o normal, indica deficiência de Yang e umidade
Língua magra e fina	Deficiência de Yin, perda de fluidos, deficiência de Qi e sangue
Marcas de dentes na língua	Deficiência de Yang e umidade
Manchas vermelhas	Síndrome de calor
Ponta vermelha	Deficiência de Yin do Rim
Vermelha com ou sem úlceras	Fogo no Coração, menstruação em mulheres
Língua com fissuras	Deficiência de Qi, perda de fluidos corpóreos
Ulcerações na língua	Deficiência de Yin com subida do Fogo, Fogo no Yang Ming, Fogo do Fígado

Aspecto sublingual

Normal	Coloração e distribuição vascular normal
Anormal	Congestão vascular, coloração anormal

Movimentos do corpo da língua

Um desvio lateral do corpo da língua indica uma paralisia de nervos. Tremores indicam deficiência do sistema do sangue ou deficiência do Yang.

Revestimento da língua (saburra)

A análise da qualidade e da coloração da saburra é uma indicação da relação entre a doença e a capacidade de defesa do organismo.

Qualidade do revestimento (saburra)

É importante observar se a saburra é fina ou espessa, úmida ou seca, o grau de adesividade, e se é brilhante ou opaca.

A espessura da saburra indica a gravidade da doença. Se estiver fina e úmida, pode ser normal ou indicar o início de uma doença ou uma síndrome superficial. Se for espessa, a doença é mais séria, pode haver constipação ou dispepsia, que são as principais causas para o espessamento da saburra.

Em relação à umidade, a língua em geral é semi-úmida. Se estiver mais úmida ou mais lisa que o normal, indica geralmente síndrome de frio ou umidade. Se, porém, estiver seca, até mesmo com fissuras, em geral, indica síndrome de calor (doença infecto-contagiosa) e pode indicar desequilíbrio hídrico ou uma deficiência energética grave no organismo.

Quanto ao grau de adesividade, quando a saburra é muito aderente, indica que há um distúrbio de secreção no organismo, freqüentemente com a produção exacerbada de catarro e outras secreções.

Quanto à quantidade de saburra, em condições normais ela é reduzida; porém, a ausência completa indica deficiência na defesa do organismo ou problemas gástricos. Nesse caso, a língua vai ser vermelha e lisa. Um aumento anormal de saburra indica agravamento da doença, enquanto a diminuição gradual indica recuperação da doença.

Saburra fina	Normal
Saburra espessa	Invasão de agente patogênico externo, umidade, Qi do Estômago anormal
Ausência de saburra	Deficiência de Qi e Yin
Saburra ressecada	Invasão de calor com deficiência de fluidos corpóreos
Saburra oleosa e pegajosa	Excesso de umidade e mucosidade, distúrbio gastrintestinal
Saburra descamativa	Deficiência de Yin do Estômago, deficiência de energia vital
Ausência completa de saburra, língua brilhante como espelho	Deficiência de Qi e de Yin do Estômago, deficiência de Yin com subida do Fogo, deficiência de fluidos corpóreos

Coloração da saburra

Branca ou esbranquiçada: indica a condição normal ou doença de menor gravidade.

Amarelada: em geral indica síndrome de calor. Quanto mais amarelada, mais intensa é a síndrome de calor, podendo chegar à síndrome de Fogo. Essa, quando muito intensa, pode provocar fissuras e ressecamento das camadas superficiais da língua.

Acinzentada: indica um estágio inicial da doença. Se a língua também for úmida, indica síndrome de frio ou de deficiência de energia. Entretanto, se for seca, pode haver síndrome de calor ou síndrome de excesso.

Escura ou preta: demonstra piora da doença. Além disso, quando a língua é úmida, há uma deficiência de Yang ou excesso de Yin, que é a síndrome de frio. Contrariamente, quando ela é seca, indica deficiência de Yin, caracterizando uma síndrome de calor.

Saburra fina e esbranquiçada, língua rosada	Normal
Saburra branca e fina, língua pálida	Deficiência de Qi e sangue
Saburra fina esbranquiçada e oleosa	Deficiência de Yang, umidade; quando edemaciada e com marcas de dentes nas laterais, indica deficiência de Qi, estagnação de sangue
Saburra branca e seca, língua avermelhada	Vento calor, deficiência de fluidos corpóreos
Saburra branca espessa	Frio e umidade, com mucosidade; se houver língua pálida, indica deficiência de Yang
Saburra espessa e oleosa, língua pálida	Deficiência de Yang, com umidade e mucosidade
Revestimento fino e amarelado, língua avermelhada	Vento calor superficial
Revestimento fino e amarelado, língua vermelha	Aprofundamento do calor, invadindo os órgãos
Revestimento fino, amarelado e oleoso, língua com manchas vermelhas	Acúmulo de umidade calor
Saburra espessa, amarelada e oleosa	Calor com distúrbio gastrintestinal
Saburra espessa, amarelada e ressecada	Excesso de calor, deficiência de fluidos corpóreos
Saburra amarelada que se torna enegrecida	Calor interno excessivo, com deficiência de fluidos corpóreos
Saburra acinzentada, língua vermelha e seca	Febre e deficiência de fluidos corpóreos
Saburra preta e oleosa, com língua intensamente vermelha	Calor interno em excesso e umidade

Relação entre as alterações da língua e dos órgãos

- As alterações da ponta da língua se correlacionam com o Coração e com o Pulmão.
- A área central da língua se correlaciona com o Estômago e o Baço-Pâncreas.
- A base da língua se correlaciona com o Rim.
- As bordas laterais da língua se correlacionam com o Fígado e com a Vesícula Biliar.

AUSCULTA

A atenção às queixas do paciente e a olfação dos seus odores faz parte do exame de rotina. É importante ser capaz de reconhecer as alterações das condições do paciente de um exame para o outro.

Na MTC, inclui a observação da voz, respiração, tosse, soluços e eructações.

Percepção da voz

Se a voz é forte e vigorosa, há uma síndrome de excesso, ao passo que se for fraca e pouco intensa, há uma síndrome de deficiência. Na síndrome de frio a voz é rouca, e na síndrome por vento umidade a voz é ruidosa.

Respiração

Se a respiração é ruidosa, indica síndrome de calor, se é débil ou fraca, indica síndrome de deficiência. Se houver dispnéia ou taquipnéia acompanhada de uma respiração ruidosa, indica síndrome de excesso. Se a respiração for fraca e rápida, haverá uma síndrome de deficiência.

Tosse

É necessário verificar a presença e a coloração da secreção. Se for esbranquiçada, indicará síndrome de vento frio. Se também houver rouquidão, indica síndrome de excesso. Se, porém, a tosse se tornar crônica, sem secreção, mas com rouquidão, indica síndrome de deficiência.

Soluços

Se forem intensos e ruidosos, indicam uma síndrome de excesso; se forem estridentes e rápidos, há uma síndrome de calor; se forem crônicos e fracos, há uma síndrome de deficiência.

Eructações

Indicam dispepsia ou hiperacidez gástrica. A ausência de acidez indica atonia gástrica.

PERCEPÇÃO DOS ODORES

Inclui o hálito, a expectoração, a observação da urina, do fluxo menstrual e das fezes.

Halitose

Indica síndrome de calor no Estômago ou alimentos que atacam o estômago e provocam acidez.

Expectoração

Expectoração fétida indica infecção pulmonar e síndrome de calor no Pulmão. Expectoração difícil, fétida e expectoração sanguinolenta indicam síndrome interior e deficiência de energia.

Fezes e urina

Há muitos registros antigos na MTC sobre a observação das fezes e da urina dos pacientes. Se as fezes e a urina forem fétidas, em geral, há uma condição anormal no organismo. Mais detalhes serão discutidos nas alterações clínicas em outros capítulos. Entretanto, podemos listar algumas informações na tabela a seguir.

	Fezes		
	Forma	**Odor**	**Síndromes**
Excesso/ Calor	Seca, dura, amarronzada	Fétido	Excesso de calor nos intestinos
	Um pouco secas, discretamente soltas	Pouco fétido	Estagnação do Fígado invadindo o Baço-Pâncreas
	Acinzentadas	Pouco fétido	Obstrução biliar
	Pastosas com muco	Muito fétido	Umidade calor no Intestino Grosso
	Soltas, aquosas	Fétido	Excesso de calor nos intestinos
	Gelatinosas, mucossanguinolentas	Fétido	Umidade calor no Intestino Grosso
	Soltas, com muco e dor abdominal	Muito fétido	Excesso de calor nos intestinos
	Escuras	Um pouco fétido	Calor no Estômago; sangue oculto

Deficiência/Frio	Cíbalos	Pouco fétido	Deficiência de sangue, secura nos intestinos
	Duras no começo e amolecidas no final	Pouco fétido	Deficiência de Baço-Pâncreas
	Com restos de alimento não digeridos	Pouco fétido	Deficiência de Yang do Baço-Pâncreas e do Rim
	Formadas	Cheiro repugnante de peixe	Frio nos intestinos ou deficiência do Fígado
	Aquosas	Pouco fétido	Deficiência Yang do Baço-Pâncreas
	Secas, finas e com obstipação	Pouco fétido	Deficiência de Qi

Quanto à urina, quando se apresenta densa e fétida, indica síndrome de excesso e calor; ao contrário, se a urina for abundante, clara e inodora, indica síndrome de frio ou deficiência.

Fluxo menstrual e secreções vaginais

Se o fluxo menstrual for muito espesso e fétido, é sinal de síndrome de calor (ou calor e excesso); se o fluxo for menos espesso e sem odor desagradável (de peixe), indica que há síndrome de frio (ou deficiência).

INTERROGATÓRIO E REVISÃO DOS SINTOMAS

O interrogatório do paciente é uma etapa muito importante do exame. É fundamental um interrogatório sistemático das queixas do paciente para a identificação da doença e da síndrome a fim de se estabelecer as bases para o tratamento. Os tópicos mais importantes incluem: o tempo e a duração da doença atual, a presença de calafrios e febre, presença de sudorese e suas características, o apetite, a presença ou a ausência de sede, presença de gostos anormais na boca, a freqüência e as características dos hábitos intestinais e urinários, dores e suas características, duração, localização e resposta à palpação, as condições do sono e dos ciclos menstruais. É importante obter as descrições precisas e detalhadas das categorias de sintomas acima para que sejam correlacionadas com o restante do exame a fim de se estabelecer um diagnóstico preciso.

Na MTC, além do questionamento sobre a duração, localização, tipo de sintomas e sinais concomitantes, também é comum o uso dos seguintes critérios:

a. **Frio e calor**

Os sintomas de frio e calor, avaliados quanto à sua duração e às suas características, podem ser utilizados para classificar as doenças. Por exemplo, nos estágios iniciais das doenças, a presença de calafrios e febre indica distúrbios infecciosos e síndrome superficial. Se os sinais de frio forem mais proeminentes do que os de calor, será uma síndrome de vento frio. Se os sinais de calor forem maiores do que os de frio e houver sede, será uma síndrome de calor. Se houver somente sinais de calor sem sinais de frio, será um indicativo de problema de órgãos e vísceras internas. Se acompanhados de sede, podem indicar síndrome de calor. Se houver somente sinais de frio, isso pode significar o estágio inicial de uma doença ou uma grande deficiência de energia do corpo. A categoria calor na MTC não significa necessariamente febre, mas também sede, constipação, sensação de calor no corpo, urina concentrada, língua vermelha, pulso rápido.

b. **Perspiração**

Se em uma doença infecciosa houver frio ou febre sem perspiração, a doença será superficial, indicando um estado de excesso. Se houver perspiração, a doença será de calor interno e indica um estado de deficiência de energia. Em indivíduos deficientes uma perspiração mais profusa indica uma deficiência de Yang. Se a perspiração ocorrer durante o sono, indica uma deficiência de Yin, mas freqüentemente há uma associação das duas deficiências. Em doenças graves, a perspiração profusa é um sinal perigoso, porque revela uma grande deficiência da energia de defesa do organismo.

c. **Fezes**

Se houver constipação associada a dor e distensão abdominal, indica síndrome de excesso. Se houver uma constipação indolor e sem distensão, indica que há uma síndrome de deficiência. Se houver diarréia e cólicas abdominais com presença de muco, poderá ser uma síndrome de calor e excesso. Se houver diarréia sem muco nem cólicas, indica uma síndrome de frio e deficiência.

d. **Urina**

Se for concentrada e em pouca quantidade, indica síndrome de calor. Se for abundante e clara, indica deficiência de Yang. Quando há polidipsia e poliúria simultaneamente, indica problemas no Baço-Pâncreas ou no Rim (hipófise, ADH). Quando há enurese noturna (exceto em crianças), indica deficiência do Rim.

e. **Alimentação**

Quando há regurgitação após ingestão de pequena quantidade de alimentos, indica que há uma síndrome de frio no Estômago. Se a fome persiste após a alimentação, haverá uma síndrome de calor no Estômago. Distensão epigástrica após a alimentação indica que há uma deficiência nos sistemas do Estômago e Baço-Pâncreas. Gosto amargo na boca indica síndrome de calor na Vesícula Biliar; úlceras na boca, em geral, indicam síndrome de calor no Fígado; uma sensação de gosto salgado na boca indica síndrome de calor no Rim; falta de gosto na boca, em geral, indica síndrome de frio, com deficiência do Estômago e dos intestinos. Sabor doce e pegajoso na boca indica síndrome de excesso no Baço-Pâncreas. Se há sede constante e um desejo de beber líquidos frios, há síndrome de calor. Se não há sede nem desejos de beber líquidos, há uma síndrome de frio. Se sentir sede, mas não conseguir beber líquidos (com sensação de desconforto e plenitude quando ingere líquidos), há uma síndrome de umidade calor no Baço-Pâncreas. Quando o paciente deseja beber líquidos quentes, há uma síndrome de frio.

f. **Sensação toracoabdominal**

Se há uma sensação de frio no tórax e salivação profusa, há uma síndrome de frio. Uma sensação de aperto no tórax indica síndrome de calor. Sensação de plenitude no tórax, com dor discreta à palpação do hipocôndrio, indica síndrome de excesso. Sensação de plenitude no tórax, sem dor no hipocôndrio, indica síndrome de deficiência. Se há necessidade de suspiros para alívio da sensação de plenitude no tórax, há uma síndrome de excesso. Uma sensação de aperto no tórax com necessidade de inspirar mais ar indica deficiência de energia. Dor abdominal com indisposição, dolorimento e distensão indica síndrome de excesso e calor. Dor abdominal que melhora com pressão, associada a fezes malformadas, indica síndrome de frio e de deficiência. Dor abdominal, borborigmos, sensação de calor no corpo, ansiedade, fezes amareladas e diarréia indicam síndrome de calor e de excesso no sistema gastrintestinal. Por sua vez, dor abdominal rebelde com sensação de frio nas extremidades e fezes malformadas indicam síndrome de frio e de deficiência.

g. **Períodos menstruais**

As informações sobre os períodos menstruais são muito importantes no diagnóstico de distúrbios femininos. O interrogatório menstrual inclui período, duração, quantidade, coloração, presença de coágulos, odores e sintomas associados. Se a coloração do fluxo for vermelho-viva, em grande quantidade, pegajoso e de longa duração com sensação de peso e pressão no abdome inferior, normalmente indica presença de síndrome de excesso ou calor. Se houver irregularidade menstrual, com atraso e pequeno fluxo de coloração clara, menor viscosidade e pouco odor, indica síndrome de deficiência. Períodos sempre atrasados, em pequena quantidade, coloração escura com coágulos e cólicas dolorosas indicam síndrome de frio e estagnação (dismenorréia). Períodos curtos e com pequeno fluxo, acompanhados de leucorréia e lombalgia, indicam síndrome de deficiência de Qi e sangue. No capítulo de experiências clínicas serão observados mais detalhes.

EXAME FÍSICO E DIAGNÓSTICO PELO PULSO

O exame físico é chamado de Chie Zhen em chinês, o que significa exame físico e diagnóstico pelo pulso. A maior parte do exame se assemelha ao da medicina ocidental. Entretanto, a pulsologia pela MTC é diferente da medicina ocidental.

Exame físico

Há pouco a se mencionar sobre o exame físico geral na literatura, mas há muito a falar sobre o exame físico regional. Os métodos mais comumente utilizados são palpação superficial, palpação profunda e percussão.

1. **Palpação superficial**: utilizada para avaliar alterações superficiais do corpo. Normalmente se utilizam as palmas das mãos e a ponta dos dedos para avaliar a temperatura da pele, nódulos ou massas subcutâneas e rigidez muscular.
2. **Palpação profunda**: utilizada para avaliar lesões mais profundas, dores e contraturas musculares e as condições dos órgãos internos. Utilizam-se as palmas das mãos e as pontas dos dedos para apalpar lesões, focos inflamatórios, articulações e ossos ou as bordas de tumores ou abscessos. A palpação e localização de *trigger points* também é um método muito útil na prática da acupuntura.
3. **Percussão**: utiliza os dedos para percutir diretamente a área a ser examinada ou indiretamente na mão do examinador colocada sobre a área a ser examinada. Esse método é aplicado para avaliar os órgãos abdominais, abscessos, ou acúmulos de líquidos nos tecidos ou para localização de fraturas etc.

Diagnóstico pelo pulso

A literatura sobre a aplicação da técnica de palpação do pulso de certas artérias é muito extensa e correlaciona os seus achados às condições do paciente quanto à função e ao equilíbrio dos órgãos internos. Entretanto, esse método é visto com ceticismo pela medicina moderna, pois são utilizados os diferentes padrões do pulso para o diagnóstico das disfunções dos órgãos internos. Muito recentemente, esse método tem se provado útil por meio de estudos científicos realizados por alguns fisiologistas. De acordo com os conceitos fisiológicos tradicionais, o pulso das artérias é causado pela contração do coração e ejeção do sangue para as artérias. A partir da força, largura e ritmo da onda de pulso, ela naturalmente mostra as condições do coração e dos vasos sangüíneos. Entretanto, como o sangue caminha por uma longa distância do coração dentro das artérias, há muitos fatores que podem influenciar a forma da onda de pulso, como viscosidade do sangue, resistência vascular periférica, condições do ambiente externo etc.

Nos últimos 2.600 anos tem havido muita observação clínica e muitas conclusões foram obtidas considerando as diferentes formas das ondas de pulso observadas em diferentes locais do corpo, obtendo-se informações sobre o funcionamento de determinados órgãos internos.

A onda de pulso normal balanceada ocorre nas condições fisiológicas dos órgãos internos e do sistema cardiovascular. As condições normais requerem, além de boas condições do sistema cardiovascular, um bom funcionamento do pulmão, do pâncreas, do fígado, dos rins e de outros tecidos periféricos.

A fim de verificar e consolidar a pulsologia pela MTC, muitos fisiologistas têm trabalhado em pesquisas científicas recentemente e têm obtido resultados positivos.

Métodos tradicionais de exame de pulso

De acordo com a literatura antiga, as artérias eram examinadas em diferentes pontos em cada meridiano. Na parte superior do corpo, era examinada a artéria temporal superficial no ponto Taiyang (EX HN 5) da face para avaliação do meridiano Shao Yang do pé. Para avaliação do meridiano Yang Ming do pé era avaliada a artéria maxilar interna no ponto Juliao (ST 3). Para o meridiano Shao Yang da mão, era utilizada a artéria temporal superficial no ponto Ermen (TE 21). Na porção média do corpo, era utilizada a artéria radial no punho (Tsun Kou em chinês) para o meridiano Tai Yin da mão. Para o meridiano Yang Ming da mão era utilizada a artéria dorsal do polegar no ponto Hegu (LI 4). Para o meridiano Shao Yin da mão, era utilizada a artéria ulnar no ponto Shenmen (HT 7). Na parte inferior do corpo era utilizada a artéria femoral no ponto Wuli (LR 10) ou a artéria dorsal do 1° metatarso no ponto Taichong (LR 3) para avaliação do meridiano Jue Yin do pé. A artéria tibial posterior no ponto Taixi (KI 3) era avaliada em relação ao meridiano Shao Yin do pé. Finalmente, a artéria pediosa no ponto Chongyang (ST 42) era avaliada em relação ao meridiano Yang Ming do pé. Veja a tabela a seguir.

Método de exame geral (Su Wen, Bien Que)

Superior	Shao Yang do pé	Taiyang (EX HN 5)	a. temporal superficial
	Yang Ming do pé	Juliao (ST 3)	a. maxilar interna
	Shao Yang da mão	Ermen (TE 21)	a. temporal superficial
Média	Tai Yin da mão	Tsun Kou	a. radial
	Yang Ming da mão	Hegu (LI 4)	a. principal do polegar
	Shao Yin da mão	Shenmen (HT 7)	a. ulnar
Inferior	Jue Yin do pé	Wuli (LR 10) Taichong (LR 3)	a. femoral a. dorsal do 1° metatarso
	Shao Yin do pé	Taixi (KI 3)	a. tibial posterior
	Yang Ming do pé	Chongyang (ST 42)	a. *pediosa dorsalis*

Método de Chang Chung Jing em três partes

Na dinastia Han, houve um famoso praticante da MTC chamado Chang Chung Jing que simplificou o método de diagnóstico pelo pulso e propôs somente o exame arterial em três pontos. De acordo com sua experiência, ele considerava que esse método era suficiente para avaliar os problemas de todo o corpo.

Superior	Artéria carótida	Renying (ST 9)
Média	Artéria radial	Jingqu (LU 8) (Tsun Kou)
Inferior	Artéria pediosa dorsalis Artéria tibial posterior	Chongyang (ST 42) Taixi (KI 3)

Exame pela técnica de Wang Shu He do Tsun Kou

O diagnóstico pelo pulso foi extensamente estudado e posteriormente foi simplificado na Dinastia Tang. Um famoso praticante chamado Wang Shu He concluiu que, mediante determinada técnica de exame da onda de pulso da artéria radial isoladamente, poderia ser determinada a condição de todo o corpo. Esse método foi repetidamente aplicado por muitos praticantes ao longo de gerações e há diferentes opiniões sobre a posição do pulso e sua relação com órgãos internos, mas os princípios e o método não têm se modificado.

Avaliação do pulso na artéria radial

Distal	Tsun Kou (寸口)	Pulso Tsun
Média	Guan Shang (關上)	Pulso Guan
Proximal	Chi Zhong (尺中)	Pulso Chi

Métodos para avaliação do pulso

A mão do paciente deve ficar voltada com a palma para cima, em semi-extensão, apoiada em braçadeira ou sobre a mão do examinador. Esse irá utilizar três dedos (indicador, médio e anular) da mão direita para examinar o pulso radial esquerdo do paciente, e vai usar os três dedos da mão esquerda para examinar o pulso radial direito do paciente. O dedo médio deve palpar a artéria radial medialmente ao processo estilóide. O dedo indicador deve ser colocado distal ao dedo médio, tocando a artéria na altura da prega do punho, enquanto o dedo anular deve palpar a artéria proximalmente ao dedo médio, a cerca de um centímetro. Em chinês, a onda de pulso sentida pelo dedo indicador é chamada de **Tsun**, a onda do dedo médio é chamada de **Guan** e a onda sentida pelo dedo anular é chamada de onda **Chi**.

Figura 90

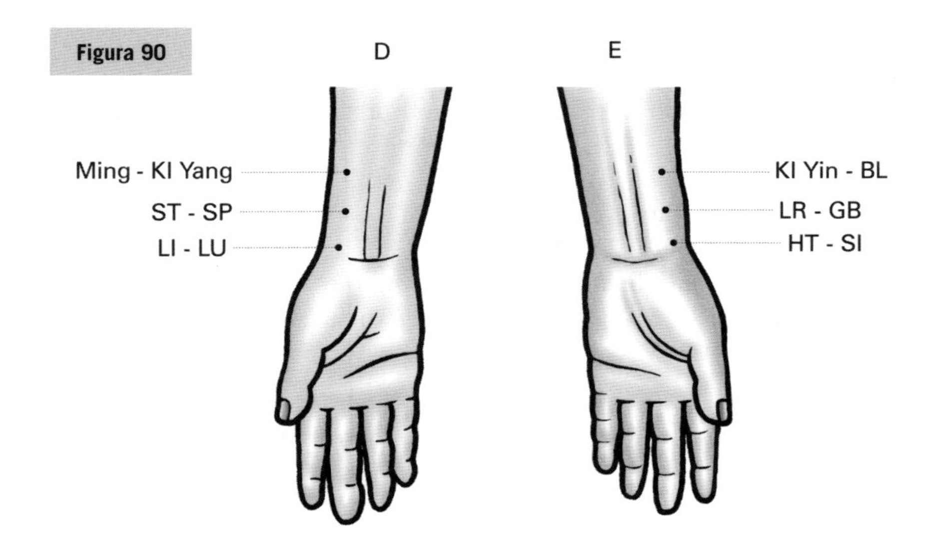

A pressão exercida pelas pontas dos dedos do examinador deve ter diferentes intensidades, que são leve, média ou forte. Cada uma delas irá revelar certos detalhes sobre o estado do meridiano examinado através das ondas de pulso.

Relações entre as posições do pulso e os diferentes meridianos do organismo

Com base na observação de antigos praticantes chineses, sabemos que cada pulso possui suas próprias características e está correlacionado a determinados meridianos. Em razão das divergências de opinião sobre a correlação pulso-meridiano, surgiram ao longo dos anos várias teorias sobre o assunto. Entretanto, a maior parte dos especialistas em pulsologia concorda com o que descrevemos na tabela a seguir.

Localização	Pulso	Meridiano
Esquerdo	Tsun	Coração, Pericárdio e Intestino Delgado
	Guan	Fígado e Vesícula Biliar
	Chi	Rim Yin, Bexiga
Direito	Tsun	Pulmão e Intestino Grosso
	Guan	Baço-Pâncreas e Estômago
	Chi	Rim Yang * e Ming Men **

* Supra-renal.
** Indica a resistência do organismo.

Métodos modernos da pulsologia pela MTC

Há muitos tipos de pesquisas envolvendo a pulsologia pela MTC que têm sido realizadas nos últimos anos. Podem ser observados dois tipos importantes de estudos:

Reavaliação do diagnóstico pelo pulso

- Estuda o significado das diferentes ondas do pulso e seu significado no corpo.
- Estuda a relação entre cada posição do pulso e sua relação com os órgãos internos e meridianos.

Outro estudo notável é o desenvolvimento da pulsologia pela esfigmografia

Esse tipo de estudo fez com que o exame do pulso fosse analisado de forma prática, pois pode ser registrado e pode ser utilizado para comparações antes e depois do tratamento. Neste estudo foi construído um intrincado modelo do coração, das artérias e veias principais, com atenção aos seus comprimentos e calibres. Foi construído um modelo com uma rede detalhada e anatomicamente precisa dos vasos até os principais órgãos simulados e das artérias radiais de ambas as mãos. Foram exercidas pequenas variações de pressão em diferentes pontos desses vasos próximos aos vários órgãos para verificar se eles afetavam as artérias radiais nos locais tradicionais da pulsologia clássica. O resultado foi extraordinário, de forma que, como previsto, ocorriam alterações mensuráveis da onda de pulso nos locais clássicos da pulsologia relacionados às pressões exercidas nos órgãos estimulados (por exemplo, um discreto clampeamento dos vasos próximos ao fígado no modelo experimental era sentido predominantemente na porção Guan esquerda da artéria radial).

Utilizando os critérios desse método científico moderno, as ondas de pulso podem ser classificadas como se segue:

Avaliação quantitativa da pulsologia manual

Intensidade	Freqüência cardíaca
Deficiente	Lento
Normal	Normal
Excesso	Rápido

Oito características quantitativas da pulsologia manual

1) Profundidade	Flutuante	Regular	Afundado
2) Largura	Amplo	Regular	Fino
3) Força	Forte	Regular	Deficiente
4) Freqüência	Rápido	Regular	Lento
5) Fluência	Escorregadio	Regular	Hesitante
6) Tensão	Em corda	Regular	Macio
7) Ritmo	Irregular	Regular	
8) Comprimento	Longo	Regular	Curto

Avaliação do pulso pela esfigmografia

O diagnóstico pelo pulso é uma das partes mais importantes do procedimento diagnóstico na MTC. É um método muito útil na diferenciação das síndromes e no direcionamento do tratamento pela MTC.

Tradicionalmente avaliamos o pulso com as pontas dos dedos em diferentes locais das artérias. Desde os tempos da Dinastia Han do Oeste, o Dr. Chang Chung Jing já indicava que a artéria radial seria o local mais útil para a tomada do pulso para a classificação das síndromes. Na Dinastia Jin (280 d.C.), o Dr. Wang Shu He escreveu um livro chamado *Mai Jing* [*Princípios do diagnóstico pelo pulso*], no qual ele também enfatizava a eficácia do pulso radial.

A identificação do padrão da onda de pulso através da palpação com as pontas dos dedos não é uma tarefa fácil. Há muitas diferentes interpretações possíveis da sensação para o mesmo padrão de pulso. É possível obter diferentes diagnósticos dependendo da experiência do médico. Além disso, é difícil manter uma anotação precisa para comparações futuras. Recentemente, com o avanço da tecnologia, podemos avaliar a onda de pulso com a utilização de aparelhos de esfigmografia. Atualmente, o diagnóstico pelo pulso tem sido praticado em muitos países de todo o mundo.

As pesquisas realizadas objetivavam resolver a dificuldade de transformar o diagnóstico pelo pulso em algo mais objetivo e reprodutível. As pesquisas têm sido conduzidas conjuntamente por praticantes da MTC, pesquisadores médicos, biólogos, fisiologistas, matemáticos e engenheiros eletrônicos.

Esfigmografia do pulso normal

- h1 – Amplitude da onda de percussão: altura da onda de percussão indicando a força do coração na contração ventricular e a elasticidade da aorta.

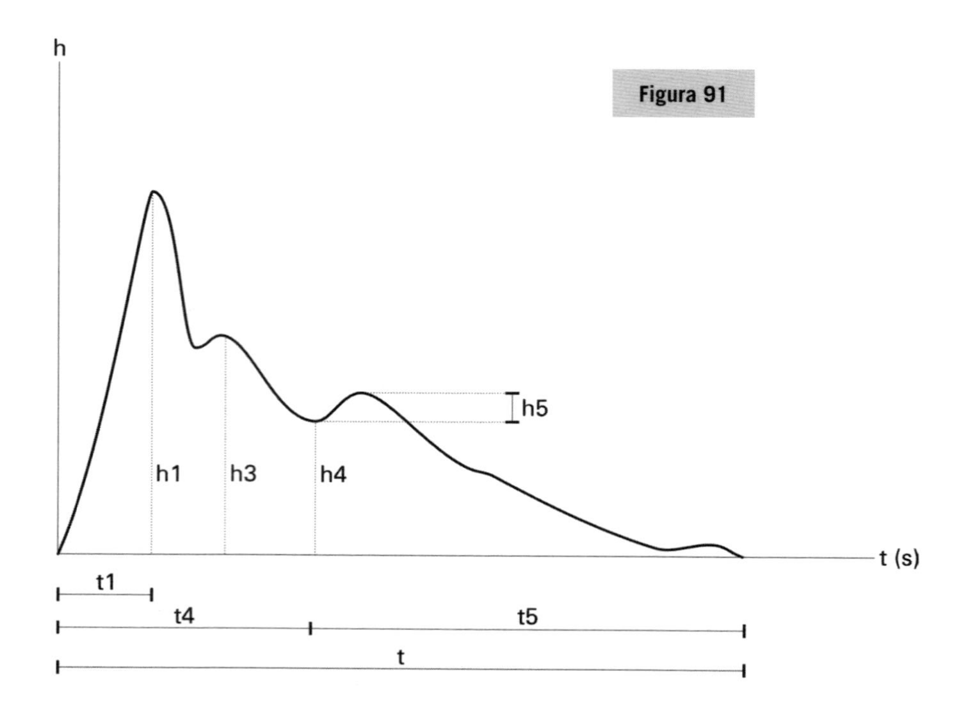

- h3 – Amplitude da onda pré-dicrótica: a altura desta onda indica as condições da resistência vascular periférica.
- h4 – Amplitude do entalhe dicrótico: a altura desta depressão também indica as condições da resistência vascular periférica.
- h5 – Amplitude da onda dicrótica: a onda dicrótica mostra principalmente a elasticidade da aorta.
- T1 – Tempo de percussão (ejeção).
- T4 – Tempo esfigmico.
- T5 – Tempo diastólico.
- T – Tempo total do pulso.
- W – Largura do primeiro terço da onda principal.

Análise do pulso e nomenclatura

Consultando várias autoridades na MTC e suas experiências na pulsologia (com concordância em mais de 73%), foram compilados os nomes dos pulsos normais e anormais.

Principais pulsos anormais mostrados na esfigmografia:

1. **Pulso flutuante (Foumai [浮脈]):** pulso que pode ser sentido com mínima pressão na artéria e que desaparece com o aumento da pressão sobre ela. Geralmente encontrado nos estágios iniciais de doenças exógenas como gripe, infecções de vias aéreas superiores etc. Pode ser causado por quaisquer condições que aumentem o débito cardíaco, em que haja uma vasodilatação, diminuição da resistência vascular periférica, em que a pressão de pulso da artéria radial esteja aumentada.
2. **Pulso oco (Koumai [芤脈]):** pulso sentido como flutuante, amplo e vazio no meio, como se tocasse em uma cebolinha verde. Pode ser sentido em casos de hemorragia maciça, em perdas acentuadas de volume sangüíneo e na diminuição da resistência vascular.
3. **Pulso afundado (Chenmai [沉脈]):** pulso que pode ser sentido pressionando com força, e demonstra que a doença já envolveu os órgãos internos. Pode ser causado por diminuição do débito cardíaco, diminuição da pressão arterial, aumento da resistência vascular periférica e por diminuição do fluxo sangüíneo. Encontrado freqüentemente em insuficiência cardíaca congestiva, nefrite crônica, doença cardíaca de origem pulmonar etc.
4. **Pulso moderadamente lento relaxado (Huanmai [緩脈]):** pulso com ritmo regular lento e com tensão moderada, indicando uma condição normal, umidade ou disfunção do sistema do Baço-Pâncreas. Clinicamente, pode ser encontrado no aumento da pressão intracraniana, no hipotiroidismo, na bradicardia sinusal etc.
5. **Pulso rápido (Shuomai [數脈]):** pulso com mais do que cinco batidas para cada ciclo respiratório (mais de 90 batidas por minuto), indicando febre ou síndrome de calor. Patologicamente, pode ser causado por doenças infecciosas, hipertiroidismo, anemia, taquicardia sinusal etc.
6. **Pulso cheio (Hongmai [洪脈]):** pulso como ondas batendo com força inicial e declínio gradual. Indica síndrome de calor, geralmente causada por aumento do débito cardíaco, diminuição da resistência vascular periférica, grande pressão sistólica e baixa pressão diastólica, com aumento da pressão de pulso. Esse tipo de pulso é comumente encontrado no hipertiroidismo, na insuficiência cardíaca e em algumas doenças infecciosas.
7. **Pulso fino (Ximai [細脈]):** esse pulso é fino como um fio de seda, tênue, só perceptível sob grande pressão. Indica exaustão das condições vitais pela diminuição do débito cardíaco, com grande aumento da resistência vascular periférica, diminuição do volume sangüíneo e contração dos vasos. Clinicamente, pode ser sentido em doenças crônicas, anemia, insuficiência cardíaca etc.
8. **Pulso forte (Shimai [實脈]):** esse pulso é sentido forte tanto com pouca ou muita pressão sobre a artéria, e é encontrado nas síndromes de excesso e em

indivíduos com compleição forte. Indica que tanto o débito cardíaco como a resistência vascular periférica estão normais, e a pressão de pulso é alta com elasticidade arterial normal. Pode ser normalmente observado em indivíduos jovens e saudáveis, em casos de distúrbios dolorosos agudos e na esquizofrenia.

9. **Pulso deficiente (Xumai [虚脈]):** o pulso é macio e débil, e é comumente sentido nas síndromes de deficiência. Sua característica deve-se à diminuição do débito cardíaco, diminuição da pressão arterial ou diminuição da resistência vascular periférica. Pode ser encontrado em casos de anemia, choque, falência cardíaca, doenças por deficiência crônica etc.
10. **Pulso fraco (Ruomai [弱脈]):** é um pulso geralmente profundo, macio e fraco, indicando fraqueza geral e deficiência de Yang e de Qi. É comumente encontrado em doenças consumptivas crônicas que causam insuficiência cardiovascular, distúrbios gastrintestinais crônicos, doença renal crônica, anemia etc.
11. **Pulso débil (Weimai [微脈]):** pulso filiforme e macio, geralmente observado em casos de exaustão ou energia extremamente baixa, com fraco batimento cardíaco, diminuição do fluxo sangüíneo e insuficiência vascular periférica.
12. **Pulso mole (Rumai [濡脈]):** pulso que é sentido como fino e superficial com palpação superficial, mas que desaparece com uma palpação profunda. Indica deficiência de sangue, e está presente na síndrome de umidade. É normalmente encontrado em doenças crônicas, desnutrição, distúrbios hemorrágicos crônicos, tuberculose pulmonar, diarréia crônica etc.
13. **Pulso em corda (atado) (Xianmai [弦脈]):** pulso tenso como uma corda, que é geralmente causado por um aumento do débito cardíaco, diminuição da elasticidade da parede arterial, aumento da resistência vascular periférica ou tensão nervosa. É geralmente encontrado em casos de dor, arteriosclerose, distúrbios do sistema do Fígado, asma e em pessoas idosas.
14. **Pulso tenso (Jinmai [緊脈]):** é sentido como uma corda esticada, tensa. É causado por um aumento no débito cardíaco e aumento da resistência vascular periférica com constrição da periferia. É comumente encontrado em síndromes de frio superficiais ou internas, ou ainda em dor.
15. **Pulso timpânico (Gemai [革脈]):** é sentido como amplo e tenso com maciez no seu interior, como se tocássemos a superfície de um tambor. Indica sangramento maciço com dor, hipertensão arterial etc.
16. **Pulso escorregadio (Huamai [滑脈]):** esse pulso é sentido como contas rolando sobre um prato. Pode ser encontrado em jovens, atletas ou em mulheres grávidas quando o fluxo sangüíneo está aumentado e a resistência vascular periférica está diminuída. Pode ser observado em indivíduos com síndrome de umidade e mucosidade, em casos de estagnação de alimentos e também em indivíduos normais com indigestão, bronquite, febre, hipertiroidismo etc.

17. **Pulso hesitante (Semai [澀脈]):** é sentido como pequeno e fino com intervalo pequeno e irregular. É rugoso como raspar o caule de um bambu com uma faca, indicando dificuldade da circulação sangüínea causada pela deficiência ou estagnação de sangue e Qi. Clinicamente, é comumente observado em casos de aterosclerose, hipercolesterolemia, insuficiência cardíaca, doença coronariana etc.
18. **Pulso lento e irregular (Jiemai [結脈]):** esse pulso é lento e tem intervalo irregular. É comumente observado na estagnação de Qi e sangue, como nas arritmias, na estagnação de umidade e mucosidade e em intoxicações.
19. **Pulso intermitente (Daimai [代脈]):** pulso com intervalos regulares. É comumente observado em doenças cardíacas, traumas graves, medo e terror.
20. **Pulso rápido e irregular (Cumai [促脈]):** pulso rápido e irregular, intermitente, indicando síndrome de calor ou estagnação de sangue e umidade. É comumente observado em doenças coronarianas, miocardite e outros problemas cardíacos.

Aspectos clínicos do diagnóstico pelo pulso

A experiência mostra que há vários tipos de pulso que são característicos da idade, do indivíduo, assim como do biorritmo, que corresponde ao horário, dia e ciclos sazonais.

Idade

Indivíduos jovens	Pulso normal ou escorregadio
Idosos	Pulso mais em corda ou tenso

Em relação ao horário

Durante o dia	Escorregadio e rápido
Durante a noite	Em corda e lento

Alterações sazonais

Verão	Amplo, rápido, escorregadio
Inverno	Em corda, fino

Influência da respiração, do volume sangüíneo e do exercício sobre o pulso

a. Além do aumento da freqüência respiratória que ocorre com o aumento da freqüência cardíaca, o aumento da amplitude respiratória também vai modificar a forma da onda de pulso que se tornará mais escorregadio à medida que diminui a amplitude h3. Esse fenômeno explica facilmente porque a respiração abdominal profunda do Qi Gong melhora a circulação periférica, aumenta a função cerebral e melhora a saúde geral.

b. A área total do pulso está diretamente relacionada ao volume sangüíneo e à pressão sangüínea. A observação de muitos pacientes cirúrgicos mostra que as ondas de percussão se tornam mais estreitas quando há sangramento ou diminuição da pressão arterial.
c. O aumento da freqüência cardíaca induzido pelo exercício também diminui a amplitude do entalhe dicrótico e o pulso se torna mais escorregadio. Isso causa um aumento no fluxo sangüíneo, melhora da função dos nervos autonômicos e aumento do fluxo sangüíneo do sistema musculoesquelético. A fadiga após o exercício torna o pulso mais escorregadio e em corda e o fluxo sangüíneo para os músculos diminui.

Conclusões sobre a análise esfigmográfica do pulso

1. A análise esfigmográfica do pulso é muito prática e útil no diagnóstico pela MTC.
2. A observação do pulso nas diferentes posições pode indicar as condições dos órgãos e sistemas relacionados, sendo, portanto, aplicável na diferenciação das síndromes.
3. Os pulsos em corda e tenso podem ser normais em idosos, mas também indicam aumento da resistência vascular periférica, aumento da pressão sangüínea e em problemas no sistema do Fígado.
4. Na deficiência de Yin e na subida do Fogo o pulso é mais rápido, mais tenso e escorregadio, além de flutuante.
5. O uso do aparelho de esfigmografia acoplado ao computador é muito útil na análise e registro das ondas. É muito valioso para comparação e avaliação do progresso do tratamento ou evolução da doença.

MÉTODOS NO DIAGNÓSTICO DIFERENCIAL PELA MTC

Diferenciação das síndromes pela MTC

A diferenciação das síndromes pela MTC é o principal método de reconhecimento e diagnóstico das doenças para serem estabelecidos os princípios do tratamento.

A classificação de uma doença em uma síndrome é feita a partir da aplicação de métodos diagnósticos e da análise de sinais e sintomas e suas inter-relações. A força e a direção da doença e o vigor da energia de defesa também precisam ser determinados para se estabelecer um plano de tratamento. Clinicamente há muitos métodos para se fazer o diagnóstico diferencial pela MTC. Há muitas variações na prática clínica e quase sempre há uma combinação de síndromes nos pacientes. É muito importante ter um entendimento amplo e habilidades clínicas adequadas para fazer a correta diferenciação das síndromes.

Na concepção da MTC, a classificação das síndromes é necessária para o desenvolvimento de um plano de tratamento racional. Isso possibilitará ao praticante atingir um melhor resultado no tratamento pela Acupuntura. Se não avaliarmos corretamente os sinais e sintomas para fazer o diagnóstico sindrômico, não poderemos esperar um bom resultado.

Esses são os principais modelos de classificação da MTC. Cada um oferece uma perspectiva diferente e enfatiza um aspecto da relação fisiopatológica ou da localização da doença, de forma que uma classificação complementa ou se combina com outra na prática clínica.

- Ba Gang Pian Zheng (Oito Princípios)
- Liu Yin Pian Zheng (Seis Fatores Patogênicos)
- Wei Qi Ying Xue Pian Zheng (Quatro Camadas)
- Zang Fu Pian Zheng (Órgãos e Meridianos)

Ba Gang Pian Zheng (Oito Princípios)

Esse é o modelo geral para a classificação das síndromes e consiste de oito categorias de quatro pares de características opostas ou relativas, que são Superficial/Interior (Biao/Li), Deficiência/Excesso (Xu/Shi), Frio/Calor (Han/Re), Yin/Yang, sendo este último par o resultado das relações dos outros fatores. Uma vez que a doença é identificada, aplicam-se os Oito Princípios.

Biao/Li (síndrome superficial/interior)

Esse é o método para determinar a profundidade, a direção e a progressão da doença. A superfície do corpo consiste de pele, músculos, membros, tronco e tecidos superficiais adjacentes, além da parte superficial dos meridianos e colaterais. A parte interior é representada pelos órgãos internos (Zang Fu). Na determinação da localização da doença, síndrome superficial (Biao Zheng) significa que a doença está principalmente nos tecidos superficiais, que incluem pele, tecido subcutâneo, tendões e músculos. O seu oposto, síndrome interior (Li Zheng), indica que a doença é profunda e afeta os órgãos internos, incluindo o sangue e os ossos. Na síndrome superficial vão prevalecer a febre e os calafrios, ao passo que na síndrome interior haverá somente febre ou frio. A língua na síndrome superficial apresentará uma saburra fina e branca, ao passo que na síndrome interior a saburra se apresentará alterada de acordo com a síndrome.

As condições patológicas do corpo podem ocorrer na superfície, na região interna ou em ambas as localizações simultaneamente, ou ainda como síndromes intermediárias em que os fatores patogênicos externos não conseguem penetrar no meio interno e a energia de defesa não é suficiente para eliminá-las completamente. O pulso na síndrome superficial é flutuante e na síndrome interior o pulso é afundado. Se as síndromes superficial e interior se manifestarem simultaneamente, lesões cutâneas não poderão ser classificadas como síndrome superficial simples, pois apenas refletem o aspecto externo de uma síndrome interior.

	Superficial	Interior – calor
Região afetada	Tecidos superficiais, pele, músculos	Órgãos internos, sangue, ossos
Temperatura	Febre e calafrios	Febre somente
Língua	Saburra branca e fina	Saburra amarelada e espessa
Pulso	Flutuante	Afundado

Han/Re (síndrome de frio/calor)

Essas duas categorias são utilizadas para determinar a natureza da doença. Frio e calor descrevem a manifestação concreta tanto da deficiência como do excesso e de Yin ou Yang dentro do organismo. A síndrome de frio se expressa na aversão ao frio, ausência de sede, perda de fezes, urina clara e abundante, secreções corpóreas claras e sem odores desagradáveis. A língua, em geral, se mostra com revestimento fino e branco. O pulso é lento. A síndrome de calor é mais ativa e sempre estimula a expressão de aversão ao calor, sede, constipação, urina escura e concentrada, secreções corpóreas mais densas e fétidas. A língua tem revestimento amarelo e espesso e o pulso é rápido.

Não é incomum encontrarmos casos em que é difícil a diferenciação entre frio e calor, ou casos em que há calor na parte superior e frio na parte inferior do corpo, ou calor no interior e frio no exterior, ou ainda alternância de sintomas de frio e calor. É típico o encontro da combinação de frio e calor e, portanto, é importante uma diferenciação cuidadosa para definir o grau de cada um em cada caso em particular.

	Frio	Calor
Aversão	Ao frio	Ao calor
Boca	Ausência de sede	Seca, sede
Fezes	Soltas	Constipação
Urina	Clara	Concentrada
Secreções	Finas, claras	Espessas, amareladas
Pulso	Lento	Rápido

Xu/Shi (síndrome de deficiência/excesso)

Esses dois princípios são utilizados para determinar a quantidade relativa da energia de defesa e da força do agente patogênico exógeno. A síndrome de deficiência (Xu) representa uma deficiência da energia vital, em geral tem início insidioso e é crônica. A resposta fisiológica tende a ser lenta, ao contrário da síndrome de excesso (Shi), na qual há uma resposta aguda e adequada do organismo frente a um agente externo. As síndromes de deficiência também se referem à deficiência da energia de defesa e as síndromes de excesso se referem a um excesso de fator patogênico externo na presença de uma energia de defesa adequada. É necessário ter atenção para distinguir o excesso e a deficiência verdadeiros para um correto diagnóstico. A síndrome de excesso verdadeira com falsa deficiência é aquela em que sinais e sintomas de excesso verdadeiro mimetizam uma deficiência. Pode ocorrer também uma deficiência verdadeira com falso excesso na qual uma síndrome de deficiência verdadeira apresenta sintomas de excesso. A distinção entre as síndromes falsas e verdadeiras depende de uma cuidadosa avaliação do pulso, da língua e de outros sinais e sintomas especiais.

Na síndrome de deficiência, a defesa do organismo está tão fraca que o corpo da língua está mais afetado do que a saburra. O pulso tende a ser fraco e deficiente. A síndrome de excesso reflete uma defesa competente, de forma que a saburra é mais afetada. O pulso tende a ser forte e cheio. Há muitos casos que podem ser classificados tanto como deficiência como excesso. Em alguns casos existe a combinação de excesso em alguns sistemas e deficiência em outros. Outros casos podem começar como excesso e se transformar em deficiência ao longo do tempo, ao passo que outros podem começar como deficiência e se transformar em excesso ao longo do tempo. As síndromes combinadas são muito mais comuns do que os casos puros.

	Síndrome de deficiência	Síndrome de excesso
Energia vital	Deficiente	Preservada
Resposta	Lenta	Adequada
Manifestações	Crônicas	Agudas
Língua	Ausência de saburra	Presença de saburra
Pulso	Fino, fraco	Forte, cheio

Yin/Yang

O Yin e o Yang juntos formam um par de princípios utilizado para generalizar todas as categorias de síndromes. Como centro do conceito que organiza os três outros pares de categorias, estabelecem o princípio do diagnóstico diferencial que define a essência do sistema. Na tabela que segue os fenômenos Yin mostram sinais e sintomas que são relativamente mais interiores, frios e de deficiência, ao passo que os fenômenos Yang tendem a ser mais exteriores, de calor e de excesso.

Após a revisão de todas as combinações de relações, podemos analisar um caso e classificar como predominantemente Yin ou Yang. As síndromes interiores, de frio e de deficiência pertencem à categoria Yin, e as síndromes superficiais, de calor e de excesso pertencem à categoria Yang. Todas as relações acima freqüentemente ocorrem em combinação como deficiência ou excesso de frio, e deficiência ou excesso de calor. Em razão da íntima correlação entre síndrome de frio, síndrome de deficiência e síndrome interna, elas tendem a influenciar umas às outras muito facilmente. Por exemplo, uma síndrome de frio pode agravar uma síndrome preexistente de deficiência. O mesmo também é verdadeiro quando uma síndrome Yang verdadeira, como uma síndrome de excesso, pode agravar uma síndrome de calor preexistente. Além disso, as síndromes Yin e Yang podem se converter uma na outra sob determinadas circunstâncias.

Yin	Yang
Interior	Superficial
Frio	Calor
Deficiência	Excesso

Com base nos quatro procedimentos diagnósticos, também é possível diferenciar as síndromes Yin e Yang de acordo com o exposto na tabela a seguir, que salienta alguns tópicos do exame:

Procedimento	Síndrome Yin	Síndrome Yang
Inspeção	O corpo parece pesado, encolhido, há fraqueza, lassidão, baixa vitalidade, a língua é fina, clara, com saburra fina e oleosa	O corpo é mais ativo, mais estendido, há ansiedade, inquietude, a língua é vermelha com fissuras, saburra amarelada ou com pigmentação escura
Ausculta e olfação	Voz fraca, baixa, respiração fraca e superficial, odores suaves	Loquacidade, voz alta, respiração ruidosa com expectoração, odores fortes, halitose
História	Fezes com pouco odor, diminuição do apetite, ausência de gosto na boca, ausência de sede, gosto por bebidas quentes, aumento do volume urinário, coloração clara	Fezes ressecadas, constipação, anorexia, perda de apetite, boca seca, sede, urina pouco volumosa, escura e espessa
Exame físico e pulso	Dor abdominal que melhora com a palpação, membros frios, pulso escondido, fino, irregular, lento e fraco	Dor abdominal que piora com a palpação, febre, fraqueza nas pernas, pulso superficial, forte e rápido

Liu Yin Bian Zheng (diagnóstico pelos seis fatores patogênicos exógenos)

Esse é outro importante método no diagnóstico de doenças, no qual são utilizados os seis fatores patogênicos exógenos na diferenciação. Esse método baseia-se no conhecimento da relação do ser humano com seu meio ambiente.

A MTC afirma que os seres vivos estão em equilíbrio com o meio em que vivem e com os seus órgãos internos. Esse equilíbrio dinâmico, entretanto, depende de um ajuste fisiológico constante. A doença ocorre somente quando este sistema de auto-ajuste fisiológico está fraco ou quando as influências ambientais excedem a capacidade de ajuste.

As seguintes categorias são seis fatores climáticos encontrados na natureza. Elas refletem as alterações sazonais normais ao longo do ano. Elas só se tornam patológicas ao organismo se ocorrem repentinamente, em extremos, ou ainda quando o sistema de defesa do organismo está fraco. Elas invadem o organismo pela pele, pela boca, pelo nariz e são conhecidas como doenças "exógenas". Freqüentemente estão associadas a determinadas estações do ano e têm sintomas característicos dependendo da exposição prolongada a um fator climático predominante, sendo assim denominadas doenças "sazonais".

Síndrome do vento

O vento é a principal energia na primavera, mas pode ocorrer em qualquer época do ano. Ele pode invadir o corpo durante o sono ou após sudorese. O vento é um fator patogênico externo primário, porque outros fatores patogênicos climáticos dependem do vento para entrar no organismo. O vento é muito mutante e causa sintomas migratórios. É Yang em sua natureza e facilmente afeta a cabeça, a face e a parte superior do corpo. Ele também pode se combinar com a mucosidade formando o vento mucosidade, que é um fator causal em muitas doenças neurológicas.

Características	Sintomas
Superior, Jiao superior	Cefaléia, sinusite, coriza
Movimento, instabilidade	Dor migratória, dor articular
Mutante	Urticária, *rash* cutâneo
Excesso de Yang do Fígado	Mucosidade, derrame, espasmos, tontura e vertigem

Síndrome do frio

O frio é a principal energia durante o inverno, mas acontece em menor intensidade em outras estações do ano. É caracterizado por encolhimento, contração e estagnação com subseqüente impedimento de fechamento e abertura dos poros, contrações espásticas dos tendões e meridianos e é um fator Yin que consome o Yang quando em excesso. A função de aquecimento do corpo pode estar prejudicada, resultando nos sintomas abaixo:

Características	Sintomas
Natureza Água	Aversão ao frio, extremidades frias, palidez, urina clara, língua com revestimento esbranquiçado
Menor evaporação	Fezes amolecidas, urina abundante, edema e edema dos membros
Menor putrefação	Secreções corpóreas inodoras e incolores
Contrações, contraturas	Pulso tenso, dor no corpo

Síndrome de calor e Fogo

O verão é um fenômeno climático que se manifesta em dois tipos básicos. A doença calor de verão só é vista nessa estação e é induzida por temperaturas relativamente altas, hiperexposição ao sol e pouca ventilação do calor. É um fator patogênico Yang que pode se transformar em Fogo. Na sua forma grave, podem ocorrer distúrbios mentais, assim como colapso e coma. Tem uma tendência a se combinar com a umidade patológica. O Fogo patológico é causado pelo excesso de Yang Qi, que freqüentemente ocorre no verão, podendo ocorrer também em outras estações do ano. O Fogo e o calor variam em intensidade, sendo que o Fogo é mais grave. A febre alta é uma característica-chave dessa doença. Tanto o calor de verão como o Fogo podem consumir o Yin, provocar o vento e lesar o sangue.

Características	Sintomas
Natureza ascendente do Fogo	Aversão ao calor, alta temperatura na superfície, urina escura, língua com revestimento amarelo
Expansão, extravasamento	Pulso rápido, sangramento
Evaporação	Sudorese, sede, oligúria, constipação, saburra seca
Maior putrefação	Secreções fétidas, amareladas, halitose
Tendência ao vento	Câimbras, espasmos, tremores, ansiedade

Síndrome da umidade

Essa é a energia predominante no final do verão e pode ser causada ou agravada pela exposição prolongada às condições de umidade ou pela freqüente exposição à água ou à chuva. As características mais comuns são sensação de peso e de turvação, secreções espessas e corrimentos. Ela também tende a viscosidade e estagnação, que leva a doenças prolongadas e de naturezas intratáveis, como as síndromes Bi (reumatismos) e várias doenças da pele. Sendo um fator patogênico de natureza Yin, ela pode obstruir o Yang e o fluxo de Qi e prejudicar o Baço-Pâncreas.

Características	Sintomas
Umidade	Peso no corpo, lassidão
Descendente	Diarréia, edema, inchaço
Turvação	Leucorréia, urina turva
Revestimento	Saburra espessa e oleosa
Pegajosa	Boca pegajosa, rigidez articular
Transformação em calor	Coloração amarelada, icterícia

Síndrome de secura

Essa é a síndrome predominante no outono, à medida que os fatores patogênicos consomem os fluidos corpóreos e impedem o funcionamento do Pulmão e sua capacidade de dispersar e descender. Caracteriza-se pela diminuição dos fluidos corpóreos com sede, boca seca e constipação com saburra seca na língua. Pode aparentar menos vitalidade, como ausência de saburra ou língua careca e brilhante. A secura pode se converter em Fogo, manifestando-se como ondas de calor, sudorese noturna, língua vermelha e pulso rápido.

Características	Sintomas
Diminuição de fluidos	Deficiência de fluidos corpóreos, sede, boca seca, constipação, revestimento seco na língua
Diminuição da vitalidade	Ausência de saburra, secura da saburra, língua careca e brilhante
Transformação em calor	Ondas de calor, sudorese noturna, língua vermelha, pulso rápido e fino

Wei Qi Ying Xue Pian Zheng (diferenciação pelas quatro camadas)

Esse é o método de diferenciação das síndromes nas doenças febris. O Wei Qi Ying Xue Pian Zheng descreve as manifestações patológicas das doenças febris, a profundidade e a gravidade da doença de acordo com o nível de penetração da doença no corpo. Os estágios Wei e Qi da doença são relativamente mais superficiais e leves do que os estágios Ying e Xue. Ye Tian Shi, da Dinastia Qing, desenvolveu essa teoria relacionando a patogênese da doença febril aguda através da transmissão e transformação do fator patogênico calor através dos quatro principais níveis de atividade fisiológica do corpo.

A invasão do organismo pelo calor ocorre quando há uma diminuição da energia de defesa, ou quando o agente patogênico é muito agressivo. Diferentemente, a invasão do frio patogênico, sua transmissão e transformação (como descrito no *Shan Han Lun* de Zhang Zhong Jing, da Dinastia Han) enfatizam a transmissão das doenças através do sistema de meridianos. Em ambos os casos, observa-se a piora da doença à medida que ela se aprofunda no organismo, mas cada uma enfatiza uma forma diferente de transmissão e progressão da doença.

a. **Nível Wei (Defesa):** acometido nas fases iniciais da doença, afetando a superfície do corpo e os músculos.
b. **Nível Qi (Energia Vital):** acometido nas síndromes de calor interior, quando o agente patogênico é interiorizado para o Zang Fu.
c. **Nível Ying (componente nutricional dos fluidos corpóreos):** acometido quando o agente patogênico é transmitido do nível Qi para o nível Xue com perturbação da mente.
d. **Nível Xue:** estágio no qual o calor agita o sangue, comprometendo a consciência.

Sistema	Sintomas
Wei	Febre, discreta aversão ao frio, cefaléia, tosse, sudorese discreta ou ausente, sede discreta, dor e edema da garganta, ponta e bordas da língua avermelhadas com saburra branca e fina, pulso superficial e rápido
Qi	Febre alta e com sudorese profusa, aversão ao calor, sede e preferência por líquidos frios, constipação intestinal, urina concentrada, tosse, dor torácica, catarro amarelo, espesso e abundante, língua vermelha com saburra amarelada e pulso rápido
Ying	Febre com piora à noite, boca seca sem desejo de beber líquidos, agitação psíquica, insônia, língua vermelha, pulso fino e rápido. Em casos mais graves pode haver discreto *rash* cutâneo, delírio e coma
Xue	Sensação de queimação no corpo, língua vermelha escura, *rash* cutâneo evidente, hematêmese, hemoptise, melena, hematúria, mania e delírios, pulso fino e rápido

Zang Fu Jing Luo Pian Zheng (diferenciação das síndromes por meio dos órgãos e meridianos)

Por meio de sinais e sintomas dos meridianos principais podemos diferenciar os distúrbios nos sistemas de meridianos como se segue:

Meridiano do Pulmão

Síndromes de excesso

1. **Vento calor invadindo o Pulmão (Feng Re Chen Fei):** dor de garganta, secreção nasal purulenta e expectoração com odor fétido, mais febre do que calafrios, sede, boca seca, sudorese, cefaléia, tosse produtiva (asmatiforme), opressão, sensação de plenitude e dor torácica, pulso rápido e flutuante, saburra amarela na língua.
2. **Vento frio invadindo o Pulmão (Feng Han Shu Fei):** congestão nasal e coriza, mais calafrios do que febre, ausência de sede ou boca seca, ausência de sudorese, cefaléia, dores pelo corpo e mal-estar, secreção mucosa discreta, tosse com expectoração discreta, pulso lento e flutuante, língua com saburra branca e fina.
3. **Umidade mucosidade bloqueando o Pulmão (Tan Shi Zu Fei):** indica que a função de transporte do Pulmão está prejudicada, com tosse muito produtiva, secreção branca espessa, sensação de opressão ou plenitude torácica, dispnéia, pulso lento e escorregadio, língua com saburra oleosa e esbranquiçada.
4. **Secura calor invadindo o Pulmão (Zao Xie Shang Fei):** ocorre, em geral, em ambientes secos, e se manifesta por tosse com menos secreção ou secreção de difícil expectoração, secura na garganta, dor torácica, língua avermelhada com revestimento amarelado fino, pulso fino e rápido.
5. **Acúmulo de fleuma no Pulmão (Han Tan Yung Fei):** indica estagnação no Pulmão e no Jiao superior decorrente de uma fraqueza no meridiano do Rim que causa um acúmulo de fleuma no Pulmão que leva a um distúrbio de sua função. Na medicina ocidental indica uma disfunção renal. Há edema de face, oligúria, expectoração espumosa, bronquite asmática exacerbada pelo frio, pulso em corda e língua com revestimento esbranquiçado.
6. **Distúrbio no transporte (Fei Xu Tiao Juan Hua):** uma deficiência de Yang que leva a edema (inchaço da parte superior do corpo, mãos e face), pele brilhante, oligúria, ascite, tosse asmatiforme, presença ou ausência de febre, pulso escorregadio, língua com revestimento branco.

Síndromes de deficiência

1. **Deficiência de Yin do Pulmão (Fei Yin Xu):** indiferença, desânimo para falar, respiração fraca, irritabilidade, rubor malar com palidez frontal, bronquite, tosse seca, expectoração clara ou sanguinolenta, rouquidão, febre vespertina, sudorese noturna, calor nas palmas das mãos, pulso rápido e débil, língua vermelha com menos revestimento na área do pulmão.
2. **Deficiência de Qi do Pulmão (Fei Qi Xu):** palidez, tosse asmatiforme, dispnéia, dor torácica em aperto (se grave, descartar problema cardíaco), cansaço

fácil, voz fraca com pouca energia, sudorese discreta com aversão ao frio, palmas das mãos e membros frios, pulso afundado, fraco e débil, língua avermelhada com revestimento branco fino.

Meridiano do Intestino Grosso

Síndromes de excesso

1. **Umidade calor no Intestino Grosso (Da Chang Shi Re):** dor abdominal com ou sem febre, diarréia, fezes purulentas, sensação de queimação no ânus com tenesmo, sede, oligúria, língua com saburra oleosa e amarelada, pulso rápido e escorregadio.
2. **Estagnação de calor no Intestino Grosso (Da Chang Re Jie):** é uma exacerbação da umidade calor que inclui dor abdominal, constipação (mais freqüente que a diarréia), febre, língua com revestimento amarelo, pulso forte e rápido (mais do que na umidade calor).

Síndromes de deficiência

1. **Frio e deficiência de Qi no Intestino Grosso (Da Chang Xu Han):** diarréias freqüentes e repetidas, prolapso do ânus, extremidades frias, lassidão, língua pálida, pulso débil e fraco.
2. **Frio no Intestino Grosso (Da Chang Han Jie):** dor periumbilical, borborigmos, dor aliviada por compressas quentes, diarréia, língua pálida com saburra branca e fina, pulso lento, de amplitude normal.

Meridiano do Estômago

1. **Frio no Estômago (Wei Han):** dor epigástrica surda com distensão e sensação de plenitude aliviada por compressas mornas, indigestão, regurgitação de líquidos com ou sem acidez, língua esbranquiçada com revestimento não muito espesso, pulso lento, escondido e forte.
2. **Excesso de Qi no Estômago (Wei Qi Shi):** freqüentemente agravado pelo consumo excessivo de líquidos frios, dor de fome na região epigástrica, apetite normal, discreta indigestão ou anorexia aliviada por compressas mornas, lassidão, fraqueza, bocejos freqüentes, regurgitação líquida não ácida, língua com saburra discreta, pulso fino e lento.
3. **Deficiência de Yin do Estômago (Wei Yin Bu Zu):** fome freqüente, anorexia, náuseas, dor de fome na região epigástrica, com sensação de plenitude após ingestão sem muita distensão, sede e boca seca, compleição escura, língua vermelha sem saburra, pulso fraco, fino e rápido (sinais de falso Yang).

Meridiano do Baço-Pâncreas

Síndromes de deficiência

1. **Deficiência de Yang do Baço-Pâncreas (Pi Yang Xu):** perda de apetite, indigestão, distúrbios digestivos, distensão abdominal, náuseas, vômitos (líquidos), compleição pálida, palmas das mãos e plantas dos pés amareladas. Sintomas sistêmicos: lassidão, cansaço, diarréia ou fezes amolecidas, língua com revestimento branco não muito espesso, pulso fino e afundado (que indica deficiência de Yang de um órgão).
2. **Deficiência de Qi do Baço-Pâncreas (Pi Qi Xu):** fraqueza do sistema energético, fraqueza muscular com deficiência nutricional, dispnéia (distúrbio do Pulmão no transporte de fluidos), expectoração excessiva, voz fraca e débil, diarréia, prolapso do ânus e útero, ptose do estômago. Língua pálida sem revestimento, pulso fino e escondido. Em geral, a deficiência de Qi pode ser vista como uma deterioração da função Yang (no sistema digestivo, por exemplo, a deficiência de Qi se manifesta mais como fraqueza do que como um distúrbio digestivo puro).
3. **Deficiência do Baço-Pâncreas com inabilidade de manter o sangue circulante dentro dos vasos (Pi Bu Tong Xue):** hemorragias em geral, como hematúria, melena, hemorróidas, menorragia, sangramento vaginal. A língua é vermelha e o pulso é fraco e fino.

Síndromes de excesso

1. **Umidade fria invadindo o Baço-Pâncreas (Han Shi Kun Pi):** distensão epigástrica que pode se estender para o tórax, anorexia, diminuição do paladar, perda de apetite, cansaço fácil, lassidão, fezes amolecidas, diarréia, edema de membros, ascite, oligúria, acúmulo de líquidos (deficiência na função de transporte que ataca o meridiano do Pulmão e enfraquece sua capacidade de mobilização de fluidos), hepatite crônica, coloração amarelada da pele pela invasão do Fígado, língua com revestimento branco e espesso, pulso forte, lento e escorregadio.
2. **Umidade calor invadindo o Baço-Pâncreas (Pi Shi Re):** hepatite aguda, doença da vesícula biliar, pancreatite, febre, dor axilar ou dor irradiada para a região escapular, icterícia, dor no hipocôndrio, dificuldade na digestão de gorduras, náuseas, vômitos, boca amarga, constipação com alteração na coloração das fezes, às vezes, ascite, oligúria com colúria, língua com saburra amarelada e oleosa, pulso cheio, escorregadio e rápido.

Meridiano do Coração

Síndrome de excesso

Sensação de aperto no Coração, dor do tipo angina, inquietação, palpitação com pulso forte, sede, ansiedade, delírio, coma (mucosidade invadindo o Coração,

Tan Mi Xin Qiao), boca seca, dor, rigidez ou ulcerações na língua, hiperemia facial, congestão da conjuntiva, dor em aperto ao longo do meridiano.

Síndromes de deficiência

1. **Deficiência de Yin do Coração (Xin Yin Xu):** sede acompanhada de garganta seca, rubor malar, perda de memória, baixa concentração, língua com a ponta avermelhada, palpitações com pulso flutuante ou fraco, pesadelos, sonhos excessivos, inquietação, constipação, pulso fraco.
2. **Deficiência do Coração e do Baço-Pâncreas (Xin Pi Liang Xu):** quando o Coração está fraco, o Baço-Pâncreas não pode ser adequadamente suportado. Há tontura, fraqueza, fadiga, diarréia, edema, menorragia, dismenorréia, anemia.
3. **Deficiência do Coração e do Rim (Xin Shen Bu Jiao):** desconexão entre Fogo e Água, com palpitação, memória ruim, insônia, ansiedade, pouco rubor facial, sudorese, visão borrada, zumbido, lombalgia, sede excessiva, língua vermelha, pulso fraco.
4. **Deficiência do Coração e do Fígado (Xin Gan Xue Zhih):** alterações mentais, dificuldade na concentração, desorientação, esquizofrenia, ansiedade e medo, paranóia, boca amarga, língua um pouco descascada com revestimento branco.
5. **Deficiência de Yang do Coração (Xin Yang Xu):** compleição pálida, extremidades frias, edema causado por circulação deficiente, dispnéia de esforço, desconforto torácico, dor cardíaca, pulso fraco, língua purpúrea e brilhante.
6. **Deficiência de Qi do Coração (Xin Qi Xu):** palidez, palpitação, dispnéia, diminuição da vitalidade, mal-estar, sudorese excessiva, inquietação, pulso fraco e irregular, língua pálida com revestimento branco.
7. **Deficiência de sangue do Coração (Xin Xue Xu):** palpitação, memória fraca, sonolência, sonhos excessivos, compleição pálida, pulso fino e língua pálida.

Meridiano do Intestino Delgado

1. **Frio exógeno invadindo o Intestino Delgado (Xiao Chang Xu Han):** borborigmos, dor periumbilical, dor aliviada por pressão ou compressas mornas, urina clara e abundante, diarréia, língua com revestimento branco, pulso lento e tenso.
2. **Estagnação de Qi no Intestino Delgado (Xiao Chang Qi Zu):** dor espástica intermitente, constipação, dor na região inguinal, língua com revestimento branco, pulso escondido, lento e em corda.

Meridiano da Bexiga

1. **Umidade calor invadindo a Bexiga (Pang Guang Shi Re):** polaciúria e urgência miccional, disúria, dor no trato urinário, oligúria, dor e distensão na

região suprapúbica (espasmo no trígono da bexiga), urina de coloração escura (ou sanguinolenta), formação de cálculos, língua com revestimento amarelo e pulso rápido, cheio e forte.

2. **Deficiência de Qi e frio na Bexiga (Pang Guang Xu Han):** polaciúria sem urgência miccional, urina clara e abundante, incontinência, precipitados leitosos no final da micção, língua com revestimento esbranquiçado, pulso fino e rápido do tipo deficiência de Yin.

Meridiano do Rim

1. **Síndrome de excesso do Rim:** as síndromes de excesso do meridiano do Rim são raras, podendo ser observadas na deficiência de Yin e falso Yang.
2. **Deficiência de Yin do Rim, com subida de falso Fogo (Shen Yin Xu Huo Wang):** rubor malar, lábios vermelhos, insônia (dificuldade para conciliar o sono), ansiedade, sensação de calor no corpo, boca e garganta secas, lombalgia, hematúria, disúria, emissões noturnas, língua com revestimento amarelado, pulso fino e rápido.
3. **Deficiência de Yang com acúmulo de água (Shen Yang Xu Shue Fan):** disfunção do órgão Rim, com edema depressível, distensão abdominal, ascite, tosse com expectoração abundante, palpitação, tontura, língua com revestimento branco esparso, pulso escondido.
4. **Deficiência do Yang do Rim (Shen Yang Xu):** muito mais freqüente do que as síndromes de excesso. Há compleição pálida, escura, sensação de frio no corpo, sensibilidade ao frio, frio na região lombar com lombalgia, fraqueza nas pernas, especialmente nos joelhos, ejaculação precoce, impotência, infertilidade feminina, diminuição da libido, distúrbios menstruais, urina turva (presença de precipitados), diarréia pela manhã, poliúria (especialmente à noite), oligúria, disúria, língua com revestimento branco esparso, pulso fino e afundado, especialmente à direita.
5. **Deficiência de Yin do Rim (Shen Yin Xu):** rubor malar, emagrecimento, tontura, visão borrada, zumbido de alta freqüência, esquecimento, memória fraca, baixa concentração, lombalgia, fraqueza nos joelhos (mais do que nas pernas), azoospermia, menstruações escassas, ondas de calor, sensação de febre, fadiga, sudorese noturna, insônia, urina turva, boca seca, língua vermelha sem revestimento, pulso fino e rápido.
6. **Deficiência de Qi do Rim (Shen Qi Xu):** crises de asma, dispnéia de esforço, distúrbio inspiratório (problemas do Fígado geralmente se manifestam com disfunção expiratória, especialmente na alergia), voz fraca e baixa, tosse não produtiva, sudorese espontânea, sensação de frio, edema facial, palidez, pulso fino e fraco.

Meridiano do Pericárdio

O meridiano do Pericárdio não possui síndromes isoladas por estar correlacionado com o Coração, com o qual compartilha as síndromes.

1. **Síndrome de excesso:** rubor facial, opressão torácica, dor no Coração com sensação de aperto, confusão, delírios.
2. **Síndrome de deficiência:** palpitações, ansiedade e preocupação, sofrimento e desprazer, baixa concentração, retardamento mental, palmas das mãos quentes.

Meridiano San-Jiao

Da mesma forma que o meridiano do Pericárdio, o meridiano San-Jiao não possui síndromes separadas, mas sim em conjunto com todos os meridianos e órgãos Yang. O princípio diagnóstico e de tratamento desse meridiano é observar se a doença é mais externa e se ocorre ao longo do meridiano; se a doença for mais interna, observar se está relacionada a disfunções dos órgãos internos (cavidade toracoabdominal, ou seja, dos três Jiao). Ver Capítulo 3.

1. **Síndrome de excesso**: dor ao longo do meridiano, dor de garganta, rigidez da língua, distensão abdominal, disúria, distúrbios auditivos.
2. **Síndrome de deficiência:** sudorese espontânea, vertigem, extremidades frias, polidipsia, oligúria, edema, ascite, adormecimento das mãos, mais do lado ulnar no quarto e quinto dedos.

Meridiano da Vesícula Biliar

1. **Umidade calor invadindo a Vesícula Biliar (Gan Dan Shi Re):** dor axilar, calafrios, medo, gosto amargo na boca, sede, constipação, icterícia, náusea, vômitos, língua com revestimento amarelo, pulso rápido em corda.
2. **Deficiência do meridiano da Vesícula Biliar (Dan Qi Xu):** é incomum, da mesma forma que a deficiência de Qi do Fígado. Se ocorrer, haverá sintomas como vertigem, tontura, náuseas, vômitos, distúrbios visuais, insônia, sonhos excessivos ou pesadelos, medo e timidez.

Meridiano do Fígado

Síndromes de excesso

1. **Estagnação de Qi (Gan Qi Yu Jie):** sensação de plenitude e dor na região axilar, irradiando para a região dos hipocôndrios e dorsal, desconforto torácico,

dor na região suprapúbica, falta de apetite, depressão, língua com revestimento amarelado, e pulso em corda.

2. **Síndrome de calor (Gan Re):** tontura, cefaléia temporal, tinido de alta freqüência, hiperemia facial, congestão conjuntival, gosto amargo na boca, sede excessiva, regurgitação ácida, agressividade, constipação, língua com revestimento amarelado, pulso rápido em corda.

Síndromes de deficiência

1. **Deficiência de Yin com falso Yang (Gan Yang Shang Kang):** cefaléia, tontura, adormecimento dos dedos, contraturas musculares, insônia, hiperemia facial, língua vermelha sem revestimento, pulso rápido, fino e em corda.
2. **Deficiência de sangue do Fígado (Gan Xue Xu):** pele seca, prurido cutâneo, queda de cabelo, língua vermelha com pouco revestimento, pulso fino e lento.

NOVOS PROCEDIMENTOS DIAGNÓSTICOS NA ACUPUNTURA

O objetivo da modernização dos métodos diagnósticos na MTC é aumentar a comparabilidade, objetividade e reprodutibilidade. A intenção é desenvolver e modernizar os quatro procedimentos diagnósticos da teoria da MTC a partir da observação.

A MTC utiliza tradicionalmente os quatro procedimentos diagnósticos mediante comparação subjetiva dos sinais e sintomas com base na experiência do médico, que é de difícil comparação entre os médicos para uso em pesquisa científica. Essa é a razão de a medicina moderna criticar a MTC, argumentando que não há base científica no tratamento. A MTC desenvolve tratamentos aplicando princípios filosóficos a casos individuais a partir do diagnóstico realizado. É importante a padronização do exame por meio da melhora dos métodos diagnósticos atuais.

A. ITS (*Intellectual Tutorial System*) e EDS (*Expert Disgnostic System*) na MTC

1. ITS é um método computadorizado de alta velocidade de captação de dados que suplanta os métodos manuais de compilação tradicionais.
   a. Permite uma captação mais rápida dos dados.
   b. É útil para ensino, exames, estudo, aprendizado e auto-exame, sendo também um método interativo de estudo.
2. O EDS também é utilizado na medicina ocidental como fonte de dados e guia de referência para o diagnóstico baseado na literatura e em procedimentos padronizados.
   a. É útil para médicos jovens, para treinamento e como fonte de dados.
   b. É importante não se tornar dependente dele.

3. Há muitos outros programas disponíveis em todo o mundo, mas todos eles enfatizam a análise baseada em uma doença. Necessitamos de um programa que possa lidar com síndromes e doenças combinadas, complexas.

B. Aparelho de diagnóstico pelo pulso (aparelho de esfigmografia) e modelo diagnóstico do pulso

Existe um aparelho desenhado para avaliar o pulso da forma como descrito na MTC. A combinação do aparelho de esfigmografia e a análise computadorizada é uma inovação muito importante.

1. A Universidade de MTC em Taiwan desenvolveu um aparelho de esfigmografia que tem sido utilizado em muitas pesquisas clínicas em MTC e em grandes hospitais.
2. A Universidade de MTC em Shanghai possui também um bom aparelho que tem se provado útil como um auxílio no ensino.

C. Aparelho diagnóstico da língua

Desde os tempos antigos, o diagnóstico da língua pela MTC sempre se baseou na experiência do médico, sendo muito subjetivo. Dessa forma, não era possível a documentação nem a comparação futura. Seria desejável uma apreciação objetiva da língua. Ultimamente temos usado câmeras fotográficas orais para documentar a língua, e as fotos são analisadas e salvas em computadores. Há outros aparatos diferentes que podem ajudar no diagnóstico da língua:

1. Aparelho para medir o corpo da língua quanto à sua espessura e largura com finalidade de documentação e comparação futura.
2. Aparelho para medição do nível de umidade da língua.
3. Aparelho para medir o fluxo capilar da superfície na proporção temperatura e tempo.
4. Padronização com 33 fotos coloridas em seis grupos que incluem: língua pálida, vermelho-clara, vermelha, vermelho-arroxeada, levemente arroxeada e intensamente arroxeada.

D. Detector de pontos e meridianos de Acupuntura

Quando a MTC chegou ao Ocidente, muitas pesquisas foram estimuladas a fim de se estudar o sistema de meridianos, a sensibilidade cutânea, alterações da cor, alteração da condutividade elétrica da pele etc. Os estudos mais famosos são:

1. **Método Ryodoraku**: O Dr. Nakatani, em 1950, estudava a teoria dos pontos de Acupuntura e descobriu que a condutividade elétrica se modificava no ponto de Acupuntura (chamado de Ryodoten). Quando esses pontos eram ligados uns aos outros, formava-se uma linha que ele chamou de Ryodoraku. Ele utilizou os pontos Yuan das mãos e dos pés para medir as alterações funcionais dos órgãos, o

que era refletido nas alterações de energia do meridiano. Ele chamou essa teoria de teoria dos nervos autonômicos.

2. **Método EAV do Dr. Voll**: Durante muitos anos, o Dr. Voll, na Alemanha, estudou os pontos de acupuntura e sua teoria, e descobriu mais oito meridianos além dos doze meridianos originais da MTC que se relacionam a sistemas específicos e órgãos e tecidos. Foram descobertos muitos novos pontos que podem ajudar no diagnóstico. Há ainda mais de 50 pontos que podem indicar inflamação, e cerca de 50 que podem indicar condições degenerativas. O nível de Qi do ponto também pode indicar as condições do sistema imune (uma diminuição pode indicar possível malignidade).

E. Termografia cutânea: utilizada por muitos anos para detectar áreas de inflamação e deficiência. Indica o nível de Qi e sangue através da medida da temperatura no nível da superfície da pele e da observação da área medida, indicando o sistema afetado.

F. Teste Vega: Heinrich Schimmell inventou o aparelho Vega baseado nas teorias do Dr. Voll, concentrando-se na determinação do nível de energia do corpo e da saúde. Ele mede as quedas de potencial em determinados locais nas mãos e nos pés após a introdução de substâncias-teste no campo bioenergético do paciente.

G. Teste de Mora: Dr. Mora utilizou as técnicas do teste Vega, visando medir a exata forma da onda do paciente em um determinado local e, então, modificou a onda eletronicamente com finalidade terapêutica.

H. Fotografia Kirlian: mostra as flutuações de energia no corpo, especialmente nos dedos e artelhos, podendo mostrar o nível de energia dos meridianos, assim como distúrbios no seu fluxo. É muito útil para comparações clínicas.

5

Princípios do Tratamento pela Acupuntura

MÉTODOS DE TRATAMENTO PELA ACUPUNTURA

Técnicas de tratamento

Muitas técnicas diferentes têm sido utilizadas para a estimulação dos pontos de Acupuntura a fim de provocar uma resposta no organismo e, assim, conseguir um reequilíbrio dos meridianos e alívio dos sinais e sintomas das doenças. Tradicionalmente, as técnicas incluem agulhamento, moxabustão, aplicação de ventosas e manipulação. Recentemente novas técnicas têm sido desenvolvidas com a incorporação de novas tecnologias, como estimulação elétrica, ultra-som e aplicação de laser nos pontos de Acupuntura.

Agulhamento

Esse método utiliza agulhas especiais para estimular pontos de Acupuntura pelo corpo com o objetivo de provocar várias respostas terapêuticas. De acordo com a doença e com a condição do paciente, podem ser utilizadas várias técnicas e agulhas especiais (fabricadas com vários tipos de metais).

Nos antigos textos chineses há referências a "nove tipos" de agulhas de diferentes formas produzidas com diversos metais (como ouro ou liga de prata e aço). Atualmente, as agulhas são na maioria das vezes fabricadas com aço inoxidável, e são três os tipos mais utilizados:

- Agulhas cilíndricas: essas agulhas são relativamente finas, com ponta romba. São fabricadas com vários tipos de metais: liga de aço e ouro (em geral de

14 Karat), prata e/ou aço inoxidável. O diâmetro é numerado em "gauge" (quanto maior o número, mais fino) ou milímetros (quando maior o número, maior o diâmetro e vice-versa). O comprimento é variável, em geral em polegadas (Figura 92a).

Figura 92

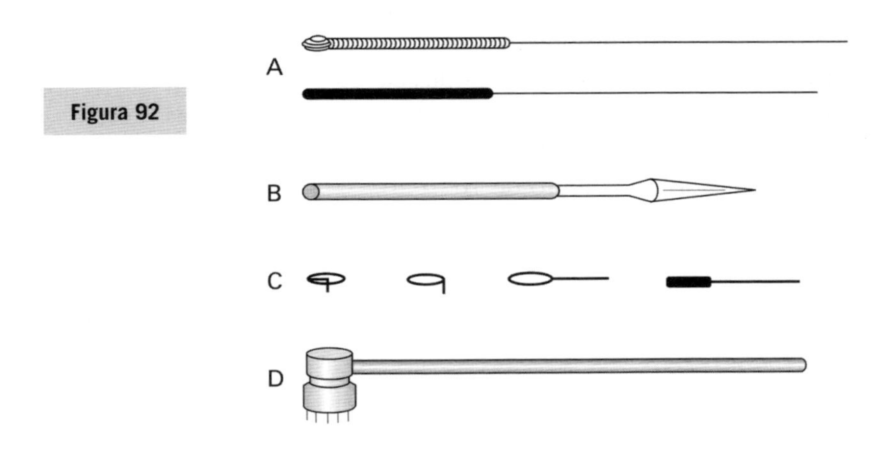

- Agulhas cortantes: essas agulhas têm uma ponta cortante semelhante a um losango (algumas são triangulares). Têm um diâmetro maior que as agulhas cilíndricas e têm comprimentos variáveis (Figura 92b).

- Agulhas cutâneas: são subdivididas em:
– Agulhas subdérmicas (Figura 92c).
– Agulhas em forma de flor de ameixeira com cinco pontas (Figura 92d).
– Agulhas de sete estrelas com sete pontas (Figura 94).

Posição do paciente

O paciente deve estar em posição apropriada, de forma a estar confortável e relaxado para evitar possível lipotimia por hipotensão. Isso permitirá ao médico um agulhamento preciso para a obtenção de um resultado satisfatório. Em geral, podem ser utilizadas seis posições:

a. Decúbito dorsal.
b. Decúbito lateral.
c. Decúbito ventral.
d. Posição sentada com o tronco em semiflexão para a frente e a testa apoiada em suporte.

e. Posição sentada com o tronco encostado.
f. Posição sentada com o tronco levemente estendido e a nuca apoiada em suporte.

Direção da agulha

A direção e o posicionamento da agulha vão depender da localização do ponto, da doença, assim como do objetivo a ser atingido (Figura 93).

As direções mais freqüentemente utilizadas são:

a. Perpendicular: fazendo um ângulo de 90° com a superfície da pele.
b. Oblíqua: fazendo um ângulo de 30° a 60° com a superfície da pele.
c. Horizontal: fazendo um ângulo de 10° a 20°.

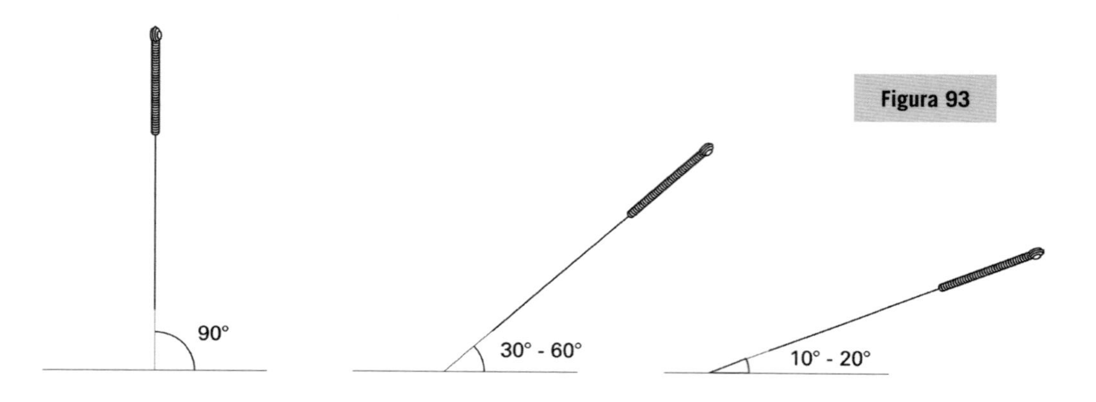

Figura 93

Profundidade do agulhamento

A profundidade depende de vários fatores:

a. Profundidade do ponto: vai variar de acordo com a sua localização anatômica.
b. Intensidade: vai depender do objetivo a ser atingido.
c. Condição física: em um paciente obeso o ponto estará mais profundo do que em um paciente magro.
d. Idade: em idosos e crianças a aplicação deverá ser mais superficial.
e. Sexo: nos homens a profundidade deverá ser maior que em mulheres.
f. Estado geral: quanto melhor o estado geral, mais profundo deverá ser o agulhamento.
g. Tipo de síndrome: de acordo com os oito princípios (Ba Gang), são divididas em: 1) Yin – Yang; 2) Calor – Frio; 3) Superficial – Interior; 4) Excesso – Deficiência (de energia). As doenças por deficiência e as síndromes do calor necessitam de menor intensidade e estímulo, ao contrário das doenças por excesso ou as síndromes de frio, que necessitam de maior estímulo.

Técnicas de agulhamento

Tradicionalmente, havia várias formas de agulhamento, cada uma delas com diferentes nomes. Entretanto, recentemente, elas foram simplificadas em somente cinco grandes tipos de técnicas:

a. Após a determinação da direção da agulha, inserir rapidamente a agulha na pele em um único movimento, para depois aprofundar lentamente até atingir o nível desejado. Podem ser realizados vários tipos de estímulos, como pistonagem maior ou menor, sem a retirada da agulha.
b. A segunda técnica consiste numa rotação discreta da agulha depois de atingido o ponto desejado.
c. A terceira técnica consiste na combinação das duas técnicas mencionadas anteriormente com pistonagem e rotação da agulha.
d. Após a agulha ter atingido o ponto desejado, ela é fixada com uma das mãos e a ranhura do cabo é estimulada com as unhas da outra mão para provocar um estímulo do ponto.
e. Estimulação elétrica do ponto de Acupuntura: há várias décadas, essa técnica tem sido utilizada na Acupuntura para o alívio da dor. Há vários tipos de estimulação elétrica comumente utilizados através de aparatos que são conectados aos cabos das agulhas.

Técnicas de tonificação e sedação

De acordo com a teoria da MTC, as doenças podem ser agrupadas em dois grupos: síndromes de deficiência e síndromes de excesso. Segundo essas teorias e baseado em recentes estudos científicos, o equilíbrio funcional de um órgão interno depende do diagnóstico propriamente dito, além do diagnóstico energético dos meridianos. O tratamento se baseia na necessidade de sedar ou tonificar os meridianos, dependendo do seu estado de excesso ou deficiência de energia para se obter o equilíbrio.

Há quatro tipos de técnicas que são consideradas úteis e importantes na prática clínica para se tonificar ou sedar os meridianos.

a. Velocidade da introdução da agulha:
   - Inserir e aprofundar a agulha rapidamente em um único movimento, com suave e delicado movimento de tração da mesma para a tonificação energética de um determinado meridiano.
   - Inserir a agulha lentamente e tracioná-la rapidamente para a sedação de um determinado meridiano.

b. Intensidade do agulhamento:
   - Estimulação leve: utilizada para tonificação.

- Estimulação moderada: utilizada para equilíbrio.
- Estimulação forte: utilizada para sedação.

c. Direção do agulhamento:

De acordo com a teoria dos meridianos, todos eles possuem uma direção do fluxo de energia. A direção da agulhamento pode causar um aumento ou diminuição desse fluxo de forma que, introduzindo-se a agulha a favor, estamos tonificando, e se o agulhamento for feito contra o fluxo, estamos promovendo uma sedação do meridiano.

d. Duração do agulhamento:

Para sedar a energia do meridiano, a agulha deve ser retirada rapidamente ou deve ser deixada por um período mais curto após a estimulação. Para a tonificação do meridiano, a agulha deve ser deixada por um período mais longo, durante o qual é desejável uma leve estimulação periódica.

Resumos das técnicas de tonificação e sedação

Técnicas básicas

Técnicas	Tonificação	Sedação
Velocidade de inserção e tração da agulha	Introdução rápida, tração lenta	Introdução lenta, tração rápida
Pistonagem	Suave	Forte
Rotação da agulha	Rotação suave	Rotação forte
Direção da agulha	A favor do fluxo do meridiano	Contra o fluxo do meridiano
Orifício deixado pela agulha	Comprimir imediatamente	Deixar aberto

Técnicas adicionais

Técnicas	Tonificação	Sedação
Introdução e tração da agulha de acordo com a respiração do paciente	Introdução na expiração e tração na inspiração	Introdução na inspiração e tração na expiração
Manipulações da agulha	Seis vezes	Nove vezes
Teoria Mãe Filho	Estimular o ponto Mãe	Estimular o ponto Filho
Fluxo de energia	Após período máximo de energia	No período de máxima energia

Técnicas combinadas

Técnicas	Tonificação	Sedação
Método de aquecimento e resfriamento	Aquecimento como fogo na montanha: introduzir rapidamente três vezes e tracionar suavemente uma vez	Resfriamento alto como no céu: inserir a agulha lentamente uma vez e tracionar a agulha rapidamente três vezes
Rotação e pistonagem	Rotação e pistonagem rápida na introdução e lenta na retirada	Rotação e pistonagem lenta na introdução e rápida na retirada
Seqüência da combinação	Primeiro tonificar para depois sedar	Sedar primeiro para depois tonificar

Estudos recentes sobre tonificação e sedação

Técnicas	Tonificação	Harmonização	Sedação
Intensidade do estímulo	Leve	Moderado	Forte
Duração do agulhamento	Longa	Média	Curta

Outras considerações sobre o tempo de retenção da agulha

Condição do paciente	Deixar mais tempo	Deixar menos tempo
Síndrome	Síndrome do frio	Síndrome do calor
Idade	Idoso	Jovem
Condição física	Forte e/ou obeso	Magro, fraco
Tipo de doença	Crônica	Aguda

Utilização de agulhas cortantes

Essas agulhas têm uma ponta triangular com bordas cortantes e são mais utilizadas nos diâmetros de 0,26 a 0,28 mm (Figura 92b).

Há dois tipos de aplicações para as agulhas cortantes:

a. Perfuração simples: após antissepsia do ponto escolhido, perfurar rapidamente a pele e deixar sangrar várias gotas. Esse método é utilizado em pontos específicos dos meridianos, como os pontos "Jin - nascente" nas pontas dos dedos. É muito comumente utilizado em condições de excesso de energia em um meridiano, decorrente de infecção como amidalite, furunculose etc., ou em urgências como ataque cardíaco ou AVC.
b. Perfurações múltiplas: utilizado comumente pra drenagem de abscesso, hematomas ou congestão para melhorar a circulação local.

Aplicação de agulhas aquecidas

Há dois métodos:

a. Aquecimento da ponta e do corpo da agulha diretamente na chama e então inserção no ponto selecionado do meridiano. Esse método é normalmente utilizado no tratamento de dores crônicas intensas, como tendinite e periartrite.
b. Após a introdução da agulha em um determinado ponto, o aquecimento da agulha é feito com Moxa (*Artemisia vulgaris*) acesa, colocada diretamente no cabo, até que o paciente sinta um calor intenso. Esse método é indicado para doenças crônicas que tenham sido resistentes aos tratamentos regulares, como no caso de paralisias, fraqueza e dor crônica. Esse método está contra-indicado em casos agudos, febris, em casos de convulsões ou problemas espásticos. Na aplicação desses métodos, deve-se ter cautela para evitar queimaduras.

Agulhamento dérmico

Há dois tipos mais utilizados:

a. Agulha curta do tipo percevejo, que é mais utilizada na auriculoterapia ou em alguns pontos específicos do corpo onde são deixadas como "agulha de retenção" para estimulação por um período que pode variar de algumas horas a uma semana ou mais (Figura 92c). São utilizadas para agulhamento de um ponto preciso que deve ser localizado com um detector de pontos. As agulhas quase sempre são deixadas por um certo período de tempo, fixas com adesivo, como na auriculoterapia. Devem ser tomadas todas as precauções quanto à antissepsia para se evitar contaminação.
b. Um outro tipo de agulha cutânea é montado na forma de martelo ou rolinho com cabo com pequenas agulhas na sua superfície. Elas podem ser utilizadas para percutir ou rolar sobre uma área na pele, estimulando sem dor importante. Esses instrumentos são chamados de "agulha de sete estrelas" ou "agulha em flor de ameixeira", e são utilizadas para tratamento de crianças pequenas (Figura 94).

Figura 94

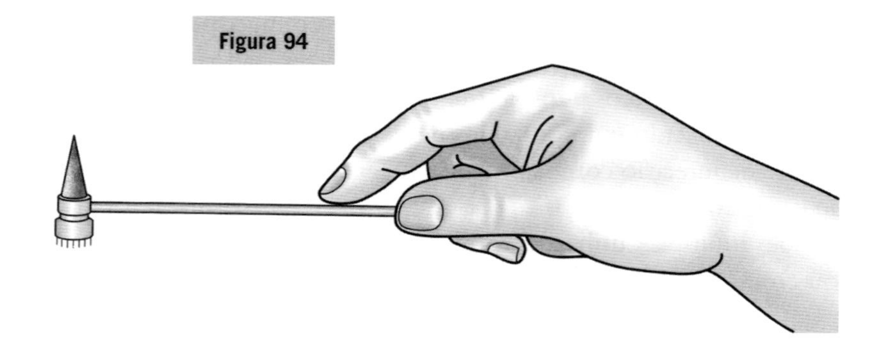

Há vários benefícios clínicos e técnicas para sua utilização:

1) Estimulação local: até que a pele da região acometida se torne hiperemiada.
2) Estimulação contínua de pontos sobre os processos espinhosos vertebrais, seguindo a teoria dos meridianos ou dos dermátomos.
3) Estimulação dos pontos reflexos (os *trigger points*).
4) Estimulação dos pontos distais dos membros, ou, em outras palavras, os pontos dos Cinco Elementos.

Cuidados nas aplicações das agulhas cutâneas:

a. A agulha deve ser rigorosamente estéril para evitar infecção.
b. A agulha deve ser aplicada perpendicularmente à superfície da pele para facilitar a repetição dos estímulos. É importante evitar arranhaduras ou outros traumas na pele.
c. Evitar aplicação sobre locais infectados, com ulcerações ou queimaduras.

Auriculoterapia

Os detalhes deste método serão discutidos separadamente no próximo capítulo.

Moxabustão

Moxa (nome japonês para *Artemisia vulgaris*, que em inglês é chamado de *mugwort*) é um tipo de planta utilizada na Acupuntura. A folha seca da *Artemisia vulgaris* é preparada e moída para formar uma bola. Ela é queimada sobre a pele em pontos específicos, provocando estímulos pelo calor e pelo efeito da própria erva. Esse método é chamado de moxabustão ou simplesmente Moxa.

Há outros tipos de estímulo semelhantes à moxabustão desenvolvidos recentemente. Eles utilizam outras energias físicas, como infravermelho, calor radiante, laser etc., para obtenção dos resultados.

Preparo das folhas de *Artemisia vulgaris* (*Mugwort* – Moxa)

Como observado em antigos textos chineses, as folhas da *Artemisia vulgaris* (*mugwort*) têm um sabor amargo e delas é obtido o calor natural Yang, de forma que podem ser utilizadas para tratar as síndromes do frio e mucosidade. Podem também aquecer o útero, regular os períodos menstruais e reduzir o risco de abortamento.

Inicialmente as folhas da *Artemisia vulgaris* eram picadas no final da primavera e colocadas ao sol para secar. Mais tarde, eram fragmentadas e enroladas como bolas de algodão. O material era guardado numa caixa e deixado em local seco para manter sua qualidade.

Tipos de Moxa

Há dois tipos comumente utilizados clinicamente. Um tipo é chamado de moxabustão direta e outro, de moxabustão indireta.

a. A moxabustão direta é aplicada através de um cone de Moxa aceso colocado diretamente sobre a pele até que o paciente sinta um calor intenso. Dependendo da indicação clínica, é aplicado com diferentes graus de intensidade (Figura 95a).
   - Primeiro grau: queimadura até que a pele se torne avermelhada (eritema de primeiro grau). Esse método não causa nenhum tipo de cicatriz na pele, sendo então chamada de moxabustão sem cicatriz.
   - Segundo grau: queimadura até que a pele se torne mais vermelha e com bolhas (vesículas). Como esse método pode causar cicatrizes, é utilizado somente em casos especiais.
   - Preparação do cone de moxa: coloca-se um montinho de moxa sobre uma superfície plana, apertando com os dedos para formar um cone. Podem ser de três tamanhos: um cone com base de 2 cm é chamado de cone grande; um cone com 1 cm é chamado de cone médio e o de 0,5 cm é chamado de cone pequeno. Os cones médio e pequeno são os mais utilizados.

A moxabustão direta, algumas vezes, é utilizada com a interposição de uma erva ou outra substância para um efeito especial. Essas substâncias incluem gengibre, alho, cenoura ou uma fina camada de sal entre a pele e o cone de moxa (Figura 95b).

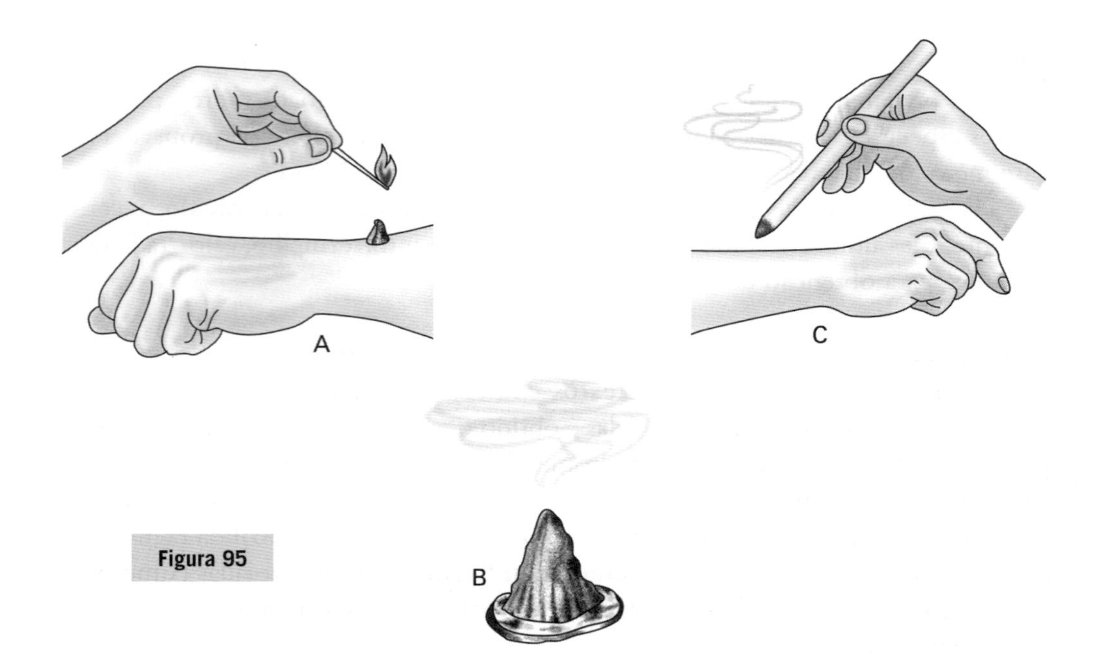

Figura 95

b. A moxabustão indireta é aplicada através de um bastão de Moxa colocado próximo ao ponto, sem contato direto com a pele (Figura 95c).

Preparação do bastão de Moxa: o bastão de Moxa comum é feito enrolando-se a *Artemisia vulgaris* em pedaços de papel de 5 polegadas de largura por 7 a 9 polegadas de comprimento, formando um bastão de 0,5 polegada de diâmetro. Recentemente foi desenvolvido um bastão comprimido de Moxa que faz menos fumaça e é mais fácil de ser utilizado.

A moxabustão indireta também tem sido utilizada com um tubo especial que queima a Moxa, fornecendo calor para estimular a pele, sem contato direto (Figura 96).

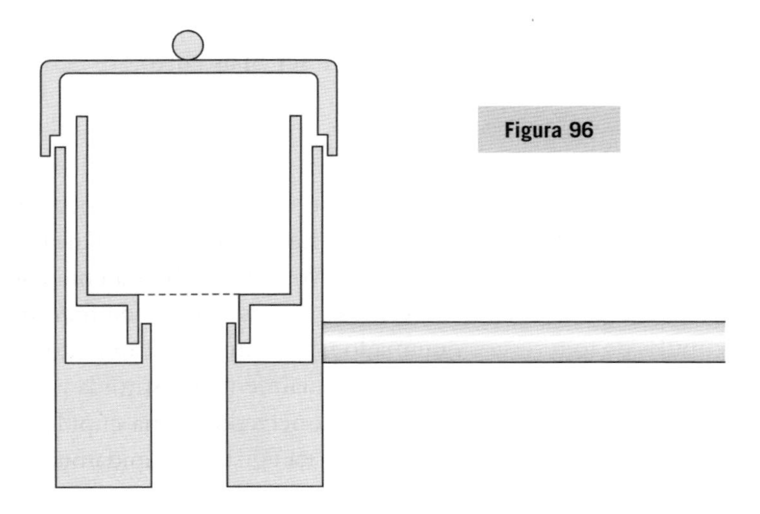

Figura 96

c. Indicações e efeitos da Moxa:

A moxabustão é um importante método de tratamento associado à Acupuntura. Muitos substitutos têm sido utilizados para aquecer os pontos de Acupuntura, como a estimulação por calor radiante, infravermelho, laser etc., mas não são tão eficientes como a técnica do moxabustão original.

Os princípios do uso da moxabustão são:

- Nas síndromes de deficiência ou de frio, usar a Moxa por um período mais longo.
- Nas síndromes por excesso ou de calor, usar por um período mais curto.
- No inverno, a aplicação deve ser mais longa.
- No verão, a aplicação deve ser mais curta.
- Em climas frios, usar por tempo mais longo.
- Em climas quentes, usar por menos tempo.

Em geral são utilizados de três a sete cones de Moxa, podendo-se chegar até 10 em certos casos. Utilizando um bastão de Moxa, a distância entre a ponta do bastão e a pele deve ser tal que o paciente sinta um calor tolerável, até a sensação de estar bem quente, sem queimar. Usualmente aplica-se por 1 a 5 minutos em cada ponto, podendo ser utilizado por até 12 minutos ou mais, dependendo do caso ou de acordo com a doença.

Há outros fatores que também devem ser considerados:

- O tratamento no dorso e no abdome deve ser mais longo.
- O tratamento nos membros e no peito normalmente é mais curto.
- O tratamento na cabeça e no pescoço deve ser mais curto.
- O tratamento nos adultos e jovens deve ser mais longo.
- O tratamento nos idosos e nas crianças deve ser mais curto.

Ventosas

A aplicação de ventosas é um método que utiliza a pressão negativa de uma cúpula sobre a pele, provocando hiperemia ou hemorragia subcutânea (equimose), estimulando os tecidos locais e terminações nervosas para obter a cura das doenças.

Tradicionalmente há dois tipos de ventosa. São as cúpulas de fogo e as cúpulas de água. Nas cúpulas de fogo, esse é queimado no seu interior, causando uma pressão negativa que suga a pele. Essa técnica tem sido atualmente substituída por uma bomba de vácuo ou por um sugador de borracha conectado a uma cúpula de vidro. As cúpulas de água utilizam bambu, que, fervendo na água, são rapidamente esvaziadas e aplicadas sobre os pontos para tratamento. (Figuras 97a e b).

Figura 97

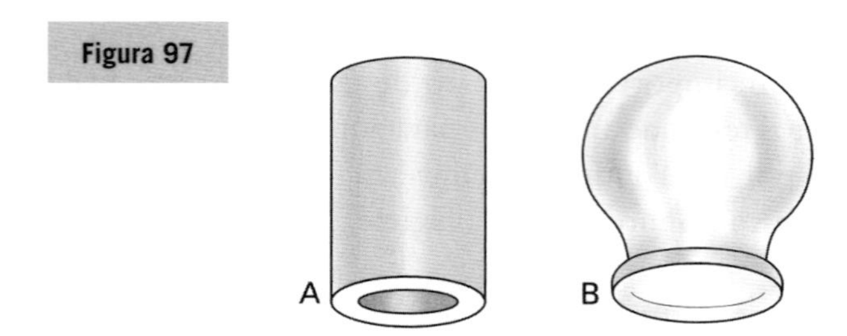

Técnicas de aplicação de ventosas

a. Shan-Guan (閃罐): aplicação e retirada imediata da ventosa sobre a pele, repetindo o processo até que a pele se torne avermelhada.

b. Tsuo-Guan (走罐): aplicação e deslizamento da ventosa sobre a pele (Figura 98).

Figura 98

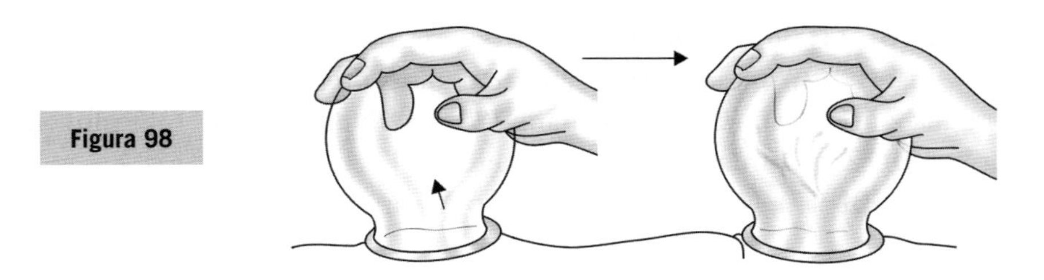

Duração da aplicação

Em geral, a duração é de 2 a 10 minutos, podendo ser influenciada por outros fatores, como sensibilidade local, intensidade da sucção, espessura do músculo local e gravidade da doença. Dependendo da doença, a duração da aplicação pode ser ajustada.

Como regra, em casos de dor, a aplicação deve ser mais longa; em casos de paralisia, a duração deve ser menor. Para doenças graves, a duração é maior do que em doenças mais leves.

Devem ser tomados cuidados especiais em determinados pacientes. Pacientes com febre alta, convulsão, alergia, gestantes ou com tendências hemorrágicas devem ser tratados por um período curto. Devemos selecionar o tipo e o tamanho da cúpula de acordo com as condições da pele. Usando-se cúpulas de vidro será mais fácil observar as alterações da coloração da pele e conseguir assim maior benefício da terapia.

Indicações da aplicação de ventosas:

- Entorse ou leve edema de partes moles.
- Inflamação crônica de partes moles.
- Atrofias musculares.
- Paralisia de nervos.
- Distúrbios do peristaltismo gastrintestinal.
- Bronquite aguda ou crônica.
- Asma.

Experiência clínica com uso de ventosas

a. Gripe: Taiyang (Ext 12 ou EX HN 5), Yintang (Ext 5 ou EX HN 3), Hegu (LI 4), usando a técnica de "hiperemia", Dazhui (GV 14) e na área interescapular, usando a técnica da "equimose".
b. Cefaléia do tipo hemicrania: Dazhui (GV 14) com a técnica da "equimose", Taiyang (Ext 12 ou EX HN 5) com a técnica da "hiperemia".

c. Reumatismo: Dazhui (GV 14), Quchi (LI 11), Weizhong (BL 40), Mingmen (GV 4).
d. Asma: Dashu (BL 11) ou Wai Ding Chuan (Ext 50), Shenzhu (GV 12), Zhongwan (CV 12), Qihai (CV 6), região interescapular, usando a técnica da "hiperemia".
e. Epigastralgia: Zhongwan (CV 12), Zusanli (ST 36), Neiguan (PC 6), Pishu (BL 20), Weishu (BL 21), com a técnica da "hiperemia".
f. Soluço: Geshu (BL 17), Ganshu (BL 18), Zhongwan (CV 12), com a técnica da "equimose".
g. Gastroenterite: Tianshu (ST 25), Zhongwan (CV 12), Zhongji (CV 3), com a técnica da "hiperemia".
h. Vômitos: Tianshu (ST 25), Qihai (CV 6), Guanyuan (CV 4), Pishu (BL 20) e Sanyinjiao (SP 6), com a técnica da "hiperemia".
i. Dor abdominal: Tianshu (ST 25), Zhongwan (CV 12), Qihai (CV 6), além do ponto ou área mais dolorosa, usando a técnica da "hiperemia".
j. Dor torácica: selecionar o ponto mais doloroso e os pontos Shu dorsais do mesmo dermátomo.
k. Dor lombar: Shenshu (BL 23), Yaoshu (GV 2), usar a técnica da "hiperemia"; no ponto ou área mais sensível usar a técnica da "equimose".
l. Dor no ombro: Dazhui (GV 14), Taodao (GV 13), Shenzhu (GV 12), Shendao (GV 11) e no local mais sensível no ombro com técnica da "hiperemia".
m. Dor nos quadris: Shenshu (BL 23), Huantiao (GB 30), Xuehai (SP 10) e no ponto mais sensível no quadril com a técnica da "hiperemia", e no lado contralateral com a técnica da "equimose".
n. Dor na perna: Yanglingquan (GB 34), Chengshan (BL 57) e Sanyinjiao (SP 6) com a técnica da "hiperemia".
o. Dismenorréia: Zhaohai (KI 6), Taixi (KI 3), Dazhong (KI 4), Tianshu (ST 25), Shenshu (BL 23) e Taichong (LR 3) utilizando a técnica da "hiperemia".
p. Leucorréia: Dazhong (KI 4), Zhaohai (KI 6), Sanyinjiao (SP 6), Zhongji (CV 3) com a técnica da "hiperemia".
q. Dor nas articulações dos braços: Jianyu (LI 15), Quchi (LI 11), Waiguan (TE 5), Hegu (LI 4), e no local da dor com a técnica da "hiperemia".

TRATAMENTO POR MEIO DA TEORIA DOS MERIDIANOS

Conceitos gerais

Neste capítulo, colocaremos em prática os conhecimentos já apresentados e observados nos textos antigos. Sabemos que, ao iniciar o tratamento pela Acupuntura, é necessário considerar primeiramente o estado geral do paciente e a gravidade da doença para se chegar ao diagnóstico apropriado. Entretanto, antes de começar o tratamento, há importantes dados que devem ser levados em consideração.

1. O tratamento deve começar com o melhor, mais eficiente e mais prático de todos os métodos já conhecidos na terapia pela Acupuntura.
2. É aconselhável que o estado psíquico do paciente seja bom. Devemos manter o paciente calmo. Em caso de agitação extrema, o estado geral deve ser observado, assim como a pressão arterial, pulso e temperatura antes de começar o tratamento. Exceto em casos extremos, a Acupuntura deve ser evitada quando houver agitação, intoxicação, fome, sede ou raiva excessiva.
3. Exceto em emergências, não se deve utilizar muitos pontos na mesma área (não usar mais que 12 pontos).
4. Geralmente as aplicações são realizadas em dias consecutivos ou em dias alternados. Após uma série, deve-se dar um intervalo de três a cinco dias para se observar a evolução da doença, e se necessário, são feitas mais aplicações.

Harmonização de todo o corpo mediante a seleção dos pontos (locais e distantes)

De acordo com a teoria dos meridianos, o método básico do tratamento pela Acupuntura é a harmonização do corpo através de estímulos de determinados pontos. Dependendo da síndrome, diferentes pontos serão utilizados.

Começando a seleção dos pontos

A seleção dos pontos baseia-se na gravidade e na evolução da doença. Algumas vezes, eliminando-se os focos da origem da doença conseguimos realizar um tratamento eficiente. Outras vezes, o mesmo objetivo é atingido tratando inicialmente os sintomas mais sérios. Há também ocasiões em que é necessário atacar tanto as causas como os efeitos ao mesmo tempo.

Em um paciente que apresente várias doenças, muitas vezes torna-se difícil julgar qual delas é mais séria. Neste caso procura-se um tratamento geral, utilizando pontos que tratem todos os sintomas.

Um outro aspecto importante na seleção dos pontos é a sua localização no corpo. A posição do paciente deve ser escolhida de forma a não causar grande desconforto ao paciente, mas que também não cause uma dificuldade técnica para o médico.

Devem ser evitadas áreas com cicatrizes, tumores ou com grandes vasos. É importante a alternância do uso dos pontos de Acupuntura para que não haja uma diminuição do efeito desejado nas áreas que são mais utilizadas.

Na primeira aplicação devem ser escolhidos pontos menos dolorosos para evitar um efeito traumatizante, e os pontos "fortes" devem ser utilizados somente quando o paciente estiver mais acostumado com a técnica.

Combinação de pontos

Os textos antigos mencionam inúmeros métodos de combinação de pontos. Com novos conhecimentos na área da Acupuntura e com a prática clínica adquirida, passamos a aceitar os seguintes métodos para a escolha:

Pontos próximos da área afetada

Esse método é utilizado principalmente nas doenças do aparelho locomotor.

a. Pontos locais: as agulhas são aplicadas diretamente na área afetada. Por exemplo: nas doenças dos olhos, pode se utilizar o Jingming (BL 1); na lombalgia usa-se Shenshu (BL 23); na artrite usam-se pontos ao redor da articulação.
b. Pontos ao redor da área afetada: por exemplo, nas doenças nos olhos, podem ser utilizados os pontos Sibai (ST 2), Yangbai (GB 14); na dor no peito podem ser utilizados os pontos Zhongfu (LU 1), Jiuwei (CV 15); para câimbra na panturrilha, podem ser utilizados os pontos Weizhong (BL 40), Kunlun (BL 60).

Pontos locais e áreas reflexas

a. Com a experiência adquirida, há alguns pontos locais e pontos distantes que refletem uma determinada área, podendo ser utilizados no tratamento. Veja o resumo a seguir.

Resumo 1: Pontos selecionados pela área afetada

Local do distúrbio	Pontos locais	Pontos distais	Pontos distais
		Membros superiores	Membros inferiores
Região temporal	Yintang (Ext 5 ou EX HN 3), Yangbai (GB 14)	Hegu (LI 4)	Zulinqi (GB 41)
Face e mandíbula	Dicang (ST 4), Jiache (ST 6)	Hegu (LI 4)	Neiting (ST 44)
Olhos	Jingming (BL 1), Chengqi (ST 1), Sibai (ST 2), Yangbai (GB 14)	Yanglao (SI 6)	Guangming (GB 37)
Nariz	Yingxiang (LI 20), Zanzhu (BL 2)	Hegu (LI 4)	Zusanli (ST 36)
Pescoço e garganta	Lianquan (CV 23), Tiantu (CV 22)	Lieque (LU 7)	Zhaohai (KI 6)
Tórax	Shanzhong (CV 17), Hua Tuo Jia Ji: T1 a T7	Kongzui (LU 6)	Fenglong (ST 40)
Abdome superior	Zhongwan (CV 12), Hua Tuo Jia Ji: T9 a T12	Neiguan (PC 6)	Zusanli (ST 36)
Abdome inferior	Guanyuan (CV 4), Hua Tuo Jia Ji: L2 a S4		Sanyinjiao (SP 6)
Região temporal	Taiyang (Ext 12 ou EX HN 5), Shuaigu (GB 8)	Waiguan (TE 5)	Zulinqi (GB 41)

Orelha	Tinghui (GB 2), Tinggong (SI 19), Yifeng (TE 17)	Zhongzhu (TE 3)	Xiaxi (GB 43)
Hipocôndrio e margem costal	Qimen (LR 14), Ganshu (BL 18)	Zhigou (TE 6)	Yanglingquan (GB 34)
Região occipital e nuca	Fengchi (GB 20), Tianzhu (BL 10)	Houxi (SI 3)	Shugu (BL 65)
Região torácica alta (T1 a T7)	Pishu (BL 20), Feishu (BL 13)		Kunlun (BL 60)
Região toracolombar (T8 a L2)	Ganshu (BL 18), Weishu (BL 21)		Weizhong (BL 40)
Região lombar baixa (L2 a S4)	Shenshu (BL 23), Dachangshu (BL 25)		Yinmen (BL 37)
Ânus	Changqiang (GV 1), Baihuangshu (BL 30)		Chengshan (BL 57)
Ombro	Jianyu (LI 15), Jianzhen (SI 9)	Quchi (LI 11)	Tiaokou (ST 38)
Cotovelo	Quchi (LI 11), Shousanli (LI 10), Waiguan (TE 5)		
Punho	Hegu (LI 4), Houxi (SI 3)		
Quadril	Huantiao (GB 30), pontos na altura de L4/L5		Yanglingquan (GB 34)
Joelho	Dubi (ST 35), Yanglingquan (GB 34)		
Tornozelo	Jiexi (ST 41), Qiuxu (GB 40), Taixi (KI 3)		

b. Para alguns distúrbios há pontos reflexos localizados distalmente.

Resumo 2: Pontos reflexos

Distúrbio	Pontos reflexos específicos
Febre	Dazhui (GV 14), Quchi (LI 11), Hegu (LI 4), Taiyang (Ext 12 ou EX HN 5), Shaoshang (LU 11)
Choque	Baihui (GV 20), Shanzhong (CV 17), Moxa em Guanyuan (CV 4), sangria em Zusanli (ST 36)
Coma	Renzhong (GV 26), Shi Chi Zui Xia (Ext 72 ou EX B 8)
Sudorese	Hegu (LI 4), Fuliu (KI 7), Jingqu (LU 8)
Sudorese noturna	Houxi (SI 3)
Insônia	Shenmen (HT 7), Sanyinjiao (SP 6), Taixi (KI 3)
Sonhos excessivos	Xinshu (BL 15), Shenmen (HT 7), Taichong (LR 3), Moxa em Dadun (LR 1)
Rouquidão	Shuitu (ST 10), Hegu (LI 4), Jianshi (PC 5)

Disfagia	Tiantu (CV 22), Neiguan (PC 6), Hegu (LI 4)
Náuseas e vômitos	Neiguan (PC 6), Zusanli (ST 36)
Distensão abdominal	Tianshu (ST 25), Qihai (CV 6), Neiguan (PC 6), Zusanli (ST 36)
Dor na região axilar	Zhigou (TE 6)
Prurido	Quchi (LI 11), Xuehai (SP 10), Sanyinjiao (SP 6)
Dispepsia	Zusanli (ST 36), Gungsun (SP 4)
Incontinência urinária	Qugu (CV 2), Sanyinjiao (SP 6)
Câimbra na panturrilha	Chengshan (BL 57)
Constipação	Tianshu (ST 25), Zhigou (TE 6), Zhaohai (KI 6)
Prolapso anal	Changqiang (GV 1), Chengshan (BL 57), Moxa em Baihui (GV 20)
Arritmia, palpitação	Neiguan (PC 6), Ximen (PC 4)
Dor esternal	Shanzhong (CV 17), Neiguan (PC 6)
Tosse	Tiantu (CV 22), Lieque (LU 7), Chize (LU 5)
Fraqueza e astenia	Moxa em Guanyuan (CV 4)
Retenção urinária	Sanyinjiao (SP 6), Yinlingquan (SP 9)
Impotência e ejaculação precoce	Guanyuan (CV 4), Sanyinjiao (SP 6)

Escolha do ponto através do meridiano afetado

De acordo com a teoria dos meridianos, um distúrbio de um determinado meridiano deve ser tratado através de pontos do mesmo meridiano. Há vários métodos para a seleção dos pontos, sendo que os mais utilizados são:

Utilização do ponto distal mais sensível

A experiência clínica mostra que não só esses pontos podem ser utilizados, como também os pontos do meridiano acoplado. Os pontos próximos da área afetada (pontos locais) são utilizados em problemas mais agudos e nas alterações locomotoras. Os pontos mais distais são utilizados em casos crônicos dos órgãos relacionados a esse meridiano. Obviamente, os pontos locais e distais podem ser combinados durante o tratamento.

Por exemplo: numa epigastralgia podem ser utilizados pontos locais do meridiano do Estômago, como Burong (ST 19) e Liangmen (ST 21), ou então pontos distais como Zusanli (ST 36) e Jiexi (ST 41). Além disso, podem ser também utilizados pontos do meridiano do Baço-Pâncreas como o Sanyinjiao (SP 6) ou Gungsun (SP 4).

Utilização de pontos de meridianos acoplados

De acordo com a teoria dos meridianos, se a energia não fluir adequadamente haverá estagnação com sintomas como dor ou fraqueza. O fluxo de energia pode ser harmonizado através de pontos do próprio meridiano ou do meridiano acoplado.

Por exemplo: uma neuralgia intercostal com dor na região lateral do tórax é uma alteração do meridiano da Vesícula Biliar, o qual que recebe energia do meridiano San-Jiao. Por esse motivo, a dor pode ser tratada com o ponto Zhigou (TE 6) com bons resultados. No caso de dor na sola do pé (calcâneo), podem ser obtidos bons resultados usando o ponto Daling (PC 7). (Veja resumo 3.)

Resumo 3: Pontos específicos e meridianos relacionados

Distúrbio	Meridiano afetado	Meridiano relacionado	Ponto específico
Dor de garganta	Pulmão	Intestino Grosso	Hegu (LI 4)
Dor de dente	Estômago	Intestino Grosso	Hegu (LI 4)
Estomatite	Baço-Pâncreas	Coração	Tungli (HT 5)
Tontura	Fígado	Vesícula Biliar	Yangfu (GB 38)
Insônia	Coração	Baço-Pâncreas	Sanyinjiao (SP 6)
Epigastralgia	Estômago	Baço-Pâncreas	Gungsun (SP 4)
Dor no Intestino Grosso	Intestino Grosso	Estômago	Zusanli (ST 36)
Distensão abdominal	Baço-Pâncreas	Estômago	Zusanli (ST 36)
Dor na face lateral do ombro	Intestino Grosso	Estômago	Tiaokou (ST 38)
Dor na face posterior do ombro	Intestino Delgado	Bexiga	Feiyang (BL 58)
Dor na face póstero-lateral do ombro	San-Jiao	Vesícula Biliar	Yanglingquan (GB 34)
Dor na região anterior da perna	Estômago	Intestino Grosso	Wenliu (LI 7)
Dor no joelho	Estômago	Intestino Grosso	Shousanli (LI 10)
Dor na panturrilha	Bexiga	Intestino Delgado	Zhizheng (SI 7)
Dor na face lateral do calcâneo	Bexiga	Intestino Delgado	Wangu (SI 4)
Dor na face lateral da coxa	Vesícula Biliar	San-Jiao	Waiguan (TE 5)
Dor lombar baixa	Bexiga	Intestino Delgado	Houxi (SI 3)
Dor na sola do pé	Rim	Pericárdio	Daling (PC 7)
Dor na região axilar	Vesícula Biliar	San-Jiao	Zhigou (TE 6)

Utilização de pontos dos meridianos acoplados Yin Yang

De acordo com a teoria dos meridianos, os doze meridianos principais podem ser agrupados em seis pares. Há seis meridianos Yin e seis meridianos Yang. Os meridianos Yin estão relacionados às funções dos órgãos sólidos, e os meridianos Yang estão relacionados às funções das vísceras ocas. Os textos antigos mencionam esses meridianos Yin e Yang como meridianos profundos e superficiais, respectivamente.

Meridianos Yin (internos)	**Meridianos Yang (superficiais)**
Meridianos Tai Yin das mãos e pés	Meridianos Yang Ming das mãos e pés
Meridianos Jue Yin das mãos e pés	Meridianos Shao Yang das mãos e pés
Meridianos Shao Yin das mãos e pés	Meridianos Tai Yang das mãos e pés

Os pontos dos meridianos acoplados podem ser utilizados para tratamentos de distúrbios de ambos os meridianos. Segue a relação dos seis pares de meridianos Yin Yang acoplados.

Meridianos Yin (internos)	**Meridianos Yang (superficiais)**
Meridiano Tai Yin da mão – Pulmão	Meridiano Yang Ming da mão – Intestino Grosso
Meridiano Jue Yin da mão – Pericárdio	Meridiano Shao Yang da mão – San-Jiao
Meridiano Shao Yin da mão – Coração	Meridiano Tai Yang da mão – Intestino Delgado
Meridiano Tai Yin do pé – Baço-Pâncreas	Meridiano Yang Ming do pé – Estômago
Meridiano Jue Yin do pé – Fígado	Meridiano Shao Yang do pé – Vesícula Biliar
Meridiano Shao Yin do pé – Rim	Meridiano Tai Yang do pé – Bexiga

Cada dupla de meridianos tem um ponto de conexão específico utilizado para atingir o seu meridiano acoplado chamado de ponto "Luo". Esses pontos podem ser utilizados para tratar distúrbios de ambos os meridianos, e foram referidos no Capítulo 3.

Utilização dos pontos correspondentes

Com base na teoria dos meridianos, os doze meridianos principais são divididos em seis Yin e seis Yang. Há três sistemas Yin: Tai Yin, Jue Yin e Shao Yin, e três sistemas Yang: Yang Ming, Shao Yang, e Tai Yang. Os meridianos Tai Yin da mão (Pulmão) e do pé (Baço-Pâncreas) são chamados de correspondentes, podendo-se utilizar um ponto do meridiano Tai Yin da mão para tratar um distúrbio do Tai Yin do pé. Da mesma forma, o meridiano do Intestino Grosso, que é o Yang Ming da mão, tem como correspondente o Yang Ming do pé, que é o meridiano do Estômago. Assim, um distúrbio do meridiano do Intestino Grosso pode ser tratado com pontos do meridiano do Estômago, e vice-versa. A técnica de utilização de pontos do meridiano correspondente é denominada pelos chineses "Tung-Min Jing", e é extremamente útil.

Pontos de conexão entre os três sistemas Yin e os três sistemas Yang

Meridianos da mão	Pontos de conexão	Meridianos do pé
Meridiano Tai Yin – Pulmão	Zhongfu (LU 1)	Meridiano Tai Yin – Baço-Pâncreas
Meridiano Shao Yin – Coração	Shanzhong (CV 17)	Meridiano Shao Yin – Rim
Meridiano Jue Yin – Pericárdio	Tianchi (PC 1)	Meridiano Jue Yin – Fígado
Meridiano Yang Ming – Intestino Grosso	Yingxiang (LI 20)	Meridiano Yang Ming – Estômago
Meridiano Shao Yang – San-Jiao	Tongziliao (GB 1)	Meridiano Shao Yang – Vesícula Biliar
Meridiano Tai Yang – Intestino Delgado	Jingming (BL 1)	Meridiano Tai Yang – Bexiga

Utilização dos pontos Shu dorsais e Mu frontais

Há pontos localizados no dorso do tórax e na região toracoabdominal que estão intimamente relacionados às funções dos órgãos internos. Os pontos no dorso são chamados de pontos Shu dorsais e os do tórax e abdome são chamados de pontos Mu frontais. Alguns desses pontos podem estar muito sensíveis quando há alterações dos respectivos órgãos e vísceras, podendo ser selecionados para o tratamento. Clinicamente é mais eficiente usar os pontos Shu dorsais para problemas dos órgãos Yin (Zang) e usar os pontos Mu frontais para os problemas das vísceras Yang (Fu). Por exemplo, o ponto Feishu (BL 13) é utilizado para tratar o resfriado comum e a tosse, que estão relacionados ao Pulmão. O ponto Zhongwan (CV 12) é utilizado para tratar epigastralgia, náuseas ou vômitos. Os pontos Shu dorsais e os pontos Mu frontais devem ser selecionados não só para tratamento do órgão interno propriamente dito, mas também para o tratamento de distúrbios funcionais relacionados ao órgão ou sistema.

O *Nan-Jing* descreve vários princípios na utilização dos pontos Shu dorsais e Mu frontais.

a. Os pontos Shu dorsais devem ser selecionados nos distúrbios dos órgãos sólidos (Zang) e os pontos Mu frontais devem ser selecionados nos distúrbios das vísceras ocas (Fu).
b. Os pontos Shu dorsais são mais utilizados em problemas agudos e os pontos Mu frontais, mais em problemas crônicos.
c. Nas síndromes de excesso, usar mais os pontos Shu dorsais e nas deficiências, usar mais os pontos Mu frontais.

Órgão	Ponto Shu dorsal	Ponto Mu frontal	Indicações
Pulmão	Feishu (BL 13)	Zhongfu (LU 1)	Problemas respiratórios, pulmonares ou torácicos
Pericárdio	Jueyinshu (BL 14)	Shanzhong (CV 17)	Problemas cardíacos como dor e palpitações
Coração	Xinshu (BL 15)	Jujue (CV 14)	Distúrbios cardíacos, neurovegetativos ou gástricos
Fígado	Ganshu (BL 18)	Qimen (LR 14)	Distúrbios do Fígado e do Estômago
Vesícula Biliar	Danshu (BL 19)	Riyue (GB 24)	Distúrbios da Vesícula Biliar e do Fígado
Baço-Pâncreas	Pishu (BL 20)	Zhangmen (LR 13)	Distúrbios do Fígado e do Baço-Pâncreas
Estômago	Weishu (BL 21)	Zhongwan (CV 12)	Distúrbios do Estômago
San-Jiao	Sanjiaoshu (BL 22)	Shimen (CV 5)	Distúrbios do equilíbrio hídrico, com edema, ascite, diarréia etc.
Rim	Shenshu (BL 23)	Jingmen (GB 25)	Distúrbios do Rim, do sistema reprodutor e da região lombar
Intestino Grosso	Dachangshu (BL 25)	Tianshu (ST 25)	Distúrbios intestinais como diarréia, obstipação e dor abdominal
Intestino Delgado	Xiaochangshu (BL 27)	Guanyuan (CV 4)	Distúrbios do intestino delgado, do sistema urinário e reprodutor
Bexiga	Pangguangshu (BL 28)	Zhongji (CV 3)	Distúrbios da Bexiga, do sistema reprodutor e do útero

Utilização dos pontos Xi (*cleft*)

Em chinês, Xi significa espaço, fenda. Há dezesseis pontos Xi que são locais de acúmulo de energia nos meridianos. Existe um ponto Xi em cada meridiano, abaixo dos joelhos e cotovelos, e em cada um de quatro dos meridianos extraordinários (Yang Wei, Yin Wei, Yang Qiao e Yin Qiao). O ponto Xi é um ponto específico para distúrbios agudos do meridiano ou do Zang Fu relacionado. Por exemplo, podemos selecionar o ponto Xi do meridiano do Pericárdio Ximen (PC 4) e/ou Yinxi (HT 6) do meridiano do Coração em casos de *angina pectoris*. Na epigastralgia aguda ou dor espasmódica, podemos utilizar o ponto Xi do meridiano do Estômago: Liangqiu (ST 34). Em casos de infecção respiratória aguda e em caso de sangramento hemorroidário, podemos utilizar o ponto Kongzui (LU 6), pois o meridiano do Pulmão é acoplado ao meridiano do Intestino Grosso.

O quadro seguinte lista os dezesseis pontos Xi.

Meridiano	**Ponto Xi – *Cleft***
Pulmão	Kongzui (LU 6)
Intestino Grosso	Wenliu (LI 7)
Estômago	Liangqiu (ST 34)
Baço	Diji (SP 8)
Coração	Yinxi (HT 6)
Intestino Delgado	Yanglao (SI 6)
Bexiga	Jinmen (BL 63)
Rim	Shuiquan (KI 5)
Pericárdio	Ximen (PC 4)
San-Jiao	Huizong (TE 7)
Vesícula Biliar	Waiqiu (GB 36)
Fígado	Zhongdu (LR 6)
Yang Wei	Yangjiao (GB 35)
Yin Wei	Zhubin (KI 9)
Yang Qiao	Fuyang (BL 59)
Yin Qiao	Jiaoxin (KI 8)

Utilização dos pontos Hui (influência)

"Hui" significa conexão, em chinês. Há dois tipos de pontos de conexão dentro do sistema de meridianos descritos nos textos de Acupuntura. Qualquer ponto de conexão de dois meridianos pode ser chamado de ponto "Hui". Há também os pontos "Hui" (influência) que refletem um determinado tecido ou sistema, como Zang (órgãos), Fu (vísceras), Qi (nível energético), Xue (nível sangue), Jin (tendões ou ligamentos), Mai (vasos), Gu (ossos), Sui (medula óssea).

O quadro seguinte lista os oito pontos "Hui" (influência).

Tecido ou sistema	**Pontos "Hui"**
Zang (órgãos)	Zhangmen (LR 13)
Fu (vísceras)	Zhongwan (CV 12)
Qi (nível energético)	Shanzhong (CV 17)
Xue (sangue)	Geshu (BL 17)
Jin (tendões e ligamentos)	Yanglingquan (GB 34)
Mai (vasos)	Taiyuan (LU 9)
Gu (ossos)	Dashu (BL 11)
Sui (medula óssea)	Xuanzhong (GB 39)

Utilização dos Pontos "Jiao Hui" (pontos de conexão)

Há muitos pontos de conexão "Hui" que são chamados de "Jiao Hui" em chinês. Qualquer ponto de um meridiano que conecte energia com outro meridiano é chamado de "Hui", mas os pontos de conexão entre os meridianos acoplados Yin Yang são chamados de pontos "Luo".

Esses pontos de conexão podem ser utilizados para tratar distúrbios dos meridianos relacionados. Por exemplo, Sanyinjiao (SP 6) pode ser selecionado para tratar distúrbios dos meridianos do Baço, do Fígado e do Rim. Se o distúrbio causou dor, sensibilidade local ou qualquer outro desconforto na região do ponto "Hui", essas manifestações podem ser tratadas através de certos pontos conectados com esse ponto. Se houver dor na região glútea sobre o ponto Huantiao (GB 30), essa poderá ser eficientemente tratada através do ponto Yanglingquan (GB 34) do meridiano da Vesícula Biliar ou com pontos do meridiano da Bexiga, como Kunlun (BL 60) ou Shenmai (BL 62).

Todos os pontos "Hui Jiao" estão listados no Capítulo 3.

Utilização dos pontos extrameridianos

Muitos pontos extrameridianos que foram descobertos para o tratamento de distúrbios específicos são clinicamente muito úteis. Há 120 pontos extrameridianos relacionados no Capítulo 3 deste livro.

Utilização do Cinco Pontos Shu Antigos

Os Cinco Pontos Shu Antigos são pontos específicos de cada meridiano, localizados distalmente aos joelhos e cotovelos. De distal para proximal, são os pontos Jin, Ying, Shu, Jing e He. Esses cinco pontos são metaforicamente comparados a um volume crescente de água, de forma que Jin em chinês significa poço, Ying significa córrego, Shu significa ribeirão, Jing significa rio, e He significa mar. Faz-se também uma comparação dos níveis energéticos de cada ponto.

Como observado no *Nan Jing*, os pontos **Jin** tratam opressão epigástrica, os pontos **Shu** tratam dor ou sensação de peso nas articulações, os pontos **Jing** tratam dispnéia, tosse, calafrios e febre, e os pontos **He** tratam diarréia.

De acordo com os textos do *Ling Shu,* há princípios na utilização dos Cinco Pontos Shu Antigos. Os pontos *Jin* são utilizados para distúrbios funcionais e perda da consciência; os pontos *Ying* são utilizados para tratar a febre; os pontos *Shu* são utilizados para tratamento de distúrbios articulares e dores; os pontos *Jing* são utilizados para harmonização dos órgãos e distúrbios neurovegetativos e os pontos *He* são utilizados para o tratamento das vísceras ocas.

Seguem alguns exemplos da experiência clínica do uso dos Cinco Pontos Shu Antigos:

- Os pontos Jin tratam doenças infecciosas agudas com calafrios, febre, dor de garganta, dores no corpo, furunculose, perda da consciência, estupor, coma. Há alguns tratamentos específicos, como o uso de Moxa nos pontos Dadun (LR 1) ou Yinbai (SP 1) para tratar sangramento vaginal, ou uso de Moxa no ponto Zhiyin (BL 67) para correção de posição fetal anormal.
- Os pontos Ying são utilizados para tratar as fases agudas das doenças que apresentam febre e algumas neuralgias. Pode-se tratar odontalgia com o ponto Neiting (ST 44), bronquite aguda com os pontos Yuji (LU 10) e Erjian (LI 2), dor no hipocôndrio ou neuralgia intercostal com o ponto Xingjian (LR 2).
- Os pontos Shu são utilizados para tratamento da neuralgia intermitente ou febre crônica, como os pontos Taiyuan (LU 9) e Daling (PC 7) para tratamento da artrite reumatóide nos membros superiores, os pontos Taichong (LR 3) e Taixi (KI 3) para artrite nos membros inferiores e o ponto Houxi (SI 3) para febre intermitente. Os pontos Shu também são selecionados para a harmonização da função do meridiano.
- Os pontos Jing regularizam as desarmonias dos meridianos.
- Os pontos He regularizam as funções fisiológicas dos órgãos e vísceras. Se o paciente apresentar diarréia decorrente da deficiência do meridiano do Baço-Pâncreas, utiliza-se o ponto He, Yinlingquan (SP 9).
- No caso de diarréia por enterocolite aguda, deve-se utilizar o ponto He do meridiano do Intestino Grosso Quchi (LI 11) e o ponto He inferior do meridiano Yang Ming relacionado, que é o ponto Shangjuxu (ST 37).

Localização dos Cinco Pontos Shu Antigos

Cada um dos Cinco Pontos Shu Antigos está relacionado a um dos Cinco Elementos da natureza, de forma que também são chamados de pontos dos Cinco Elementos. Cada um apresenta uma função específica, havendo pontos Madeira, Fogo, Terra, Metal e Água em cada meridiano. Nos meridianos Yang, o primeiro ponto é um ponto Metal, e de acordo com o ciclo de geração Shen, seguem Água, Madeira, Fogo, terminando com o elemento Terra. Nos meridianos Yin o primeiro ponto é Madeira, seguido então do Fogo, Terra, Metal e por último, Água.

Os pontos e suas emergências no corpo ao longo dos meridianos são freqüentemente comparados aos cursos de água naturais em direção ao mar. O ponto "Jin – nascente" é onde a energia começa a se acumular, brotando como uma nascente. Nesse ponto, a energia não é muito intensa. O ponto "Ying – córrego" é onde a energia começa a se acumular, jorrando como uma fonte. O ponto "Shu – riacho" é onde a energia começa a ser transportada pela correnteza. No ponto "Jing – rio" a energia aumenta e se torna mais substancial. Finalmente, no ponto "He – mar", o destino do rio, a energia aumenta mais ainda e chega ao nível de energia do meridiano, sendo por esse motivo muitas vezes chamado de ponto de reunião.

Veja a descrição dos Cinco Pontos Shu Antigos no quadro a seguir.

Ponto	Meridiano Yin	Meridiano Yang	Localização
Jin (Nascente)	Madeira	Metal	Na margem ungueal dos dedos e artelhos
Ying (Córrego)	Fogo	Água	Região distal das articulações metacarpo ou metatarsofalangeanas
Shu (Riacho)	Terra	Madeira	Região do metacarpo/metatarso
Yuan	Como Shu	Madeira	Próximo ao punho ou tornozelo
Jing (Rio)	Metal	Fogo	Ao redor do punho ou tornozelo
He (Mar)	Água	Terra	Nos cotovelos ou joelhos

Os Cinco Pontos Shu Antigos de cada meridiano são descritos nos quadros a seguir:

Os Cinco Pontos Shu Antigos nos Meridianos Yin

Elemento	Madeira	Fogo	Terra	Metal	Água
Meridiano / Cinco Shu	Jin / Nascente	Ying / Córrego	Shu / Riacho Yuan/ fonte	Jing / Rio	He / Mar
Pulmão Tai Yin da mão	Shaoshang (LU 11)	Yuji (LU 10)	Taiyuan (LU 9)	Jingqu (LU 8)	Chize (LU 5)
Pericárdio Jue Yin da mão	Zhongchong (PC 9)	Laogong (PC 8)	Daling (PC 7)	Jianshi (PC 5)	Quze (PC 3)
Coração Shao Yin da mão	Shaochong (HT 9)	Shaofu (HT 8)	Shenmen (HT 7)	Lingdao (HT 4)	Shaohai (HT 3)
Baço-Pâncreas Tai Yin do pé	Yinbai (SP 1)	Dadu (SP 2)	Taipai (SP 3)	Shangqiu (SP 5)	Yinlingquan (SP 9)
Fígado Jue Yin do pé	Dadun (LR 1)	Xingjian (LR 2)	Taichong (LR 3)	Zhongfeng (LR 4)	Ququan (LR 8)
Rim Shao Yin do pé	Yongquan (KI 1)	Rangu (KI 2)	Taixi (KI 3)	Fuliu (KI 7)	Yingu (KI 10)

Os Cinco Pontos Shu Antigos nos Meridianos Yang

Elemento	Metal	Água	Madeira	Madeira	Fogo	Terra
Meridiano / Cinco Shu	Jin / Nascente	Ying/ Córrego	Shu/ Riacho	Yuan / Fonte	Jing / Rio	He / Mar
Intestino Grosso Yang Ming da mão	Shangyang (LI 1)	Erjian (LI 2)	Sanjian (LI 3)	Hegu (LI 4)	Yangxi (LI 5)	Quchi (LI 11)
San-Jiao Shao Yang da mão	Guangchong (TE 1)	Yemen (TE 2)	Zhongzhu (TE 3)	Yangchi (TE 4)	Zhigou (TE 6)	Tianjing (TE 10)

Intestino Delgado Tai Yang da mão	Shaoze (SI 1)	Qiangu (SI 2)	Houxi (SI 3)	Wangu (SI 4)	Yanggu (SI 5)	Xiaohai (SI 8)
Estômago Yang Ming do pé	Lidui (ST 45)	Neiting (ST 44)	Xiangu (ST 43)	Chongyang (ST 42)	Jiexi (ST 41)	Zusanli (ST 36)
Vesícula Biliar Shao Yang do pé	Qiaoyin (GB 44)	Xiaxi (GB 43)	Zulinqi (GB 41)	Qiuxu (GB 40)	Yangfu (GB 38)	Yangling-quan (GB 34)
Bexiga Tai Yang do pé	Zhiyin (BL 67)	Tonggu (BL 66)	Shugu (BL 65)	Jinggu (BL 64)	Kunlun (BL 60)	Weizhong (BL 40)

Aplicação clínica dos Cinco Pontos Shu Antigos

De acordo com os textos antigos e os estudos recentes, podemos resumir alguns conceitos e princípios na aplicação dos Cinco Pontos Shu Antigos.

Utilização básica

Significado dos Cinco Pontos Shu Antigos:

- Eles indicam o nível de energia (Qi) das extremidades.
- Eles representam a relação dos meridianos com os Cinco Elementos.

Funções específicas dos Cinco Pontos Shu Antigos:

- JIN (Nascente) – desconforto epigástrico.
- YING (Brotamento) – febre.
- SHU (Transfusão) – dor articular e peso no corpo.
- JING (Transporte) – tosse, calafrios e febre.
- HE (União) – náuseas, vômitos e diarréia.

Outras indicações dos Cinco Pontos Shu Antigos:

- JIN – coma, epilepsia, estágio agudo de distúrbios inflamatórios e distúrbios funcionais de órgãos internos.
- YING – distúrbios febris agudos, tosse, neuralgia intercostal.
- SHU – febre intermitente, neuralgia, reumatismo e distúrbios inflamatórios crônicos.
- JING – harmonização de distúrbios do meridiano e órgãos relacionados.
- HE – ajusta e promove a função fisiológica das vísceras e órgãos.

Utilização dos Cinco Pontos Shu nos meridianos

Os Cinco Elementos caracterizam o Sistema de Meridianos e os doze Zang Fu podem ser arranjados e acoplados de acordo com as cinco características, como se segue.

Harmonização dos meridianos utilizando os Cinco Pontos Shu Antigos

Há vários métodos de harmonização do sistema de meridianos através da estimulação dos Cinco Pontos Shu Antigos. Inicialmente, é necessário fazer o diagnóstico do meridiano e depois selecionar os pontos de acordo com os seguintes princípios.

Utilizando o ciclo Shen (geração)

- Se a condição não for nem de excesso nem de deficiência, devemos ajustar o meridiano através do ponto Fonte/Shu. Se a condição for de excesso, devemos usar a técnica de sedação, utilizando o ponto Filho. Se a condição for de deficiência, devemos utilizar a técnica de tonificação, através do ponto Mãe. Estaremos assim utilizando o ciclo de geração Shen (revisar a teoria dos Cinco Elementos). Por exemplo, se o meridiano Madeira estiver em excesso, devemos sedar o ponto Fogo (ponto Filho); se estiver em deficiência, devemos tonificar o ponto Água (ponto Mãe). Nesse método, pela dificuldade de agulhamento, se o ponto Filho for um ponto Jin, podemos sedar com o ponto Ying; se o ponto Mãe for um ponto Jin, ele deve ser substituído utilizando-se o ponto He em tonificação.
  Num caso clínico de dor epigástrica crônica do tipo deficiência, pode-se utilizar o meridiano do Estômago para o tratamento. Em relação aos Cinco Elementos, o meridiano do Estômago pertence ao elemento Terra. Podemos utilizar o ponto Fogo do meridiano do Estômago, que é o ponto Jiexi (ST 41), para tonificar o meridiano. Em um caso de dor de dente com excesso do meridiano do Estômago, comumente usamos o ponto Metal (filho) do meridiano do Estômago, que é o ponto Lidui (ST 45); como é um ponto Jin, cujo agulhamento é doloroso, podemos substituí-lo pelo ponto Água Neiting (ST 44) para sedar a dor.
  Em um caso de lombalgia crônica com deficiência do meridiano da Bexiga, que é de natureza Água, podemos tonificar o ponto Mãe (Metal) do meridiano, que é o ponto Zhiyin (BL 67); como é um ponto Jin, poderia ser substituído pela tonificação do ponto He, que é o Weizhong (BL 40). Em caso de lombalgia aguda causada por estagnação do Qi no meridiano, geralmente utilizamos o ponto Filho (Madeira) que é o ponto Shugu (BL 65), ou o ponto Terra Weizhong (BL 40) para dominar o a Água (usando o princípio do ciclo Ko de dominação).
- Se a doença não responder adequadamente ao primeiro método, a condição pode estar numa situação de excesso ou deficiência extrema ou ser muito crônica. Nesse caso, podemos acrescentar o ponto Mãe do meridiano Mãe para reforçar o tratamento. Contrariamente, podemos acrescentar o ponto Filho do

meridiano Filho para enfraquecer o excesso do meridiano. Por exemplo, se o meridiano Madeira estiver em excesso extremo e não responder bem ao primeiro método, podemos estimular o ponto Terra do meridiano Fogo. Se o mesmo meridiano Madeira estiver em deficiência extrema e não responder bem ao estímulo isolado do ponto Mãe, podemos acrescentar o ponto Metal do meridiano Água.

Num caso clínico com excesso extremo do meridiano do Fígado, podemos escolher o ponto Terra (ponto Filho) do meridiano do Coração (meridiano Filho) para sedação. O ponto é o Shenmen (HT 7), que pode ser combinado com o ponto Filho do meridiano do Fígado, que é o Xingjian (LR 2), ou ainda com o ponto Taichong (LR 3). Num caso de lombalgia crônica, com deficiência extrema do meridiano da Bexiga, que não responda bem com a tonificação do ponto Weizhong (BL 40), podemos tonificar o ponto Quchi (LI 11), que é o ponto Mãe do meridiano do Intestino Grosso (que é o meridiano Mãe do meridiano da Bexiga).

Utilizando o ciclo Ko de dominação

Se o método normal de sedação do ponto Filho não funcionar bem, podemos utilizar ou acrescentar o ponto Ko de dominação do meridiano afetado. Esse método é comumente utilizado na fase aguda de síndromes dolorosas graves. Por exemplo, se o meridiano Água estiver afetado, podemos utilizar o ponto Terra do meridiano Água. Por exemplo, num caso de lombalgia aguda, podemos sangrar o ponto Terra do meridiano da Bexiga (Weizhong BL 40) e obter um bom resultado. Em caso de cefaléia temporal podemos sangrar o ponto Metal do meridiano da Vesícula Biliar (de natureza Madeira), que é o ponto Qiaoyin (GB 44), com alívio imediato.

Terapia pela alteração dos Cinco Elementos (Wu Xing)

Um outro método terapêutico utilizando os Cinco Elementos envolve a utilização de determinada combinação de pontos para "criar" outros elementos. Cada elemento tem sua própria natureza, mas que irá se modificar quando combinado com outros. Nos antigos textos chineses esse método é descrito na forma de músicas (ou poemas) utilizando os dez dias celestiais chineses (também chamados de dez ramos celestiais), que são: Jia (primeiro dia), Yee (segundo dia), Ping (terceiro dia), Ding (quarto dia), Woo (quinto dia), Ji (sexto dia), Geng (sétimo), Shin (oitavo dia), Ren (nono dia), Gui (décimo dia). A relação entre os meridianos e os dias celestiais se dá como no quadro a seguir.

Relação entre os Dias Celestiais, os Meridianos e os Cinco Elementos

Dia	Dias celestiais	Meridianos	Cinco Elementos
1	Jia 甲	Vesícula Biliar	Madeira Yang
2	Yee 乙	Fígado	Madeira Yin
3	Ping 丙	Intestino Delgado	Fogo Yang
4	Ding 丁	Coração	Fogo Yin
5	Woo 戊	Estômago	Terra Yang
6	Ji 己	Baço-Pâncreas	Terra Yin
7	Geng 庚	Intestino Grosso	Metal Yang
8	Shin 辛	Pulmão	Metal Yin
9	Ren 壬	Bexiga, San-Jiao	Água Yang
10	Gui 癸	Rim, Pericárdio	Água Yin

Fórmulas para Alterações dos Cinco Elementos (cinco portões e dez métodos de alteração)

De acordo com os antigos textos chineses, as alterações dos Cinco Elementos são utilizadas para aumentar a efetividade do tratamento pela Acupuntura. Há dois métodos de alterações e em ambos utilizamos o ponto Natural (ponto do mesmo elemento da natureza do meridiano).

1) Alteração pela combinação

Os dez ramos celestiais são divididos em cinco duplas Yin Yang, como marido e mulher. Como observado no quadro anterior, os cinco pares são: Jia (Vesícula Biliar) e Ji (Baço-Pâncreas), Yee (Fígado) e Geng (Intestino Grosso), Ping (Intestino Delgado) e Shin (Pulmão), Ding (Coração) e Ren (Bexiga) e Woo (Estômago) e Gui (Rim). Se o ponto Natural de cada meridiano de cada dupla de meridianos for estimulado, elementos diferentes serão formados de acordo com a seguinte fórmula:

- Jia + Ji = Madeira Yang + Terra Yin = Terra
- Yee + Geng = Madeira Yin + Metal Yang = Metal
- Ping + Shin = Fogo Yang + Metal Yin = Água
- Ding + Ren = Fogo Yin + Água Yang = Madeira
- Woo + Gui = Terra Yang + Água Yin = Fogo

Por exemplo, para tonificar a Madeira ou sedar o Metal, precisamos criar Água. Para isso, precisamos estimular o ponto Natural do meridiano do Intestino Delgado (Fogo Yang: SI 5) e o ponto Natural do meridiano do Pulmão (Metal

Yin: Jinqu LU 8): Ping + Shin = Água. Isso vai criar um efeito de natureza Água, de forma que os meridianos do Fígado (Madeira Yin) e da Vesícula Biliar (Madeira Yang) serão tonificados ou os meridianos do Pulmão (Metal Yin) e do Intestino Grosso (Metal Yang) serão sedados.

Se os meridianos do elemento Água (Rim e Bexiga) estiverem em excesso, necessitaremos de mais Madeira para sua sedação. Podemos criar a Madeira a partir da combinação Ding (Fogo Yin) e Ren (Água Yang). Assim, devemos utilizar os pontos Naturais de Fogo Yin Shaofu (HT 8) e Água Yang Tonggu (BL 66) para essa finalidade.

Se esses meridianos estiverem muito deficientes, devemos criar Metal a partir da combinação de Yee (Madeira Yin) e Geng (Metal Yang) através dos pontos Dadun (LR 1) (que pode ser substituído pelo ponto Ququan [LR 8] para não termos que agulhar um ponto Jin) e Shangyang (LI 1) (que também pode ser substituído pelo ponto Quchi [LI 11] para não termos que agulhar um ponto Jin que é doloroso). Dessa forma, estaremos estimulando dois pontos naturais que têm a capacidade de criar mais Metal para tonificar a Água.

2) Utilização dos meridianos pareados pelos dez dias celestiais chineses

Em cada par de meridianos Yin – Yang podemos utilizar o ponto Natural para tratar problemas desses dois meridianos. Por exemplo: distúrbios do meridiano da Vesícula Biliar (Jia) podem ser tratados com o ponto Natural (Ji) do meridiano do Baço-Pâncreas (Taipai SP 3), e distúrbios do meridiano do Baço-Pâncreas (Ji) podem ser tratados com o ponto Natural (Jia) do meridiano da Vesícula Biliar (Zulinqi GB 41).

Essas técnicas são úteis como uma complementação das terapias habituais usando os Cinco Elementos, ou podem ser utilizadas simultaneamente para se obter resultados mais rápidos. Entretanto, é necessário ter experiência clínica para a utilização desse método.

Conceitos gerais de equilíbrio dos Cinco Elementos

Há algumas analogias com os pontos dos Cinco Elementos que podem ser úteis na memorização dos princípios. Seguem alguns conceitos e experiências clínicas na aplicação deles.

- Se o Metal estiver em excesso, necessitamos do Fogo para suprimi-lo, caso contrário não conseguiremos moldar um instrumento. Se o Fogo estiver em excesso, é necessário tonificar a Água para equilibrá-lo. É necessário que haja Terra suficiente para termos um lago cheio de Água. Se a Terra (solo) estiver muito dura, a Madeira poderá torná-la mais macia. A Madeira necessita do Metal (machado) para cortá-la para se tornar útil como matéria-prima.

- O Metal (ouro) é encontrado na Terra, mas se houver muita Terra, o Metal estará profundamente enterrado e não poderá ser encontrado. A Terra em geral é gerada a partir do Fogo, mas um Fogo muito forte vai queimar demais e transformar a Terra em cinzas. A Madeira gera o Fogo, mas Madeira em excesso pode apagar o Fogo. A Água gera a Madeira, mas se houver Água em demasia, ela levará a Madeira embora correnteza abaixo. A Água surge do Metal (rochas profundas), mas o Metal em excesso (areia e pedras) sujará a Água.
- O Metal gera Água, mas a Água em excesso vai fazer o Metal afundar. A Água gera a Madeira, mas o excesso de Madeira vai absorver toda a Água. A Madeira gera o Fogo, mas o excesso de Fogo vai queimar toda a Madeira. O Fogo gera a Terra, mas a Terra em excesso vai apagar o Fogo. A Terra gera o Metal (rocha), mas o excesso de Metal vai mudar a natureza da Terra.
- O Metal (machado) pode ser utilizado para cortar (dominar) a Madeira, mas uma Madeira muito dura pode quebrar o Metal. A Madeira pode perfurar a Terra, mas se a Terra for muito dura, a Madeira poderá ficar fraca ou morrer. A Terra pode ser utilizada para represar a Água, mas o excesso de Água irá levar a Terra embora. A Água pode apagar o Fogo, mas o Fogo excessivo fará a Água se evaporar. O Fogo derrete o Metal, mas o Metal em excesso pode extinguir o Fogo.
- Pequenas quantidades de Metal podem ser facilmente derretidas pelo Fogo; um Fogo fraco, porém, pode ser apagado pela Água; um pouco de Água pode ser absorvida pela Terra; a Terra fofa pode ser invadida pela Madeira; a Madeira fraca pode ser facilmente cortada pelo Metal.
- O Metal forte (muito afiado) pode ser enfraquecido pela Água; um grande fluxo de Água pode ser barrado pela Madeira (árvores); Madeira demais pode ser queimada pelo Fogo; um Fogo forte pode ser enfraquecido pela Terra; uma Terra compactada (onde há muitas pedras) pode ser afofada com a retirada de Metal (pedras).

Experiência clínica na harmonização dos meridianos através da utilização dos Cinco Elementos

- Em caso de excesso de Madeira, primeiro tonificar o Metal; se houver deficiência de Metal, tonificar a Terra. Se a Madeira estiver em excesso extremo, utilizar o Fogo (que a destruirá).
- Em caso de deficiência de Madeira e excesso extremo de Metal, levar Água e Fogo; se estes elementos estiverem deficientes, tonificar a Madeira.
- Em caso de deficiência da Madeira e excesso de Água, utilizar a Terra; se houver deficiência de Terra, utilizar o Fogo.
- Em caso de deficiência de Água e excesso de Terra, tonificar a Madeira; se houver uma deficiência extrema de Madeira, tonificar a Água.

- Em caso de deficiência de Madeira e excesso de Fogo, tonificar a Água. Se houver deficiência de Água, tonificar o Metal.
- Em caso de excesso de Fogo, primeiro tonificar a Água; se houver deficiência de Água, tonificar o Metal. Em casos de excesso extremo de Fogo, depletar a Terra.
- Em caso de deficiência de Madeira e excesso de Terra, tonificar a Madeira. Se houver deficiência extrema da Madeira, tonificar a Água.
- Em caso de deficiência de Fogo e excesso extremo de Água, tonificar a Madeira e a Terra; se houver deficiência destes elementos, tonificar o Fogo.
- Em caso de deficiência de Fogo e excesso de Madeira, tonificar o Metal; se houver falta de Metal, tonificar a Terra.
- Em caso de deficiência de Fogo e excesso de Metal, tonificar o Fogo. Se houver deficiência extrema de Fogo, tonificar a Madeira.
- Em caso de deficiência de Fogo e excesso de Terra, tonificar a Madeira; se houver falta de Madeira, tonificar a Água.
- Em caso de excesso de Terra, primeiro tonificar a Madeira; se houver deficiência de Madeira, tonificar a Água. Em caso de excesso extremo de Terra, tonificar o Metal.
- Em caso de deficiência de Terra e excesso de Madeira, tonificar o Fogo e o Metal; em caso de deficiência destes elementos, tonificar a Terra.
- Em caso de deficiência de Terra e excesso de Fogo, tonificar a Água; se houver deficiência de Água, tonificar o Metal.
- Em caso de deficiência de Terra e excesso de Água, primeiro tonificar a Terra; se ainda houver deficiência de Terra, tonificar o Fogo.
- Em caso de deficiência de Terra e excesso de Metal, tonificar o Fogo; em caso de deficiência de Fogo, tonificar a Madeira.
- Em caso de excesso de Metal, primeiro tonificar o Fogo; se houver deficiência de Fogo, tonificar a Madeira. Em caso de excesso extremo de Metal, depletar a Água.
- Em caso de deficiência de Metal e excesso de Fogo, tonificar a Terra e a Água; se houver deficiência destes dois elementos, tonificar o Metal.
- Em caso de deficiência de Metal e excesso de Madeira, tonificar o Metal; se o Metal continuar deficiente, tonificar a Terra.
- Em caso de deficiência de Metal e excesso de Água, tonificar a Terra; caso haja deficiência de Terra, tonificar o Fogo.
- Em caso de excesso de Água, primeiro tonificar a Terra; se houver deficiência de Terra, tonificar o Fogo. Se a Água estiver em excesso extremo, depletar a Madeira.
- Em caso de deficiência de Água e excesso de Terra, sedar o Metal e tonificar Madeira; se houver deficiência destes elementos, tonificar a Água.

- Em caso de deficiência de Água e excesso de Metal, tonificar o Fogo; se houver deficiência de Fogo, tonificar a Madeira.
- Em caso de deficiência de Água e excesso de Fogo, tonificar a Água; se ainda houver deficiência de Água, tonificar o Metal.
- Em caso de deficiência de Água e excesso extremo de Madeira, tonificar o Metal; se houver deficiência de Metal, tonificar a Terra.

Método biorrítmico e cronológico (Tzu-Wu Liu Zhu Liao Fa e Ling-Kwei Pa Fa)

Esse método foi descrito nos textos antigos como um método terapêutico avançado e utiliza a teoria do biorritmo de energia (Qi) e do fluxo sangüíneo (Xue) do corpo humano através dos Cinco Pontos Shu Antigos e dos oito pontos relacionados aos meridianos extraordinários. Há diferentes traduções dos termos utilizados nesse método. Ele também foi denominado Método Astrológico (Tzu-Wu Liu Zhu Liao Fa 子午流注療法) e Método Matemático (Ling-Kwei Pa Fa 靈龜八法).

Os métodos Astrológico e Matemático são dois métodos de tratamento pela Acupuntura baseados na astrologia e na metafísica da Medicina Tradicional Chinesa. Necessitamos de um amplo conhecimento da filosofia e metafísica chinesa, que são uma parte fundamental da MTC, a fim de nos tornarmos proficientes nessa fase da terapia. Esses dois métodos antigos do tratamento pela Acupuntura só têm sido praticados na China atual por aqueles que atingiram o mais alto nível de habilidade ou por aqueles que querem atingi-lo.

- O **Método Astrológico** (Tzu-Wu Liu Zhu Liao Fa 子午流注療法) utiliza os Cinco Pontos Shu Antigos dos doze meridianos principais (num total de 66 pontos, 5 x 12 + 6 pontos naturais dos meridianos de Yang) de acordo com o calendário astrológico. Ele é composto de dez ramos celestiais (Tian Gan 天干) e doze ramos terrestres (Di Zhi 地支) que se combinam para formar um ciclo de 60 dias. De acordo com esse método, alguns pontos de Acupuntura estão "abertos" em determinados dias e em determinado horário, estando cheios de energia e mais responsivos ao tratamento. Há duas formas de se aplicar o Método Astrológico na prática clínica:

1) Quando desejamos utilizar um ponto de Acupuntura específico, devemos agendar o paciente num determinado dia e hora, quando o ponto específico para o melhor tratamento está aberto.
2) Quando o paciente vem à clínica e desejamos tratá-lo com o ponto que está aberto naquele momento.

Para utilizar o Método Astrológico, devemos proceder da seguinte forma:

1) Calcular o calendário astrológico através de fórmula.
2) Identificar os pontos de Acupuntura e seus períodos de abertura (cada dia astrológico é dividido em períodos de 12 horas).

- O **Método Matemático** (Ling-Kwei Pa Fa 靈龜八法) utiliza os oito pontos de abertura dos meridianos extraordinários, que são pareados como marido – mulher, pai – mãe, homem – mulher, anfitrião – hóspede. Para a utilização deste método, precisamos estar familiarizados com o ciclo de 60 dias, incluindo os ramos terrestre e celeste.
  Existe uma tabela mostrando os ideogramas astrológicos dos 60 dias no calendário chinês, o qual mostra a cada momento qual ponto está aberto, sendo muito prático na aplicação desse método biorrítmico-cronológico. A dificuldade em se aplicar esse método é que ele depende de um calendário correto e do dia exato pertencente ao ideograma. Neste capitulo apresentaremos algumas idéias básicas.

O Método Astrológico (Tzu-Wu Liu Zhu 子午流注)

O Método Astrológico pode ser definido como a técnica chinesa da acupuntura que foi descrita no *Huang Di Nei Jing* desenvolvido de acordo com o calendário astrológico e pode ser referido como método astrológico da Acupuntura chinesa.

a) Ideogramas chineses e suas características

O Método Astrológico é originalmente derivado da teoria dos meridianos e se baseia na circulação de energia nos mesmos (de acordo com o calendário chinês, também chamado de calendário lunar).

Na Acupuntura astrológica são utilizados somente os Cinco Pontos Shu Antigos (separando os pontos Yuan dos meridianos Yang).

b) Indicações e usos do calendário astrológico chinês (ciclo de 60 dias)

1) Há dez ideogramas celestiais usados para representar a série de dez dias no calendário astrológico chinês, sendo chamados de dez ramos celestiais (十天干). Eles são Jia (甲), Yee (乙), Ping (丙), Ding (丁), Woo (戊), Ji (己), Geng (庚), Shin (辛), Ren (壬), Gui (癸). Há cinco dias que pertencem à natureza Yang e cinco dias que pertencem à natureza Yin, como mostrado a seguir.

Dias	Dias Yang	Dias Yin	Meridianos	Elementos
Primeiro	Jia (甲)		Vesícula Biliar	Madeira Yang
Segundo		Yee (乙)	Fígado	Madeira Yin
Terceiro	Ping (丙)		Intestino Delgado	Fogo Yang
Quarto		Ding (丁)	Coração	Fogo Yin
Quinto	Woo (戊)		Estômago	Terra Yang
Sexto		Ji (己)	Baço-Pâncreas	Terra Yin
Sétimo	Geng (庚)		Intestino Grosso	Metal Yang
Oitavo		Shin (辛)	Pulmão	Metal Yin
Nono	Ren (壬)		Bexiga, San-Jiao	Água Yang
Décimo		Gui (癸)	Rim, Pericárdio	Água Yin

2) Há doze ideogramas terrestres que em chinês são chamados de doze ramos terrestres (十二地支), que são Zi (子), Chou (丑), In (寅), Mao (卯), Chen (辰), Si (巳), Wu (午), Wei (未), Shen (申), Yu (酉), Shu (戌), Hai (亥) e são arranjados em série. Eles também são separados em Yang (ímpares) e Yin (pares) e representam doze divisões de tempo em um dia (será mencionado mais tarde). Em cada dia, há doze períodos com duas horas cada, como mostrado a seguir.

Período terrestre	Horário	Meridiano ativado
Zi (子)	23 h – 1 h	Vesícula Biliar
Chou (丑)	1 h – 3 h	Fígado
In (寅)	3 h – 5 h	Pulmão
Mao (卯)	5 h – 7 h	Intestino Grosso
Chen (辰)	7 h – 9 h	Estômago
Si (巳)	9 h – 11 h	Baço-Pâncreas
Wu (午)	11 h – 13 h	Coração
Wei (未)	13 h – 15 h	Intestino Delgado
Shen (申)	15 h – 17 h	Bexiga
Yu (酉)	17 h – 19 h	Rim
Shu (戌)	19 h – 21 h	Pericárdio
Hai (亥)	21 h – 23 h	San-Jiao

3) Em série, a cada um dos dez ramos celestes são adicionados cada um dos doze ramos terrestres para fazer o símbolo do dia, totalizando 60 dias do calendário. Por exemplo, o primeiro dia do calendário é chamado dia "Jia – Zi" (甲子日), o segundo dia é chamado de "Yee – Chou" (乙丑日) etc., como mostrado no quadro que segue.

Natureza do dia	Nome do dia em chinês					
Yang	1) Jia – Zi	11) Jia – Shu	21) Jia – Shen	31) Jia – Wu	41) Jia Chen	51) Jia – In
Yin	2) Yi – Chou	12) Yee – Hai	22) Yee – Yu	32) Yee – Wei	42) Yee – Si	52) Yee – Mao
Yang	3) Ping – In	13) Ping – Zi	23) Ping – Shu	33) Ping – Shen	43) Ping – Wu	53 Ping – Chen
Yin	4) Ding – Mao	14) Ding – Chou	24) Ding – Hai	34) Ding – Yu	44) Ding – Wei	54) Ding – Si
Yang	5) Woo – Chen	15) Woo – In	25) Woo – Zi	35) Woo – Shu	45) Woo – Shen	55) Woo – Wu
Yin	6) Ji – Si	16) Ji – Mao	26) Ji – Chou	36) Ji – Hai	46) Ji – Yu	56) Ji – Wei
Yang	7) Geng – Wu	17) Geng – Chen	27) Geng – In	37) Geng – Zi	47) Geng – Shu	57) Geng – Shen
Yin	8) Shin – Wei	18) Shin – Si	28) Shin – Mao	38) Shin – Chou	48) Shin – Hai	58) Shin – Yu
Yang	9) Ren – Shen	19) Ren – Wu	29) Ren – Chen	39) Ren – In	49) Ren – Zi	59) Ren – Shu
Yin	10) Gui – Yu	20) Gui – Wei	30) Gui – Si	40) Gui – Mao	50) Gui – Chou	60) Gui – Hai

4) A cada dia, a energia dos meridianos flui de um para outro na seqüência: Pulmão → Intestino Grosso → Estômago → Baço-Pâncreas → Coração → Intestino Delgado → Bexiga → Rim → Pericárdio → San-Jiao → Vesícula Biliar → Fígado, voltando para o Pulmão. A cada duas horas há um certo ponto que é muito responsivo ao tratamento e que é chamado de "Ponto Aberto", de acordo com o esquema descrito na Dinastia Ming por um famoso acupunturista chamado Xu Feng (徐風) em seu livro *Zhen Jiu Da Quan*. Há um método de calcular dia e hora e também de saber qual ponto está aberto em um determinado momento. Há doze períodos em um dia e 60 períodos a cada cinco dias. Portanto, a cada cinco dias se fecha um ciclo, de modo que o primeiro ciclo é chamado de Ciclo Jia – Zi (子). Nesse ciclo, podemos saber como se chama o primeiro período do dia, como mostrado no quadro a seguir.

Dia do ramo celeste	Ramo celeste do primeiro período do dia
Jia e Ji	Jia – Zi
Yee e Geng	Ping – Zi
Ping e Shin	Wu – Zi
Ding e Ren	Geng – Zi
Wu e Gui	Ren – Zi

5) A fórmula segue o calendário chinês, de forma que é necessário saber o ideograma do primeiro dia daquele ano para a utilização. O quadro seguinte mostra os ideogramas do primeiro dia dos anos de 2006 a 2021 de acordo com o calendário lunar chinês.

2006 (Jan. 29)	Woo-Wu	2014 (Jan. 31)	Ren-In
2007 (Fev. 18)	Gui-Wei	2015 (Fev. 19)	Ping-In
2008 (Fev. 7)	Ding-Chou	2016 (Fev. 8)	Geng-Shen
2009 (Jan. 26)	Shin-Wei	2017 (Jan. 28)	Yee-Mao
2010 (Fev. 14)	Yee-Wei	2018 (Fev. 16)	Ji-Mao
2011 (Fev. 3)	Ji-Chou	2019 (Fev. 5)	Gui-Yu
2012 (Jan. 23)	Gui-Wei	2020 (Jan. 25)	Ding-Mao
2013 (Fev. 10)	Ding-Wei	2021 (Fev. 12)	Shin-Mao

6) Princípio da substituição Yin Yang da abertura do período: nos dias Yang só há períodos Yang abertos, e nos dias Yin, só há períodos Yin abertos. Se num determinado dia, um ponto a ser utilizado não estiver aberto, pode-se utilizar o ponto aberto acoplado Yin Yang.

a) A seguir temos um resumo de cada dia em um ciclo de dez dias dos pontos a serem utilizados.

- Os dias "Jia" (primeiro) são listados juntos com os dias "Ji" (sexto), porque "Jia" é de natureza Yang e "Ji" é de natureza Yin e formam um par Yin Yang, de forma que podem ser utilizados intercambiavelmente. Da mesma forma ocorre para os demais dias, como se segue.
  - "Yee" (segundo – Yin) com "Geng" (sétimo – Yang).
  - "Ping" (terceiro – Yang) com "Shin" (oitavo – Yin).
  - "Ding" (quarto – Yin) com "Ren" (nono – Yang).
  - "Woo" (quinto – Yang) com "Gui" (décimo – Yin).

b) Cada um dos dez dias é dividido em doze partes iguais, nas quais há um ou mais pontos disponíveis. Isso faz com que a Acupuntura seja eficiente em qualquer horário. Entretanto, em determinados horários de determinados dias não há pontos que podem ser utilizados. Por exemplo, num dia "Jia" não há pontos utilizáveis entre 11 e 13 horas. Isso significa que nesse horário não há pontos abertos, de forma que devem ser utilizados, nesse horário, pontos "Ji" que formam seu par Yin Yang.

Esse é um dos motivos pelos quais os dias "Jia" e "Ji" são listados juntos no quadro. O mesmo se aplica aos dias "Yee" e "Geng", "Ping" e "Shin", "Ding" e "Ren" e, finalmente, "Woo" e "Gui". A substituição de um ponto por outro é chamada de substituição marido – mulher.

Em face das dificuldades no cálculo da abertura dos pontos, utilizamos tabelas que mostram quais pontos estão abertos naquele horário em particular.

Embora o Método Astrológico (Tzu-Wu Liu Zhu 子午流注) tenha sido utilizado por milhares de anos na China de forma muito eficaz, ele ainda necessita de mais estudos para ser aplicado em outras partes do mundo.

Ling-Kwei (Tartaruga sagrada) Pa Fa (Oito métodos) – 靈龜八法

a) O método Ling-Kwei Pa Fa (traduzido como Método Matemático) para a seleção dos pontos de Acupuntura, envolve o uso de tabelas e dos oito pontos de abertura dos meridianos extraordinários. Os oito pontos de abertura nos membros são eficientes no tratamento dos meridianos extraordinários, especialmente em certos horários que podem ser determinados de acordo com os dez ramos celestiais (Tian Gan 天干) e os doze ramos terrestres (Di Zhi 地支). Os oito pontos de abertura e suas indicações estão resumidos no quadro a seguir.

	Pontos	**Meridiano**	**Áreas de atuação**
1	Gungsun (SP 4)	Chong Mai	Estômago, Coração, tórax, região esternal e epigástrica
2	Neiguan (PC 6)	Yin Wei Mai	
3	Houxi (SI 3)	Du Mai	Canto interno dos olhos, orelhas, pescoço, dorso, ombros e braços, Bexiga, intestinos
4	Shenmai (BL 62)	Yang Qiao Mai	
5	Zulinqi (GB 41)	Dai Mai	Canto externo dos olhos, orelhas, queixo, fronte, pescoço, flancos e hipocôndrios
6	Waiguan (TE 5)	Yang Wei Mai	
7	Lieque (LU 7)	Ren Mai	Garganta, Pulmão, esterno, órgãos pélvicos, diafragma
8	Zhaohai (KI 6)	Yin Qiao Mai	

b) O método é chamado de matemático por duas razões:

- Envolve o uso de números: 1, 2, 3 etc.
- Envolve cálculos matemáticos para determinar os pontos de Acupuntura que estão abertos naquele momento. De acordo com textos chineses antigos como I Ching e Ba Gua, há relações entre os pontos cardeais, os oito meridianos extraordinários e seus oito pontos de abertura. Há também um número para cada ponto para facilitar o cálculo e a seleção.

Número	Ba Gua	Direção	Pontos	Meridiano
1	Kan 坎	Norte	Shenmai (BL 62)	Yang Qiao Mai
2 e 5	Kun坤	Sudoeste, Centro	Zhaohai (KI 6)	Yin Qiao Mai
3	Zhen 震	Leste	Waiguan (TE 5)	Yang Wei Mai
4	Xiun 巽	Sudeste	Zulinqi (GB 41)	Dai Mai
6	Qian 乾	Noroeste	Gungsun (SP 4)	Chong Mai
7	Due 兌	Oeste	Houxi (SI 3)	Du Mai
8	Gen 艮	Nordeste	Neiguan (PC 6)	Yin Wei Mai
9	Li 離	Sul	Lieque (LU 7)	Ren Mai

c) Esse método de determinação da abertura dos pontos envolve três importantes considerações:

- É necessário saber como converter um dia do calendário normal em um dia do calendário astrológico de 60 dias, assim como o período (de duas horas) dos dez ramos celestiais (Tian Gan 天干) e dos doze ramos terrestres (Di Zhi 地支).
- É necessário saber o número que representa um determinado ramo. Os textos antigos chineses dão as seguintes fórmulas:

Número do dia (de acordo com os dez ramos celestiais e os doze ramos terrestres)

Número	Ramos celestiais	Ramos terrestres
10	Jia 甲, Ji 己	Chou 丑, Chen 辰, Wei 未, Shu 戌
9	Yee 乙, Geng 庚	Shen 申, You 酉
8	Ding 丁, Ren 壬	In 寅, Mao 卯
7	Woo 戊, Gui 癸, Ping 丙, Shin 辛	Zi 子, Si 巳, Wu 午, Hai 亥

Número do período (de acordo com os dez ramos celestiais e os doze ramos terrestres)

Número	Dez ramos celestiais	Doze ramos terrestres
9	Jia 甲, Ji 己	Zi 子, Wu 午,
8	Yee 乙, Geng 庚	Chou 丑, Wei 未
7	Ping 丙, Shin 辛	In 寅, Shen 申,
6	Ding 丁, Ren 壬	Mao 卯, You 酉
5	Woo 戊, Gui 癸	Chen 辰, Shu 戌
4		Si 巳, Hai 亥

A abertura do ponto é calculada de acordo com a seguinte fórmula:

(dia celestial + dia terrestre + hora celestial + hora terrestre) dividido por
(9 ou 6: se for dia de natureza Yang divide-se por 9 e dia de natureza Yin divide-se por 6) =
a sobra é que determina o número do ponto.

Exemplo 1:

- Desejamos saber qual ponto está aberto no dia Jia – Zi (甲子日) no período Yee-Chou (乙丑時).

Os números do dia "Jia – Zi" são 10 + 7 = 17 e os números do período "Yee – Chou" são 8 + 8 = 16, sendo o total igual a 33 (17 + 16). O dia "Jia – Zi" pertence à natureza Yang, então, devemos dividir 33 por 9, tendo como total 3, com uma sobra de 6. O número 6 do *Ba Gua* corresponde ao ponto Gungsun (SP 4), que é o ponto a ser selecionado. Esse deve ser sempre combinado com o seu acoplado, que é o ponto Neiguan (PC 6), de forma que, naquele momento, devem ser selecionados os pontos Gungsun (SP 4) e Neiguan (PC 6).

Exemplo 2:

- Desejamos saber qual ponto está aberto no período "Ji – Mao" do dia "Yee – Chou".

Os números do dia "Yee – Chou" são 9 + 10 = 19 e os do período "Ji – Mao" são 9 + 6 = 15, sendo o total igual a 34 (19 + 15). O dia "Yee – Chou" é de natureza Yin; assim, dividimos 34 por 6 tendo 5 como resultado, e uma sobra de 4. O número 4 do *Ba Gua* é representado pelo ponto Zulinqi do pé (GB 41), que deve ser sempre combinado com o se ponto acoplado, Waiguan (TE 5), que são os pontos que devem ser selecionados para aquele determinado momento.

Esses pontos estão listados em tabelas feitas a partir do calendário chinês de 60 dias.

Utilização dos Ah Shi Points (Trigger Points)

O termo *Ah Shi* em chinês é como as pessoas dizem "ah, sim". Há muitos pontos no corpo humano que podem se tornar sensíveis quando há trauma local das partes moles. Entretanto, os *Ah Shi points* são pontos superficiais dolorosos que podem estar longe do foco patológico e indicando distúrbios dos órgãos internos. Esses pontos são muito eficientes para o tratamento dos distúrbios dolorosos, da mesma forma que os *Trigger Points* da medicina moderna. Os *Ah Shi points* foram descritos pela primeira vez por um famoso médico chamado Sun Si-Miao (581-682 d.C.) da Dinastia Tang.

Os *Ah Shi points* não pertencem aos meridianos, mas podem estar localizados próximos a eles. Muitos *Ah Shi points* estão localizados próximos à junção neuromuscular e podem ser tratados como os pontos motores da medicina moderna. Eles podem mudar de local ao longo do tempo e podem passar despercebidos pelos pacientes. Em distúrbios dolorosos do sistema locomotor, freqüentemente há *Ah Shi points* próximos da região dolorosa em músculos ou tendões. Em distúrbios de órgãos internos, pode haver um ou vários *Ah Shi points* no dermátomo correspondente. Assim, os *Ah Shi points* são úteis não só no tratamento, mas também no diagnóstico da afecção dolorosa.

Há algumas diferenças entre os *Ah Shi points* e os pontos extrameridianos. Provavelmente, os pontos extrameridianos foram descobertos da mesma forma que os *Ah Shi points*, porém os pontos extrameridianos não são sempre sensíveis, servem para tratar determinados distúrbios e têm sempre a mesma localização.

Métodos manuais (Tui-Na)

As técnicas manuais têm sido utilizadas para tratar distúrbios no corpo humano desde a Antigüidade. No *Huang Di Nei Jing* já era descrita a técnica de "An Mo" (pressão, fricção). Há muitas técnicas manuais que estimulam pontos de Acupuntura para alcançar efeitos terapêuticos desde as dinastias Chin-Han. As técnicas manuais são muito úteis para o tratamento de afecções do aparelho locomotor, especialmente quando combinadas com outras técnicas de Acupuntura. Neste livro, o método não é descrito em detalhes, sendo brevemente mencionado em tratamentos associados. As teorias e as técnicas de massagem chinesas diferem das ocidentais porque se baseiam na teoria dos meridianos. A fisioterapia moderna utiliza técnicas como a terapia craniossacral, que é semelhante ao conceito chinês, mas a maior parte das técnicas ocidentais se baseia no tratamento local, enquanto o Tui-Na é direcionado não só para as partes moles locais, como também usa a teoria dos meridianos e os pontos reflexos para equilíbrio das funções dos órgãos internos durante o tratamento do problema local.

Há várias técnicas utilizadas no Tui Na, mas a lista completa é muito grande e vai além do escopo deste livro, podendo ser encontrada em textos específicos de traumatologia. Entretanto, uma breve introdução das técnicas mais comumente utilizadas pode ser útil e aplicável.

As técnicas mais comumente utilizadas são:

- Compressão (Tui Fa 推法): utilizando o polegar e a palma da mão, faz-se uma pressão profunda em uma direção. Indicada para promover a circulação e aliviar aderências. A intensidade da força deve ser proporcional às condições do paciente para evitar iatrogenia. É comumente utilizada na cabeça, na face, nos membros e trata cefaléia, dor de estômago e problemas articulares.

- Pinçamento e tração (Na Fa 拿法): utilizando o polegar e os quatro dedos, faz-se um pinçamento e tração dos tecidos para estimular a circulação. É comumente utilizado no pescoço, ombros e membros para aliviar rigidez e espasmos musculares.
- Pressão (An Fa 按法): pressão para baixo (semelhante ao Shi "at" su – em chinês "an" significa pressão) com o polegar, palma da mão, punho ou cotovelo. Pode ser utilizado em qualquer local do corpo, com intensidade maior ou menor, de acordo com a tolerância do paciente. Trata dores locais e órgãos internos através de seus pontos reflexos.
- Fricção (Mo Fa 摩法): fricção superficial com os dedos ou palmas das mãos na direção da circulação do meridiano cutâneo. É suave e confortável para o paciente e é utilizada para promover a circulação linfática e melhorar a distensão abdominal.
- Fricção rápida (Cha Fa 擦法): é uma modalidade mais suave do Guasha, utilizada para aquecer a pele através da fricção numa freqüência de duas vezes por segundo, com o polegar ou a parte ventral do punho. É utilizada para aliviar rigidez muscular, dores articulares e para promover a circulação do local.
- Massagem circular (Gun Fa 搌法): rápido movimento de pressão com a lateral das mãos ou com os nós dos dedos com moderada intensidade. Indicada para dores, reumatismo, rigidez muscular, fadiga etc.
- Pressão circular (Jou Fa 揉法): pressão circular com as palmas das mãos (áreas maiores) ou com o polegar (pequenas áreas) com pressão moderada e profunda. Utilizada para entorses, no abdome para ajudar a digestão, edemas de todos os tipos e para melhorar a circulação linfática.
- Movimentação (Yao Fa 搖法): movimentação suave e lenta dos membros dentro da amplitude normal até o tolerado pelo paciente. Essa técnica utiliza a repetição dos movimentos para o relaxamento e aumento da amplitude dos movimentos do pescoço, ombros, dorso e dos membros.
- Rotação (Ban Fa 搬法): é feito um alongamento mais forte até o limite do paciente, com discreta rotação do tronco para liberar a rigidez dos tendões e músculos da articulação afetada. Esse tipo de manipulação exige um alto grau de habilidade e treinamento e é útil para muitas afecções agudas e subagudas. As afecções crônicas devem ser avaliadas cuidadosamente.
- Batidas (Pai Da Fa 拍打法): batidas rápidas na superfície da pele utilizando a lateral das mãos, palmas, dedos ou a parte ventral dos punhos. Essa técnica é utilizada em músculos maiores, ombros, dorso, quadris, coxas ou pernas. Promove a circulação local, alivia espasmos, rigidez muscular e promove relaxamento.
- Fricção linear (Tzuo Fa 搓法): similar ao Cha Fa, porém mais profundo e mais vigoroso. Utilizada para dores nas costas e músculos maiores para promover circulação e relaxamento muscular.

- Balanço (Dou Fa 抖法): rápido balanço dos membros para relaxar as articulações e promover aumento da amplitude de movimento.
- Pinçamento e massagem (Nian Fa 捻法): pinçamento e massagem com suave intensidade, geralmente utilizando o polegar e o indicador em um movimento rítmico. Geralmente é utilizado para dores articulares, edema e limitações de movimentos em qualquer parte do corpo.
- Tração (La Fa 拉法): esse método inclui todos os tipos de mobilização, incluindo tração, mais freqüentemente dos membros e das costas, combinada com balanço das articulações livres quando há rigidez muscular ou subluxação do ombro ou punho.
- Percussão digital (Dian Xue Fa 點穴法): percussão digital rítmica de um ponto de Acupuntura para alívio da dor e também para o tratamento da disfunção de um órgão interno através de estímulo reflexo. É muito eficiente para analgesia.

6

Microacupuntura

A microacupuntura é uma importante ramificação da Acupuntura tradicional e baseia-se na idéia de que em cada uma das menores estruturas anatômicas do corpo há uma representação de todo o organismo. Há pontos de Acupuntura em cada uma destas estruturas anatômicas que podem ser utilizados para tratamento de todas as partes do corpo. Assim, é possível tratar qualquer parte do corpo utilizando estas microestruturas, como a orelha externa, o couro cabeludo, o nariz, as mãos, olhos, membros e a face.

A teoria da microacupuntura tem origem na embriologia, em conceitos da física e na biologia moderna. Embriologicamente os animais são formados a partir da divisão de uma única célula, o zigoto, que dá origem a todos os tecidos que nunca perdem a sua característica energética e neurológica inerente.

É sabido que as plantas e os animais contêm informações que estão guardadas no DNA de suas células. Dessa forma, em cada parte de uma maçã, por exemplo, pode-se encontrar uma representação de toda a maçã, pois as informações existentes no DNA de cada célula contêm informações sobre o organismo como um todo.

Da mesma forma, no corpo humano há no DNA de cada célula a representação de cada parte do corpo, e em cada segmento do corpo existe a representação de todo o corpo. Isso significa, por exemplo, que podemos tratar cada parte do corpo através de pontos na orelha externa ou tratar a coluna através de pontos reflexos nos membros. A orelha externa, por exemplo, pode ser vista como um feto humano numa posição invertida e os membros podem ser vistos como uma coluna vertebral invertida, de forma que as áreas mais distais da perna ou dos ossos do braço refletem a região cervical, e as regiões mais proximais refletem a região lombar.

A própria mão pode ser vista como uma versão menor da coluna, da mesma forma que os ossos do tarso e metatarso. De acordo com este princípio, podemos utilizar vários segmentos do corpo para o tratamento de regiões distantes.

AURICULOTERAPIA

Há relações fisiológicas entre a orelha e o restante do corpo. Quando um órgão apresenta algum problema patológico, há uma alteração na sensibilidade dos pontos ou uma mudança na eletrocondutividade do ponto específico.

Auriculoterapia é uma técnica que usa a estimulação de pontos reflexos na orelha para o tratamento de doenças. Possui a vantagem de ter poucos efeitos colaterais, ampla aplicação e técnica relativamente simples. Muitas fontes históricas apontam para a descoberta da auriculoterapia nos primórdios da história da Medicina Chinesa. Até mesmo no *Huang Di Nei Jing* [*The Yellow Emperor's Classic of Internal Medicine*] há referências sobre a convergência dos meridianos para a orelha e o uso desses pontos reflexos no equilíbrio de distúrbios funcionais.

O Dr. Paul Nogier, da França, apresentou nos anos 1950 diferentes localizações para pontos na auriculoterapia. Desde então, tem havido grande progresso, embora haja algumas divergências quanto à localização de alguns pontos entre a Escola Chinesa e a Escola Francesa.

Anatomia da orelha

A orelha é composta principalmente por um tecido fibrocartilaginoso com uma rica rede nervosa, vascular e linfática, recoberto externamente pela pele.

A borda da orelha é delimitada por uma estrutura chamada hélice e a parte dessa que entra no conduto auditivo externo da orelha é chamada de raiz da hélice. Na parte superior da hélice existe a tuberosidade de Darwin, também chamada de tuberosidade da hélice; a parte contígua ao lóbulo é chamada de cauda da hélice.

A anti-hélice é a parte da orelha que é localizada medial e paralela à hélice. A anti-hélice bifurca-se em dois ramos formando a cruz superior e a cruz inferior da anti-hélice, delimitando a chamada fossa triangular. A depressão longitudinal formada entre a hélice e a anti-hélice é chamada de fossa escafóide.

À frente do conduto auditivo externo há uma protuberância denominada trago. A depressão entre a parte superior do trago e a raiz da hélice é conhecida como incisura superior do trago. A porção saliente oposta ao trago é chamada de antitrago, e a depressão entre o antitrago e a anti-hélice é chamada de incisura do superior do antitrago. A depressão entre o trago e o antitrago é chamada de incisura do intertrago e as depressões do lado interno da anti-hélice são chamadas de conchas. A raiz da hélice divide a concha em duas partes: a concha superior e

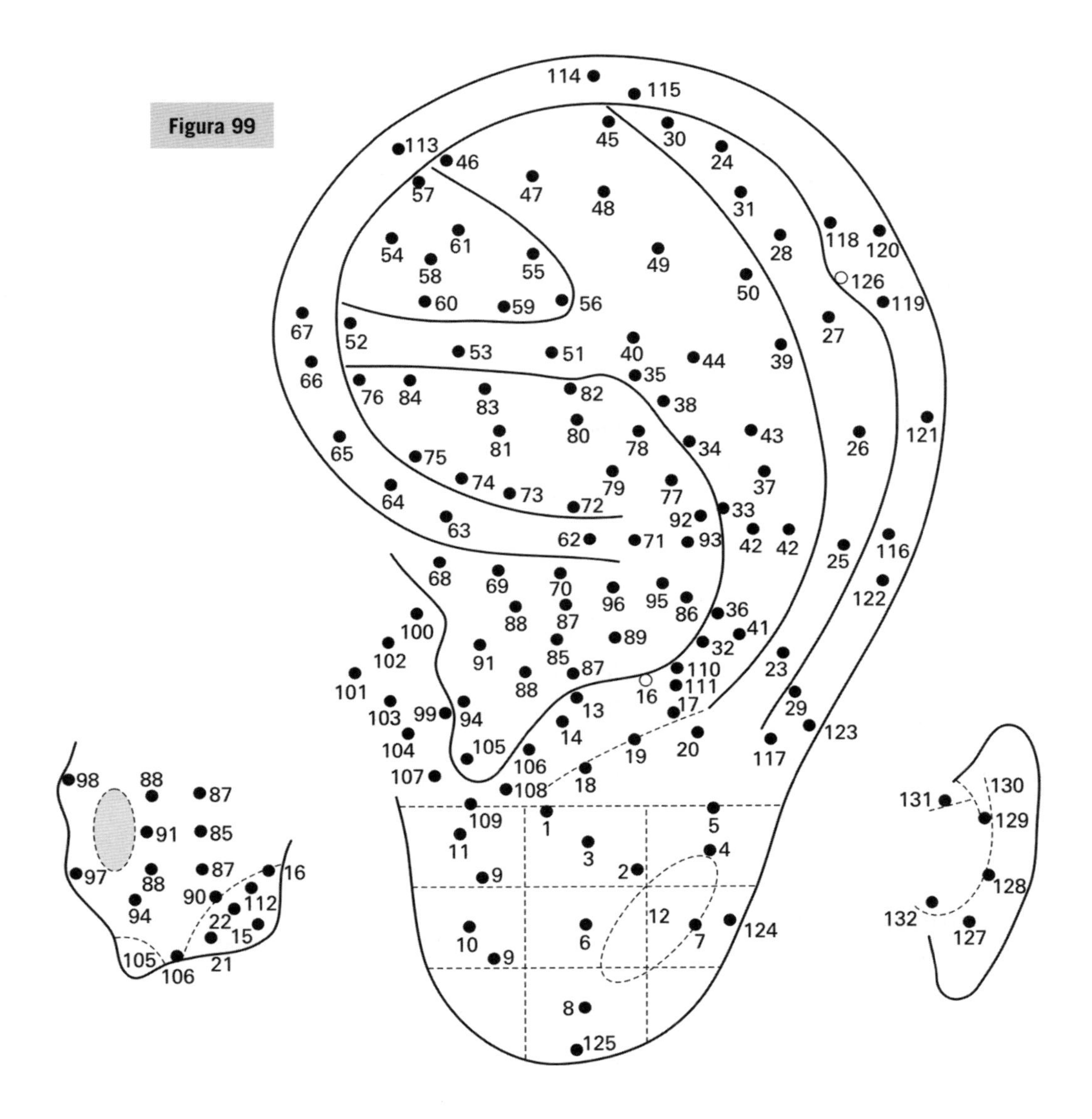

Figura 99

inferior, também denominadas de concha cimba e concha cava, respectivamente. O orifício do conduto auditivo externo é localizado na concha inferior.

Distribuição dos pontos na orelha

A distribuição dos pontos na orelha segue uma certa ordem. Em geral, o lóbulo da orelha corresponde à cabeça e à face, a anti-hélice corresponde ao tronco; a fossa escafóide, aos membros superiores; a cruz superior da anti-hélice, aos membros inferiores; a parte inferior da concha corresponde ao tórax; a parte superior da concha corresponde ao abdome; a fossa triangular corresponde à pelve; o antitrago, à cabeça e ao cérebro; e a incisura do Intertrago corresponde ao sistema endócrino. Essa divisão facilita a localização dos pontos reflexos.

Recentemente foram acrescentados outros pontos que nem sempre seguem essa distribuição (Figura 99).

1. **Lóbulo da orelha:** corresponde à face e está abaixo do nível da margem inferior da incisura do intertrago, podendo ser dividido em nove regiões, denominadas L1 a L9 (a partir da porção medial e superior da orelha).

Nº	Ponto	Localização anatômica
1	Palato inferior (sublingual)	No terço medial da margem superior da região L2
2	Palato superior	No quarto inferior da margem lateral da região L2
3	Língua	Entre o palato inferior e o superior
4	Maxilar superior	No centro da região L3
5	Mandíbula	Na metade da margem superior da região L3
6	Olho	No centro da região L5
7	Ouvido interno	No centro da região L6
8	Amídala	No centro da região 8
9	Anestesia dentária	Dois pontos, na margem inferior da região L1 e da L4
10	Ponto para neurastenia	No centro da região L4
11	Ponto da hipotensão	No terço superior da região L1
12	Área da bochecha	Na lateral do lóbulo da orelha entre L3, 5, 6, 8

2. **Antitrago:** corresponde à cabeça e ao cérebro.

Nº	Ponto	Localização
13	Parótida	Ápice do antitrago
14	Asma	Ponto ântero-inferior à parótida
15	Testículos	Ponto póstero-inferior da parótida, no lado interno do antitrago
16	Cérebro	No centro da metade superior, no lado interno do antitrago
17	Occipital	Na metade superior do antitrago, no lado externo, abaixo do ponto da laringe
18	Frontal	Na metade inferior do antitrago, no lado externo
19	Taiyang	Entre os pontos frontal e occipital
20	Vértice	Lateral ao ponto occipital no final da fossa escafóide
21	Subcórtex	Na área inferior, no lado interno do antitrago
22	Excitação	Na superfície interna do antitrago, no ponto médio entre o ponto do testículo e do Pulmão

3. **Fossa escafóide**.

Nº	Ponto	Localização
23	Clavícula	Na região inferior da fossa escafóide, um pouco abaixo do ponto do Coração
24	Dedos	Na região superior da fossa escafóide, na borda da hélice
25	Articu-lação do ombro	Dividindo-se a área entre o ponto dos dedos até o ponto da clavícula em quatro partes, o ponto está localizado na parte superior do quarto inferior
26	Ombro	Ponto médio da fossa escafóide
27	Cotovelo	Segundo quarto da fossa escafóide
28	Punho	Um pouco abaixo do ponto dos dedos
29	Ponto para nefrite	Abaixo do ponto clavícula, na hélice
30	Ponto para apendicite	Acima do ponto dos dedos
31	Ponto para urticária	Entre os pontos dos dedos e do punho

4. **Anti-hélice:** corresponde à coluna, dorso, glúteos e membros inferiores e pode ser dividida em três partes: cauda da anti-hélice, corpo da anti-hélice e cruzes da anti-hélice. A cauda da anti-hélice vai da parte inferior na junção com o lóbulo até o nível do ponto médio (zero) da orelha; o corpo da anti-hélice vai do ponto zero até a união da cruz superior e a cruz inferior. A crista da cauda e do corpo da anti-hélice corresponde à coluna; a superfície interna voltada para a concha corresponde à parte medial do tronco (região anterior) e a parte voltada para a fossa escafóide corresponde à lateral do tronco. A cruz inferior corresponde à região sacroilíaca e ao glúteo, e a cruz superior corresponde aos membros inferiores.

Nº	Ponto	Localização
32	Vértebras cervicais	Na metade inferior da cauda da anti-hélice
33	Vértebras torácicas	Na metade superior da cauda da anti-hélice, próximo ao ponto zero da orelha
34	Vértebras lombares	Na parte inferior do corpo da anti-hélice, acima das vértebras torácicas
35	Vértebras sacrais	Na parte superior do corpo da anti-hélice, na junção da cruz superior com a cruz inferior
36	Pescoço	Na superfície da crista da anti-hélice, entre as vértebras cervicais e torácicas
37	Tórax	Na superfície da crista da anti-hélice um pouco acima do nível do ponto zero
38	Abdome	Na superfície medial da anti-hélice no ponto médio do corpo da anti-hélice

39	Abdome lateral	Na superfície posterior da anti-hélice um pouco acima do ponto do abdome
40	Ponto do calor	Na junção da cruz superior com a cruz inferior da anti-hélice
41	Tireóide	Na margem posterior da anti-hélice um pouco abaixo do ponto do pescoço
42	Glândula mamária	São dois pontos um pouco abaixo do ponto tórax
43	Lombar lateral	Na superfície da crista da anti-hélice, entre o ponto do tórax e da lombalgia
44	Ponto para lombalgia	Na junção da cruz superior e da inferior da anti-hélice, abaixo do ponto do calor

5. **Cruz superior da anti-hélice:** corresponde ao quadril e aos membros inferiores.

Nº	Ponto	Localização
45	Artelhos	Região superior e lateral da cruz superior da anti-hélice
46	Calcâneo	Região superior e medial da cruz superior da anti-hélice
47	Articulação do tornozelo	Entre os pontos do joelho e do calcâneo, fazendo um triângulo com os pontos do calcâneo e dos dedos dos pés
48	Articulação do joelho	No meio da crista da cruz superior da anti-hélice
49	Articulação do quadril	Na região inferior da crista da cruz superior da anti-hélice
50	Lateral do joelho	Na parte lateral da região inferior da cruz superior da anti-hélice

6. **Cruz inferior da anti-hélice:** corresponde à região sacral, glúteos e ciático.

Nº	Ponto	Localização
51	Glúteos	Na crista da cruz inferior da anti-hélice próximo à junção com a cruz superior. É o início da cruz inferior da anti-hélice
52	Nervo simpático	Na borda medial da porção superior da cruz da anti-hélice
53	Nervo ciático	No ponto médio da cruz inferior da anti-hélice

7. **Fossa triangular**:

Nº	Ponto	Localização
54	Útero	Base da fossa triangular; no homem representa os genitais internos
55	Shenmen	Margem lateral na borda superior
56	Pelve	No ápice da fossa triangular, abaixo do Shenmen
57	Ponto hipotensor	Na borda superior externa da fossa triangular
58	Ponto da asma	Lateral ao ponto do útero
59	Genitália externa	Na borda inferior, entre o ponto da constipação e o ponto da pelve
60	Constipação	Na borda inferior, na porção média
61	Ponto da hepatite	No ponto médio entre os pontos Shenmen e o ponto hipotensor

8. **Raiz da hélice e área circundante:** a raiz da hélice é a parte anterior e inferior da hélice que começa no centro da orelha e vai até a cruz inferior da anti-hélice. A raiz corresponde às áreas do ânus e da genitália, além do ponto zero. A área circundante dessa zona corresponde ao sistema digestório.

N°	Pontos	Localização
62	Ponto central da orelha (ou ponto zero)	Entre o conduto auditivo externo e o ponto do estômago
63	Diafragma	Na junção entre o terço médio e inferior da raiz da hélice
64	Reto	No terço médio da hélice, no mesmo nível do ponto do intestino grosso
65	Ânus	No ponto médio entre o ponto do reto e da uretra
66	Uretra	No terço superior da raiz da hélice no mesmo nível do ponto da bexiga
67	Genitália externa	No limite superior da raiz da hélice, no nível da cruz inferior da anti-hélice.
68	Boca	Abaixo da raiz da hélice, no limite súpero-lateral do conduto auditivo externo
69	Esôfago	Abaixo da raiz da hélice, no terço médio da linha entre os pontos da boca e do Estômago
70	Cárdia	Abaixo da raiz da hélice, no terço lateral da linha entre os pontos da boca e do Estômago
71	Estômago	No início da raiz da hélice, lateralmente ao ponto zero
72	Duodeno	Acima da raiz da hélice, oposto ao ponto da cárdia
73	Intestino delgado	Acima da raiz da hélice, oposto ao ponto do esôfago
74	Apêndice	Ponto médio entre o intestino grosso e delgado na orelha direita
75	Intestino grosso	Acima da raiz da hélice, oposto ao ponto da boca
76	Próstata	No limite medial da concha superior, entre pontos do intestino grosso e do simpático. Na mulher, representa os genitais internos

9. **Concha superior (concha cimba):** corresponde aos órgãos e espaços abdominais, pélvicos e retroperitoneais.

N°	Ponto	Localização
77	Fígado	Na superfície lateral da concha superior, acima do Estômago (orelha direita)
78	Pâncreas-vesícula biliar	No ponto médio entre Fígado e Rim (Pâncreas à esquerda e Vesícula Biliar à direita)
79	Pancreatite	Entre Pâncreas/Vesícula Biliar e duodeno
80	Ponto da ascite	No centro da concha superior, entre os pontos do Intestino Delgado e do Pâncreas/Vesícula Biliar
81	Ponto do alcoolismo	Medial ao ponto da ascite
82	Rim	Abaixo do início da cruz inferior da anti-hélice, inferior ao ponto do glúteo

83	Ureter	No ponto médio entre Rim e Bexiga
84	Bexiga	Na borda inferior da cruz inferior da anti-hélice, entre os pontos do ureter e da próstata

10. **Concha inferior (concha cava):** corresponde aos órgãos e tecidos da cavidade torácica.

N°	Ponto	Localização
85	Coração	No centro da depressão da concha inferior
86	Baço	Lateral e inferior ao ponto do Estômago (orelha esquerda)
87	Pulmão	Área superior e inferior do ponto do Coração
88	Brônquios	São dois pontos mediais aos pontos do Pulmão
89	Tuberculose	Lateral ao ponto do Coração e aos pontos do Pulmão
90	Bronquiectasia	Inferior e lateral ao ponto inferior do Pulmão
91	Traquéia	Margem externa do conduto auditivo externo no nível do Coração
92	Cirrose	Área lateral do ponto do Estômago, perto da borda da anti-hélice, no meio da área hepatomegalia
93	Área hepatomegalia	Área lateral do ponto do Estômago, perto da borda da anti-hélice
94	San-Jiao	No ponto médio da linha formada entre a margem inferior do conduto auditivo e o ponto do subcórtex
95	Hepatite	No ponto médio entre os pontos do Estômago e do Baço
96	Ponto novo olho	Formando um triângulo com os pontos da cárdia e do Estômago

11. **Área do trago e incisura do intertrago:** corresponde à área nasal e glândulas endócrinas do corpo.

N°	Pontos	Localização
97	Nariz interno	No lado interno da metade inferior do trago
98	Garganta	No lado interno da metade superior do trago
99	Supra-renal	No meio da área externa da metade inferior do trago
100	Ápice do trago	No meio da área externa da metade superior do trago
101	Nariz externo	Região anterior do trago, formando um triângulo com os pontos da supra-renal e do ápice do trago
102	Ponto da sede	No ponto médio entre os pontos do nariz externo e do ápice do trago
103	Ponto da fome	No ponto médio entre os pontos do nariz externo e da supra-renal
104	Hipertensão	No meio entre os pontos da supra-renal e da visão 1

12. **Área da incisura do intertrago**

N°	Pontos	Localização
105	Endócrino	Superfície interna da incisura do intertrago
106	Ovário	No lado ântero-inferior do subcórtex
107	Visão 1	No lado ântero-inferior da incisura do intertrago

108	Visão 2	No lado póstero-inferior da incisura do intertrago
109	Hipotensão (ponto para elevação da PA)	No ponto médio entre visão 1 e visão 2

13. **Incisura superior do antitrago:** essa área está na junção entre anti-hélice e antitrago.

N°	Pontos	Localização
110	Tronco encefálico	No ponto médio da incisura entre a anti-hélice e o antitrago
111	Laringe	Na superfície externa do antitrago, logo abaixo do tronco encefálico
112	Dor de dente	Na superfície interna do antitrago, oposto à laringe

14. **Hélice**.

N°	Pontos	Localização
113	Hemorróidas	Na porção ântero-superior da hélice, quase no ponto médio entre ápice da orelha e genitália externa
114	Ápice da orelha	No topo da hélice. Dobrando-se a orelha de trás para frente, o ápice da orelha se localiza na ponta da dobra da hélice
115	Amídala 1	Lateral ao ápice da orelha, próximo à margem da hélice
116	Amídala 2	Anterior e superior ao ponto hélice 3
117	Amídala 3	Na superfície anterior de hélice, anterior e superior à hélice 4
118	Yang do fígado 1	Acima da tuberosidade da hélice
119	Yang do fígado 2	Abaixo da tuberosidade da hélice
120	Hélice 1	Dividindo-se a hélice a partir da tuberosidade da hélice até o lóbulo da orelha em seis partes, esse ponto é localizado ao nível da tuberosidade da hélice. O ponto na parte mais inferior do lóbulo é a hélice 6
121	Hélice 2	Segundo ponto na divisão acima
122	Hélice 3	Terceiro ponto na divisão acima
123	Hélice 4	Quarto ponto na divisão acima
124	Hélice 5	Quinto ponto na divisão acima
125	Hélice 6	Na parte inferior do lóbulo da orelha
126	Nervo occipital menor	Região interna da tuberosidade da hélice

15. **Superfície posterior da orelha**.

N°	Pontos	Localização
127	Posterior inferior da raiz da orelha	Na protrusão inferior da parte posterior da raiz da orelha
128	Posterior média da raiz da orelha	Na protrusão média da parte posterior da raiz da orelha
129	Posterior superior da raiz da orelha	Na protrusão superior da parte posterior da raiz da orelha

130	Sulco da diminuição da pressão sangüínea	No terço superior do sulco posterior da orelha que é formado pela anti-hélice na superfície anterior
131	Medula espinhal 1	No limite superior da raiz da orelha
132	Medula espinhal 2	No limite inferior da raiz da orelha

Funções de alguns pontos comumente utilizados na orelha

O conhecimento no campo da auriculoterapia está se expandindo e se enriquecendo mediante a observação e experiência clínica. Sabemos que esses pontos na orelha refletem partes do corpo, e como tais, podem ser utilizados no seu tratamento.

As funções dos pontos mais utilizados serão descritas a seguir:

- **Coração:** tem função tranqüilizante e é também utilizado para afecções cardiovasculares. "O Coração governa a mente", por isso o ponto é utilizado nos casos de neurastenia, doenças mentais, disfunções cardiovasculares, elevação e diminuição da pressão arterial, estados de choque, glossite e faringite. Também é utilizado em algumas doenças hematológicas.
- **Fígado:** melhora a função do Fígado, da Vesícula Biliar, do Estômago e da visão. Esse ponto trata principalmente as hepatites agudas e crônicas, colecistites ou colangites, inflamações nos olhos, anemia, deficiência de ferro, doenças do sistema digestivo e ginecológico.
- **Baço:** fortalece a energia do sistema Baço-Pâncreas e trata especialmente as doenças do sistema digestivo. De acordo com o conceito da MTC, "o Baço-Pâncreas governa o sangue", portanto esse ponto é utilizado nos casos de hemorragia, anemia e doenças hematológicas. "O Baço-Pâncreas governa os músculos", por isso, esse ponto também é indicado para equilibrar a função muscular, prolapso retal, ptose dos órgãos e diarréias crônicas.
- **Pulmão:** trata principalmente doenças respiratórias, e é um ponto adequado para o tratamento da gripe. De acordo com o conceito de MTC, "o Pulmão governa a pele". Ele pode ser utilizado para tratar excesso de transpiração e algumas doenças dermatológicas. É também usado para analgesia da pele durante cirurgias.
- **Rim:** esse ponto é utilizado no reforço da energia geral do corpo. Ele fortalece a coluna lombar e tonifica a medula óssea; melhora a visão e a audição, trata doenças do sistema reprodutor e urinário. Devido ao conceito de que "o Rim governa o cabelo", é um ponto adequado para casos de calvície ou de alopécia.
- **Subcórtex:** controla a função do córtex cerebral, possui ação analgésica, antiinflamatória e tranqüilizante. Utilizado no tratamento de qualquer doença causada por distúrbios de função do córtex cerebral. É também utilizado nas vasculites, ptose gástrica e uterina.

- **Occipital:** freqüentemente utilizado para doenças do sistema nervoso e irritações nas meninges, estados de choque, alergias e para analgesia e hemostasia.
- **Cérebro:** utilizado para tratamento de problemas no cérebro e hipófise. Portanto, é usado para tratar nanismo, acromegalia e excesso de diurese.
- **Endócrino:** usado para tratar doenças do sistema endócrino, bem como alergias, reumatismo, disfunções ginecológicas e obstétricas, diabetes e determinadas doenças dermatológicas.
- **Supra-renal:** utilizado no ajuste da função da supra-renal. Por isso, pode ser usado no controle dos vasos sangüíneos, estados de choque, infecções, reumatismo, alergia, hipotensão arterial, vasculite, hemorragia, tosse, asma e febre.
- **Simpático:** é utilizado no tratamento de distúrbios neurovegetativos, doenças provocadas por distúrbios no sistema nervoso autônomo, bem como para analgesia de órgãos internos e vísceras, dilatação vascular, *angina pectoris,* arritmia cardíaca e sudorese. É um importante ponto importante na Acupuntura para analgesia durante cirurgias torácicas e abdominais.
- **Shenmen:** é um ponto sedativo e analgésico, utilizado como antiinflamatório, em desordens mentais e neurológicas. Pode ser usado para asma, tosse, epilepsia e hipertensão.
- **Útero:** utilizado para inflamações nos órgãos pélvicos, hemorragias uterinas disfuncionais, distúrbios menstruais, leucorréia, impotência, orquite e para facilitar o trabalho de parto.
- **San-Jiao:** é utilizado para distúrbios circulatórios, linfáticos e também auxilia nas dores peritoneais e pericárdicas. Tem também ação diurética e antiinflamatória.
- **Pâncreas:** utilizado na pancreatite, indigestão, *diabetes mellitus* e cefaléias.
- **Asma:** regulariza o centro respiratório, pode ser utilizado como antialérgico, para o tratamento de asma, opressão torácica e prurido alérgico.
- **Olho novo:** para distúrbios nos olhos e na visão.
- **Medula 1 e 2:** utilizados no tratamento de atrofia muscular, paralisia infantil e polineurite.
- **Nervo occipital menor:** ação tranqüilizante e analgésica. Pode ser utilizado no tratamento de espasmos nos vasos cerebrais, seqüelas de traumatismo craniano, cefaléia e tontura.
- **Ponto da excitação:** para excesso de sono e nictúria.
- **Ápice da orelha:** usado para febre no caso de inflamação, para analgesia, para abaixar a pressão arterial, na hipertensão arterial sistêmica e no coma hepático.
- **Yang do Fígado 1 e 2:** utilizados para hipertensão arterial, enxaqueca, hepatite crônica.
- **Hélice 1 a 6:** utilizados como antiinflamatório, antipirético, antiedema; podem ser utilizados para controle da hipertensão; nos tratamentos de amidalites, durante a aplicação, sangrar o ponto Hélice 6.

- **Pontos superior, médio e inferior da região posterior da orelha** (pontos 127, 128 e 129): utilizados para analgesia, nictúria, diminuição de audição e miopia.

Métodos para localização de pontos na orelha

Para localizar o ponto reflexo na orelha, é necessário ser preciso. Cada indivíduo tem uma anatomia diferente e, portanto, os pontos reflexos variam de indivíduo para indivíduo, mas estão em concordância com o tipo de doença apresentada. Na clínica, não é possível simplesmente localizar os pontos baseados em um mapa de pontos auriculares, mas sim em conjunto com outros procedimentos, como exame de pontos dolorosos, pressão digital ou com o uso de aparelhos eletrônicos para localização. Os pontos dolorosos normalmente apresentam resistência elétrica diminuída, e quando agulhados, promovem bons resultados terapêuticos.

Método de palpação

Essa técnica é a utilizada mais freqüentemente na atualidade. Após revisar o histórico e os dados do paciente, examina-se a orelha palpando as áreas correspondentes com a ajuda de um pequeno instrumento de ponta arredondada. Quando o ponto reflexo é encontrado, o paciente refere dor. Durante a manipulação, a força aplicada deverá ser leve, lenta e da mesma intensidade. Às vezes podem ser observadas elevações, depressões ou alterações da cor no local do ponto reflexo. Em alguns pacientes não é possível localizar o ponto reflexo. Nesse caso, a orelha pode ser massageada e depois reexaminada. Se mesmo após essa massagem o ponto reflexo não puder ser encontrado, deve-se esperar por um curto período de tempo antes de reiniciar o exame. Se, apesar de tudo, o ponto não puder ser localizado, o melhor será selecionar pontos da área correspondente à doença.

Método de condutividade elétrica

Os pontos reflexos apresentam como característica uma baixa resistência, ou seja, uma boa condutividade elétrica. Existe um medidor eletrônico construído especialmente para localizar os pontos reflexos. Seu uso é vantajoso, porque facilita a manipulação. Durante o exame, o paciente deve segurar um dos eletrodos, enquanto que o outro, na forma de bastão, é usado para a localização dos pontos reflexos.

Método de inspeção

Em muitos pacientes são observadas alterações nos pontos reflexos da orelha, como mudança da coloração da pele, descamação, vesículas, vermelhidão do ponto ou hiperemia etc. A observação dessas alterações ajuda no diagnóstico da doença e na localização dos pontos reflexos.

Comentaremos sobre os fenômenos mais comumente observados:

a. Coloração esbranquiçada no formato de ponto ou placa, formação de vesícula brilhante em forma de depressão ou proeminência: são freqüentemente observadas em pacientes com inflamação crônica, significando que há um distúrbio crônico da área ou órgão correspondente.
b. Congestão ou alteração eritematosa em forma de ponto ou placa, vesículas vermelhas ou com halos vermelhos e brilhantes: são observados em pacientes com inflamação aguda das áreas ou órgãos correspondentes.
c. Presença de nódulos ou manchas escurecidas ou pálidas: são comumente observados em pacientes com tumores nos tecidos ou órgãos correspondentes.
d. Descamação da superfície da orelha: é comumente vista em doenças dermatológicas e em distúrbios digestivos e metabólicos nas áreas correspondentes.

Às vezes podemos observar essas alterações em indivíduos normais. Entretanto, se na palpação desses pontos não houver reações dolorosas ou hipersensibilidade, podem significar somente um problema local da orelha, e não alteração do ponto reflexo, não havendo necessidade de tratamento.

Técnicas da aplicação

Após um meticuloso exame, escolhe-se qual tipo de aplicação deverá ser feita. A anti-sepsia é feita da maneira usual com álcool. Utilizando-se agulhas estéreis, o ponto é agulhado num ângulo perpendicular ou oblíquo. Deve-se evitar penetrar na cartilagem da orelha, para não causar trauma e infecções desnecessárias. Com o agulhamento, o paciente pode referir sensações de dor, calor, compressão ou formigamento.

A sensação mais comum é a de dor, porém não muito forte. As agulhas permanecem na orelha por 10-30 minutos. Durante esse período, os pontos podem ser estimulados girando-se as agulhas, ou usando-se um aparelho de estimulação elétrica especialmente projetado para este fim. Durante esse período, o paciente deve movimentar o local afetado do corpo para melhores resultados.

Geralmente, quanto mais longo for o tempo de tratamento, mais duradouro será o efeito da aplicação, dependendo da alteração do paciente. Nas doenças crônicas, o tempo de permanência das agulhas pode variar de uma a duas horas. Há agulhas intradérmicas especiais que podem ser deixadas no ponto por longos períodos.

Na terapia auricular, é importante inserir a agulha com velocidade suficiente porque a distribuição nervosa é abundante e os pontos reflexos são mais sensíveis. Inserir a agulha rapidamente evita ou diminui a dor e o medo do paciente.

O intervalo entre as aplicações depende do tipo de doença. Em doenças agudas, ou em síndromes de excesso, podem ser feitas de uma a duas aplicações diárias; em doenças crônicas ou em casos de deficiência energética, recomenda-se uma aplicação diária ou em dias alternados.

O tratamento é feito em séries de aplicações, e cada série corresponde a cinco a dez aplicações. Após o final de uma série de tratamento, é recomendado que seja feito um intervalo de uma semana para observação, dependendo dos resultados obtidos.

Outras considerações:

1. Tomar o máximo de cuidado com a anti-sepsia para evitar uma possível infecção. Se houver um trauma no local de tratamento, é recomendado evitar a aplicação até que ela se cure.
2. É melhor evitar toda e qualquer aplicação no período entre o segundo e o sétimo meses de gravidez, especialmente em mulheres com história de abortamentos freqüentes. Devemos evitar, especialmente, os pontos correspondentes ao útero, ovário, sistema endócrino e subcórtex para evitar o risco de abortamento ou parto prematuro.
3. Durante a aplicação, se o paciente sentir tontura, indisposição, sudorese, membros frios, o tratamento deverá ser interrompido.
4. Se o paciente é nervoso e apresentar-se fatigado ou com fraqueza, é desejável aplicar com o paciente deitado.
5. A terapia auricular também tem limites. Às vezes para se obter os resultados é necessário que o tratamento seja feito em conjunto com outros métodos.

ACUPUNTURA ESCALPEANA

Introdução

O agulhamento do couro cabeludo (Acupuntura Escalpeana) é uma antiga técnica já citada em um dos mais antigos livros texto sobre Acupuntura, o *Ling Shu Jing*.

Todos os meridianos conectam-se à cabeça e ao cérebro, especialmente os seis meridianos principais Yang e os oito meridianos extraordinários. Tradicionalmente, a Acupuntura Escalpeana trata dores de cabeça, problemas nos olhos, doenças dos ouvidos, vários distúrbios mentais e algumas disfunções de órgãos internos por meio do agulhamento dos pontos dos meridianos na região escalpeana.

Recentemente, pela eficácia dessa técnica no tratamento dos distúrbios do sistema nervoso central, houve um grande avanço dessa forma de abordagem. Há várias opiniões divergentes quanto à localização das áreas de tratamento.

Em 1970, o Dr. Jiao Shun-Fa relatou o sucesso no tratamento de um caso de paralisia cerebral com o agulhamento da região escalpeana. Ele localizou os pontos de agulhamento por meio da combinação dos conceitos dos meridianos e da localização anatômica do córtex cerebral.

Em 1974, o Comitê de Acupuntura de Taipei relatou o sucesso do tratamento pela Acupuntura Escalpeana de um paciente hemiplégico devido a uma hemorragia cerebral, utilizando um método de localização dos pontos semelhante ao descrito antes.

Em 1976, um médico italiano relatou o tratamento de um paciente paraplégico com agulhamento da região escalpeana.

Em 1983, o Dr. Chu Ming-Chin descreveu o agulhamento da região escalpeana e demonstrou um efeito surpreendente no tratamento de um paciente hemiplégico.

Desde então, o Dr. Lin, o Dr. Fang e o Dr. Tang na China têm relatado essa diferente localização para a Acupuntura Escalpeana. Em 1984 foi realizada uma conferência na China sobre a localização dos pontos da Acupuntura Escalpeana, a qual estabeleceu a "Localização Internacional para Agulhamento do Escalpo", cujo método é similar ao que descrevemos antes.

Localização e indicações da Acupuntura Escalpeana

Atualmente há muitas diferentes opiniões quanto à localização dos pontos de Acupuntura na região escalpeana. Os pontos que utilizamos correspondem à sua distribuição funcional no córtex cerebral, associada à localização pelo sistema tradicional de meridianos.

Referências da região escalpeana correspondentes ao córtex cerebral

1. **Linha longitudinal mediana ântero-posterior (A/P):** linha que vai do ponto médio entre as sobrancelhas (Yintang – EX HN 3) até a margem inferior da protuberância occipital (Fengfu GV 16), passando pelo ápice da cabeça.
2. **Protuberância parietal:** proeminência óssea em ambos os lados do crânio, aproximadamente 6 cm acima do ápice da orelha e 1,5 a 2 cm posterior ao mesmo.
3. **Tuberosidade occipital:** proeminência óssea no meio do osso occipital.
4. **Fissura de Sylvius:** de acordo com a localização neuroanatômica, pode-se delimitar esta fissura a partir de um ponto localizado 3,5 cm posterior e 1,5 cm superior ao canto externo do olho até a protuberância parietal.
5. **Sulco central:** delimitado pelo ponto médio da linha longitudinal mediana A/P (GV 20) até 1,0 cm posterior ao ponto médio da linha projetada sobre a fissura de Sylvius, obliquamente, fazendo um ângulo de 67,5° com a linha mediana longitudinal A/P para cada um dos lados do crânio.

Figura 100

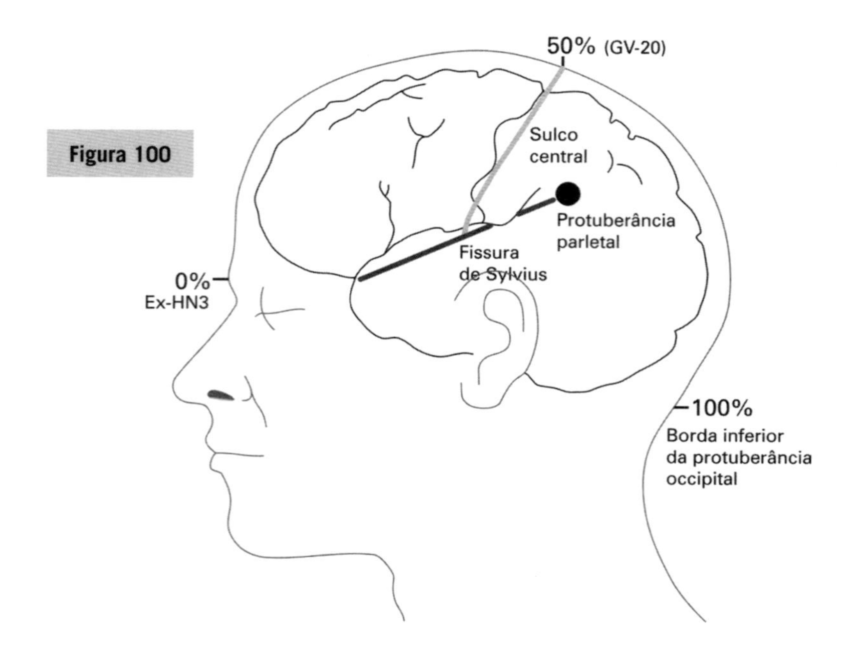

1- Linha mediana longitudinal ântero-posterior.

2- Protuberância parietal: 6 cm acima e 2 cm posterior do ápice das orelhas.

3- Tuberosidade occipital.

4- Fissura de Sylvius.

5- Sulco central.

Localização das áreas por meio da correspondência da função do córtex

1. **Área sensitiva:** localiza-se 1,0 cm posterior ao sulco central, paralela a ele, do ponto médio da linha longitudinal mediana A/P (GV 20) até 2,0 cm posterior ao ponto médio da linha correspondente à fissura de Sylvius, para cada lado. Essa área é utilizada no tratamento de distúrbios sensitivos do lado oposto do corpo. Dividindo-se a área em cinco partes, o $1/5$ superior é usado no tratamento de afecções do pescoço, tronco e membros inferiores; os $2/5$ seguintes, para tratamento de afecções dos membros superiores; e os $2/5$ inferiores para tratamento da face e da língua (Figura 101).
2. **Área motora:** localiza-se 1,0 cm anterior ao sulco central, paralela a ele, do ponto médio da linha longitudinal mediana A/P (GV 20) até o ponto médio da linha cor-

Figura 101

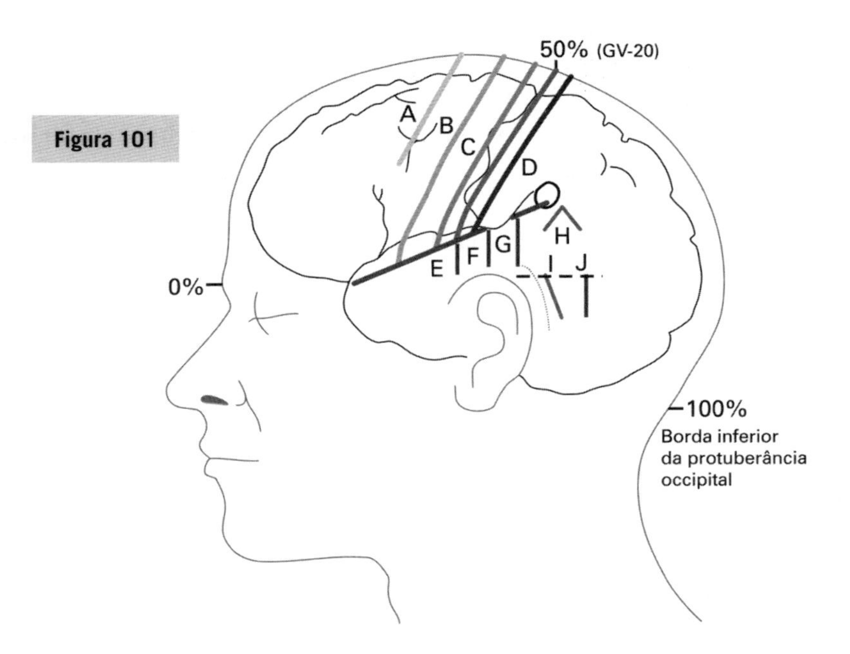

A- Área vasomotora.

B- Área de tremor e coréia.

C- Área motora.

D- Área sensitiva.

E- Área de zumbido.

F- Área auditiva e vertigem.

G- Área de vertigem.

H- Área de linguagem (2).

I- Área de formação da linguagem (3).

J- Área de associação da visão.

respondente à fissura de Sylvius para cada lado. Essa área é utilizada no tratamento de distúrbios motores do lado oposto do corpo. O quinto superior é usado nas afecções do tronco e membros inferiores, os $^{2}/_{5}$ seguintes nas afecções do pescoço e membros superiores e os $^{2}/_{5}$ inferiores nas afecções da face, faringe e língua.

3. **Área do controle do tremor e do tônus muscular:** essa área está situada 3,0 cm anterior ao sulco central, paralela à área motora, correspondendo ao córtex

pré-motor (giro 6). É utilizada no tratamento da espasticidade, torcicolo, contraturas musculares, movimentos involuntários, tremores, mão em garra etc.

4. **Área sensitiva e motora de fortalecimento dos membros inferiores**: localiza-se a 1 cm de distância e paralela à linha longitudinal mediana A/P em cada lado, atravessando as áreas sensitiva e motora. Essas linhas (bandas) são usadas no tratamento de lombalgia, ciatalgia contralateral, alterações no Jiao inferior, como distúrbios urinários, impotência, ptose uterina, síndrome do cólon irritável, neurodermatite etc.
5. **Área do controle dos vasos sangüíneos:** situa-se 2,0 cm anterior e paralela à área de controle do tremor e do tônus muscular. A estimulação dessa área é útil no tratamento da hipertensão essencial e na promoção da circulação sangüínea periférica.
6. **Área da audição e vertigem:** localiza-se 2,0 cm acima da orelha externa, estendendo-se 2,0 cm anterior e posterior ao seu eixo de implantação. É útil no tratamento de labirintite, vertigem, zumbido e distúrbios auditivos.
7. **Área do equilíbrio:** localiza-se 4,0 cm lateralmente à linha longitudinal mediana A/P, paralela à mesma, tendo cerca de 4,0 cm de extensão a partir da tuberosidade occipital para baixo. É utilizada nos distúrbios do equilíbrio (Figura 102).

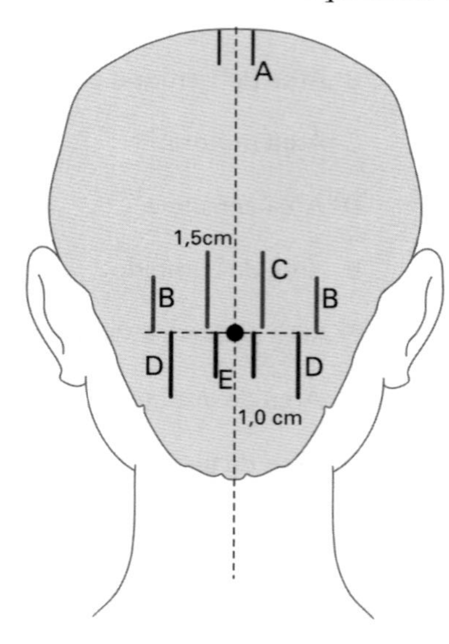

Figura 102

A- Área sensitiva-motora dos MMII.

B- Área de associação de visão.

C- Área visual.

D- Área do equilíbrio.

E- Área de úvula cerebelar.

8. **Área visual:** localiza-se 1,5 cm lateralmente à linha longitudinal mediana A/P, 4 cm acima da tuberosidade occipital.
9. **Área associada à visão:** localiza-se lateralmente ao osso occipital, a um terço da distância entre a borda da linha do cabelo e o ponto central da tuberosidade occipital.
10. **Área da linguagem I:** situa-se no 1/5 inferior da área motora (correspondendo à porção do triângulo e do opérculo do giro frontal inferior). É utilizada no tratamento das afasias motoras.
11. **Área da linguagem II:** localizada na região póstero-inferior da protuberância parietal. É utilizada nos distúrbios da função mnemônica do som (afasia sensorial).
12. **Área da linguagem III:** também chamada de área de formação da linguagem, localiza-se na borda posterior da mastóide, no nível do lóbulo da orelha, e tem de 2 a 3 cm de extensão. É utilizada na recuperação da função de elaboração da fala.
13. **Área frontal:** essa é uma grande área localizada anteriormente à área de controle dos vasos. Pode também ser denominada de "Área das cinco agulhas frontais". Uma agulha é colocada na linha longitudinal mediana A/P, 2 cm posterior à linha de implantação do cabelo por cerca de 3 cm de extensão. Duas agulhas são colocadas nas laterais do osso frontal, cerca de 2 cm posterior ao ponto Touwei (ST 8), apontando para o ponto GV 20. Outras duas agulhas são colocadas entre elas, também apontando para o ponto GV 20. Esta área também é chamada de "Área da Sedação", podendo ser utilizada no tratamento do estresse, ansiedade, baixa concentração, insônia, dor refratária ao tratamento e outros problemas psíquicos.
14. **Área pré-frontal:** há sete linhas (bandas) na área pré-frontal, 2 cm anterior e posterior à linha de inserção do cabelo (totalizando 4 cm):
    a. **Banda central:** localizada na linha longitudinal mediana A/P; é utilizada no tratamento dos distúrbios do nariz, boca, língua e região da faringe. Essa linha também é usada para sedação e aumento da imunidade.
    b. **Área do Jiao superior ou área do pulmão (primeira banda lateral):** localizada 1-2 cm lateral e paralela à linha longitudinal mediana A/P. É utilizada no tratamento de patologias pulmonares, brônquicas e cardíacas.
    c. **Área do Jiao médio ou área do Estômago, do Fígado e da Vesícula Biliar (segunda banda):** localizada na linha da pupila, paralela à linha longitudinal mediana A/P. É utilizada no tratamento de distúrbios do estômago, do pâncreas, do fígado e da vesícula biliar.
    d. **Área do Jiao inferior ou área genital e intestinal (terceira banda):** localizada no ângulo frontal dos cabelos, paralela à linha longitudinal mediana A/P. A área posterior à linha de implantação dos cabelos é utilizada no tra-

Figura 103

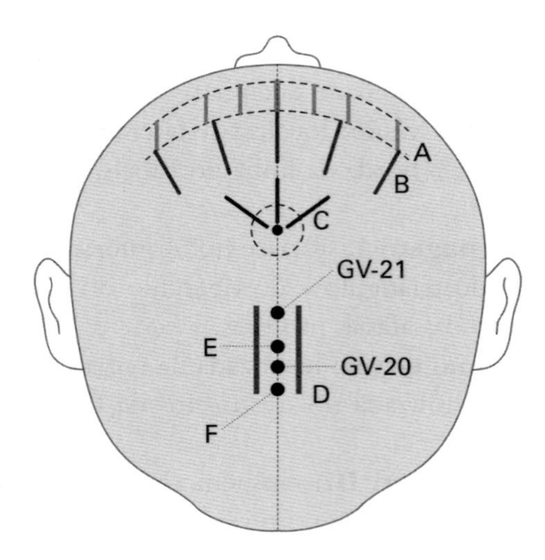

A- Sete agulhas pré-frontais.

B- Cinco agulhas frontais.

C- Área motora suplementar.

D- Área sensitivo-motora dos MMII.

E- Ponto superior da área motora.

F- Ponto superior da área sensitiva.

tamento de problemas urinários e dos genitais externos. É sempre associada à estimulação da "Área Sensitiva e Motora de Fortalecimento dos Membros Inferiores". A área anterior à linha de implantação dos cabelos é utilizada no tratamento de distúrbios intestinais.

15. **Linha longitudinal mediana A/P (banda)**
    a. **Banda frontoparietal:** essa banda se estende paralelamente à linha média, tendo 2 cm de largura de cada lado, e vai da linha de inserção do cabelo até o ponto médio da linha longitudinal mediana A/P (GV 20). Pode ser dividida em quatro porções: o ¼ anterior é utilizado para aliviar tensões, aumentar a imunidade em geral e tratar inflamações nasofaríngeas. O segundo ¼ é utilizado no tratamento de problemas do Jiao superior e de doenças pulmonares (incluindo os seios da face). O terceiro ¼ é útil no tratamento de patologias do Jiao médio (incluindo disfunções dos órgãos abdominais superiores). O ¼ posterior é utilizado no tratamento de distúrbios do Jiao inferior (incluindo disfunções dos órgãos pélvicos e genitália externa).

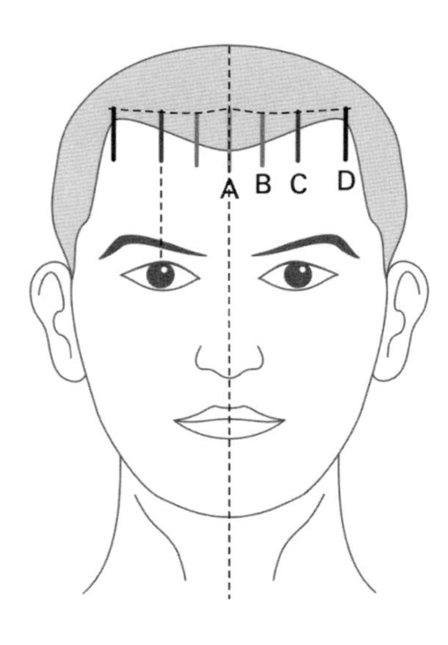

Figura 104

A- Área olfativa (linha central).

B- Jiao superior (no meio entre A e C).

C- Jiao médio (linha pupilar).

D- Jiao inferior (ST-8).

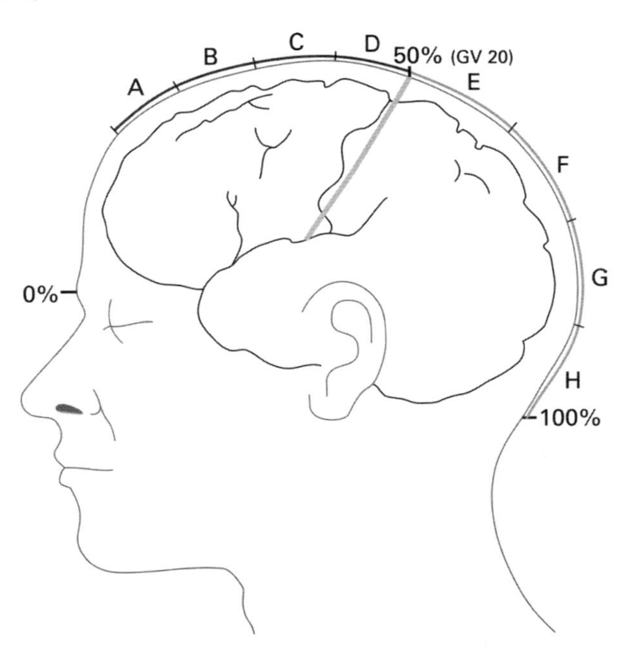

Figura 105

Banda frontoparietal:
A- 1° ¼ B- 2° ¼ C- 3° ¼ D- 4° ¼

Banda parieto-occipital:
E- 1° ¼ F- 2 ¼ G- 3° ¼ H- 4° ¼

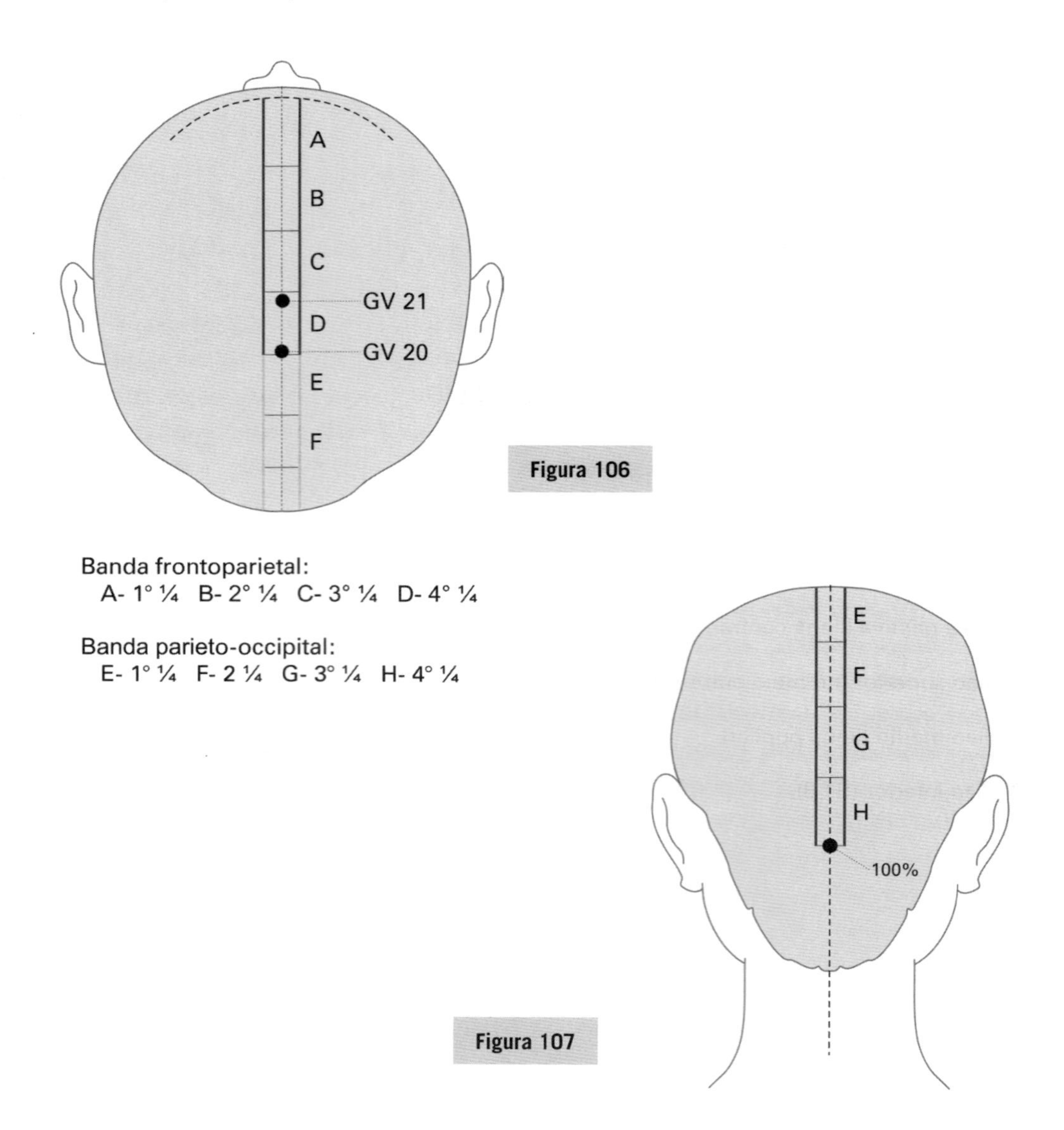

Figura 106

Figura 107

Banda parieto-occipital:
E- 1° ¼ F- 2 ¼ G- 3° ¼ H- 4° ¼

b. **Banda parieto-occipital:** essa banda também se estende por 2 cm para cada lado da linha longitudinal mediana A/P, do ponto médio (GV 20) até a tuberosidade occipital. Divide-se em 4 partes: o ¼ superior é utilizado no tratamento de distúrbios da cabeça e do pescoço; o segundo ¼ é utilizado para tratar a região dorsal superior; o terceiro ¼ é utilizado para tratar problemas lombares e o ¼ inferior é utilizado para tratar problemas na região sacrococcígea.

Aplicações clínicas

Métodos de agulhamento

1. **Inserção das agulhas:** insere-se a agulha rapidamente, formando um ângulo de 15° com couro cabeludo. A seguir, a agulha é deslizada com um movimento de rotação e pressão no espaço entre o periósteo e a aponeurose.
2. **Estimulação e manipulação das agulhas:**
   a. **Método de rotação:** esse método consiste num movimento rápido, suave e constante de rotação da agulha por 30 segundos a 1 minuto após a agulha ser inserida completamente, a fim de se estimular o ponto. O paciente terá uma sensação de pressão que permanecerá por um período longo.
   b. **Método de pistonagem:** essa técnica é realizada de tempos em tempos com as agulhas inseridas no couro cabeludo e consiste no movimento de pistonagem da agulha sem girar a mesma, com intuito de continuar a estimulação.
   c. **Tempo de agulhamento:** na Acupuntura Escalpeana a agulha permanece no couro cabeludo por um período de pelo menos 15 a 30 minutos, porém, em muitos casos, requer um tempo maior e é interrompida somente para estimulação das agulhas com um dos dois métodos anteriormente descritos.
   d. **Remoção das agulhas:** a remoção das agulhas é feita com um movimento de rotação lento e cuidadoso para evitar que o paciente sinta desconforto. Quando necessário, deve-se pressionar firmemente o ponto de onde a agulha foi retirada para evitar sangramento.

Indicações da Acupuntura Escalpeana e seleção das áreas a serem utilizadas

1. Distúrbios centrais
   - **Paralisia após AVC:** são utilizadas as áreas sensitiva e motora contralaterais ao lado afetado. Nos casos de espasticidade são utilizadas as "áreas do controle do tremor e do tônus muscular". Quanto há distúrbios da fala, utilizam-se as áreas da linguagem I, II e III.
   - **Espasmo vascular cerebral ou trombose cerebral:** a Acupuntura Escalpeana deve ser iniciada o mais cedo possível.
   - **Hemorragia cerebral:** a Acupuntura Escalpeana deve ser iniciada após a estabilização clínica e a condição hemorrágica estar controlada.
   - **Paralisia cerebral:** podem ser tratados tanto os quadros espásticos como os flácidos da paralisia cerebral. A seleção das áreas irá depender dos sintomas e das condições do paciente.
   - **Traumatismo cranioencefálico:** a Acupuntura Escalpeana deve ser iniciada assim que as condições do paciente permitirem.

- **Parkinsonismo:** devem ser selecionadas as áreas do controle do tremor e do tônus muscular bilateralmente, podendo ser associadas às "Áreas Sensitiva e Motora de Fortalecimento dos Membros Inferiores".
- **Tremores e distúrbios coreicos:** deve ser selecionada a área do controle do tremor e do tônus muscular contralateral.

2. Síndromes dolorosas

■ **Cefaléia**

- **Cefaléia tensional:** agulhamento do $^{1}/_{5}$ superior da área sensitiva bilateralmente, associando-se o ¼ superior da banda parieto-occipital.
- **Cervicalgia:** agulhamento do ¼ superior da banda parieto-occipital, $^{1}/_{5}$ superior da área sensitiva e o segundo $^{1}/_{5}$ da área motora bilateralmente.
- **Dorsalgia:** agulhamento do segundo ¼ da banda parieto-occipital e do $^{1}/_{5}$ superior da área sensitiva contralateral à queixa.
- **Lombalgia:** o agulhamento de escolha é do $^{1}/_{5}$ superior das áreas sensitiva e motora, associado à área sensitiva e motora de fortalecimento dos membros inferiores.
- **Neuralgia do trigêmeo:** agulhamento contralateral dos $^{2}/_{5}$ inferiores das áreas sensitiva e motora e do ¼ superior da banda parieto-occipital.
- **Dores nos ombros e braços:** agulhamento contralateral do segundo e terceiro $^{1}/_{5}$ da área sensitiva e da área motora e do ¼ superior da banda parieto-occipital.

3. **Herpes zoster ou neuralgia pós-herpética:** agulhamento contralateral dos $^{3}/_{5}$ superiores das áreas sensitiva e motora.

4. **Soluço:** agulhamento do segundo ¼ da banda fronto-parietal e do $^{1}/_{5}$ superior da área do controle do tremor e do tônus muscular.

5. **Insônia:** dependendo das causas, podemos selecionar diferentes áreas, sendo comumente utilizadas as "cinco agulhas frontais".

TÉCNICA DE PUNHO-TORNOZELO

Histórico

Os textos antigos da MTC já descreviam o uso dos meridianos cutâneos (Pi Bu) no tratamento da dor e outros problemas neurológicos. Antigamente, a sensação da agulha (De Qi) era considerada fundamental para a eficácia do tratamento. De 1966 a 1975, o Dr. Xin Shu Chang desenvolveu a técnica de Punho-Tornozelo e concluiu que a colocação da agulha no subcutâneo no local correto, mesmo sem a sensação de penetração da agulha (De Qi), também apresentava um resultado positivo. Ele chamou essa técnica especial de **Técnica de Punho-Tornozelo**.

Entre os anos de 1966 e 1968, o Dr. Xin Shu Chang utilizou a eletroestimulação para tratar certos distúrbios neurológicos como a paraplegia ou hemiplegia a fim de aumentar o tônus muscular e descobriu um outro efeito positivo totalmente diferente do esperado. Dessa forma, combinou então a teoria tradicional dos meridianos com essa nova descoberta para desenvolver seu método de tratamento. Ele utilizou a técnica em pacientes com distúrbios neurológicos, cefaléias, distúrbios dolorosos, síndrome da concussão cerebral, neuralgia do trigêmeo, ciatalgia, tremores de extremidades, pruridos, problemas da ATM (articulação temporomandibular), tosse, náuseas e vômitos com resultados positivos. Ele modificou a técnica diminuindo a intensidade da estimulação elétrica para o conforto do paciente e os resultados encontrados continuavam satisfatórios. A seguir, descobriu que mesmo o agulhamento sem a eletroestimulação também produzia resultados igualmente bons. Observou que melhoravam não só as alterações sensitivas e motoras, mas também as alterações inflamatórias das articulações e os distúrbios internos do organismo.

Em 1972 o Dr. Xin Shu Chang estabeleceu as zonas de distribuição e tratamento a partir de seus experimentos, e determinou que a parte superior do corpo, acima do diafragma, seria mais bem tratada pelo agulhamento do punho e que a parte abaixo do diafragma seria mais bem tratada pelo agulhamento do tornozelo. O punho e o tornozelo têm áreas de tratamento que correspondem a certas áreas do corpo e aos órgãos internos.

Distribuição no corpo das áreas correspondentes

Esse método requer a localização da área corporal correspondente à doença. Algumas alterações são facilmente localizadas no corpo, como dor, parestesia, paralisia, tremor muscular e tosse, entre outros. Outras enfermidades são difíceis de localizar, como a hipertensão arterial, o prurido generalizado, a sudorese noturna, a fadiga ou os distúrbios psíquicos. O uso dos sintomas para localizar a doença e a área do corpo acometida é útil para determinar a zona afetada e os órgãos acometidos. Se houver a possibilidade de correlacionar a localização da doença com uma determinada zona de tratamento, melhores resultados são obtidos. Caso os locais do agulhamento não sejam bem determinados, os resultados não serão tão bons. Cada uma das porções superior e inferior do corpo pode ser dividida em seis zonas, três Yin e três Yang. A linha média do tronco divide o mesmo em direito e esquerdo, incluindo os quatro membros, e o diafragma divide o corpo em superior e inferior.

- **Área 1 (Upper 1 e Lower 1):** vai da região frontal da cabeça à face ântero-medial do pé, incluindo testa, olhos, nariz, boca, dentes anteriores, língua, garganta, faringe, região anterior do pescoço, traquéia, esôfago, coração, órgãos epigástricos, umbigo, abdome baixo, útero e órgãos pélvicos, bexiga e genitália externa, face ventral e medial dos membros inferiores.
- **Área 2 (Upper 2 e Lower 2):** inclui a região temporal, área zigomática e maxilar da face, dentes molares, articulação temporomandibular, região mandibular, glândula tireóide, clavícula, pulmões, área mamária, hipocôndrios, flancos, região ileocecal, sigmóide, fígado, baço e face medial dos membros inferiores.

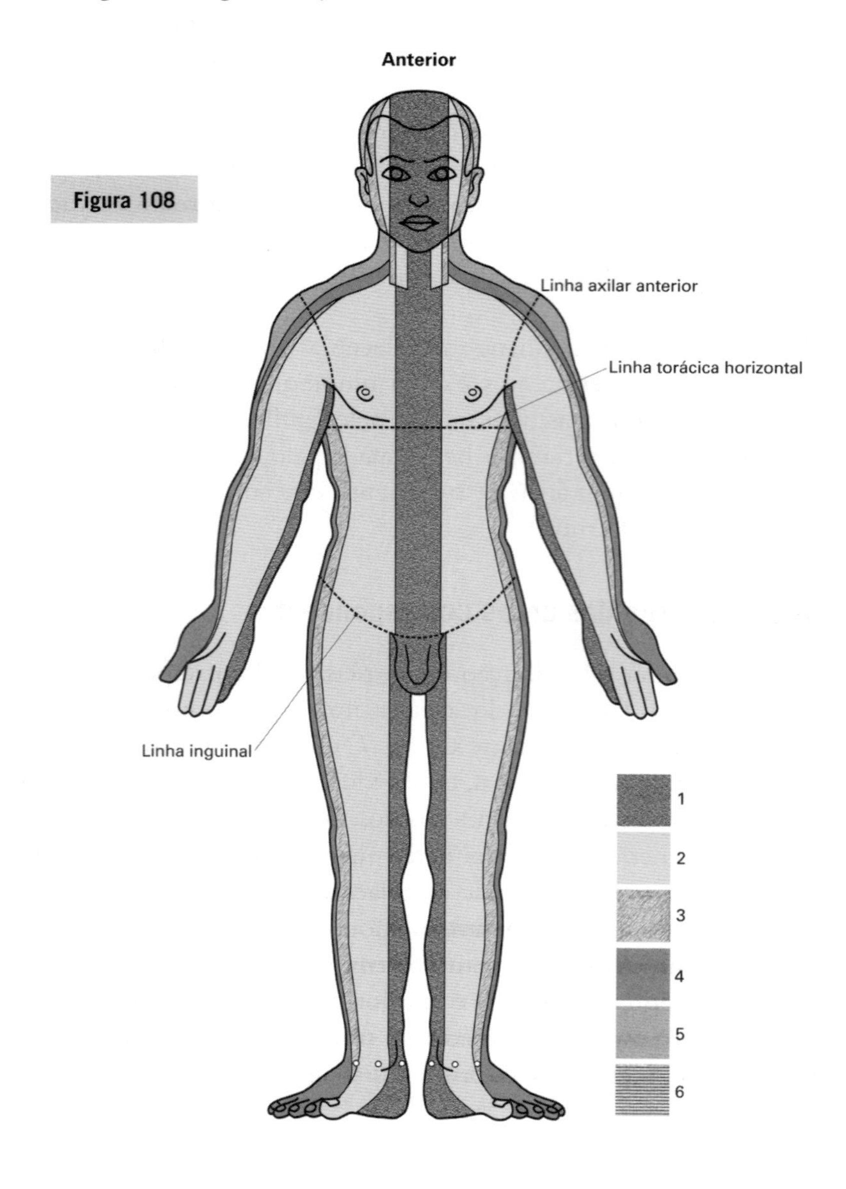

Figura 109

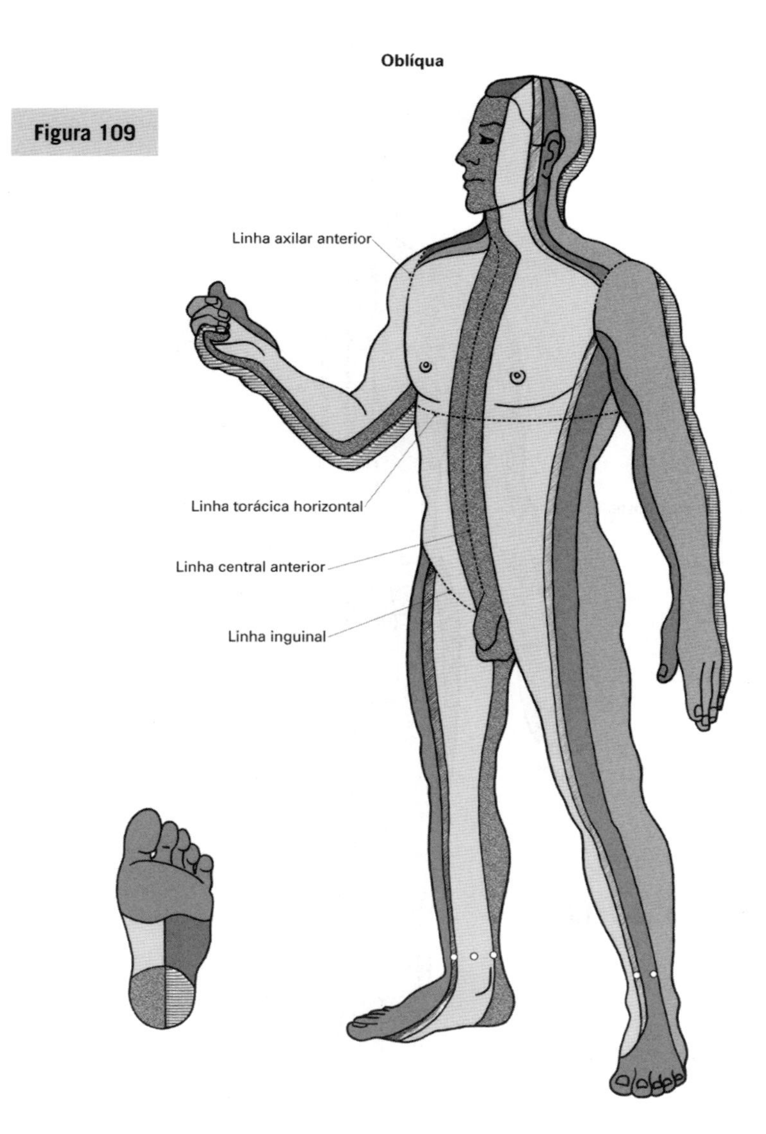

- **Área 3 (Upper 3 e Lower 3):** inclui a região ântero-lateral da cabeça próximo à linha que divide o corpo em anterior e posterior, incluindo a orelha externa, a artéria carótida no pescoço, as laterais do flanco e região da crista ilíaca ântero-superior, e a estreita área na região ântero-medial dos membros inferiores.
- **Área 4 (Upper 4 e Lower 4):** inclui a parte Yang na lateral do tronco, que compreende a cabeça, orelha interna, o processo mastóide, a região lateral do pescoço, articulação temporomandibular, região axilar e a face lateral da região escapular e do tronco, além de estreita faixa na região anterior dos membros inferiores.

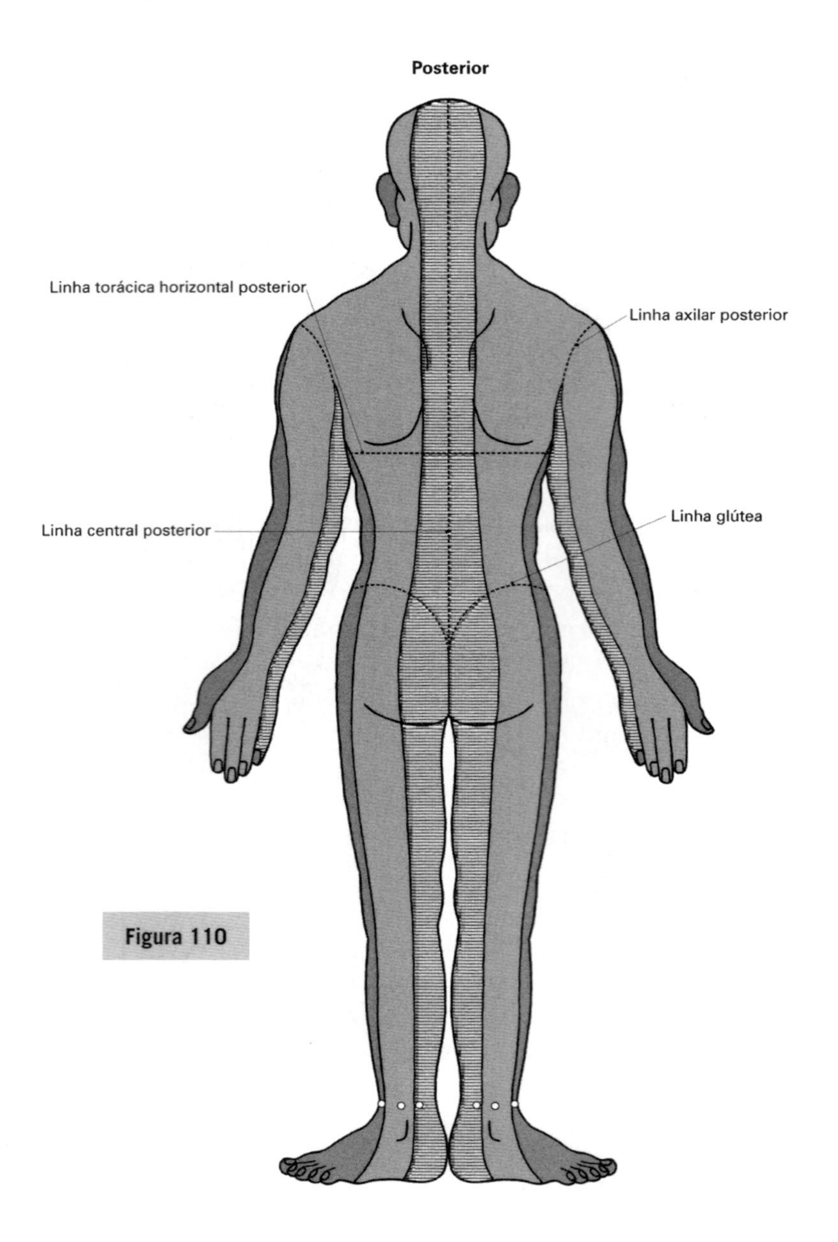

Figura 110

- **Área 5 (Upper 5 e Lower 5):** inclui a região posterior do tronco, da linha axilar posterior até a linha que passa pela borda interna da escápula, incluindo o osso ilíaco. Essa área inclui a região póstero-lateral das têmporas, pescoço, escápula e costas, incluindo os processos transversos da coluna, além da face lateral dos membros inferiores.
- **Área 6 (Upper 6 e Lower 6):** inclui o centro da região occipital e a região paravertebral até o ânus, além da face posterior dos membros inferiores.

DISTRIBUIÇÃO DOS MERIDIANOS

Área	Membro superior	Membro inferior
1	Coração	Rim
2	Pericárdio	Fígado
3	Pulmão	Baço-Pâncreas
4	Intestino Grosso	Estômago
5	San-Jiao	Vesícula Biliar
6	Intestino Delgado	Bexiga

Localização e técnica de agulhamento

Área superior: o agulhamento é feito no punho, 2 tsun acima da prega, nas faces anterior e posterior. Cada membro tem seis localizações para o agulhamento. O primeiro (U1), localizado na face medial e ventral do punho, é um ponto do meridiano do Coração; o segundo (U2) é um ponto do meridiano do Pericárdio; o terceiro (U3) é um ponto do meridiano do Pulmão; o quarto (U4) é um ponto do meridiano do Intestino Grosso; o quinto (U5) é um ponto do meridiano San-Jiao e o sexto (U6) é um ponto do meridiano do Intestino Delgado.

- **U1:** 2 tsun acima do punho, entre a extremidade medial da ulna e o tendão flexor ulnar do carpo.
- **U2:** 2 tsun acima do punho, entre o tendão do músculo palmar longo e o tendão do músculo flexor radial do carpo.
- **U3:** 2 tsun acima do punho, entre a artéria radial e o tendão do músculo braquiorradial.
- **U4:** 2 tsun acima do punho, na face lateral do rádio no dorso do antebraço, próximo ao tendão do músculo extensor curto do polegar.
- **U5:** 2 tsun acima do punho, no dorso do antebraço, entre o rádio e a ulna.
- **U6:** 2 tsun acima do punho, entre a ulna e o tendão do músculo extensor ulnar do carpo.

Área inferior: o agulhamento é feito três tsun acima dos maléolos, com seis locais de agulhamento, correspondentes aos meridianos do Rim (L1), do Fígado (L2), do Baço-Pâncreas (L3), do Estômago (L4), da Vesícula Biliar (L5) e da Bexiga (L6), respectivamente.

- **L1:** 3 tsun acima do maléolo medial, medialmente ao tendão do calcâneo.
- **L2:** 3 tsun acima do maléolo medial, na região central da face medial da perna.
- **L3:** 3 tsun acima do maléolo medial, imediatamente medial à crista anterior da tíbia.

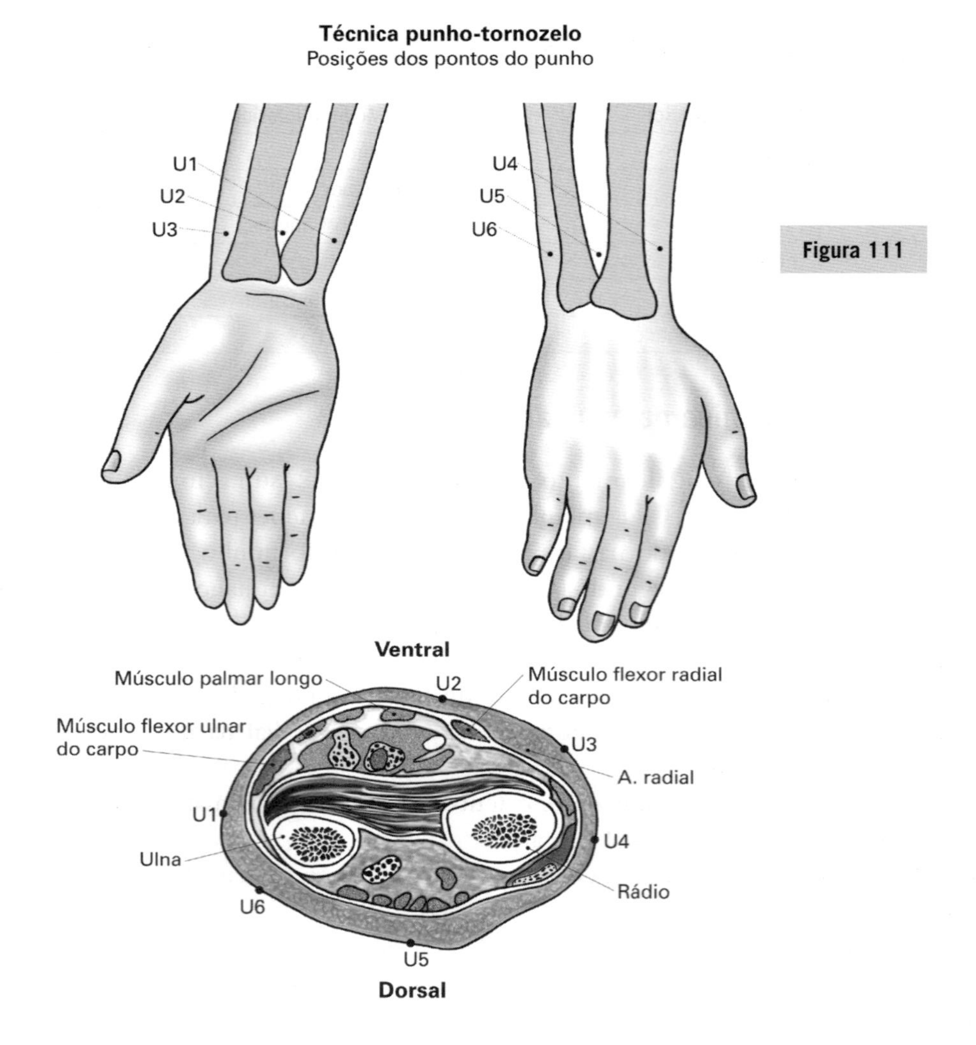

Figura 111

- **L4:** 3 tsun acima do maléolo lateral, imediatamente lateral à crista da tíbia na projeção do músculo tibial anterior.
- **L5:** 3 tsun acima do maléolo lateral, na região central da face lateral da perna.
- **L6**: 3 tsun acima do maléolo lateral, lateral ao tendão do calcâneo.

Método de agulhamento: com a angulação de 30°, a agulha é direcionada proximalmente e é rapidamente inserida na pele para minimizar a dor no subcutâneo e então é introduzida vagarosamente na derme, com pouca rotação, paralelamente à pele. A agulha deve ser inserida sem dor e deve ser palpada sob a pele.

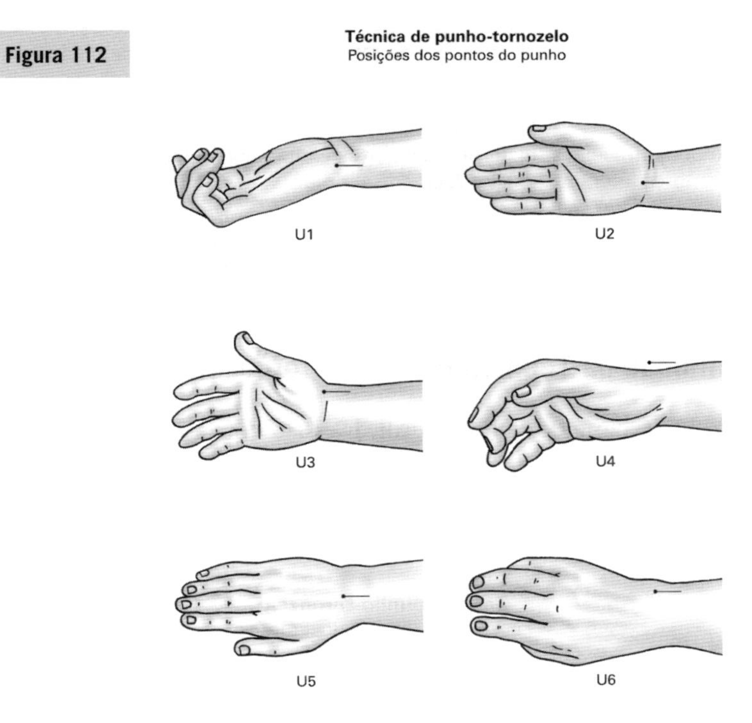

Figura 112 **Técnica de punho-tornozelo**
Posições dos pontos do punho

Indicações dos pontos da Técnica de Punho-Tornozelo

Áreas	Indicações
U1	Cefaléia frontal, espasmos palpebrais, conjuntivite, dor e edema ocular, embaçamento visual, congestão nasal, rinorréia, neuralgia do trigêmeo, paralisia facial, odontalgia anterior, dor de garganta, amidalite, náuseas e vômitos, inapetência, afonia, *angina pectoris*, dor esternal, hipertensão arterial, prurido, urticária, sudorese noturna, insônia, psicoses etc.
U2	Cefaléia temporal, odontalgia dos molares, dor torácica, desconforto torácico, bronquite, asma, mastalgia, hiperestesia dos dedos etc.
U3	Cefaléia temporal, dor axilar
U4	Cefaléia parietal, zumbido, distúrbios auditivos, dor na articulação temporomandibular, dor na região anterior do ombro, dor no cotovelo e dedos etc.
U5	Tontura, vertigem, cefaléia occipital, resfriado comum, cervicalgia, dorsalgia, lombalgia, dor na face lateral do ombro, distúrbios sensitivos ou motores dos braços, dor no punho e nos dedos
U6	Dor na coluna cervical e torácica, cefaléia occipital, dor na face posterior do ombro, limitação de abertura de boca
L1	Epigastralgia, dor periumbilical, enurese, dismenorréia, leucorréia, dor ou espasmos na panturrilha, dores no calcâneo etc.

L2	Dor no hipocôndrio, nos flancos, dor na região inguinal, dor na face medial do joelho e tornozelo
L3	Dor na face ântero-medial do joelho
L4	Dor no quadril, joelhos, distúrbios sensitivos e/ou motores (paralisias, tremores etc.) nos membros inferiores, dor na face dorsal do pé
L5	Lombalgia (exemplo: síndrome do processo transverso de L3), dor nos glúteos e quadris, dor na face lateral da coxa, perna e tornozelo (face lateral) etc.
L6	Lombalgia, ciatalgia, metatarsalgia etc.

Aplicações clínicas da Técnica de Punho-Tornozelo

Em 1972, o Dr. Chang começou a utilizar essa técnica somente para distúrbios psíquicos e psiquiátricos. Gradualmente, esse método passou a ser aplicado em outros campos, incluindo medicina interna, cirurgia, dermatologia, ginecologia,

Figura 113

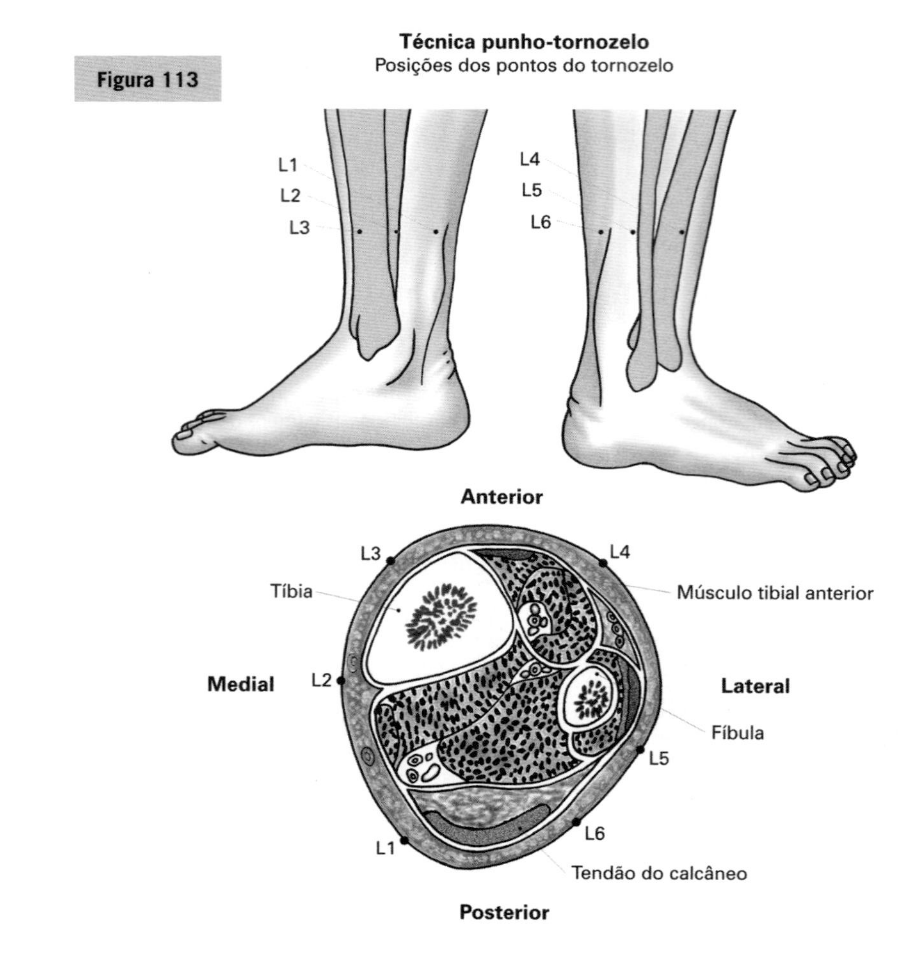

Técnica punho-tornozelo
Posições dos pontos do tornozelo

Figura 114

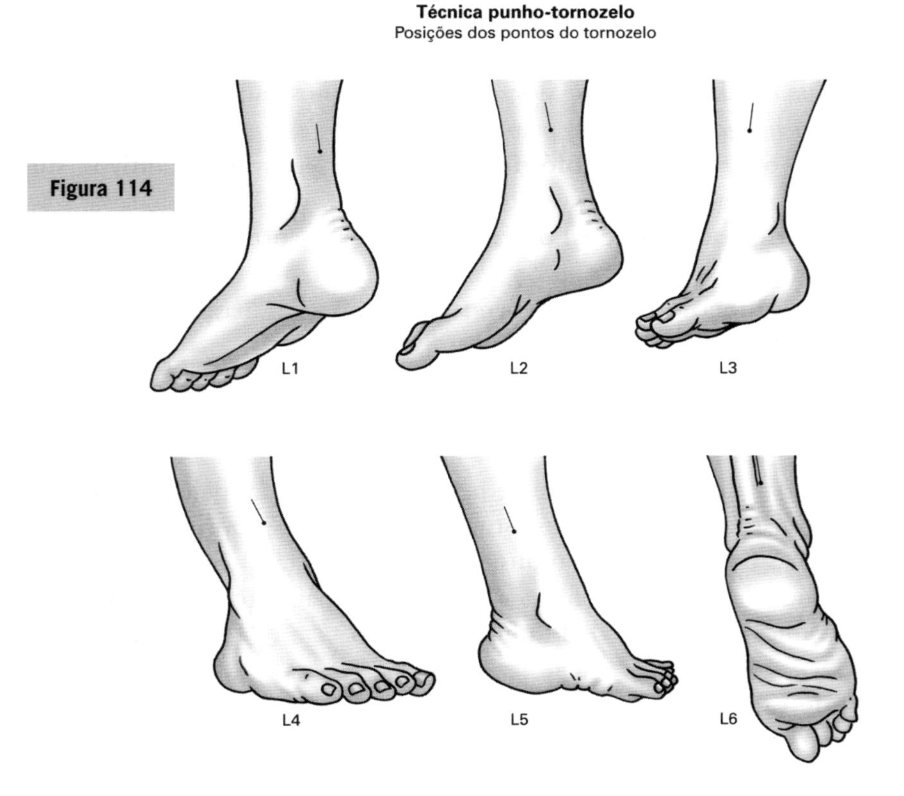

oftalmologia, otorrinolaringologia etc. Os meridianos cutâneos estão distribuídos superficialmente e estão intimamente relacionados aos meridianos principais. A pele e o sistema nervoso central têm uma origem embriológica comum e por esse motivo os meridianos cutâneos são tradicionalmente usados para o tratamento da dor e de vários problemas neurológicos.

- **Distúrbios psiquiátricos:** delírio, histeria, psicoses, fobia, ansiedade, depressão, distúrbios do sono.
- **Cefaléia:** enxaqueca, cefaléia tensional, occipital ou temporal, cefaléia pós-traumática.
- **Distúrbios neurológicos:** AVC (acidente vascular cerebral), hemiplegia, paraplegia, epilepsia, tremores, doença de Parkinson, coréia, espasmos de músculos periféricos, convulsões, distúrbios da marcha, afasia, distúrbios sensitivos, paralisia, soluços, neurite pós-herpética, neuropatia diabética.
- **Distúrbios internos:** resfriado, gripe, amidalite, bronquite, asma, hipertensão arterial, hipertiroidismo, linfangite e linfadenopatia, cólica renal, limitação de abertura de boca.

- **Distúrbios musculoesqueléticos:** artrites, distensão muscular, lesões traumáticas, cervicobraquialgia, lombalgia.
- **Distúrbios oftalmológicos:** dor ocular, distúrbios pupilares, embaçamento visual, *Miastenia gravis*, espasmo palpebral etc.
- **Distúrbios otorrinolaringológicos:** zumbido, distúrbios auditivos, surdez, dor de ouvido, rinite, tontura, vertigem etc.
- **Distúrbios dermatológicos:** prurido generalizado, urticária, dermatites alérgicas etc.
- **Distúrbios ginecológicos:** leucorréia, dismenorréia, mastalgia, síndrome da menopausa etc.

Estudo de casos

Em razão da grande quantidade de pesquisas conduzidas pelo Dr. Chang, não pudemos incluir todos os seus casos estudados. Em nossa própria pesquisa clínica, relatamos apenas os casos mais comuns, sem o estudo estatístico como o realizado pelo Dr. Chang. No entanto, incluímos alguns casos mais interessantes para ilustrar a aplicação clínica da Técnica de Punho-Tornozelo.

- **Ansiedade e depressão**

Conduzimos um estudo de dez casos de homens e mulheres com idades variando de 18 a 68 anos. Havia um paciente de 18 anos, quatro cujas idades variavam de 30 a 39 anos, três entre 40 e 49 anos, um de 50 anos e um de 68 anos. O histórico era de ansiedade, depressão, preocupações incontroláveis e choro excessivo por um tempo que variava de um mês a seis anos. Tratamos com agulhamento das áreas U1 e U5 bilateralmente com o seguinte resultado: um caso excelente, quatro casos bons, três razoáveis e dois não obtiveram benefícios.

Exemplo 1: em 1989, um homem de meia-idade, estressado pelo trabalho há muitos anos, começou a sentir inquietação, irritabilidade e insônia. Ele foi tratado por um psiquiatra com uso de medicações, mas estava insatisfeito com os efeitos colaterais. O exame físico era irrelevante. Após três ou quatro sessões de agulhamento da área U1 bilateral, passou a sentir-se melhor, com melhora também do sono. Após dez sessões os sinais e sintomas desapareceram completamente. Após quatro meses, o paciente continuava se sentindo melhor.

Exemplo 2: mulher de 70 anos apresentava diagnóstico de depressão e insônia. Estava sendo tratada com medicações pelo psiquiatra sem o resultado esperado. Os meridianos do Fígado e da Vesícula Biliar estavam em excesso e tanto o Yin como o Yang do Rim estavam deficientes. Havia tensão na coluna entre as vértebras C5-6 até T5. Ela foi tratada com o agulhamento bilateral da área U1, combinado com o ponto Bailao (Ext 27 ou EX HN 15), além de Hua Tuo Jia Ji (Ext 70 ou EX 82) na altura de T5, duas vezes por semana, durante um mês. Ela passou a dormir melhor, ficou mais otimista e os sintomas desapareceram completamente.

Exemplo 3: homem de 40 anos de idade, professor universitário, passou a apresentar fobia de falar em público nos últimos seis meses e desde então quase parou de lecionar. Havia tensão na coluna na altura das vértebras T5-6 e na região occipital em ambos os lados. O pulso dos meridianos do Coração e o do Intestino Delgado estavam fracos e finos e o do Rim estava afundado bilateralmente; a língua apresentava vermelhidão na ponta e uma fina saburra esbranquiçada. Tratamos com o agulhamento da área U1 bilateral, acrescentando Sanyinjiao (SP 6). Os sinais e sintomas foram desaparecendo gradualmente, em sete ou oito sessões retornou ao trabalho, com melhora considerável após quinze ou dezesseis sessões.

Exemplo 4: mulher de meia-idade apresentou insônia por dois meses associada a tonturas, palpitações, distensão abdominal e peso na cabeça. O uso de medicações para dormir possibilitava cerca de duas horas de alívio por dia. A ansiedade e a inquietação persistiam, com forte aperto no peito. O exame físico revelava deficiência e fraqueza, o pulso mostrava deficiência nos meridianos do Coração e Baço-Pâncreas, deficiência de Yang do Rim, com discreto aumento da freqüência, e a língua era vermelha com pouca saburra. Utilizamos as áreas U1 e U2 bilateralmente por quatro ou cinco sessões com melhora do sono, e após dez sessões, seu sono estava normal e não tomava mais os medicamentos para dormir.

Exemplo 5: mulher de 40 anos apresentava síndrome da menopausa com fogachos e episódios de sudorese há um ano, acompanhados de sensibilidade ao frio, fome excessiva, angústia, irritabilidade e raiva. Utilizando a área U1 por seis sessões, houve diminuição da fome excessiva, da sensibilidade ao frio e desaparecimento dos fogachos e da sudorese. Continuamos até doze sessões para estabilizar as condições, com bons resultados.

■ Cefaléia

A maioria dos casos tratados era de cefaléia occipital e temporal relacionada à coluna cervical e torácica. Atendemos mais de cem casos com esse método: o mais jovem tinha 16 anos e o mais velho, 67. Na maioria dos casos usamos as áreas U5 e U6 bilateralmente. Dependendo da intensidade da dor, foram também utilizados os pontos GB 20 e GB 14, sem utilizar outros meridianos. A maioria dos casos foi tratada com oito a vinte sessões, com bons resultados.

Exemplo 6: mulher de 28 anos apresentava dor súbita na região temporal com irradiação para o fundo dos olhos. O exame da região cervical mostrava grande rigidez muscular próxima ao processo mastóide. Os analgésicos utilizados produziam efeito parcial com muitas recorrências. Utilizando as áreas U2, U5 e U6 bilateralmente, após quatro sessões os sinais e sintomas diminuíram dramaticamente, permanecendo, porém, certa rigidez local. Foram necessárias doze sessões até o desaparecimento completo das queixas.

Exemplo 7: mulher de 42 anos, gerente administrativa, muito estressada, queixava-se de dor súbita na região temporal e occipital, necessitando de analgésicos potentes, com difícil controle, há cinco anos. Examinada durante uma crise, apresentava excesso na Vesícula Biliar, além de deficiência de Yin e Yang do Rim e do Intestino Delgado. Ao exame físico, apresentava grande rigidez muscular na região occipital e na região supra-escapular. Utilizando as áreas U5 e U6 a dor quase desapareceu. Também foram utilizados os pontos Xuanzhong (GB 39) e Taichong (LR 3) para ajuste dos meridianos. Em quatro sessões os sintomas desapareceram. Em razão do trabalho, não era assídua no tratamento e apresentou algumas recidivas, porém com menor intensidade.

Exemplo 8: mulher de 33 anos, com cefaléia occipital e temporal desde a infância, sendo tratada apenas com medicações e Tui-Na. Ao exame físico apresentava rigidez muscular nas regiões cervical, torácica e na região supra-escapular. O pulso mostrava uma deficiência do Intestino Delgado e do Rim Yin, que se mostrava profundo e fraco. A língua apresentava fina saburra branca. Utilizamos as áreas U5 e U6 associadas a Tui-Na para a coluna cervical e após três a quatro sessões os sintomas haviam desaparecido completamente.

■ **Tontura e vertigem**

Foram estudados 103 casos e, na maioria deles, havia associação de espondilite cervical com rigidez muscular da região, com sensibilidade nas regiões sub-auricular e supra-escapular. Utilizando as áreas U5 e U6 bilateralmente e U3 e U4 no lado da dor, mais de 70% dos casos apresentaram melhora, sendo que 22 casos foram considerados excelentes, 48 bons, 21 razoáveis e 12 não obtiveram resultados.

Exemplo 9: mulher de 56 anos sofria de vertigem havia muitos anos, associada à piora da audição e zumbido. A medicação não trouxe alívio e o exame específico revelou um distúrbio moderado da audição no ouvido direito e nistagmo positivo à direita. Havia também rigidez mais acentuada na região cervical direita e aumento da sensibilidade na região infra-auricular do mesmo lado. O pulso mostrava deficiência de Yin e Yang do Rim, do Fígado e do Intestino Delgado. Utilizando as áreas U5 e U6 bilateralmente e os pontos KI 3 e BL 23 para tonificação do Rim, em seis a sete sessões a paciente se sentia mais estável e não tinha crises graves. O tratamento prosseguiu por quatro meses para reequilibrar os meridianos. As crises de vertigem cederam, porém não houve muita melhora da audição.

Exemplo 10: mulher de 32 anos apresentava quadro súbito de vertigem, náuseas, vômito, fotofobia e zumbido por mais de duas semanas. O exame radiológico revelou estreitamento entre as vértebras C2-3 e C5-6. Foi tratada inicialmente com outros métodos, com resultados mínimos. Utilizando as áreas U4, U5 e U6 uma vez ao dia durante cinco dias, os sintomas desapareceram. Depois disso, foi tratada duas vezes por semana por várias semanas até a completa estabilização do quadro.

Exemplo 11: homem de 60 anos apresentava crises de cefaléia temporal havia muitos anos com aparecimento gradual de tontura e leve dor ao redor do olho esquerdo. Sua pressão arterial era um pouco elevada, mesmo com medicações. Utilizando as áreas U5, U6 e U1 uma vez ao dia por três dias, os sintomas diminuíram significativamente, passando então para duas vezes por semana por um mês com resultados muito bons.

■ Hemiplegia pós-acidente vascular cerebral

Os casos de hemiplegia normalmente são tratados com uma combinação de Acupuntura Escalpeana e sistêmica, além da Técnica de Punho-Tornozelo para atingir os melhores resultados. O caso a seguir, entretanto, foi tratado somente com esta última técnica.

Exemplo 12: homem de 58 anos apresentou hemorragia cerebral um mês antes e apresentava hemiplegia espástica à esquerda. Utilizamos as áreas U1, U4 e U5 duas vezes por semana por 66 sessões. Após as primeiras dez sessões, o paciente foi capaz de deambular com auxílio de andador e depois de trinta sessões conseguia deambular sem auxílio. A espasticidade do membro superior melhorou muito, porém não houve resultado tão bom na habilidade motora.

■ Doença de Parkinson

Foram tratados quatorze casos, sendo onze homens e três mulheres, com idades variando entre 20 e 56 anos. O tempo de história variava de um a dez anos. A duração do tratamento foi de 30 a 45 sessões. Utilizando as áreas U1, U5 e U6 associadas às áreas L4 e L5, o resultado do tratamento não foi favorável. Houve alguma melhora no sono e na marcha, mas não nos tremores espásticos.

Exemplo 13: um homem de 54 anos com doença de Parkinson há um ano e meio, de início gradual, foi tratado com as áreas U5 e L4. Após a terceira sessão observou-se melhora na marcha e na fala, permanecendo, porém, o tremor nos membros. Após 25 sessões, o paciente andava consideravelmente melhor, seu estado geral também era bom, contudo o tremor dos membros continuava.

Exemplo 14: uma mulher de 61 anos, sofrendo de doença de Parkinson há quatro anos, apresentava-se com tremor nos membros, insônia, vertigem, instabilidade na marcha e salivação excessiva. Foi tratada com áreas U1, U4 e L5, com melhora da salivação excessiva após a primeira sessão. Após duas sessões a paciente já andava melhor e, após a quinta, cessou a salivação excessiva. Após vinte sessões, a paciente estava consideravelmente melhor e após trinta sessões a sua condição geral era muito boa, mas os sintomas não regrediram completamente.

- **Neuralgia do trigêmeo**

Foram tratados seis casos de neuralgia de trigêmeo que não apresentaram um resultado satisfatório com o tratamento ocidental. Foram utilizadas as áreas U1 e U2 por 45 sessões. Houve uma melhora em 56% dos casos, mas no restante o resultado foi pobre. Em 30% dos casos o resultado foi considerado excelente.

Exemplo 15: mulher de 64 anos de idade sofria de neuralgia do trigêmeo há 30 anos com períodos de melhora e piora. Ela já havia sido tratada com diferentes métodos sem resultado satisfatório. Foi feito o agulhamento da área U1 e após duas sessões a dor já havia diminuído consideravelmente. O tratamento foi continuado por mais um mês e meio com estabilização do quadro.

- **Espondilite cervical com braquialgia**

Foram estudados cem casos, sendo 32 homens e 68 mulheres, com idades entre 30 e 66 anos. As áreas utilizadas foram U4, U5 e U6. Em 19,5% dos casos o resultado foi considerado excelente; em 71,7% o resultado foi considerado bom (91,2% dos pacientes melhoraram) e em 8,8% dos casos o resultado não foi satisfatório.

Exemplo 16: mulher com 36 anos apresentava dor na região supra-escapular esquerda, que se irradiava para o punho e a mão, associada a adormecimento do polegar e do indicador havia muitos anos. Foi diagnosticada pelo ortopedista como síndrome do túnel do carpo, sendo tratada com injeções, medicamentos e fisioterapia, com recorrência da dor. Utilizando as áreas U4, U5, U6, combinadas com os pontos Bailao (Ext 27 ou EX HN 15) e SI 11, após a terceira sessão, houve acentuada diminuição da dor. Após onze sessões a dor e o adormecimento desapareceram, sendo, porém, realizadas dezessete sessões para consolidação do resultado.

■ Ciatalgia

Foram estudados 60 pacientes, sendo 23 homens e 37 mulheres com idades entre 20 e 68 anos. Foram utilizadas as áreas L5 e L6, e o número de sessões variou de 2 a 30 vezes. Em 33% dos casos, o resultado foi considerado excelente; em 51,7% houve melhora e em 10% dos casos o resultado foi considerado pobre.

Exemplo 17: uma mulher de 30 anos apresentava dor na região glútea direita com irradiação para a perna há dez anos. O teste de Lasègue (teste do membro inferior reto) à direita era de 35°, e do lado esquerdo, 80°. Havia sensibilidade à palpação dos processos transversos das vértebras L3, L5, S1 e no ísquio à direita, além de rigidez muscular na região lombar, mais acentuada à direita. Utilizando as áreas L5 e L6, após quatro sessões, a dor diminuiu consideravelmente. O teste de Lasègue à direita passou para 75°, com acentuada melhora após nove sessões.

■ Polirradiculoneurite

Exemplo 17: mulher de 70 anos após intoxicação alimentar passou a apresentar fraqueza progressiva nos membros. Havia dificuldade na extensão dos dedos das mãos, fraqueza nos membros inferiores que não permitiam deambulação sem auxílio, além de prejuízo na atividade diária. O exame físico revelava que estava orientada, apresentava atrofia muscular dos braços, restrição da extensão dos dedos das mãos, hipersensibilidade na panturrilha e pés caídos bilateralmente. Havia diminuição dos reflexos patelar e do calcâneo. Foram utilizadas as áreas U5, U6, L1, L4 e L6, inicialmente a cada dois dias e depois duas vezes por semana, num total de 40 sessões. A sensibilidade na panturrilha diminuiu, a extensão dos dedos e a força dos membros inferiores melhoraram, com grande ganho na sua atividade diária.

Exemplo 18: mulher de 50 anos, após quadro de dor de garganta e outros sintomas de infecção das vias aéreas superiores, passou a apresentar fraqueza e paresia dos membros inferiores, sendo diagnosticada como síndrome de Guillain-Barré. Foi tratada com corticosteróide, com melhora das condições gerais, permanecendo a fraqueza muscular. Apresentava emagrecimento, diminuição da sensibilidade dos membros, atrofia muscular, mão em garra e impossibilidade de manter-se em pé. Utilizando as áreas U5, L4 e L6 a cada dois dias por trinta sessões, houve melhora da força muscular nos braços e pernas, melhora da mão em garra e da sua capacidade de preensão.

■ Neuropatia diabética

Exemplo 20: um homem de 44 anos, com história de *diabetes mellitus* por quatro anos, queixava-se de dor abdominal. Sua glicemia era de 344 mg%, a glicosúria era de 3+ para 4+ e era tratado com insulina. O exame físico revelava uma hiperestesia da região abdominal baixa. Utilizando a área L1 bilateralmente por 30 sessões já houve melhora da queixa após a terceira sessão.

Exemplo 21: um homem de 38 anos referia dor de início gradual na região do ângulo da escápula direita e na região abdominal superior. Apresentava também dor na parte posterior da perna e do joelho direito. Utilizando as áreas U1, U5 e L1, associadas ao protocolo de diabetes, o resultado foi muito bom. A dor abdominal cedeu completamente e a dor escapular melhorou significativamente.

■ Neuralgia pós-herpética

Foram tratados seis casos, sendo quatro homens e duas mulheres com idades entre 38 e 46 anos. O tempo de história clínica variava de duas semanas a dois meses de duração. Na fase aguda havia vesículas em todos os casos, e em quatro deles localizavam-se nos flancos, um no abdome baixo e outro na perna. Em todos os casos havia sensibilidade segmentar local. O tratamento foi feito de acordo com as áreas acometidas, sempre se adicionando as áreas L6 e U6. O resultado foi considerado excelente em quatro pacientes e bom em dois pacientes, mas 100% deles sentiram-se melhor.

Exemplo 22: um homem de 64 anos apresentava dor torácica dezessete dias após uma lesão herpética na região. Ao exame, apresentava sensibilidade local e na altura das vértebras T4 e T5 no lado da lesão. As áreas utilizadas foram U1, U4 e U6, com grande alívio após a primeira sessão, sendo realizadas 19 sessões para consolidação do resultado.

■ Asma

Foram estudados dez casos, sendo cinco homens e cinco mulheres com idades entre quinze e 63 anos. O tempo de doença variava de cinco meses a mais de dez anos. As áreas selecionadas foram U1 e U2, com resultados excelentes em dois casos, melhora em cinco e falha em três. Entre os casos que falharam, um tinha pneumotórax grave e os outros dois melhoraram temporariamente, com recorrência ao final do tratamento.

Exemplo 23: mulher de 46 anos, que apresentava crise asmática e palpitação, utilizou o inalador sem melhora. Utilizando as áreas U1 e U2 uma vez ao dia, após quatro sessões, os sinais e sintomas diminuíram significativamente e após dois meses de tratamento os resultados foram considerados excelentes.

Exemplo 24: homem de 21 anos queixava-se de crises moderadas de asma durante o inverno desde criança. Já utilizara muitos diferentes tipos de inaladores para controlar a dispnéia e os sibilos. Foram utilizadas as áreas U1 e U2 a cada dois dias por dez sessões, com diminuição significativa dos sintomas. Acrescentou-se também o uso de moxabustão no ponto Feishu (BL 13), duas vezes por semana por mais oito sessões, com resultado muito bom.

■ Disfunção na articulação temporomandibular (ATM)

Um homem e três mulheres foram selecionados para tratamento de dor na ATM somente pela Técnica de Punho-Tornozelo, sendo dois casos à direita, um à esquerda e um caso bilateral. A dor estava associada a dor de ouvido, limitação de abertura da boca e dificuldade na mastigação. Foram utilizadas as áreas U3, U4 e U5 por dez sessões. O resultado foi considerado excelente em um paciente, bom em dois e insatisfatório em outro.

■ Bursite nos ombros

Foram selecionados trinta casos, sendo nove mulheres e 21 homens, com idades entre 30 e 70 anos (quatro casos entre 30 e 39 anos, sete casos entre 40 e 49 anos, onze casos entre 50 e 59 anos, sete casos entre 60 e 69, e um caso de 70 anos). O tempo de história variava de seis meses a cinco anos, tendo como queixa principal dor no ombro e limitação da amplitude de movimento. O exame físico mostrava edema, sensibilidade local e atrofia muscular moderada. Utilizando as áreas U4, U5 e U6 por cinco a trinta sessões, em doze pacientes o resultado foi excelente, em treze, o resultado foi bom e em cinco o resultado foi pobre. Destes, quando associado a Tui-Na o sucesso subiu para 90%.

Exemplo 25: mulher de 48 anos apresentava dor e limitação dos movimentos do ombro direito há mais de um ano. O tratamento regular não fizera o efeito desejado. Utilizando as áreas U4, U5 e U6, após três sessões a dor diminuiu significativamente, sendo recomendados exercícios para o ombro. Após doze sessões o resultado foi considerado excelente.

Exemplo 26: mulher de 53 anos de idade apresentava dor no ombro esquerdo após um acidente ocorrido seis meses antes. A dor era mais na região anterior, limitando a flexão e rotação externa e perturbando o sono mesmo com medicações. Foram utilizadas as áreas U3, U4 e U5 com grande diminuição da dor. A amplitude dos movimentos do ombro voltou ao normal após nove sessões.

■ Lombalgia

Foram tratados 44 casos, sendo quinze homens e 29 mulheres, com idades entre 27 e 81 anos (dois casos entre 21 e 29 anos, onze casos entre 30 e 39 anos, oito casos entre 40 e 49 anos, dez casos entre 50 e 59 anos, treze casos acima de

60 anos). O tempo de história variava de um dia a mais de vinte anos com queixa principal de lombalgia, dificuldade de movimentos especialmente pela manhã, e alguns casos tinham história de trauma. O exame físico mostrava rigidez muscular na região lombar, sensibilidade na altura das vértebras L3 a L5 e na altura de S1 sem irradiação da dor. Utilizando as áreas L5 e L6 por cinco a trinta sessões, os resultados foram considerados excelentes em doze casos, bons em 28, e insatisfatórios em quatro.

Exemplo 27: mulher de 46 anos de idade apresentou início abrupto de lombalgia central. A dor era muito severa e limitava o movimento de extensão, sem melhora com uso de analgésicos e relaxantes musculares. No segundo dia de dor foi tratada através das áreas L5 e L6 bilateralmente, com grande diminuição da dor. Como apresentava rigidez e dolorimento da região foi acrescentado o uso de ventosas na região. Após três sessões a dor cedeu completamente.

Exemplo 28: homem de 45 anos apresentava lombalgia com períodos de melhora e piora há mais de vinte anos. Já havia se submetido a vários tipos de tratamento sem um resultado satisfatório. Recentemente passou a ter irradiação para a região glútea esquerda. O exame físico revelava rigidez muscular na região lombossacral, o teste de Lasègue e o de Patrick eram negativos e o teste de Eli era discretamente positivo. Havia sensibilidade ao longo da coluna sobre T12-L1, L1-L2, L4-L5, e S1-S2. Utilizando as áreas L5 e L6 por cinco sessões, a dor diminuiu significantemente. Após mais três sessões para estabilizar sua condição foi liberado para exercícios, com resultado muito bom.

Exemplo 29: mulher de 29 anos de idade queixava-se de lombalgia havia quatro meses. Ao exame físico, o sinal de Lasègue era negativo, apresentava dor na altura das vértebras T12-L1, L3-L4 e rigidez muscular em toda a região lombar. Foram utilizadas as áreas L5 e L6 em combinação com exercícios, com diminuição gradual das queixas até o seu desaparecimento completo após dezessete sessões.

7

Experiências Clínicas

De acordo com os textos antigos da Medicina Tradicional Chinesa (MTC), a Acupuntura tem sido amplamente aplicada na medicina humana há mais de cinco mil anos. Sabemos que a Acupuntura pode ser usada para tratar quase todos os tipos de problemas do corpo humano. Neste capítulo, apresentaremos os resumos de muitas experiências clínicas coletadas por médicos interessados na pesquisa ou na prática clínica da Acupuntura.

MEDICINA INTERNA

Infecções agudas de vias aéreas superiores

Há muitos tipos diferentes de problemas infecciosos que ocorrem nas vias aéreas superiores, especialmente sintomas que começam na garganta, nas cavidades nasais e na traquéia.

Quadro clínico principal

As manifestações podem ser diferentes dependendo da etiologia. A causa viral é muito comum e pode estar associada a uma infecção bacteriana. Os principais sintomas são os seguintes:

- Instalação aguda, com sintomas de mal-estar geral, cefaléia, dor no corpo ou artralgia; rinorréia, espirros, obstrução nasal, dor ou prurido na garganta com tosse, calafrios e febre, com ou sem sudorese.

- Geralmente ocorrem em surtos no inverno e no começo da primavera, sendo comumente provocados pela invasão do frio, fadiga e estresse.
- Alguns casos graves resultam em bronquite hemorrágica, pneumonia, prostração e podem ser fatais.
- Se forem somente de origem viral, testes laboratoriais podem revelar leucopenia, diminuição de neutrófilos e aumento de linfócitos.

Conceito na MTC

O corpo humano pode ser facilmente invadido por fatores externos, chamados pelos chineses antigos de **Xie** (邪 demônio), quando a resistência corporal (chamada de **Zheng Qi** 正氣) está fraca. O principal fator externo é o vento, o qual ataca o sistema do Pulmão. Há dois tipos diferentes:

- *Vento frio*: há mais calafrios, menos febre, ausência de sudorese, dores no corpo, artralgia, dores nos membros, cefaléia, mal-estar geral, anorexia, congestão nasal e rinorréia, tosse com expectoração clara, língua com saburra fina e branca, e um pulso flutuante e apertado.
- *Vento calor*: há irritação na garganta com congestão, febre, leves calafrios, pouca sudorese, congestão de seios paranasais, cefaléia com sensação de plenitude, boca seca, tosse com secreção espessa e amarelada, saburra fina e amarelada na língua, e um pulso flutuante e rápido.

Tratamento pela Acupuntura

A Acupuntura não somente é muito útil para alívio dos sinais e sintomas, reduzindo tempo de recuperação, mas também por aumentar a resistência corporal e prevenir outros ataques. Há muitos métodos diferentes:

Pontos comumente selecionados nos meridianos principais:

- Pontos para tratamento geral: Dazhui (GV 14), Fengmen (BL 12), Feishu (BL 13), Hegu (LI 4), Waiguan (TE 5) e Zusanli (ST 36).
- Pontos adicionais para diferentes síndromes:
  - Vento frio: Lieque (LU 7), Fengchi (GB 20);
  - Vento calor: Quchi (LI 11), Yuji (LU 10), Neiting (ST 44);
  - Obstrução nasal: Yingxiang (LI 20), Bitong (Ext. 19 ou EX HN8));
  - Cefaléia: Yintang (Ext 5 ou EX HN 3), Taiyang (Ext 12 ou EX HN 5), Fengchi (GB 20);
  - Dor de garganta: Shaoshang (LU 11) com sangria;
  - Tosse: Tiantu (CV 22), Fenglong (ST 40).

Técnicas de agulhamento

No começo do estágio agudo, usar método de sedação e estimulação forte uma vez ao dia, mantendo as agulhas por 10 a 15 minutos; no estágio de recuperação, pode-se usar método de estimulação regular, reduzindo para uma vez a cada dois dias, mantendo as agulhas por 10 a 20 minutos, e podendo-se adicionar moxabustão nos pontos Shu dorsais após o agulhamento.

Auriculoterapia

Pulmão, brônquios, nariz interno, garganta e fronte.

Meridianos cutâneos

Estimular o Du Mai e o meridiano da Bexiga na região do pescoço e das costas, através das agulhas de sete pontas, Gua-Sha (escarificação) e ventosas.

Bronquite

A bronquite é uma doença multifatorial comum no sistema respiratório. Pode ser causada por um vírus e/ou infecção bacteriana, irritação química ou física, ou ainda, reação alérgica. Há inflamação, congestão e edema nas mucosas, aumento da secreção, com diferentes tipos de tosse. Clinicamente, pode ser classificada como aguda ou crônica. A inflamação aguda da árvore traqueobrônquica geralmente é autolimitada e de curso benigno. Alguns casos, contudo, são persistentes ou recidivantes, transformando-se em bronquite crônica, doenças pulmonares obstrutivas crônicas, enfisema pulmonar etc.

Quadro clínico

Bronquite aguda: a bronquite aguda comumente se inicia com quadro de infecção de vias aéreas superiores, manifestada com queda do estado geral, sensação de calafrios, com ou sem febre e prurido na garganta. Pode também começar com tosse seca, evoluindo para tosse produtiva e purulenta. Não há achados radiológicos nem cultura de escarro positiva.

Bronquite crônica: a bronquite crônica, a qual se manifesta como tosse produtiva ou asmatiforme persistente, está geralmente associada a uma exposição prolongada a agentes irritantes brônquicos como a fumaça de cigarro. Pode gradualmente provocar doença obstrutiva crônica ou enfisema. A queixa mais comum é um desenvolvimento gradual de dispnéia aos esforços. A tosse e produção de muco são variáveis. Podem ocorrer sibilos asmatiformes e a cultura de escarro é negativa.

Conceito na MTC

Não há na MTC o termo bronquite. Há muitos registros e textos médicos mencionando, contudo, o tratamento de tosse e fleuma. O quadro agudo de tosse e fleuma é causado por um fator externo (vento), que, invadindo o organismo pelo nariz ou pela boca, perturba a função de abertura e limpeza do Qi do Pulmão. Sua origem normalmente é do tipo excesso. Pode haver um desequilíbrio das funções internas do organismo, do tipo deficiência do sistema do Baço-Pâncreas (fraqueza do Baço-Pâncreas ou diminuição do transporte de água e das funções de transformação, fazendo que haja acúmulo de fleuma e umidade, ascendendo aos Pulmões). Fogo do Fígado invadindo o Pulmão ou deficiência de Yang do Rim irá trazer como conseqüência um distúrbio na função de descendência dos fluidos pelo Pulmão, acarretando tosse crônica. A maioria das causas crônicas é do tipo deficiência.

Se houver tosse persistente, o problema pode ser devido a várias causas e envolver diferentes órgãos e sistemas. Eles podem ser diferenciados pelos seguintes sinais:

- Tosse com dor na face lateral do tórax e hipocôndrio: pode causada por um distúrbio do Fígado; em um caso grave haverá dor irradiando para regiões escapulares e dorsais.
- Tosse com dor na cintura e na região lombar superior provocada ou agravada por movimentação: pode ser decorrente de acometimento do sistema do Baço-Pâncreas.
- Tosse associada com dor lombar e salivação excessiva: pode ocorrer por distúrbio do sistema do Rim.
- Tosse com gosto amargo na boca: pode ocorrer por problemas da Bexiga ou da Vesícula Biliar.
- Tosse com afonia ou rouquidão: pode ocorrer por problemas do Fígado ou do Intestino Delgado.
- Tosse com incontinência ou urgência miccional: pode estar relacionada a distúrbios na Bexiga.

Tratamento pela Acupuntura

O princípio de tratamento da bronquite pela Acupuntura é de circular o Qi do Pulmão, permitindo o movimento de descendência, eliminar o vento e transformar a fleuma; ao mesmo tempo, objetiva-se o equilíbrio das funções internas do organismo e aumento da resistência corpórea.

Pontos comumente selecionados

a. Tipo excesso:

- Pontos principais: Feishu (BL 13), Fengmen (BL 12), Dingchuan (Ext 49 ou EX B 1), Hegu (LI 4), Lieque (LU 7), Fenglong (ST 40).
- De acordo com as diferentes condições e síndromes, há alguns pontos suplementares:

1. Vento frio: Dashu (BL 11) com moxabustão.
2. Vento calor: Chize (LU 5), Dazhui (GV 14), Quchi (LI 11).

b. Tipo deficiência ou combinação:

- Pontos principais gerais: Feishu (BL13), Taiyuan (LU 9), Fenglong (ST 40).
- Deficiência do Baço-Pâncreas com fleuma e umidade: Taipai (SP 3), Zhangmen (LR 13).
- Elevação do Fogo do Fígado: adicionar Yuji (LU 10), Taichong (LR 3), Zulinqi (GB 41) e Tiantu (CV 22).
- Deficiência do Rim e fleuma crônica: adicionar Taixi (KI 3), Shenshu (BL 23), Quchi (LI 11), Shanzhong (CV 17), moxabustão em Guanyuan (CV 4).
- Tosse crônica implica em checar a harmonia dos meridianos e das funções dos órgãos, adicionando Laogong (PC 8) e Zhongfu (LU 1).
  - Métodos: usar principalmente agulhamento, moxabustão e ventosa.
  - Auriculoterapia: selecionar os pontos Pulmão, Dingchuan, endócrino, Shenmen, Rim, Baço e Fígado.
  - Acupuntura Escalpeana: área pré-frontal, bandas central e do Jiao superior (do Pulmão) e os 2/4 anteriores da banda longitudinal frontoparietal.

Asma

A asma brônquica é uma doença comum do sistema respiratório e usualmente acomete indivíduos com uma sensibilidade herdada a substâncias alergênicas ou secundária a quadros infecciosos. A incidência é maior no inverno. A freqüência e a severidade dos ataques podem ser influenciadas por fatores sazonais e condições individuais como fadiga e estresse.

Quadro clínico

- Crises recorrentes de sibilos, dispnéia, tosse e expectoração persistente.
- Expiração prolongada com sibilos difusos e estertores.
- Eosinófilos na secreção traqueal, eosinofilia e hipoxemia.
- Raios X sem alterações ou tórax hiperinsuflado, eventualmente pneumotórax.

Conceito na MTC

1. A causa da asma brônquica deve-se principalmente a fatores exógenos do tipo vento, frio e fleuma, ou distúrbios internos tais como disfunção do sistema do Pulmão, do Baço-Pâncreas e do Rim. No início da sintomatologia, sintomas do tipo excesso são predominantes, porém evoluem para sintomas do tipo deficiência ou até síndromes combinadas.

2. A classificação das síndromes segundo a MTC:

a. Tipo excesso:
   - Vento frio: respiração curta, pouca tosse com expectoração leve, calafrios, saburra branca e oleosa na língua e pulso superficial.
   - Fleuma calor: respiração rápida e ruidosa, opressão torácica, expectoração espessa e amarelada, pletora facial, sudorese, saburra amarela e espessa, com pulso rápido e em corda.

b. Tipo deficiência:
   - Deficiência do Pulmão: respiração curta e superficial, voz baixa e fraca, sudorese excessiva, saburra branca e pulso Tsun fraco.
   - Deficiência do Baço-Pâncreas: fraqueza, tosse produtiva com expectoração clara, peso nas articulações, saburra oleosa, pulso Guan suave.
   - Deficiência do Rim: dispnéia aos esforços, fadiga e fraqueza, membros frios e pulso Chi profundo e deficiente.

Tratamento pela Acupuntura

- Pontos comumente selecionados:

a. Tipo excesso: na asma por vento frio, trata-se principalmente o meridiano do Pulmão e, nos casos de fleuma-calor, principalmente os meridianos do Baço-Pâncreas e Estômago. Os principais pontos são:
   - Pontos gerais: Dingchuan (Ext 49 ou EX B 1), Tiantu (CV 22), Shanzhong (CV 17), Xuanji (CV 21).
   - Vento frio: Feishu (BL 13), Lieque (LU 7) e Hegu (LI 4).
   - Fleuma calor: Chize (LU 5), Fenglong (ST 40) e Dazhui (GV 14).

b. Tipo deficiência: tonificar o Pulmão e o Rim, freqüentemente com utilização de moxabustão.

- Pontos gerais: Taiyuan (LU 9), Feishu (BL 13), Shanzhong (CV 17), Dingchuan (Ext 49 ou EX B 1).
- Deficiência de Pulmão: Feishu (BL 13), Taiyuan (LU 9), Zusanli (ST 36).
- Deficiência do Rim: Shenshu (BL 23), Mingmen (GV 4), Qihai (CV 6), Guanyuan (CV 4).

- Auriculoterapia: Geralmente é usada durante a crise.
  - Pontos: Pulmão, Rim, adrenal, asma, Dingchuan, simpático.
  - Métodos: agulhamento com ou sem eletroestimulação, fixação e pressão com sementes de *Vaccaria segetalis* (Wang Bu Liu Xing Zi) ou esferas imantadas.

Úlcera péptica

Úlcera péptica é uma condição comum, e a maioria dos casos ocorre na porção superior do duodeno (região bulboduodenal) e na porção terminal gástrica, junto ao piloro. Geralmente a história é crônica e recorrente, e seus vários sintomas dependem da localização da lesão e da idade do paciente. Alguns pacientes podem ser assintomáticos.

Quadro clínico

A úlcera péptica tem vários sinais e sintomas, podendo ser assintomática. Resumidamente, as manifestações clínicas são as seguintes:

- Crises recorrentes de epigastralgia em queimação, dor ou desconforto, associados à sensação de distensão.
- Há sensação de fome ou vazio no estômago, com ou sem refluxo ácido, que pode ser aliviada pela alimentação. Há também náuseas e perda do apetite.
- A dor típica é moderada, constante e pode ser aliviada com antiácidos ou leite.
- Alguns casos podem apresentar fezes escurecidas, pela presença de sangue oculto.

Conceito na MTC

Não há o termo úlcera péptica nos textos de MTC, que classifica essa doença na categoria de dor epigástrica com acidez. Há duas síndromes mais comumente encontradas na diferenciação pela MTC:

- Síndrome da estagnação do Qi do Fígado e calor do Estômago: há epigastralgia em queimação (que pode ser aliviada pelo frio), dor e distensão abdominal, refluxo ácido ou eructação, gosto azedo e secura na boca, irritabilidade, constipação, urina escurecida, língua avermelhada com saburra branca, pulso rápido e em corda.
- Síndrome de deficiência de Yang do Estômago e do Baço-Pâncreas: dor epigástrica crônica com sensação de frio que pode ser aliviada pelo calor. A dor é mais constante e piora com jejum, podendo ser aliviada com alimentação. Há diminuição do apetite, membros frios, urina clara, fezes amolecidas, língua pálida com saburra branca e pulso afundado e fraco.

Tratamento pela Acupuntura

O tratamento da úlcera péptica e de problemas digestivos é muito eficaz e começa com ajustes dos meridianos principais através do agulhamento e da moxabustão.

1. Síndrome de estagnação do Qi do Fígado e calor do Estômago:
   a. Principais pontos: Zusanli (ST 36), Taichong (LR 3), Xingjian (LR 2), Neiguan (PC 6), Gungsun (SP 4), Shangwan (CV 13), Zhongwan (CV 12).
   b. Pontos associados:
   - Dor no hipocôndrio: adicionar Yanglingquan (GB 34) e Qimen (LR 14).
   - Sangue nas fezes: adicionar Xuehai (SP 10).
   - Distensão epigástrica: adicionar Tianshu (ST 25).

   c. Métodos: usar principalmente agulhamento com técnica de tonificação.

2. Síndrome de deficiência de Yang do Estômago e do Baço-Pâncreas:
   a. Principais pontos: Zusanli (ST 36), Zhongwan (CV 12), Shangwan (CV 13), Weishu (BL 21) e Pishu (BL 20): agulhamento e moxabustão.
   b. Pontos associados:
   - Distensão epigástrica: adicionar Tonggu Abdominal (KI 20), Liangmen (ST 21).
   - Dor epigástrica persistente: adicionar Tianshu (ST 25) e usar estimulação elétrica.
   - Náuseas e anorexia: adicionar Neiguan (PC 6), Gungsun (SP 4).

3. Auriculoterapia: é uma escolha muito útil e é usada como tratamento adjuvante. Não somente alivia os sintomas agudos, como também acelera a recuperação geral das condições do paciente.
   a. Pontos selecionados: Shenmen, Estômago, duodeno, simpático, subcórtex e ponto central da orelha.
   b. Métodos: agulhamento e estimulação elétrica; fixação e pressão com sementes de *Vaccaria segetalis* (Wang Bu Liu Xing Zi) ou esferas imantadas.

Dor epigástrica do tipo espástica

Qualquer dor de instalação aguda abdominal deve ser considerada como um problema médico emergencial e deve ser examinada muito cuidadosamente por um médico especialista para afastar potenciais causas abdominais agudas ou cardíacas. Acupuntura também pode ser usada como tratamento auxiliar para dores inespecíficas do tipo espásticas, como também pode ajudar a tratar a sua causa.

Quadro clínico

Normalmente inicia-se com náuseas, cefaléia, evoluindo para dor espástica. A dor se localiza na região epigástrica e pode irradiar para região do hipocôndrio ou região precordial. Pode haver sensação de aperto ou queimação.

Conceito na MTC

Qualquer problema espástico pode ser considerado secundário a alterações no sistema do Fígado. Há duas condições comuns:

- Síndrome de estagnação do Qi do Fígado invadindo Baço-Pâncreas: manifesta-se como uma distensão na região epigástrica ou no hipocôndrio, ataques repetidos de dores espásticas associadas à tensão nervosa, diarréia, insônia, palpitação, língua avermelhada coberta com saburra fina e branca, pulso em corda.
- Síndrome de estagnação do Qi do Fígado afetando Estômago: normalmente associada a problemas tensionais, manifesta-se como dor espástica epigástrica, associada a eructação, náuseas e vômitos, opressão na região torácica baixa, anorexia, cefaléia, suspiros, língua com saburra branca e pulso em corda.

Tratamento pela Acupuntura

O tratamento é muito semelhante para as duas síndromes, principalmente por meio de pontos clássicos, ou combinado com pontos de microacupuntura.

1. Pontos comumente selecionados dos meridianos principais:
   - Principais pontos: Zusanli (ST 36), Gungsun (SP 4), Zhongwan (CV 12), Neiguan (PC 6) e Taichong (LR 3).
   - No caso da síndrome da estagnação do Qi do Fígado afetando o Estômago, adiciona-se Yanglingquan (GB 34), Qimen (LR 14).
   - No caso da síndrome da estagnação do Qi do Fígado invadindo o Baço-Pâncreas: adicionar Sanyinjiao (SP 6) e Shangjuxu (ST 37).

2. Auriculoterapia: Shenmen, Fígado, Estômago, Baço, simpático e subcórtex.

Gastroenterite aguda

Gastroenterite aguda é uma inflamação aguda da mucosa do estômago e dos intestinos, usualmente causada por intoxicação alimentar, álcool, vírus, bactérias ou outros irritantes químicos.

Quadro clínico

Instalação aguda de anorexia, náusea e vômitos, dor abdominal intensa, borborigmos, diarréia, queda do estado geral e fraqueza. Em casos graves, pode evoluir para desidratação com sede, oligúria, pele seca, hipotensão, ou ainda acidose ou eventualmente instabilidade hemodinâmica.

Conceito na MTC

Esse problema é chamado de "vômito e diarréia" causado por lesão no trato gastrintestinal por agentes externos ou tóxicos (tais como umidade calor, umidade fria e microorganismos) ou alimentos mal-preparados. De acordo com a sua manifestação é classificado em dois tipos:

- Síndrome de frio: palidez, cianose nos lábios, membros frios, náuseas e vômitos, diarréia aquosa, dor abdominal, sede sem vontade de ingerir líquidos, câimbras nas pernas, língua pálida ou púrpura com saburra branca pulso fraco e afundado ou hesitante.
- Síndrome de calor: dor abdominal, náuseas e vômitos com fezes amolecidas e sanguinolentas, febre e inquietação, cefaléia, sede, tontura, rigidez muscular e câimbras, língua vermelho-escura, pulso fraco e afundado.

Tratamento pela Acupuntura

É muito útil, algumas vezes com resultados dramáticos. Em casos agudos, podem ser utilizados pontos clássicos com agulhamento ou moxabustão.

1. Síndrome de frio: usar Zusanli (ST 36), Zhongwan (CV 12), Tianshu (ST 25), Guanyuan (CV 4) e Shangjuxu (ST 37).
   - Sede, sudorese: adicionar Yinxi (HT 6), Renzhong (GV 26).
   - Tontura e fraqueza: adicionar moxabustão em Shenjue (CV 8) e Qihai (CV 6).

2. Síndrome de calor: usar Zusanli (ST 36), Neiting (ST 44), Zhongwan (CV 12), agulhamento e sangria de Guanchong (TE 1) e Dazhui (GV 14).
   - Febre: adicionar Quchi (LI 11) e Hegu (LI 4).
   - Cefaléia: adicionar Lieque (LU 7) e Taiyang (Ext 12 ou EX HN 5).
   - Tontura: adicionar agulhamento em Renzhong (GV 26) e moxabustão em Shenjue (CV 8).

3. Náuseas e vômitos de repetição: usar Qisan – ponto extra localizado 1,5 tsun proximal a Yongquan (KI 1) e 1 tsun lateral a Rangu (KI 2) (na sola do pé); Jianli (CV 11), Tianshu (ST 25), moxabustão em Pishu (BL 20) e Dachangshu (BL 25).

Soluços (espasmos diafragmáticos)

Soluços são normalmente benignos, transitórios e podem ocorrer como manifestação de muitas doenças. As causas mais comuns são neuroses, doenças do sistema nervoso central, irritação frênica, distúrbios cardiorrespiratórios, gastrintestinais, insuficiência renal e doenças infecciosas.

Conceito na MTC

Soluços são chamados em chinês de "Ge" ou "Er-Yi", causados pela alteração no meridiano extraordinário Chong Mai. São um distúrbio do Qi do Estômago que não consegue descender em razão do frio ou de irritação pelos alimentos. Na MTC, podem ser classificados dentro de quatro síndromes:

- Síndrome do frio do Estômago: geralmente associada a desconforto epigástrico, agravado pelo frio e aliviado com uso de compressas quentes. A língua apresenta saburra branca e úmida e pulso lento e mole.
- Síndrome do Fogo do Estômago: associada a halitose, sede, urina concentrada, obstipação, língua com saburra amarelada e pulso escorregadio.
- Síndrome de deficiência de Yang do Baço-Pâncreas e do Rim: soluços são mais freqüentes, o paciente apresenta membros frios, palidez, anorexia, lassidão, fraqueza nos joelhos e na região lombar, urina clara e abundante e fezes amolecidas, língua pálida com saburra oleosa. Pulso fraco e afundado.
- Síndrome de deficiência do Yin do Estômago: desconforto epigástrico com agitação, boca seca e sede, língua avermelhada e pulso fino e rápido.

Os soluços podem ser divididos em dois tipos:

- Tipo excesso: sensação de plenitude no tórax e abdome, obstipação, flatulência, soluços, língua com saburra amarelada e pegajosa, pulso forte e em corda.
- Tipo deficiência: fraqueza generalizada, taquipnéia, membros frios, língua com saburra branca, úmida e oleosa, com pulso lento e fraco.

Tratamento pela Acupuntura

1. Pontos comumente selecionados dos meridianos principais:

- Pontos principais: Zhongfu (LU 1), Yishe (BL 49), Geshu (BL 17), Tiantu (CV 22), Neiguan (PC 6), Zhongwan (CV 12) e Zusanli (ST 36).
- Excesso ou estagnação de Qi: Neiting (ST 44), Taichong (LR 3), Xingjian (LR 2), Jujue (CV 14), Shanzhong (CV 17) e Tianshu (ST 25).
- Deficiência, tipo frio: Shanzhong (CV 17).

2. Método: agulhamento, com estímulo de moderado a intenso, com estimulação intermitente. Para deficiência, agulhamento combinado com moxabustão.

3. Auriculoterapia: Shenmen, diafragma, subcórtex.

4. Ventosa: Geshu (BL 17), Ganshu (BL 18), Zhongwan (CV 12).

Retocolite ulcerativa

Trata-se de uma doença crônica inespecífica, de cunho inflamatório, com lesões ulceradas na superfície mucosa do cólon. A etiologia não é conhecida. Pode acometer indivíduos de qualquer idade, sendo mais comum em adultos jovens.

Quadro clínico

- Manifesta-se como repetidos ataques de diarréia sanguinolenta de intensidade variável. Há leve dor abdominal com sensação de urgência para evacuação.
- Se o processo evolui e se torna mais intenso, aumenta o peristaltismo (10-20 evacuações por dia), as fezes se tornam mais amolecidas e o paciente pode apresentar a sensação de tenesmo.
- Se a ulceração for localizada no reto sigmóide, as fezes podem ser mais ressecadas e pode haver até obstipação com perdas de muco e sangue.
- Alguns casos podem cursar com febre, mal-estar, anorexia e sintomas de anemia.

Conceito na MTC

Esse problema é conhecido como "vento intestinal" e classificado como umidade calor, pertence ao Yang Ming e ao sistema do Baço-Pâncreas e também pode estar relacionado aos sistemas do Fígado e do Rim. Os casos crônicos em geral são do tipo deficiência. Há dois tipos mais comuns:

- Deficiência do Yin do Rim e do Fígado e deficiência do Baço-Pâncreas: diarréia sanguinolenta, associada a tontura, má-digestão, desconforto e distensão abdominal, anorexia, compleição amarelada, lassidão, língua pálida com saburra branca e pulso fraco e fino.
- Síndrome de deficiência do Yang do Baço-Pâncreas e do Rim: diarréia que ocorre especialmente no início da manhã com borborigmos e cólicas, frio no corpo e nos membros, fraqueza nas pernas e na região lombar, anorexia, língua pálida com saburra branca, pulso fraco e afundado.

Tratamento pela Acupuntura

Utilizam-se pontos clássicos para agulhamento e moxabustão. A auriculoterapia também pode ser útil.

1. Pontos comumente selecionados: Jianli (CV 11), Zhongwan (CV 12), Tianshu (ST 25), Guanyuan (CV 4), Zhixie (ponto extra localizado 2,5 tsun abaixo da cicatriz umbilical), Shangjuxu (ST 37) e Zusanli (ST 36).
   - Deficiência do Yin do Rim e do Fígado: Taichong (LR 3), Zhangmen (LR 13) e Taixi (KI 3).
   - Deficiência do Yang do Baço-Pâncreas e do Rim: Pishu (BL 20), Shenshu (BL 23) e Sanyinjiao (SP 6).

2. Auriculoterapia: Intestino Grosso, Intestino Delgado, Baço, Simpático, Fígado, endócrino e Shenmen.

Arritmias

Arritmias cardíacas relacionam-se a quaisquer alterações do ritmo cardíaco: arritmia sinusal, contrações prematuras, taquicardia paroxística, bloqueio A-V, *flutter* atrial, fibrilação ventricular etc. O tratamento pela Acupuntura pode ser útil em parte dessas alterações, especialmente se tiverem origem psicoafetiva, e pode ser a cura efetiva para os casos secundários a inflamação na região torácica ou cervical.

Conceito na MTC

Na classificação segundo a MTC, há três tipos diferentes de batimento cardíaco irregular.

- Bradicardia é chamada de "Chi Mai" em chinês.
- Taquicardia é chamada de "Cu Mai".
- Pulso irregular é chamado de "Jie Mai".

Todos eles pertencem à categoria Xin-Ji (palpitação) e Zheng-Chong (neurose com batimento cardíaco irregular). Há quatro diferentes síndromes descritas nos textos antigos de MTC, dependendo dos sintomas apresentados:

- Síndrome de deficiência de Qi do Coração: manifesta-se com palpitações ou pulso irregular, taquipnéia, fraqueza, dispnéia aos esforços, cansaço, sudorese excessiva, palidez, língua pálida com saburra fina branca e pulso fino e fraco.
- Síndrome de deficiência de Yin do Coração: há palpitações ou taquicardia paroxística, sensação de calor sobre o peito, plantas dos pés e palmas das mãos,

melancolia e perda de memória, insônia, boca seca, sudorese noturna, língua avermelhada sem saburra e pulso fraco e rápido.

- Síndrome de deficiência do Yang do Coração: há palpitações ou pulso irregular, desconforto torácico, fraqueza, membros frios, sudorese excessiva, língua inchada e mole com saburra levemente oleosa, pulso irregular e rápido.
- Estagnação de sangue no Coração: há palpitações ou pulso irregular, dispnéia, opressão no peito ou dor esternal, membros frios e sensibilidade ao frio, lombalgia e/ou dor irradiada para a face medial do membro superior, compleição pálida, palidez ou mesmo cianose labial e de extremidades, língua pálida com manchas púrpuras e pulso hesitante e irregular.

Tratamento pela Acupuntura

É comum a ênfase no tratamento no corpo como um todo e não apenas nos sintomas.

1. São utilizados pontos dos meridianos principais para agulhamento, podendo ser combinado com moxabustão nos casos crônicos com deficiência.
   - Pontos principais: Neiguan (PC 6), Gungsun (SP 4), Shenmen (HT 7), Xinshu (BL 15) e Hua Tuo Jia Ji Xue (Ext 70 ou EX B 2) de T3 a T5.
   - Deficiência do Qi do Coração: Shanzhong (CV 17), Shaohai (HT 3) e Houxi (SI 3).
   - Deficiência do Yin do Coração: Sanyinjiao (SP 6) e Taichong (LR 3).
   - Deficiência do Yang do Coração: Qihai (CV 6), Guanyuan (CV 4).
   - Estagnação de sangue no Coração: Shaofu (HT 8), Suliao (GV 25), Zusanli (ST 36), Sanyinjiao (SP 6).
2. Auriculoterapia: Coração, Shenmen, simpático, endócrino, subcórtex, Rim e Intestino Delgado.
3. Acupuntura Escalpeana: também pode ajudar como tratamento adjuvante, selecionando-se na banda pré-frontal a área do Jiao superior (Pulmão) e a área do Jiao médio (Fígado-Estômago), além dos dois quartos superiores da banda longitudinal frontoparietal.

Insuficiência cardíaca

Há muitas etiologias diferentes para insuficiência cardíaca. Com o avanço tecnológico, muitos procedimentos diagnósticos e tratamentos modernos extremamente precisos podem ser utilizados. O tratamento pela Acupuntura pode auxiliar aqueles pacientes com quadros crônicos, inespecíficos, associados à baixa fração de ejeção.

Quadro clínico

- Dispnéia aos esforços, taquipnéia. Com a evolução do quadro, é necessária menor atividade para desencadear os sintomas, até evolução para dispnéia em repouso.
- Ortopnéia, ou seja, dispnéia em decúbito, que melhora ao levantar o tronco.
- Dispnéia paroxística, tosse, sibilos inspiratórios ou expiratórios, tosse com espuma rósea.
- Palidez, cianose, sudorese profusa.
- Fadiga aos esforços e fraqueza.
- Nictúria ou oligúria.
- Hipotermia e cianose das extremidades.
- Confusão mental em casos extremos.
- Alterações do eletrocardiograma e/ou hipertrofia ventricular ao raio X.

Conceito na MTC

Há diferentes síndromes descritas nos textos da MTC que podem se relacionar ao quadro de insuficiência cardíaca. Dependendo do quadro clínico, são classificadas como deficiência de Qi do Coração, deficiência de Yang do Coração, deficiência de sangue no Coração ou síndromes combinadas. A mais comum é a deficiência de Yang e Qi do Coração, que podem causar estagnação de sangue, prejudicando o transporte do Qi dos pulmões (ar); eventualmente, pode haver deficiência de Yang Qi do Rim, que leva a uma deficiência de Qi do Pulmão, causando um distúrbio na sua função de transformação e que também afeta o próprio Rim, com acúmulo de água e umidade.

As síndromes mais comuns são:

- Síndrome da deficiência de Qi do Coração: manifestada como palpitação, dispnéia, arritmia, lassidão, cansaço, compleição pálida, sudorese, língua pálida com saburra branca, pulso fraco e fino.
- Síndrome da deficiência de Yang do Coração: manifestada como palpitação ocasional, dispnéia, membros frios, intolerância ao frio, opressão torácica, precordialgia, compleição pálida ou levemente cianótica, língua edemaciada e mole, pulso fraco.
- Síndrome da deficiência do Qi do Pulmão: manifesta-se por dispnéia, palpitações, dispnéia aos esforços, tosse, fraqueza, palidez, sudorese, resfriados freqüentes, edema (principalmente em membros inferiores), cianose labial, palidez e língua discretamente purpúrea, saburra branca e fina e pulso fino e afundado.
- Síndrome de deficiência de Yang do Rim e do Coração: membros frios, fraqueza, dispnéia, especialmente aos esforços, palpitação, edema, oligúria, lassidão, desejo de ficar deitado, cianose labial e de extremidades, língua pálida e purpúrea, com saburra branca e oleosa e pulso débil e afundado.

Tratamento pela Acupuntura

Pontos comumente selecionados dos meridianos principais:

1. Pontos principais: Neiguan (PC 6), Gungsun (SP 4), Jianshi (PC 5), Shaofu (HT 8), Shanzhong (CV 17), Zusanli (ST 36).
2. Pontos complementares: dependendo dos sintomas, pode-se adicionar os seguintes pontos:

- Alteração gastrintestinal: Zhongwan (CV 12), Tianshu (ST 25).
- Edema: Shuifen (CV 9), Shuidao (ST 28), Fuliu (KI 7), Shuiquan (KI 5), Feiyang (BL 58), Yinlingquan (SP 9), Zhongji (CV 3).
- Tosse e fleuma: Feishu (BL 13), Tiantu (CV 22), Shufu (KI 27), Shanzhong (CV 17), Hegu (LI 4).
- Hepatomegalia: Taichong (LR 3), Zhangmen (LR 13), Ganshu (BL 18).
- Fraqueza: Guanyuan (CV 4), Qihai (CV 6).
- Distensão abdominal, ascite: Guilai (ST 29), Shuifen (CV 9).

Hipertensão arterial sistêmica

A Acupuntura pode ser uma terapia adjuvante no tratamento da hipertensão primária ou essencial. As diretrizes para tratamento seriam a diminuição da resistência vascular periférica através da diminuição do estresse e da tensão emocional e aumento do débito cardíaco e da circulação periférica.

Quadro clínico

- Pode ser assintomático até a ocorrência de complicações. Os sinais e sintomas são variáveis, dependendo da intensidade ou da tolerância individual.
- Sintomas comuns incluem sensação de plenitude na região cefálica, tontura, rubor facial, cefaléia, irritabilidade, palpitações, insônia e/ou fadiga.
- Pode haver epistaxe ou menorragia, mas a ocorrência de sangramentos internos não é comum.
- Hipertrofia cardíaca, alterações eletrocardiográficas, podendo haver complicações como acidente vascular cerebral, alterações retinianas, poliúria, nictúria e outras alterações da função renal.

Conceito na MTC

Nos textos tradicionais chineses, não há termos como "aumento da pressão arterial" ou "hipertensão". De acordo com sinais e sintomas, esse problema está mais relacionado a alterações do Fígado e do Coração.

As síndromes mais comuns são:

- Ascensão do Yang do Fígado: manifesta-se com tontura, sensação de plenitude cefálica, visão turva, rubor facial, hiperemia conjuntival, zumbido, cefaléia temporal ou parietal, tensão muscular ou tremores, parestesias nos membros, rigidez cervical e dorsal, epistaxe, rouquidão, língua vermelho-escura com saburra branca, pulso em corda.
- Deficiência de Yin do Rim e do Fígado: tontura e cefaléia, zumbido de baixa freqüência, distúrbios auditivos, visão turva, insônia, sonhos excessivos, dor e fraqueza na região lombar e nos membros inferiores, cansaço, sede, boca seca, ponta da língua vermelha e sem saburra, pulso fino, fraco e em corda.
- Ascensão do Fogo do Coração: nervosismo, sensação de calor na região esternal, palpitação, agitação, sede, urina concentrada, obstipação intestinal, estomatite, hiperemia conjuntival, epistaxe, língua avermelhada com saburra fina e levemente amarelada, pulso rápido.
- Estagnação de fleuma e umidade no Coração: manifesta-se como sensação de desconforto torácico, angústia, palpitações, tontura, peso nos membros, dispnéia aos esforços, náusea, memória fraca, língua com saburra branca e oleosa, pulso escorregadio.

Tratamento pela Acupuntura

1. Meridianos principais
   - Pontos comumente selecionados: Neiguan (PC 6), Gungsun (SP 4), Sanyinjiao (SP 6), Fengchi (GB 20), Zusanli (ST 36), Quchi (LI 11) e Yintang (Ext 5 ou EX HN 3).
   - Ascensão do Fogo do Coração: adicionar Shenmen (HT 7) e Neiting (ST 44).
   - Ascensão do Yang do Fígado: adicionar Xingjian (LR 2), Taichong (LR 3).
   - Deficiência do Yin do Rim e do Fígado: adicionar Taixi (KI 3), Shenshu (BL 23).
   - Estagnação de fleuma e umidade do Coração: adicionar Shanzhong (CV 17), Xinshu (BL 15) e Fenglong (ST 40).
2. Auriculoterapia: selecionar ponto hipotensor, Shenmen, simpático, ápice da Orelha, Fígado, Rim.

Hepatite aguda infecciosa

A hepatite aguda pode ter muitas etiologias, tais como vírus, álcool, medicamentos, drogas etc. O tratamento pela Acupuntura não é específico para uma etiologia, pois o objetivo é promover o equilíbrio do organismo como um todo e potencializar suas defesas. Neste tópico o tratamento pela Acupuntura visa somente o tratamento da hepatite viral.

Quadro clínico

- Sintomas gerais: sintomas de infecção de vias aéreas superiores, como mal-estar, anorexia, náuseas e vômitos.
- Contagem de leucócitos normal ou tendendo a leucopenia, função hepática alterada.
- Epidemiologia reveladora.
- Febre inicialmente, calafrios, perda de apetite, náuseas e vômitos, icterícia.
- Sensação de peso e dor no hipocôndrio direito.
- Colúria.
- Hepatomegalia dolorosa
- Exame laboratoriais positivos

Conceito na MTC

É a estagnação do Qi nutritivo e defensivo do Fígado, causando obstrução do Qi, com edema e dor no Fígado.

A icterícia se deve a calor e umidade acumulados no Fígado e no Baço-Pâncreas. O tratamento é direcionado para a eliminação dos fatores patogênicos para permitir a sua função normal.

Há quatro tipos diferentes:

1. Distúrbios causados pela umidade e calor: icterícia, opressão no peito, distensão abdominal, dor axilar, náuseas, vômitos, perda do apetite, febre e calafrios, saburra oleosa e pulso rápido e escorregadio.
2. Calor interno excessivo (infeccioso): icterícia profunda, febre alta, agitação psicomotora, perda de apetite, *delirium*, coma, convulsões, distensão abdominal, ascite, língua avermelhada com saburra branca e fina, pulso rápido e em corda.
3. Estagnação do Qi do Fígado: dor torácica lateral e sensação de plenitude na região do hipocôndrio direito, desconforto torácico, eructações, distensão abdominal, febre baixa, gosto amargo na boca, língua com saburra branca e fina, pulso apertado.
4. Desarmonia entre Estômago e Baço-Pâncreas: epigastralgia, anorexia, distensão abdominal, mal-estar geral, edema dos membros, saburra fina e oleosa, pulso fino e profundo.

Tratamento pela Acupuntura

Visa tratar a condição geral do indivíduo através dos meridianos:

1. Pontos dos meridianos principais:
   - Pontos principais: Zhangmen (LR 13), Zhongdu (LR 6), Dazhui (GV 14), Zhiyang (GV 9).
   - Pontos associados: Taichong (LR 3), Zusanli (ST 36), Yanglingquan (GB 34), Yongquan (KI 1).
2. Auriculoterapia: ponto de hepatite, Fígado, Estômago, pâncreas, Yang do Fígado (1, 2, 3), Vesícula Biliar, simpático, sangria do ápice da orelha.

Malária

Em razão das vantagens e do sucesso do controle epidemiológico atual, há raros casos de malária que precisam do tratamento pela Acupuntura.

Quadro clínico

- Inicia-se com febre (15 minutos a 1 hora) com náuseas, vômitos e cefaléia.
- Evolui para estágio caracterizado por febre alta (40°C ou mais), sudorese, sonolência e icterícia.
- Há diferentes tipos de paroxismos de temperatura (a cada 48 horas, a cada 72 horas ou padrão irregular).
- Esplenomegalia, delírios, coma, rigidez de nuca, anemia.
- Podem ser identificados parasitas nos eritrócitos no exame da "gota espessa".

Conceito na MTC

- Há invasão exógena, que permanece na porção intermediária entre as camadas interior e exterior do organismo.
- Isto é chamado "calor e umidade atacando o meridiano Shao Yang". O Yin e o Yang estão divididos e lutando entre si.
- O tratamento é dirigido na tentativa de espalhar o Wei Qi através do Du Mai, regulando o Yin e o Yang.

Tratamento pela Acupuntura

1. Pontos dos meridianos principais:
   - Pontos principais: Dazhui (GV 14), Taodao (GV 13), Jianshi (PC 5), Zhiyang (GV 9), Houxi (SI 3).
   - Pontos associados: Quchi (LI 11), Xuehai (SP 10), Fuliu (KI 7), Zulinqi (GB 41), Neiguan (PC 6), Zhangmen (LR 13), Pishu (BL 20).
2. Auriculoterapia: adrenal, subcórtex, endócrino, San-Jiao, Baço.

Ansiedade e depressão

Classificação na MTC

- Deficiência de Yin do Coração: palpitações, taquipnéia, medo, insônia, fraqueza nos membros, calor nas palmas das mãos, língua pálida sem saburra, pulso débil.
- Estagnação do Qi do Fígado: depressão, ansiedade, irritabilidade, cefaléia, tontura, zumbido, opressão torácica, dores no corpo, anorexia, língua vermelho-escura com saburra branca e fina, pulso em corda.
- Desarmonia entre Rim e Coração: depressão, palpitação, insônia, tontura, zumbido, dor e fraqueza na região lombar e nos joelhos, boca seca, sede, língua vermelha, pulso rápido e fino.
- Desarmonia do Baço-Pâncreas e do Estômago: opressão e desconforto torácico e epigástrico, sensação de queimação no peito, preocupação excessiva, insônia, cansaço com membros pesados, perda de memória, língua com saburra oleosa, pulso escorregadio e mole.

Tratamento pela Acupuntura

Agulhamento e moxabustão nos seguintes pontos:

- Deficiência de Yin do Coração: Neiguan (PC 6), Shenmen (HT 7), Baihui (GV 20), Yintang (Ext 5 ou EX HN 3), Zusanli (ST 36).
- Estagnação do Qi do Fígado: Fengchi (GB 20), Hegu (LI 4), Taichong (LR 3), Xingjian (LR 2).
- Desarmonia entre Rim e Coração: Xinshu (BL 15), Shenshu (BL 23), Sanyinjiao (SP 6), Taixi (KI 3), Shenmen (HT 7).
- Desarmonia do Baço-Pâncreas e Estômago: Zusanli (ST 36), Sanyinjiao (SP 6), Neiguan (PC 6), Gungsun (SP 4), Pishu (BL 20), Zhongwan (CV 12).
- Acupuntura Escalpeana: cinco agulhas frontais, primeiro ¼ da banda frontoparietal.
- Auriculoterapia: Shenmen, Coração, Rim, Baço, simpático, occipital, tronco cerebral.
- Punho-Tornozelo: selecionar região U-1.

Cefaléia

A cefaléia é um intrincado problema clínico, pois vários fatores podem causar estresse e tensão emocional, ocasionando importante aumento na incidência dessa morbidade, muitas vezes de causa desconhecida. Por esse motivo, a Acupuntura tem se tornado importante ferramenta no manuseio dos casos de origem primária (sem causa conhecida), pelo seu efeito analgésico. De fato, a Acupuntura não só funciona como sintomático, mas pode ser muito eficiente na cura, desde que feitos diagnóstico e tratamento corretos.

No conceito da MTC, a dor ocorre quando há distúrbio no fluxo de Qi através dos meridianos. Todos os meridianos do corpo passam pela região cefálica e os seus distúrbios podem causar cefaléia.

Diferenciação das síndromes

a. Quanto aos fatores patogênicos:

Externos:

- Vento frio: cefaléia com intolerância ao frio, dor irradiada para região cervical e dorsal, saburra branca, pulso flutuante e apertado.
- Vento calor: cefaléia associada à febre, aversão ao vento, dor de garganta, saburra amarelada, pulso rápido e flutuante.
- Vento umidade: cefaléia em aperto, peso no corpo, cansaço, fezes amolecidas, saburra branca e oleosa e pulso mole.

Internos:

- Ascensão do Yang do Fígado: cefaléia com tontura, irritabilidade, face avermelhada, hiperemia conjuntival, sede, saburra amarelada, pulso em corda.
- Excesso de fleuma: cefaléia com sensação de plenitude, sensação de peso e cansaço, desconforto torácico, perda de apetite, saburra branca e oleosa, pulso escorregadio.
- Estagnação de sangue: cefaléia com antecedente de trauma, língua purpúrea, pulso hesitante.
- Deficiência de Qi: cefaléia persistente com tontura e cansaço, palidez, palpitações, sudorese, língua pálida, pulso débil.
- Deficiência de Rim: cefaléia na região occipital, zumbido, fraqueza, lombalgia, artralgia em joelhos, língua avermelhada, pulso fraco.

b. Quanto à localização da dor:

- Cefaléia frontal: chamada de Yang Ming, relacionada aos meridianos do Intestino Grosso e do Estômago.
- Cefaléia temporal: chamada de Shao Yang, relacionada aos meridianos da Vesícula Biliar e Triplo Aquecedor.
- Cefaléia occipital: chamada de Tai Yang, relacionada aos meridianos da Bexiga e do Intestino Delgado.
- Cefaléia no vértex: chamada de Jue Yin, relacionada ao meridiano do Fígado.

Tratamento pela Acupuntura

a. Utilização dos meridianos principais:

- Pontos principais: pontos locais associados ao Fengchi (GB 20), Hegu (LI 4) e Taichong (LR 3).
- Pontos de acordo com a doença:
  - Vento frio: Fengmen (BL 12), Fengfu (GV 16), Waiguan (TE 5).
  - Vento calor: Fengmen (BL 12), Lieque (LU 7), Yuji (LU 10).
  - Vento umidade: Fengmen (BL 12), Zusanli (ST 36), Yinlingquan (SP 9).
  - Ascensão do Yang do Fígado: Xingjian (LR 2), Taiyang (Ext 12 ou EX HN 5).
  - Umidade e fleuma: Lieque (LU 7), Fenglong (ST 40).
- Pontos de acordo com a localização da cefaléia:
  - Yang Ming: Zhongwan (CV 12), Zusanli (ST 36), Lieque (LU 7), Neiting (ST 44).
  - Shao Yang: Waiguan (TE 5), Zulinqi (GB 41), Xuanzhong (GB 39).
  - Tai Yang: Houxi (SI 3), Shenmai (BL 62), Shugu (BL 65).
  - Jue Yin: Xingjian (LR 2), Neiguan (PC 6), Sanyinjiao (SP 6).

b. **Acupuntura Escalpeana**: região central da área pré-frontal, primeiro ⅕ da área sensitiva, primeiro ¼ da banda parieto-occipital, primeiro ¼ da área de controle dos vasos.

c. **Auriculoterapia**:

- Pontos principais: Shenmen, ponto zero, subcórtex, occipital, Rim e pontos reflexos.
- Cefaléia tensional: adicionar cérebro, neurastenia, coluna cervical.
- Hemicrania: temporal, simpático, nervo occipital menor.

d. **Técnica de Punho-Tornozelo**: de acordo com a localização da dor.

Epilepsia

A crise epiléptica é um evento paroxístico recorrente secundário a um distúrbio da função cerebral. Na medicina moderna, podemos classificá-la em diferentes tipos de acordo com sua doença. A Acupuntura pode ser utilizada atualmente como tratamento adjuvante para aqueles casos que não são efetivamente controlados pelas medicações anticonvulsivantes atuais, especialmente para os casos de origem primária.

Conceito na MTC e classificações

Na MTC, a crise epiléptica é chamada "Jian Zheng" ou "Dian Jian". Essa síndrome é descrita nos textos de MTC como "de instalação súbita e recorrente, com rápido período de perda da consciência, queda ao solo, convulsão ou alteração de tônus; por vezes, o paciente emite sons não usuais ou gritos como um animal no começo da crise, com enrijecimento muscular, versão dos olhos para cima, salivação, espasmo tônico das costas; após a crise, o despertar é normal, exceto por um certo nível de cansaço".

De acordo com *Yi Zong Jin Jian*, um dos textos mais antigos da MTC, a classificação é importante para determinar a cura:

- Síndrome Yin Jian: é uma síndrome Yin, causada pela invasão do vento frio e fleuma do meridiano do Pericárdio. Seu quadro clínico inclui membros frios durante a crise, queda, postura espástica, palidez na face, sialorréia e emissão de sons fracos.
- Síndrome Yang Jian: é uma síndrome Yang, causada por excesso de calor nos órgãos internos e acúmulo de fleuma; manifesta-se por altas temperaturas, sudorese, pletora facial, contração espástica do masseter, grito gutural.
- Síndrome de vento Jian: história de invasão pelo vento frio após sudorese excessiva, enrijecimento muscular e movimentos involuntários dos dedos, rubor facial, pulso apertado e em corda.
- Síndrome de fleuma Jian: essa síndrome é mais comum em crianças ou adultos jovens, com história de excesso de fleuma na árvore respiratória, tontura, desconforto torácico, compleição pálida, artralgia, língua com saburra oleosa e pulso escorregadio.

Tratamento pela Acupuntura

- Pontos principais: Houxi (SI 3), Renzhong (GV 26), Jiuwei (CV 15), Zhongwan (CV 12), Shenmen (HT 7), Changqiang (GV 1) e Dazhui (GV 14).
- Pontos associados: selecionar entre os 13 pontos espirituais alternadamente ou em seqüência: Renzhong (GV 26), Shaoshang (LU 11), Yinbai (SP 1), Daling (PC 7), Shenmai (BL 62), Fengfu (GV 16), Jiache (ST 6), Chengjian (CV 24), Laogong (PC 8), Shangxing (GV 23), Huiyin (CV 1), Quchi (LI 11) e Haiquan (ponto extra localizado na linha média da região sublingual).

Cistites

Esses problemas têm manifestações similares aos quadros de infecções do trato urinário, com disúria, urgência miccional, polaciúria e desconforto na região suprapúbica. A análise da urina pode mostrar leucocitúria com urocultura sempre negativa.

Conceito na MTC

- Umidade calor na Bexiga: manifesta-se como urgência miccional e polaciúria, associada com desconforto, sensação de queimação e disúria. O volume urinário é menor do que o normal, com coloração amarelada ou normal; associam-se boca seca, desconforto e sensação de distensão suprapúbica, obstipação intestinal, língua avermelhada e saburra amarelada, pulso rápido e escorregadio.

- Deficiência de Yin do Rim: manifesta-se como polaciúria, oligúria, tontura, zumbido, sede e boca seca, insônia, ansiedade, tensão nervosa, dor ou fraqueza na região lombar e nos joelhos, calor na região torácica, palmas das mãos e plantas dos pés, sudorese noturna, obstipação intestinal, língua avermelhada sem saburra, pulso fino e rápido.
- Deficiência Qi do Pulmão e do Baço-Pâncreas: polaciúria com urina clara, diurese normal ou um pouco diminuída, incontinência urinária especialmente em mulheres, palidez dos lábios, ausência de sede ou boca seca, presença de tosse com excesso de fleuma, dispnéia, lassidão, anorexia, fezes soltas, língua pálida com saburra branca e pulso fraco.
- Deficiência de Qi e Yang do Rim: polaciúria com urina clara, incontinência ou dificuldade no controle esfincteriano, tontura e zumbido, dispnéia, fraqueza na região lombar e nos joelhos, membros frios, língua pálida e inchada, pulso Chi afundado e fraco.

Tratamento pela Acupuntura

- Pontos principais: Taichong (LR 3), Sanyinjiao (SP 6), Zhongji (CV 3), Guanyuan (CV 4).
- Deficiência Qi do Pulmão e Baço-Pâncreas: relaciona-se comumente com disfunção da descendência e ajuste de fluidos do sistema do Pulmão. Adicionar Feishu (BL 13), sangria de Dazhui (GV 14) e Shuidao (ST 28).
- Umidade calor na Bexiga: adicionar Pangguanshu (BL 28), Sanjiaoshu (BL 22), Baliao (BL 31-34), Rangu (KI 2), Zhongfeng (LR 4).
- Deficiência de Qi e Yang do Rim: adicionar Shenshu (BL 23), Ququan (LR 8), Yinlinquan (SP 9) e Shuidao (ST 28).
- Acupuntura Escalpeana: a área sensitivo-motora dos membros inferiores é eficiente para tratar problemas do Jiao inferior, especialmente distúrbios do tipo bexiga neurogênica. Recomenda-se combinar com pontos usuais dos meridianos.
- Auriculoterapia: os pontos da orelha são eficazes e recomenda-se combiná-los a outros pontos. Pontos comuns: Bexiga, Shenmen, Rim e uretra.

TRATAMENTO DE EMERGÊNCIAS PELA ACUPUNTURA

As emergências são normalmente tratadas no setor de emergências do hospital, aparelhado com as facilidades modernas. O papel da Acupuntura só se aplica em certas emergências médicas quando não é possível atendimento com os recursos modernos. Podem ser utilizados:

- Pontos de ressuscitação: Renzhong (GV 26), Shixuan (Ext 73 ou EX UE 11), Baihui (GV 20).
- Nove pontos de reforço: Yamen (GV 15), Yongquan (KI 1), Zusanli (ST 36), Laogong (PC 8), Hegu (LI 4), Taixi (KI 3), Sanyinjiao (SP 6), Zhongwan (CV 12), Huantiao (GB 30).

Choque

O choque é definido por uma falência do sistema cardiocirculatório na sua função de distribuição das substâncias químicas necessárias para a sobrevivência celular e remoção de produtos do metabolismo, e que pode levar à morte celular.

Quadro clínico

- Hipotensão: queda da pressão arterial, com pressão sistólica menor do que 90 mmHg.
- Hiperventilação.
- Frio, pele fria, cianótica e pegajosa.
- Vasoconstrição periférica.
- Pulso fino e rápido.
- Confusão mental, agitação.
- Oligúria (diurese menor do que 20 mL/h).

Classificação de acordo com a etiologia

a. Choque hipovolêmico (diminuição no volume sangüíneo efetivo).
b. Choque cardiogênico (falência de bomba cardíaca).
c. Vascular (vasoplegia, choque distributivo, resistência periférica diminuída).

Explicação segundo a MTC

Choque, em chinês, é chamado de "Hsu-Tuo", que significa queda e exaustão das funções vitais. Indica depleção de Yin e Yang, pois Yin e Yang têm uma relação recíproca, e a depleção de um pode causar a depleção no outro. O sangue, as substâncias químicas, os nutrientes e os fluidos corporais pertencem à categoria Yin. As funções celulares e os processos metabólicos pertencem ao Yang. Uma vez determinada a causa da doença, é necessário determinar se há um acometimento primário de Yin ou Yang para definir a estratégia terapêutica.

Tratamento pela Acupuntura

1. Agulhamento:
   - Pontos principais: Suliao (GV 25), Neiguan (PC 6), Renzhong (GV 26), Yongquan (KI 1).
   - Pontos suplementares: Zhongchong (PC 9), Zusanli (ST 36).
   - Auriculoterapia: adrenal, ponto para elevação da pressão arterial, subcórtex, coração e simpático.
2. Moxabustão:
   - Pontos principais: Baihui (GV 20), Shenjue (CV 8), Qihai (CV 6), Guanyuan (CV 4).

Coma

Coma é um estado de perda da consciência no qual o paciente não consegue acordar, mesmo com estimulação intensa. Há muitas causas que precisam ser estabelecidas e tratadas, tais como intoxicação alcoólica, apoplexia, diabetes, encefalopatia hepática etc. Como o coma é uma manifestação de uma doença ou de um trauma, é necessário saber a etiologia antes de se pensar na utilização da Acupuntura.

Etiologia do coma

- As causas mais comuns são síncope, alcoolismo, acidente vascular cerebral, envenenamento (monóxido de carbono, narcóticos etc.), epilepsia e cetoacidose diabética. Outras condições comuns são: hipoglicemia, lesões intracranianas, uremia, acidose de várias etiologias, infecções, insolação, doença de Addison, alterações hidroeletrolíticas, histeria, contusão cerebral etc.

Procedimentos diagnósticos

- Algumas rotinas diagnósticas são fundamentais. As vias aéreas, a freqüência cardíaca, pressão arterial e outros sinais vitais devem ser checados em primeiro lugar, antes de se tirar uma história detalhada e o exame físico.

Ao exame físico

- Sinais vitais: reflexos do tronco, reação pupilar à luz, reflexo córneo-palpebral, movimentação ocular extrínseca.
- Função medular: avaliação específica de funções bulbares: respiração e respostas faríngeas.

- Avaliação respiratória: a respiração superficial, lenta e regular, pode estar relacionada a causas metabólicas ou envenenamento por drogas; a respiração de Kussmaul (taquipnéia, respiração profunda) pode ser devida a acidose metabólica ou lesão pontomesencefálica; a respiração de Cheyne-Stokes pode ser devida a lesões bi-hemisféricas, intoxicação por morfinomiméticos ou alteração metabólica.
- Teste do olhar conjugado.

Tratamento pela Acupuntura

Para facilitar o processo de ressuscitação, o tratamento por Acupuntura deve ser feito como tratamento de emergência, após posicionamento do paciente e checagem das vias aéreas superiores etc. Basicamente, utilizam-se métodos de agulhamento em pontos selecionados:

- Pontos principais: Renzhong (GV 26), Shixuan (Ext 73 ou EX UE 11), Hegu (LI 4), Taichong (LI 3).
- Pontos associados: Dazhui (GV 14), Neiguan (PC 6), Fenglong (ST 40), Yongquan (KI 1), Zhongchong (HT 9).

Insolação e desidratação

Insolação e desidratação são condições similares que ocorrem após hiperexposição a altas temperaturas ou ao sol, com profunda alteração no mecanismo termorregulador do organismo. Ambas as condições são ameaças sérias à saúde, com diferenças no seu quadro clínico e na abordagem segundo a MTC.

Insolação deve ser diferenciada de outras condições aparentemente semelhantes, como meningite, pneumonia, malária etc. O tratamento pela Acupuntura pode ser usado como tratamento efetivo na recuperação. A desidratação pode ser considerada um tipo de choque hipovolêmico, devendo ser tratada como tal.

1. **Causas, sinais e sintomas** podem ser rapidamente diferenciados segundo o seguinte quadro.

	Insolação	**Desidratação**
Etiologia	Falência ou inadequação da dissipação do calor	Perda excessiva de fluidos ou choque hipovolêmico
Instalação	Aguda	Gradual
Sintomas	Cefaléia, fraqueza, ansiedade, perda súbita da consciência	Fraqueza gradual, náuseas, sudorese excessiva, síncope
Sinais	Pele avermelhada, seca, pouca sudorese, pulso rápido, hipertermia	Palidez, pele acinzentada e pegajosa, pulso fraco e lento, hipotensão, fraqueza

Conceito na MTC

Nos textos da MTC, há diferentes termos usados para esses problemas:

- Insolação: hiperexposição ao calor e acúmulo de calor e umidade.
- Desidratação: exaustão de Yin, causando obstrução de Qi e excesso de Yang.

Condutas

Antes de iniciar o tratamento pela Acupuntura, medidas gerais devem ser iniciadas.

	Insolação	Desidratação
Tratamento de emergência	Resfriar o paciente pela imersão em água gelada	Iniciar os mesmos procedimentos de emergência tomados nos casos de choque

Tratamento pela Acupuntura

Utilizam-se especialmente pontos dos meridianos principais, associados a pontos da auriculoterapia, como se segue no quadro:

	Insolação	Desidratação
Pontos sistêmicos	Yongquan (KI 1), Baihui (GV 20), Dazhui (GV 14), Quchi (LI 11), Hegu (LI 4), Xiangu (ST 43), Shixuan (Ext 73 ou EX UE 11)	Renzhong (GV 26), Baihui (GV 20), Neiguan (PC 6), Zhongwan (CV 12), Gungsun (SP 4)
Auriculoterapia	Shenmen, simpático, Rim, subcórtex	Coração, adrenal, simpático

DOENÇAS DO APARELHO LOCOMOTOR (NEUROMUSCULARES)

A Acupuntura é muito útil no tratamento das doenças do aparelho locomotor, pois aumenta a circulação sangüínea periférica, alivia a dor, relaxa espasmos musculares, diminuindo a inflamação das partes moles e promovendo a cicatrização de troncos nervosos lesados. A Acupuntura e outros métodos da MTC têm sido aplicados nesse campo há muitos séculos, e tal experiência já se fazia notar em antigos textos. Nos termos médicos chineses, este campo chama-se "Orto-Traumatologia" e tem sido uma especialidade oficial desde a Dinastia Chou (aproximadamente 600 a.C.).

Lesão de partes moles

As chamadas "partes moles" incluem pele, subcutâneo, tecido conjuntivo, músculos, tendões, ligamentos, cápsulas articulares e periósteo. A lesão das partes moles é a mais comum do sistema locomotor e pode ser causada por trauma, sobrecarga de trabalho, excesso de exercícios, postura inadequada etc. No conceito holístico da MTC, todas as partes do corpo estão intimamente conectadas umas às outras e, portanto, as lesões das partes moles podem ser causadas por distúrbios funcionais dos órgãos internos.

Conceito da MTC e procedimentos diagnósticos das lesões de partes moles

Alguns conceitos da MTC diferem da medicina ocidental quanto ao diagnóstico das lesões de partes moles, pois a MTC enfatiza a relação e a influência de todo o corpo e dos órgãos internos na ocorrência dessas lesões.

Conceito geral de lesões de partes moles pela MTC

Há múltiplas causas que podem ser classificadas em dois grupos principais:

1. Fatores externos: traumas, sobrecarga, postura incorreta, variações meteorológicas e outros fatores ambientais.
2. Fatores internos: idade, constituição individual, psicológica e emocional, além de outros fatores fisiopatológicos.

Patogênese

O corpo humano é formado por vários órgãos e sistemas que estão conectados através dos meridianos. Se a energia dos meridianos flui suavemente, os fluidos teciduais têm uma metabolização adequada. Se o Qi e o sangue circulam adequadamente, a pele, os músculos, os tendões e ossos serão fortes e saudáveis. Contrariamente, se os órgãos internos apresentarem um distúrbio funcional, a energia nos meridianos não fluirá adequadamente e os fluidos corpóreos não serão adequadamente metabolizados, levando a uma deficiência de Qi e sangue, com repercussão sobre as partes moles, tornando-as facilmente lesáveis.

- Pele e músculos: pelos conceitos da MTC, a pele relaciona-se com o sistema do Pulmão e os músculos se relacionam com o sistema do Baço-Pâncreas. A pele inclui epitélio, derme, subcutâneo, receptores e fibras nervosas, vasos e capilares linfáticos. Os músculos incluem não só as fibras musculares, mas também fáscias e todos os vasos e nervos relacionados. Normalmente, os fatores externos atingem primeiro a pele e os músculos. Se o sistema do Pulmão e/ou Baço-Pâncreas apresentar um distúrbio funcional, a pele e os músculos estarão frágeis, susceptiveis a lesões. Se o Wei Qi e/ou Ying Qi estiverem deficientes ou não funcionantes, tanto a pele como os músculos estarão fracos, frágeis e com predisposição a lesões.

- Tendões e ligamentos: na MTC, os tendões incluem não só os tendões propriamente ditos, mas também as fáscias e ligamentos. Os tendões são comandados pelo sistema do Fígado (incluindo a Vesícula Biliar) e são nutridos pelo Qi e pelo sangue. Se houver excesso no sistema do Fígado, os tendões serão rígidos e sem flexibilidade. Se o sistema do Fígado estiver deficiente, os tendões serão fracos, duros e apresentarão menor força de tensão. Tanto na situação de excesso ou deficiência, os tendões, os músculos e os ossos serão pouco rígidos ou fracos.

Problemas de Qi e sangue

As condições do Qi e do sangue são extremamente importantes nas lesões das partes moles. O Qi e sangue estão fisiologicamente correlacionados, pois a maioria dos textos de MTC diz que o Qi é o "comandante" do sangue, e o sangue é a "Mãe" do Qi. Podemos entender esta situação como uma relação entre a função dos nervos autonômicos e o fluxo capilar.

Qi

No conceito da MTC, o Qi inclui o Qi do Rim (energia vital congênita), o Qi do Pulmão e Coração (metabolismo do oxigênio e de circulação de fluidos) e o Qi do Baço-Pâncreas (digestão, absorção e distribuição de nutrientes, também conhecido como energia adquirida). Há várias condições anormais que são fatores importantes na etiologia das lesões das partes moles.

- Estagnação de Qi: uma distensão num tecido de sustentação pode causar um distúrbio no fluxo de Qi com disfunção dos órgãos internos. Se houver estagnação, haverá dor.
- Bloqueio de Qi: o bloqueio é semelhante à estagnação, porém um bloqueio completo pode causar síncope e perda da consciência. Indivíduos jovens podem não ter grandes dificuldades e tendem a acordar facilmente, mas pacientes idosos podem apresentar lesões mais graves, podendo até sofrer um acidente vascular cerebral.
- Deficiência de Qi: num trauma físico, pode haver estase de sangue e subseqüente deficiência de Qi, que irá causar uma deficiência de energia, com dispnéia, sendo que nos casos mais graves haverá sudorese excessiva e perda de apetite. Indivíduos idosos ou deficientes normalmente têm certa deficiência de Qi e são mais susceptíveis a ter mais deficiência.
- Colapso de Qi: normalmente ocorre após sangramento excessivo, e o colapso de Qi faz o individuo experimentar sensação de desmaio, choque, com diminuição da pressão sangüínea, hipotermia e sudorese.

Sangue

O sangue transporta oxigênio e nutrientes para todo o corpo. Qualquer problema no sangue poderá causar uma lesão ou disfunção nos tecidos moles e nos órgãos. Por exemplo, a falta de sangue ou uma insuficiência no suprimento de oxigênio resultará em alterações da permeabilidade capilar, edema e inflamação nos tecidos moles.

- Estagnação de sangue: a estagnação de sangue pode ocorrer em locais que podem influenciar todo o sistema circulatório. Um trauma físico pode causar estagnação de sangue pela alteração no pH do tecido intersticial como resultado de menor oferta de oxigênio no nível celular e, conseqüentemente, diminuição do metabolismo. Isso leva a uma irritação dos nervos adjacentes que causa uma contratura muscular e leva a uma diminuição ainda maior da circulação.
- Calor do sangue: um hematoma, um coágulo ou uma estase de sangue causada pela liberação de mediadores químicos podem levar a um calor do sangue, que pode causar hemoptise, epistaxe, hematúria ou hematêmese.
- Deficiência de sangue: pode ser decorrente de perda sangüínea ou produção insuficiente. Um trauma pode causar perda de sangue e fluidos acima da capacidade do organismo de produção e de sua reserva funcional. Essa situação causará uma nutrição e oxigenação dos tecidos moles insuficiente, levando a fragilidade e mais susceptibilidade à lesão.

Jin Ye (fluidos teciduais, linfa)

O Jin Ye inclui todos os líquidos do organismo. Comumente usamos o termo "fluidos corpóreos" para os líquidos não-vasculares, especialmente do sistema linfático. Podemos entender claramente a importância e a relação entre os fluidos teciduais e o trauma dos tecidos moles nas seguintes condições:

a. Deficiência de Jin Ye: pode provocar as seguintes condições:
   - Deficiência de fluidos corpóreos: as lesões podem causar perda de fluidos corpóreos, levando a diminuição global de fluidos com sede, oligúria e saburra ressecada. Os tecidos moles se tornam fracos e a pele seca e frágil.
   - Distúrbios nutricionais: como o Jin Ye inclui a linfa e outros fluidos intersticiais, sua deficiência também irá causar alteração nutricional dos tecidos moles. Isso poderá levar a fraqueza nos músculos e tendões, que poderão ser facilmente lesados.

b. Má distribuição de Jin Ye: os traumas de partes moles causam uma estagnação local de sangue, dificultando a distribuição dos fluidos. Muitos distúrbios internos, como a deficiência do Baço-Pâncreas, também podem causar uma má distribuição dos fluidos corpóreos. Em razão do acúmulo e da má distribuição, os tecidos moles podem se tornar suscetíveis às lesões. Algumas vezes, a longo prazo, o acúmulo de fluidos pode causar formação de nódulos nos tecidos moles.

Zang Fu (órgãos)

Para a MTC, todos os órgãos trabalham em conjunto, influenciando-se uns aos outros. Já foi mencionado anteriormente que a função do Pulmão e do Baço-Pâncreas está diretamente relacionada aos tecidos moles. Na realidade, as disfunções de quaisquer órgãos podem causar problemas nos tecidos moles direta ou indiretamente. Por exemplo, um indivíduo com lombalgia crônica sempre tem deficiência de Qi do Rim. Da mesma forma, os indivíduos com deficiência do Qi do Rim também são suscetíveis a problemas lombares.

Meridianos

Para a MTC, o corpo possui uma rede de meridianos inter-relacionados que pode ser afetada por lesões em qualquer parte do corpo. Um bom fluxo de Qi indica saúde, e um distúrbio em qualquer meridiano pode desequilibrar outros ou todos os meridianos e tecidos relacionados. Do mesmo modo, se um meridiano estiver alterado, os tecidos a ele relacionados serão suscetíveis a lesões.

Procedimentos diagnósticos especiais das lesões de partes moles segundo a MTC

Os procedimentos diagnósticos segundo os preceitos da MTC são fundamentais na ortotraumatologia. Todas as lesões de partes moles exigem um exame detalhado e enquadramento num diagnóstico sindrômico segundo a MTC para um tratamento mais apropriado. Numa lesão mais séria, além dos sintomas locais, os sintomas sistêmicos também devem ser abordados. O exame físico é idêntico ao tradicional com os quatro procedimentos, mas na traumatologia diferentes aspectos são enfatizados.

Inspeção

a. **Inspeção geral**: devemos observar o paciente como um todo quanto ao seu aspecto, tipo físico e postura para depois examinar a língua, os olhos e ouvidos.
   1. Aparência: devemos observar o estado geral, fácies e o espírito do paciente, se calmo ou agitado, o aspecto da face quanto a cor, palidez e brilho (uma palidez intensa poderia refletir uma deficiência de sangue). Se houver estagnação de Qi e sangue a respiração será apertada e a face será pálida e púrpura ou escurecida. Se o espírito estiver agitado, a respiração será curta e superficial, a pele, úmida ou oleosa, com sudorese, podendo haver alteração da pressão.
   2. Aspecto do corpo: o exame da forma do corpo também é muito importante no diagnóstico. A invasão pelo vento frio poderá causar alterações na forma do corpo, alterações na marcha, posições antálgicas e posturas anormais.
   3. Lábios, boca e língua: na MTC, a língua é conhecida como o broto do Coração, o qual governa a circulação do sangue. A energia do Coração está ligada

à língua e é por este motivo que conseguimos avaliar as condições de Qi e sangue através da inspeção da língua. A saúde do Baço-Pâncreas e do Estômago também pode ser avaliada pela língua.

b. **Inspeção local**: algumas fases do exame devem ser enfatizadas nas lesões de partes moles:

1. Coloração da pele: as alterações podem indicar as condições da lesão. Uma lesão recente freqüentemente se apresenta equimótica e azulada, com edema local. Uma lesão mais antiga se tornará mais amarelada e mais espalhada, não tão localizada. Se a coloração arroxeada aumentar com o tempo, pode indicar sangramento persistente. Se a pele se tornar mais avermelhada e quente, pode indicar infecção. Se a pele se tornar muito pálida, pode indicar falta de circulação. Se a pele local se tornar enegrecida, pode haver necrose.
2. Forma: se houver alteração da conformação local, deve-se suspeitar de fratura, luxação, lesão óssea ou espasmo muscular. Assim como na espondilite crônica, a coluna pode se deformar com o trauma crônico. Na hérnia discal aguda na região lombossacral pode haver desvios da pelve e desbalanço nos membros inferiores.
3. Edema local: após o trauma, há um envolvimento quase imediato das partes moles. Se imediato e intenso, deve-se suspeitar de fratura óssea, lesão ligamentar ou tendínea. Se o edema tornar-se grande e azulado indica presença de hematoma. Se o edema não for muito severo e a coloração for mais amarelada, deve-se supor que a lesão é mais antiga ou fruto de lesões repetidas.
4. Ferida aberta: toda lesão com solução de continuidade deve ser examinada cuidadosamente quanto à contaminação, presença de corpos estranhos, necrose e hemorragia.

Ausculta

a. Ausculta geral:

Deve-se observar a voz e a respiração do paciente. A voz alta indica uma síndrome de excesso com calor e uma voz fraca indica uma síndrome Yin, síndrome de deficiência ou presença de frio. Se a respiração for fraca e superficial, indica uma deficiência de Qi. Se a respiração for ruidosa ou grosseira, indica uma síndrome de excesso. Se a respiração for ruidosa ou áspera, indica umidade ou fleuma. Em casos de lesões graves ou perda sangüínea pós-operatória, a voz será baixa e sem energia. Em casos de agitação pós-trauma, devemos considerar a possibilidade de concussão encefálica.

b. Ausculta local:

1. Notar se há crepitação óssea.
2. Checar se há crepitações ou estalos em articulações, que podem indicar lesões inflamatórias capsulares, rompimentos de tecidos moles ou inflamação crônica.

3. Estalidos ocorrem em lesões tendíneas de repetição, inflamação da bainha do tendão ou alterações fibróticas na fáscia.
4. Sons subcutâneos, especialmente se ocorrerem na região torácica e nos flancos, indicam possíveis fraturas de costelas.

Interrogatório

Questionamento sobre a história e informações adicionais.

a. História geral: primeiro devemos avaliar as condições gerais do paciente e os dados relacionados à lesão ou à doença existente. Uma história geral inclui: dados gerais, temperatura corpórea, sudorese, dieta, urina, evacuação, hábitos de sono etc.
b. História da moléstia atual: divide-se em duas partes: condições sistêmicas e condições locais, onde os sintomas são mais proeminentes.

Interrogatório sistêmico

Deve-se certificar sobre as condições gerais do indivíduo e, sob a ótica da MTC, indagar sobre as seguintes características:

a. Frio e calor: devemos perguntar se há sensação subjetiva de frio ou calor. É necessário determinar se mudanças ambientais agravam os sintomas (por exemplo, se a dor piora em ambientes externos indica uma síndrome de calor). Se o paciente for intolerante ao frio, indica deficiência de Qi ou Yang ou Qi e sangue. Um hematoma precoce indica presença de calor. Se houver calor nos estágios mais crônicos, então devemos considerar a possibilidade de infecção concomitante.
b. Sudorese: a sudorese excessiva nos estágios precoces ou em condições pós-operatórias indica deficiência de Qi. A sudorese noturna indica deficiência de Yin e doenças articulares crônicas, como a artrite reumatóide.
c. Apetite: no pós-trauma, há uma deficiência de Qi do Baço-Pâncreas com calor do Estômago causado pela estagnação de sangue. Restrições ao leito muito longas podem causar fraqueza generalizada e anorexia, bem como distensão abdominal e outros distúrbios do sistema digestório por deficiência de Qi do Baço-Pâncreas.
d. Hábitos intestinais e urinários: após um trauma, um hematoma pode gerar calor e diminuição do volume urinário. A urina pode ficar mais escurecida, com obstipação ou fezes ressecadas. Nos estágios mais tardios, pode haver fraqueza generalizada causando uma deficiência de Yang, evoluindo para uma deficiência de Qi e Yang do Baço-Pâncreas que pode causar diarréia.
e. Sono: após lesões graves muitos pacientes se queixam de insônia por causa do calor interno. Pacientes idosos ou com deficiência de Qi e sangue podem se queixar de sonolência.

Interrogatório sobre as condições locais

a. Instalação, tempo e duração: deve-se perguntar como a lesão ocorreu com detalhes sobre cada sintoma. Normalmente as lesões traumáticas agudas apresentam início abrupto, enquanto as lesões mais crônicas por sobrecarga apresentam sintomas mais graduais e cumulativos.
b. Causa: as lesões podem ser as mais variadas, mas cada aspecto deve ser separado e analisado para permitir a compreensão da lesão em toda sua extensão. Por exemplo, uma lesão causada por um salto ou queda pode acometer vários locais. Um trauma craniano pode se associar a uma lesão cervical. Uma distensão aguda de partes moles pode também envolver uma articulação. Por esse motivo devemos detalhar o mecanismo de lesão para melhor planejar o tratamento.
c. Progresso da lesão: deve-se questionar sobre o progresso da lesão desde a sua instalação, as tentativas terapêuticas prévias e seus resultados.
d. Função: deve-se questionar o componente subjetivo dos sintomas da lesão e verificar se há comprometimento funcional.

Exame físico

Na MTC, o exame físico inclui diagnóstico pelo pulso, palpação e percussão, assemelhando-se às práticas da medicina moderna.

a. Exame do pulso: o diagnóstico do pulso pode determinar um estado de deficiência ou excesso sistêmico, a intensidade da lesão e o seu prognóstico.

1. Experiência clínica pelo diagnóstico pelo pulso:
   - Lesão fechada: pela possibilidade de equimoses e estagnação de Qi, se o pulso for forte ou cheio, indica melhor prognóstico.
   - Lesão aberta: se houver perda sangüínea, o pulso irá variar de acordo com o volume perdido. Se houve perda sangüínea e o pulso for fino ou oco, o plano de tratamento segue uma linha convencional. Entretanto, se houve perda sangüínea mas o pulso é cheio com onda irregular, indica uma complicação interna e maior dificuldade de tratamento.
   - Lesão infectada: o pulso é normalmente cheio e rápido, flutuante e tenso.
2. Outras experiências no diagnóstico pelo pulso no trauma:
   - Excesso: estagnação de sangue.
   - Afundado: estagnação de Qi, frio.
   - Escorregadio: fleuma.
   - Flutuante: fatores externos.
   - Oco: perda sangüínea, sangramento interno.
   - Débil ou fino: distúrbio circulatório.
   - Em corda, irregular: dor importante.
   - Lento, irregular: lesões graves com prognóstico ruim.

b. Palpação: na MTC esse item é muito importante para determinar a condição do tecido lesado:

- Pontos dolorosos, foco do trauma.
- Edema tecidual.
- Forma e tamanho dos órgãos internos.
- Tumores externos ou internos.
- Alinhamento dos corpos vertebrais e estruturas ósseas.
- Movimentos anormais.
- Estabilidade articular.
- Tonicidade dos músculos, espasmos.
- Fluidos, hematomas.

c. Percussão: utilizam-se os dedos e a mão do examinador para percutir os tecidos, tendões e checar os reflexos.

Diferenciação das síndromes segundo a MTC

Classificação segundo os oito princípios

a. Yin/Yang: Nas fases agudas, quando a doença é superficial e súbita, em geral é do tipo Yang. As doenças Yin normalmente são crônicas e mais profundas. Examinando o local podemos determinar o estágio da lesão. Se for avermelhada, com secreção amarelada, edema e calor, tipicamente indica uma condição Yang com presença de infecção. Se a lesão for fria, pálida e com secreção clara, indica uma síndrome Yin.
b. Superficial/Interno: se a lesão estiver localizada na pele, músculos, tendões, ossos ou membros, ou se envolve somente as camadas Wei e Qi, a síndrome será superficial. Se a lesão envolver as camadas Yin ou Xue, órgãos internos ou tecidos adjacentes, então a lesão será considerada uma síndrome interior.
c. Frio/Calor: síndrome de frio surge no contexto de doenças crônicas, com membros frios, palidez, aumento de peristaltismo, urina clara e pulso lento. As síndromes de calor geralmente são agudas, com aumento de temperatura local, sede, febre, fezes ressecadas, língua com saburra amarelada, pulso rápido e escorregadio. Os traumas na fase aguda geralmente pertencem à síndrome de calor, enquanto as lesões crônicas pertencem à síndrome de frio.
d. Deficiência/Excesso: deficiência é uma forma de diminuição da resistência do organismo após uma lesão. Em geral o corpo tem uma grande resistência, mas nos estágios mais tardios torna-se mais fraco e se manifesta como síndrome de deficiência, com fraqueza, falta crônica de energia, sudorese excessiva, tonturas, com dor aliviada por pressão. De modo inverso, o excesso traz como sintomas calor intenso, sede, com aumento da resistência abdominal.

Qi e sangue

a. Lesão do Qi:

1. Estagnação de Qi: após a lesão, a dor estará presente difusamente, com ocasionais paroxismos; sensibilidade local não é muito proeminente, o pulso é tenso com desconforto ou angústia respiratória.
2. Bloqueio do Qi: usualmente visto nas lesões cerebrais, levando a perda de consciência, tonturas, náuseas, vômitos, espasmos musculares com pulso fino e rápido.
3. Colapso do Qi: após a lesão, instala-se agudamente um quadro de palidez cutânea, agitação, sudorese fria, respiração superficial, língua pálida, pulso rápido e em corda, freqüentemente visto em situações pré-choque.
4. Deficiência de Qi: estágio crônico da lesão com enfraquecimento das condições gerais; dor crônica e contínua, edema, tontura, vertigens, fraqueza, zumbidos, anorexia, sudorese excessiva, pulso fino e fraco.
5. Refluxo do Qi: as lesões que causam fluxo anormal de Qi envolvem as funções de Fígado e do Estômago, com sintomas do tipo náuseas e vômitos, dor nos flancos ou no epigástrio e anorexia. Se houver acometimento pulmonar, o sintoma mais comum será respiração curta, acompanhada de tosse leve.

b. Lesão do sangue:

1. Estagnação, equimose: dor localizada, hipersensibilidade local e com um pouco de calor na fase aguda (o qual tenderá a aumentar se houver inflamação ou infecção). Nas fases crônicas, um hematoma pode evoluir para uma alteração mais fria, fibrótica, endurecida, podendo levar a um distúrbio funcional permanente.
2. Sangramento (interno ou externo): sangramento externo define-se por sangramento por meio de uma ferida aberta ou quando acumula no tecido perilesional. Sangramento interno é quando o sangue se acumula nas cavidades abdominal ou torácica ou ainda em órgãos internos. Se houver sintomas de pré-choque, condutas urgentes devem ser tomadas.
3. Deficiência de sangue: ocorre após intensa estagnação de sangue, com anemia, palidez facial, tontura, dispnéia, palpitações, parestesias nos membros, língua pálida, pulso fraco e em corda.
4. Colapso circulatório: ocorre após sangramento excessivo grave, com palidez intensa, sudorese, sensação de desmaio, pulso oco e em corda. Trata-se de urgência grave.
5. Lesão do Qi e sangue: freqüente há envolvimento conjunto, cujas manifestações irão variar de acordo com o nível da lesão, e devem ser tratadas simultaneamente.

Síndrome Bi de dor crônica (incluindo fibromialgia)

Segundo a MTC, "Bi" significa "dor no sistema locomotor". Inclui doenças com dor aguda relacionada a quaisquer fatores externos, como traumatismos, alterações posturais, distensões musculares, invasões por frio ou umidade e quadros com ataques repetidos e crônicos de dores nos músculos, tendões ou articulações sem causas subjacentes definidas. Esse quadro é atualmente chamado de fibromialgia.

No conceito médico moderno, a fibromialgia é caracterizada como dor difusa e crônica, sem causa definida. É um distúrbio de partes moles em que ao exame físico encontramos somente dor. A história sempre vem acompanhada de outros sintomas, como sono não-reparador, rigidez matinal, vida estressante, história de trauma muscular prévio, exposição a frio e umidade, má alimentação, fadiga ou sobrecarga. Os tratamentos médicos modernos incluem analgésicos, relaxantes musculares, fisioterapia e exercícios, mas o resultado não é satisfatório. Essa é a razão de muitos pacientes procurarem a Acupuntura, com a qual ocorre uma melhora dramática do quadro na maioria das vezes.

Patogênese da síndrome Bi

Segundo a MTC, há fatores causais internos e externos. Os internos são a deficiência de Yang e Qi que causa fraqueza e frouxidão dos tecidos moles, com deficiência da circulação de sangue e, conseqüentemente, dor. Os fatores externos são principalmente causados por atividades diárias e condições ambientais como sobrecargas, sedentarismo, invasão por frio, vento e umidade, que causam uma deficiência de circulação de sangue e Qi como referido no texto antigo de MTC chamado *Su Wen*. O excesso de vento pode causar "Xing Bi" (dor errática); o excesso de frio pode causar "Tung Bi" (dor localizada severa) e o excesso de umidade pode causar "Zho Bi" (dor articular em repouso). Depois desse texto, muitos livros descreveram que inicialmente há calor nos Zang Fu e Jing Luo (órgãos internos, tecidos e meridianos); se eles forem invadidos por excesso de frio, vento e umidade, o calor ficará estagnado pelo frio, e o Qi não fluirá suavemente nos tecidos causando dor.

Ainda segundo a MTC, qualquer problema crônico causará fraqueza de certos órgãos ou sistemas por deficiência de Qi e sangue. Se há deficiência de Qi e sangue em determinados órgãos, pode haver dor em certas áreas do corpo. Portanto, é importante uma averiguação dos órgãos e meridianos para a diferenciação das síndromes.

Quadro clínico

1. Dor difusa, referida como profunda.

2. Fraqueza e dolorimento muscular profundo.
3. Fadiga.
4. Rigidez matinal anormal.
5. Dolorimento local à palpação sem irradiação definida.
6. Fadiga fácil.

Diferenciação das síndromes pela MTC

De acordo com a MTC, a síndrome Bi pode ser classificada de acordo com as seguintes condições: história e quadro clínico que definem a natureza, localização e meridiano afetado; através dos Oito Princípios diferenciamos síndrome superficial ou interior e síndrome de excesso ou deficiência. Para determinarmos quais órgãos foram afetados utilizamos a teoria de Zang Fu.

O tratamento pela Acupuntura é realizado através de pontos selecionados, de acordo com os órgãos e os meridianos afetados.

Princípios de tratamento pela Acupuntura

Muitos são os métodos utilizados para o tratamento. Os princípios de tratamento são os seguintes:

1. Harmonização dos meridianos para recuperação das funções dos órgãos internos, selecionando os Cinco Pontos Shu Antigos.
2. Utilização dos *Ah Shi points*.
3. Estimulação de pontos reflexos localizados no lado oposto da lesão.
4. Estimulação de pontos dos meridianos correspondentes no lado oposto da lesão.
5. Utilização da técnica Punho-Tornozelo.
6. Utilização da Acupuntura Escalpeana.

Harmonização dos meridianos afetados

1. Fígado: adicionar Xingjian (LR 2), Taichong (LR 3), Dadu (SP 2), Zhaohai (KI 6).
2. Baço: adicionar Taipai (SP 3), Shangqiu (SP 5), Zhaohai (KI 6), Jiaoxin (KI 8).
3. Coração: adicionar Shaohai (HT 3), Tungli (HT 5), Sanyinjiao (SP 6), Ligou (LR 5).
4. Rim: adicionar Fuliu (KI 7), Henggu (KI 11), Neiguan (PC 6), Shangqiu (SP 5).
5. Pulmão: adicionar Taiyuan (LU 9), Xiapai (LU 4), Shangqiu (SP 5), Fuliu (KI 7).

Acupuntura Escalpeana

A técnica de microacupuntura escalpeana é muito eficiente na síndrome Bi, e as principais áreas a serem selecionadas são a sensitiva e a motora nos $^2/_5$ superiores e $^2/_5$ médios, a banda parieto-occipital e as cinco agulhas frontais.

Auriculoterapia

Os pontos auriculares são sempre úteis no tratamento de dor crônica. A seleção de pontos se baseia no local da dor e no diagnóstico dos meridianos afetados.

Técnica de Punho-Tornozelo

O tratamento pode ser planejado através da localização das áreas de dor. Geralmente são usadas as áreas 1, 4, 5 e 6 dos membros superiores e inferiores.

Cervicobraquialgia crônica

Nos últimos anos tem havido grande prevalência de queixas de cervicalgia e cervicobraquialgia, especialmente em áreas em que muitas pessoas trabalham com computadores. Isso ocorre em razão do tipo de trabalho, em que o indivíduo fica muito tempo sentado, digitando, sem alongamentos ou exercícios, ou por causa de movimentos repetitivos em linhas de montagem. Muitos pacientes são tratados com medicamentos, quiropraxia ou fisioterapia antes de procurarem a Acupuntura.

Na Medicina Tradicional Chinesa e na terapia pela Acupuntura há muitos tratamentos diferentes para "cervicobraquialgia crônica" que são muito eficientes, especialmente se os pacientes forem tratados precocemente. Se o caso for muito crônico, o tratamento será mais prolongado. De qualquer modo, são tratados não somente os sinais e sintomas, mas também todo o sistema que está envolvido, e é por isso que dizemos que tratamos o paciente como um todo.

De acordo com a MTC, podemos classificar a "cervicobraquialgia crônica" da seguinte forma:

- Síndrome do vento-umidade.
- Estagnação de Qi e sangue.
- Síndrome Xu (deficiência) e Lao (sobrecarga).

O diagnóstico pela MTC é muito diferente da medicina moderna. Ele se baseia nos quatro procedimentos, nos Oito Princípios, na teoria dos meridianos e do Zang Fu. Por meio do exame físico, verificamos se o problema está relacionado a coluna cervical, inflamação dos tecidos moles paravertebrais, articulações, nervos, músculos, ligamentos ou tendões dos membros. Em geral, a queixa principal é a dor crônica. Na MTC, a dor é definida como um distúrbio do fluxo de Qi na área referida. E o que significa Qi ? Qi pode ser definido como um tipo de bioenergia. Pessoalmente, considero o Qi na MTC como um tipo de sensação do corpo, que está intimamente relacionada à circulação do sangue nos tecidos, e que é controlada pelos nervos locais e nervos autonômicos.

Considerando os Oito Princípios, a síndrome do frio é mais comum do que a síndrome de calor, e a síndrome de deficiência é mais comum do que o excesso. Como fatores causais, sempre vemos que vento, frio e umidade responsabilizam-se pela maioria das causas, porém a estagnação de Qi e sangue também é bastante comum. Sob a perspectiva da teoria de Zang Fu, a deficiência de Qi e Yang do Rim, bem como a estagnação de Qi do Fígado, são as síndromes mais comuns.

O diagnóstico diferencial da cervicobraquialgia crônica pela MTC deve levar em conta os quatro procedimentos, a história e os sintomas, o exame físico, a inspeção da língua e do pulso. Clinicamente, uma síndrome isolada é menos comum do que uma síndrome combinada, e é por isso que o diagnóstico nem sempre é tão fácil. Para fazermos um diagnóstico não só do local afetado, como também do paciente como um todo, precisamos determinar quais meridianos e órgãos estão comprometidos, para então fazermos um plano de tratamento que pode ser resumido como se segue:

Diagnóstico diferencial das síndromes da cervicobraquialgia crônica

Procedimentos	Vento-frio-umidade	Estagnação de Qi e sangue	Xu-Lao
Início	Gradual, pode haver exacerbação aguda	Agudo ou gradual	Gradual
História de trauma e outros fatores	Não há	Provavelmente sim, falta de exercício	Movimentos repetitivos, má postura
Dor (localização, natureza e irradiação)	Múltiplos níveis, irradiação presente	Mais localizada, irradiação menos intensa	Dor vaga, localizada ou irradiada, com sensação de peso
Rigidez de músculos e tendões	Pescoço e dorso	Localizada	Não-proeminente
Língua: corpo, cor, revestimento	Normal/espessa; normal/escura; branco oleoso	Normal; vermelho-escura ou púrpura; seco, revestimento branco/amarelado	Fina ou normal; pálida/vermelha ou púrpura; branco e fino ou ausente
Pulso	Escorregadio	Tenso, em corda	Fino, macio
Oito Princípios	Superficial, Calor/Frio, Xu/Shi, Yin	Excesso (Shi), mais Calor, Shi, Yang	Deficiente (Xu), Frio, Xu, Yin
Meridianos	Yang Ming, Tai-Yin	Shao Yang, Jue Yin	Tai Yang, Shao Yang
Órgãos	SP, LU, LI, SI	LR, GB	KI, BL

Princípios de tratamento da cervicobraquialgia crônica pela Acupuntura

A Acupuntura é um método de tratamento muito eficaz cujos principais objetivos são restaurar a microcirculação, aliviar o edema, a congestão e a inflamação das partes moles e aliviar a dor. Há diferentes métodos e técnicas para cada síndrome. Especialmente se usamos a Fitoterapia, é importante diferenciarmos as síndromes para uma correta seleção das ervas. Na Acupuntura, o mais importante é determinar qual meridiano foi afetado, se há excesso ou deficiência, frio ou calor, e qual órgão está envolvido. Apesar dos diferentes tratamentos para cada síndrome, o tratamento principal é comum a todas elas.

Tratamento para as queixas principais

1. **Através da teoria dos meridianos**: os meridianos mais afetados são Du Mai, Shao Yang, Tai Yang, San-Jiao e Yang Ming. De acordo com o quadro clínico podemos selecionar os pontos nos meridianos, e também usar pontos Jia-Ji.
2. **Através dos *Ah Shi points***: os *Ah Shi points*, locais ou a distância, são muito úteis. São semelhantes aos *trigger points* na medicina ocidental.
3. **Métodos de microacupuntura**: os mais comumente usados são a Acupuntura Escalpeana, a técnica de Punho-Tornozelo e a auriculoterapia. Podem ser combinados com os métodos descritos acima.
   a. **Acupuntura Escalpeana**: método eficaz, em que os pontos são selecionados nas zonas reflexas da localização anatômica da dor e na área sensitiva contralateral.
   b. **Técnica de Punho-Tornozelo**: as áreas são escolhidas de acordo com os meridianos afetados, sendo mais comumente utilizadas as áreas denominadas de U4, U5, U6 e às vezes U1.
   c. **Auriculoterapia**: usamos os pontos correspondentes das áreas afetadas do lado acometido ou bilateralmente. Também podem ser usados os pontos reflexos dos meridianos e órgãos acometidos, bem como o ponto da supra-renal, ponto do calor, Shenmen, pituitária e Er Jian (Ext 13 ou EX HN 6).
4. **Técnicas manipulativas (Tui-Na)**: Tui-Na e massagens são muito úteis e promovem efeito imediato, mas devem ser realizados por profissionais treinados e somente após diagnóstico adequado é que se escolhe a técnica apropriada.

Tratamento para equilíbrio sistêmico

Pela observação clínica, sabemos que a cervicalgia e a cervicobraquialgia crônicas podem levar a distúrbios funcionais de órgãos internos. Exemplos são palpitações, distúrbios gastrintestinais, ansiedade, depressão, fadiga crônica etc. Segundo a MTC, essas síndromes podem afetar o Fígado, o Baço-Pâncreas e o Rim, e a partir daí provocar um desequilíbrio sistêmico.

1. Harmonização dos sistemas e órgãos desequilibrados: através dos procedimentos diagnósticos, podemos tratar e restaurar a função dos órgãos afetados com Acupuntura isolada ou em combinação com ervas chinesas.

2. Tratamento dos fatores causais: é preciso estudá-los e corrigi-los ou pelo menos amenizá-los.

Prevenção de recidivas

1. Avaliação periódica dos meridianos: depois do alívio total dos sinais e sintomas, recomenda-se uma consulta periódica a cada dois a três meses, para checar eventuais desequilíbrios dos meridianos previamente tratados.
2. Exercícios terapêuticos e respiratórios (Qi Gong): esses programas são muito úteis na prevenção de recidivas.

Dor facial (incluindo trigeminalgia)

A maioria das algias faciais é do tipo trigeminalgia, que é uma algia facial na distribuição do nervo trigêmeo. Tem causa desconhecida, com início abrupto e grave. Em geral a dor cede em poucos segundos, podendo durar vários minutos. Pode ser provocada por vários fatores, como mordedura de alimentos ou movimento exagerado da face ou desencadeado por fatores emocionais. Recentemente, muitos estudos têm demonstrado que há uma lesão compressiva do tipo alça vascular circundando o tronco do nervo, podendo também ser causada por outros fatores. Geralmente acomete adultos em faixa etária mais avançada, ocorrendo mais em mulheres do que em homens. Casos sem fatores causais aparentes são chamados "primários", contrapondo aos outros que são chamados de "secundários". Discutiremos como tratar a dor facial primária com a Acupuntura.

De acordo com a MTC, o Qi flui livremente através do sistema de meridianos. Se houver qualquer fator que impeça sua livre circulação, haverá dor. Há dois tipos principais de distúrbios de Qi, que são o excesso e a deficiência, e cada um merece um tratamento diferente. Através do quadro clínico e dos procedimentos diagnósticos, podemos facilmente diferenciar os vários tipos de dor facial segundo a MTC.

Primeiro, se o início é agudo, paroxístico, de localização incerta, pertence à síndrome do vento. O vento está relacionado ao sistema do Fígado. O Fígado governa os tendões e ligamentos. Isso significa que a dor facial pode refletir um problema de inflamação de partes moles.

O sistema do Fígado inclui os meridianos do Fígado e da Vesícula Biliar. Por meio da teoria dos meridianos, sabemos que esses dois penetram profundamente no pescoço, garganta, olhos e orelhas, e daí vão para o vértex.

Pela distribuição da dor, o problema envolve o meridiano do Estômago, porque ele cruza grande parte da área da dor facial.

Uma dor muito intensa e aguda pertence à síndrome de excesso. Se há dor crônica ou vaga, pode ter se transformado em síndrome de deficiência. Em alguns casos há as duas condições.

Pela experiência clínica, são três as principais síndromes responsáveis pela maior parte dos casos.

Principais síndromes na trigeminalgia

1. **Síndrome do vento no meridiano do Estômago** (Feng Xie Zu Wei): início abrupto de algia facial lancinante e violenta, sem sinais de disfunção trigeminal (causa desconhecida). Em geral é unilateral, sendo desencadeada por certos movimentos como morder, bocejar ou falar. Alguns casos são acompanhados por espasmo muscular facial. A língua é pálida e com saburra esbranquiçada. O pulso é tenso e em corda e cheio na posição Guan à direita.
2. **Síndrome do Fogo do Fígado invadindo o Estômago** (Gan Huo Fan Wei): início gradual de algia facial periódica e lancinante, que em muitos casos se associa com gosto amargo na boca, garganta seca, olhos congestos e ansiedade. Geralmente há rigidez muscular no pescoço, tonturas, língua vermelha escura com revestimento branco espesso ou ligeiramente amarelado. O pulso é rápido e em corda, cheio e em excesso na posição Guan à esquerda.
3. **Síndrome da deficiência de Yin com calor no Estômago** (Yin Xu Wei Re): usualmente é crônica, com ataques repetidos, sendo mais comuns em pacientes debilitados ou idosos. Apesar de a dor não ser tão intensa, ocorre com mais freqüência. Pode ser associada com tonturas, astenia, dor ou fraqueza muscular cervical ou dorsal. A língua é avermelhada, o pulso fraco e afundado nas posições Chi.

Acupuntura na algia facial

Apesar de os resultados não serem tão positivos quanto em outros tratamentos para dor, ainda há muitos casos que melhoram dramaticamente em curto espaço de tempo. O tratamento é diferente de caso para caso. Normalmente são utilizados pontos sistêmicos, auriculoterapia, Acupuntura Escalpeana e a técnica de Punho-Tornozelo.

Pontos locais: Sibai (ST 2), Yangbai (GB 14) para Meizhong (ponto extra no meio da sobrancelha), Yuyao (Ext 8 ou EX HN 4) para Meizhong (ext), Xiaguan (ST 7), Juliao (ST 3) para Yingxiang (LI 20), Taiyang (Ext 12 ou EX HN 5) para Shangguan (GB 3), além de Fengchi (GB 20) e Yifeng (TE 17).

Pontos sistêmicos: variam para cada síndrome:

- Síndrome do vento no meridiano do Estômago: Neiting (ST 44), Lidui (ST 45), Hegu (LI 4), Waiguan (TE 5).

- Síndrome do Fogo do Fígado invadindo o Estômago: Taichong (LR 3), Zulinqi (GB 41), Neiting (ST 44), Zusanli (ST 36).
- Síndrome da deficiência de Yin com calor no Estômago: Shenshu (BL 23), Ganshu (BL 18), Taichong (LR 3), Zusanli (ST 36).

Auriculoterapia: Shenmen, simpático, San-Jiao, subcórtex, occipital, mandíbula, maxila, três pontos posteriores (face para pescoço), coluna cervical e ponto zero.

Técnica de Punho-Tornozelo: áreas U1, U2 e U6.

Acupuntura Escalpeana: banda frontoparietal, 2/4 anteriores; banda parieto-occipital ¼ superior; área sensitiva, 1/5 superior; área pré-frontal: Estômago-Fígado.

Normalmente, o tratamento é feito uma vez ao dia, cinco dias por semana por duas semanas seguidas (corresponde a uma série). Se a dor ceder sem uma recorrência em duas séries, considera-se um resultado excelente. Se a dor ceder em três meses, é ainda considerado um bom resultado. Entretanto, se a dor persistir além de três meses de tratamento, considera-se uma falha terapêutica. O resultado varia e depende da prática do acupunturista, sendo muito importante selecionar bem os pontos. Há vários estudos que relatam uma porcentagem de resultados bons e excelentes de até 75%. Apesar de não ser um resultado tão bom como em outras doenças dolorosas, a Acupuntura ainda é uma boa escolha pela ausência de efeitos colaterais.

Ombralgia

Distúrbios mais comuns:

1. **Periartrite do ombro**: ocorre comumente acima dos 50 anos. A maioria refere história de trauma ou sobrecarga que se manifesta como dor provocada ou agravada pelo frio, mudança de temperatura, de natureza constante ou latejante com piora noturna. Ao exame há dor ao redor da cápsula, limitação da amplitude de movimento e atrofia muscular.
2. **Tendinite do músculo supra-espinhoso**: é mais comum atingir a faixa considerada meia-idade (ao redor dos 40 anos), secundária a trabalho pesado, com ou sem história aguda de trauma. Há dor importante à abdução do braço (especificamente entre 60 e 120°) e dor à palpação. De acordo com a localização da dor é necessário fazer o diagnóstico diferencial com tendinite do bíceps.
3. **Tendinite da cabeça curta do bíceps**: caracterizada por instalação gradual, causada por lesões de repetição; pode haver história de sobrecarga ou trauma; há áreas sensíveis em torno do processo coracóide, limitação à abdução e rotação externa do braço, com edema local.

4. **Bursite subglenóide**: há história de lesão ou estiramento do ombro; o quadro clínico é de dor constante na região do ombro, agravada pela abdução, limitação da amplitude de movimentos e dolorimento local.

Classificação pela MTC e tratamento pela Acupuntura

1. **Vento frio ou umidade**: o quadro clínico se revela como dor de instalação aguda ou gradual com limitação da amplitude de movimento do ombro, associado a dor e rigidez na região cervical ou dorsal com sensação de frio no ombro. A dor pode ser aliviada com uso de compressas quentes. Há atrofia muscular nos casos crônicos, o pulso é flutuante no início, tornando-se em corda nos estágios mais tardios. A língua é pálida com saburra branca.

Tratamento pela Acupuntura:

a. **Agulhamento com moxabustão:** na maioria dos casos realiza-se uma combinação de agulhamento dos pontos tradicionais inicialmente, seguidos de moxabustão:
   - Pontos principais: usar Waiguan (TE 5), Quchi (LI 11), Fengchi (GB 20), Jian San Jen (Ext 89) e pontos Ah Shi.
   - Auriculoterapia: ombro, articulação do ombro, ponto calor e supra-renal.

b. **Técnicas manipulativas** (Tui-Na): podem ser úteis com as técnicas de Mo (massagem), An (pressão), Jou (pressão circular), Tan (tração), Yao (mobilização), Chian (alongamento), mas devem ser realizadas por pessoa experiente.

c. **Técnica de Punho-Tornozelo:** útil para melhora da dor, usada em combinação com outros tratamentos. Utilizam-se as áreas U1, U4, U5 e U6.

2. **Umidade e fleuma**: ocorre após os 50 anos, manifesta-se por instalação gradual da dor e limitação da amplitude de movimento do ombro; a dor é mais intensa à noite e pode se irradiar para o braço. Pode haver rigidez muscular ou atrofia. O pulso é fino e fraco ou escorregadio. A língua é pálida ou levemente púrpura, com saburra oleosa.

Tratamento pela Acupuntura:

a. **Agulhamento, ventosas ou moxabustão:**
   - Pontos principais: Jianwaishu (SI 14), Tianzong (SI 11), Jianzhen (SI 9), Jianliao (TE 14), Jianyu (LI 15), Quchi (LI 11), Fenglong (ST 40), Jian San Jen (Ext 89), pontos Ah Shi.
   - Auriculoterapia: Shenmen, ombro, articulação do ombro, supra-renal etc.

b. **Técnicas manipulativas** (Tui-Na): técnica de Mo (massagem), An (pressão), Jou (pressão circular), Tan (tração), Yao (mobilização) no limite em que a dor seja tolerável.

3. **Estagnação de Qi e sangue**: quadro clínico com história de trauma, problemas de postura ou sobrecarga; apresenta edema local, dor importante, incapacidade funcional, diminuição na amplitude de movimentos com rigidez muscular ou espasmos. O pulso é tenso ou em corda; a língua é normal ou púrpura com saburra branca.

Tratamento pela Acupuntura:

a. **Pontos principais:** semelhantes ao acima citados, através de agulhamento ou combinado com moxabustão e/ou ventosas.
b. **Auriculoterapia:** pode ser útil, sugerindo-se os mesmos pontos acima.
c. **Técnicas manipulativas** (Tui-Na): muito úteis especialmente para os casos crônicos e com presença de aderência. Normalmente podem ser aplicadas as técnicas de Mo (massagem), Gun (massagem em círculos), Fen Jing (separação de tendões), Jou Nien (pressão circular), Tan e Po (segurar e mobilizar o músculo ou tendão), Yao Juan (rotação e vibração) e Chian-In (tração).

Dorsalgia

Provavelmente em razão de sobrecarga ao digitar ou ler ou em razão do longo tempo gasto com computadores ou televisões, a dorsalgia tem se tornado problema cada vez mais freqüente na Acupuntura clínica moderna. A partir da história clínica, podemos classificá-la em dois grupos:

Dorsalgia aguda

A sua etiologia geralmente se deve a traumas ou lesões das partes moles da região cervical inferior, escapular ou torácica alta. Algumas lesões em chicote cervicais se apresentam com dor irradiada para a região dorsal alta ou ainda lesão de partes moles.

Dorsalgia crônica

São as espondiloartropatias, artrites (reumatóide ou soronegativas) ou infecções. As manifestações principais incluem dor local, dolorimento, rigidez muscular, dor irradiada e parestesias nos braços e mãos, limitação dos movimentos, palpitações etc.

Síndromes mais comuns na MTC

1. **Síndrome do vento umidade (superficial):** o quadro clínico é a instalação aguda de dor na região dorsal alta ou cervical baixa, associada ou não a dores em outras partes do corpo, com ou sem febre e calafrios, rigidez muscular leve, língua com saburra branca, com pulso flutuante.

Tratamento pela Acupuntura:

- Usualmente visa o reequilíbrio através de pontos sistêmicos, associados a pontos de microacupuntura.
- **Pontos:** Fengchi (GB 20), Fengmen (BL 12), Hua Tuo Jia Ji Xue (Ext 70 ou EX B2), Hegu (LI 4), Waiguan (TE 5) e pontos Ah Shi.
- **Auriculoterapia:** Shenmen, subcórtex, ponto do calor, pescoço, coluna torácica, pontos correspondentes à área envolvida.
- **Técnica de Punho-Tornozelo:** áreas U1, U5 e U6.

2. **Estagnação de Qi e sangue por distensão aguda:** o quadro clínico é a instalação aguda de dor irradiada para regiões escapular e cervical, após lesão ou trauma. Há grande sensibilidade na região, edema e/ou espasmo muscular e limitação de movimentos devido à dor. A língua pode ser normal e o pulso, rápido e tenso. Quaisquer lesões ósseas devem ser afastadas através de exames radiológicos antes de se iniciar o tratamento pela Acupuntura.

Tratamento pela Acupuntura:

- É semelhante ao tratamento acima, com combinação de agulhamento com ventosas, auriculoterapia e técnica de Punho-Tornozelo.

3. **Deficiência de Qi e estagnação de sangue por sobrecarga crônica:** o quadro clínico é a instalação gradual da dor, história de sobrecarga ou postura incorreta. Há dor irradiada para região dorsal média, associada com rigidez da musculatura cervical, escapular e dorsal, podendo haver alteração do alinhamento dos corpos vertebrais. Apresentam membros frios, ansiedade, dispnéia, insônia, fadiga precoce. A língua é brilhante, vermelha, sem saburra e o pulso é fino e fraco.

Tratamento pela Acupuntura:

- **Pontos sistêmicos** (agulhamento, moxabustão e ventosas): selecionar pontos Hua Tuo Jia Ji Xue (Ex 70 ou EX B2), Jianwaishu (SI 14), Bailao (Ext 27 ou EX HN 15), Gaohuang (BL 43), Ganshu (BL 18), Pishu (BL 20), Shenshu (BL 23), *Ah Shi points* e Houxi (SI 3).
- **Auriculoterapia:** coluna torácica, tórax, Shenmen, fígado, rim e subcórtex.
- **Acupuntura Escalpeana:** selecionar 2/5 superiores da área sensitiva e da área motora, e o ¼ superior da banda parieto-occipital.
- **Técnica de Punho-Tornozelo:** selecionar as áreas U1, U5, U6.
- **Técnicas manipulativas:** Tui-Na.
- A correção da postura e fisioterapia são fundamentais na complementação do tratamento.

Neuralgia intercostal

A neuralgia intercostal é usualmente causada por alterações inflamatórias ou anormalidades da coluna vertebral e das partes moles que envolvem a raiz nervosa ou o tronco. Inflamação primária do nervo é rara. A compressão ou irritação radicular é comumente vista em traumas agudos ou crônicos ou por crescimento tumoral. Causas secundárias infecciosas tais como tuberculose ou infecções virais (como herpes zoster) não são raras. Alguns casos são secundários a doenças nos órgãos internos, como *angina pectoris*, espasmo gástrico, doenças hepáticas, cólica biliar etc.

Conceito na MTC

Esse problema é conhecido como "Xie Le Tung" ou "Xiung Le Tung", em chinês. Há duas síndromes:

1. **Síndromes de excesso**:
   - **Síndrome de estagnação de Qi do Fígado e da Vesícula Biliar:** ocorre de modo unilateral, agudo e com caráter migratório. Normalmente há sintomas como desconforto torácico, eructação, distensão epigástrica, gosto amargo na boca, garganta seca, e às vezes tontura. A saburra é branca e oleosa e o pulso é em corda.
   - **Síndrome de estagnação de Qi e sangue** causada por traumas ou lesões: inicia-se como dor localizada aguda e intensa, edema, hematomas ou tumoração. A língua é púrpura ou vermelho-escura e o pulso é afundado, tenso e/ou hesitante.
2. **Síndrome de deficiência**:
   - **Síndrome de deficiência do Yin do Fígado**: manifesta-se como dor crônica na região lateral do tórax, boca seca, calor na região esternal, tontura, visão embaçada. A língua é vermelha e sem saburra e o pulso é fraco, em corda e levemente acelerado.

Tratamento pela Acupuntura

Normalmente é muito eficiente. Devemos começar reequilibrando os meridianos através de agulhamento e moxabustão, às vezes em combinação com métodos manuais.

1. **Síndromes de excesso**:
   - Pontos principais: selecionar Zhigou (TE 6), Taichong (LR 3), Zhangmen (LR 13), Jianjing (GB 21), Yangfu (GB 38), Yanglingquan (GB 34), Zusanli (ST 36) e pontos Hua Tuo Jia Ji Xue (Ex 70 ou EX B2).
   - Estagnação de Qi do Fígado: adicionar Neiguan (PC 6), Yinlingquan (SP 9).

- Estagnação de sangue: adicionar Geshu (BL 17), Xuehai (SP 10).
- Febre e calafrios: Waiguan (TE 5) e sangria de pontos do meridiano do Fígado e da Vesícula Biliar.
- Eletroestimulação: selecionar Zhigou (TE 6) e Yanglingquan (GB 34), pontos Hua Tuo Jia Ji Xue (Ex 70 ou EX B2) no nível afetado.
- Auriculoterapia: Shenmen, tórax, ponto do calor, Fígado e Vesícula Biliar.

2. **Síndrome de deficiência**:
   - Pontos principais: selecionar pontos Hua Tuo Jia Ji Xue (Ex 70 ou EX B2), adicionar Ganshu (BL 18), Shenshu (BL 23), Zusanli (ST 36), Sanyinjiao (SP 6) e Taichong (LR 3). Para alívio da dor, orienta-se combinação com eletroestimulação, conforme previamente orientado.
   - Auriculoterapia (mesmos pontos acima).

Lombalgia

A lombalgia é muito comum na atualidade, especialmente os casos crônicos, de origem inespecífica. O tratamento pela Acupuntura é um método eficaz e pode ser utilizado tanto de modo sintomático como para eliminar a sua causa.

Conceitos na MTC

Muitos pontos de Acupuntura podem ser utilizados para alívio da dor e para o equilíbrio dos meridianos. Esses mesmos pontos podem ser utilizados para outros tratamentos e até condições opostas. Ainda assim, é importante fazer o diagnóstico diferencial pelos Oito Princípios para escolher os pontos que sejam mais eficazes.

Há duas maneiras úteis para se classificar as síndromes:

a. Classificação em síndromes de excesso ou deficiência:
   - Síndrome de excesso: instalação aguda, dor intensa, superficial, faixa etária jovem.
   - Síndrome de deficiência: instalação crônica, dor intermitente, fraqueza generalizada, fadiga crônica, faixa etária mais avançada.

b. Classificação pela natureza da dor: a lombalgia pode ser diferenciada em diferentes síndromes:
   - Síndrome de deficiência: dor com fraqueza.
   - Síndrome de umidade: dor constante com sensação de peso à movimentação.
   - Síndrome de vento: dor migratória.
   - Síndrome de frio: dor com o frio, associada à rigidez muscular.
   - Síndrome de calor: melhora com compressas frias e piora com calor local.
   - Estagnação de Qi e sangue (entorse): dor importante localizada, com edema.

Síndromes comuns na lombalgia

Clinicamente, há quatro síndromes principais na classificação pela MTC:

a. **Síndrome superficial por vento frio**: dor lombar aguda após invasão pelo frio. Essa síndrome se manifesta com a instalação aguda de dor após exposição ao frio quando o indivíduo está cansado e suado. Há rigidez na musculatura paravertebral, associada com cefaléia, rigidez de nuca, dor na região dorsal, dor irradiada para região sacroilíaca e, às vezes, associa-se poliartralgia. Pode haver alguma sensação de calafrio e/ou febre. A língua apresenta saburra branca fina e o pulso é tenso e flutuante.

b. **Síndrome de estagnação de Qi e sangue**: síndrome típica em situações de distensão aguda, herniação discal aguda ou trauma sobre a região lombar. A dor pode ser mais intensa no seu início com edema local e hematomas, podendo também haver somente dolorimento local e limitação dos movimentos. Não há alteração na língua, e o pulso é tenso e rápido.

c. **Síndrome do vento umidade**: síndrome típica em doenças como artrite reumatóide ou espondilite anquilosante. Pode se manifestar como uma dor crônica contínua, de intensidade variável, agravada pelo frio ou chuva. Há rigidez com limitação de movimentos e a dor normalmente não é migratória, mas pode ser irradiada, com atrofia muscular ou fraqueza. Há sensação de peso sobre a região lombar. A língua apresenta saburra esbranquiçada e o pulso é afundado, lento e um pouco escorregadio.

d. **Síndrome de Xu-Lao** (sobrecarga e deficiência): temos como exemplo a espondilite degenerativa ou espondilose. Manifesta-se como uma fraqueza constante e dor contínua, que piora com esforço físico e melhora com repouso. Na maioria dos casos há associação com zumbidos, fadiga, tontura, às vezes dispnéia, alopecia, fraqueza nos joelhos e membros frios. No caso de deficiência de Yang do Rim, a língua é pálida e mole, com saburra branca, e pulso fraco na posição Chi. Na deficiência do Yin do Rim, a ponta da língua é vermelha, não há saburra e o pulso é rápido e débil na posição Chi.

É comum a combinação de síndromes, principalmente as de natureza crônica, associadas a exacerbações por lesões agudas.

Tratamento pela Acupuntura

Há diferentes formas de tratamento, a serem escolhidas de acordo com as condições do paciente.

1. **Síndrome do vento frio**:

a. Harmonização dos meridianos principais e extraordinários: esse método é também conhecido como tratamento através dos pontos sistêmicos principais. O objetivo não é só controle sintomático da dor, mas também relaxamento muscular, facilitando a circulação local e melhorando a inflamação das partes moles, visando a cura completa.

- Pontos Hua Tuo Jia Ji Xue (Ext 70 ou EX B2) e pontos extrameridianos.
- Pontos extrameridianos: agulhamento associado aos pontos Yao Niu Shang Xue (Ext 86) e Yao Tong Dian (são dois pontos no dorso da mão, sendo um localizado na região radial do tendão do extensor digital do segundo dedo entre o punho e a articulação metacarpofalangeana e outro ponto localizado no lado ulnar do tendão extensor digital do quarto dedo entre o punho e a articulação metacarpofalangeana), combinado com exercícios leves.
- Cinco Pontos Shu Antigos dos meridianos principais associados a outros pontos dos meridianos principais. Pontos locais comuns: Dachangshu (BL 25), Guanyuanshu (BL 24), Baihuanshu (BL 30), e pontos à distância, como Shenmai (BL 62), Yanglingquan (GB 34) etc.

b. Pontos Ah Shi: pontos locais e à distância, sensíveis à palpação.

c. Microacupuntura: há métodos eficientes para alívio da dor, relaxamento e melhorar a circulação.

- Auriculoterapia: usar Shenmen, coluna lombar, ponto do calor, subcórtex, supra-renal, Fígado, Baço e pontos correspondentes mais sensíveis.
- Acupuntura Escalpeana: usar o $^{1}/_{5}$ superior da área sensitiva, os $^{2}/_{4}$ inferiores da banda parieto-occipital e área motora suplementar.
- Técnica de Punho-Tornozelo: usar áreas L4, L5 e L6.
- Pontos extrameridianos: pontos lombares.

d. Técnicas manipulativas (Tui-Na), aplicando técnicas como Mo (massagem), Jou (pressão em círculos), An (pressão), Ban (torção) e Chiang Lu (alongamento).

2. **Estagnação de Qi e sangue após contusão ou estiramento**:

a. Pontos principais: Waiguan (TE 5), Zulinqi (GB 41), Renzhong (GV 26), Niu Shang Xue (Ext 86), Yao Tong Dian (dois pontos no dorso da mão, sendo um localizado na região radial do tendão do extensor digital do segundo dedo entre o punho e a articulação metacarpofalangeana e outro ponto localizado no lado ulnar do tendão extensor digital do quarto dedo entro o punho e a articulação metacarpofalangeana), Weizhong (BL 40), Rangu (KI 2) e pontos Ah Shi.

b. Auriculoterapia: Shenmen, ponto calor, coluna lombar, supra-renal e Rim.

c. Acupuntura Escalpeana: pode ser usada em combinação com pontos principais, selecionando-se bilateralmente área sensitivo-motora de membros inferiores.

d. Técnica de Punho-Tornozelo: selecionar áreas L1, L5 e L6.

e. Técnicas manipulativas (Tui-Na): Mo, Gun, Jou, An, Yao etc.

3. **Síndromes de deficiência**:

Uma vez que o quadro se torne crônico, sempre se configura uma situação de deficiência e, embora sejam utilizados os mesmos pontos acima mencionados, normalmente utilizamos a técnica de tonificação e moxabustão.

a. Pontos principais: Shenshu (BL 23), Guanyuanshu (BL 26) e Pangguangshu (BL 28) como pontos locais. Os pontos Weizhong (BL 40), Quchi (LI 11), Yanglingquan (GB 34), Houxi (SI 3) e Shenmai (BL 62) também podem ser utilizados.
b. Pontos extrameridianos: de acordo com os sinais e sintomas, devem ser selecionados os pontos mais eficientes.
c. Microacupuntura: podem ser utilizados os pontos já referidos para os casos agudos, mas a técnica pode ser diferente.
d. Técnicas manipulativas (Tui-Na): Mo (massagem), An (pressão), Tui (compressão), Na (preensão entre o primeiro e segundo dedos), Jou-Nian (pressão circular), Gun (massagem em círculos) e Ban (torção).

Ciatalgia

Há várias etiologias para ciatalgia, tais como compressão radicular por herniação do núcleo pulposo discal, lesões agudas ou crônicas de partes moles paraespinais, doenças degenerativas discais, espasmo musculotendíneo da região glútea ou outras lesões inflamatórias crônicas e compressivas ao longo da coluna lombar. É fundamental a utilização da semiologia ortopédica para estabelecer o diagnóstico diferencial e programação terapêutica.

O conceito da MTC das diversas síndromes também é aplicável nos distúrbios lombares, auxiliando no planejamento terapêutico do tratamento pela Acupuntura.

Tratamento pela Acupuntura

De acordo com as condições patológicas, podemos utilizar agulhamento, moxabustão, ventosa e métodos manuais. Em casos agudos, utilizamos agulhamento e ventosas com técnica de sedação. Em casos crônicos, após agulhamento, usamos moxabustão com técnica de tonificação.

- Pontos sistêmicos: Zuo Gu (ext 71), Yanglingquan (GB 34), Weizhong (BL 40), Baihuanshu (BL 30), Dachangshu (BL 25), Guanyuanshu (BL 26), Kunlun (BL 60) e pontos Ah Shi.
- Técnica de Punho-Tornozelo: é eficaz, especialmente para dor residual, selecionando as áreas L1, L5, L6.
- Auriculoterapia: ponto lombossacral, glúteo, nervo ciático, Shenmen, Er Jian (Ext 13 ou EX HN 6) e pontos correspondentes à área dolorosa.

- Acupuntura Escalpeana: selecionar o 1/5 superior das áreas sensitiva e motora, adicionar área sensitivo-motora de fortalecimento dos membros inferiores bilateralmente.

DOENÇAS GINECOLÓGICAS E OBSTÉTRICAS

Dismenorréia

A dismenorréia é uma doença muito freqüente na área ginecológica. Ela se manifesta como uma dor cíclica que ocorre durante o período menstrual, podendo estar associada ou não a alterações uterinas. Nesse tema, estão incluídas a dismenorréia primária, a dismenorréia secundária e a síndrome pré-menstrual. Na MTC, todas elas estão classificadas na mesma categoria e são denominadas de "Tung Jing" (que significa dor no período). Ela também é chamada, em chinês, de "Jing Xing Fu Tung" (que significa dor abdominal periódica no ciclo menstrual).

O quadro clínico se caracteriza por dor espástica ou em cólica no abdome inferior que ocorre antes ou durante os períodos menstruais.

Classificação pela MTC

No conceito da MTC, todos os distúrbios dolorosos são devidos à estagnação de Qi e sangue, o que significa nesse caso que ambos (Qi e sangue) não estão fluindo suavemente no útero ou na região pélvica. Muitos são os fatores que causam essa estagnação nos órgãos pélvicos, como distúrbios psíquicos (tensão nervosa, ansiedade, depressão etc.), estagnação do Qi do Fígado, compressão do útero causando estagnação de sangue, invasão pelo frio ou umidade externa, que causam estagnação e compressão uterina e pélvica, fraqueza do corpo devido à falta de exercícios físicos ou ainda após doenças crônicas que causam deficiência de Qi e sangue. Para orientar o tratamento, há muitas síndromes que devem ser diferenciadas.

- Síndrome de excesso: essa síndrome se manifesta com dolorimento e distensão no baixo ventre antes ou durante a menstruação; a quantidade do fluxo menstrual é comparativamente menor, com presença de alguns coágulos e com "escapes menstruais"; a coloração do fluxo é mais escura que a normal. Alguns casos estão associados a tensão e dolorimento das mamas e da região dos flancos. A língua é vermelho-escura e com pontos púrpuras; o pulso é afundado e em corda.
- Síndrome de deficiência: essa síndrome se manifesta com dolorimento no baixo ventre durante e após o período menstrual, que pode ser aliviado com pressão local com fluxo de coloração clara. Há palidez, fraqueza e cansaço fácil, associados a dor e fraqueza na região lombar e nos joelhos, podendo ocorrer também tonturas e zumbido. A língua é pálida e sem saburra; o pulso é fraco e fino.

- Síndrome de frio: essa síndrome se manifesta como uma dor em aperto e uma sensação de frio no baixo ventre, antes e durante o período menstrual, que pode ser aliviada com compressas mornas e pode ser agravada pela pressão local; é comum haver dor e tensão na região lombar durante o período; o fluxo menstrual é escasso, de coloração escura e com coágulos de sangue. A língua apresenta saburra branca e o pulso é tenso e afundado.
- Síndrome de calor: essa síndrome se manifesta como uma dor no baixo ventre antes e durante o período menstrual e pode ser aliviada com compressas frias; o fluxo é abundante, espesso e viscoso, de coloração vermelho-púrpura. Apresenta também sede e boca seca, impaciência, ansiedade, às vezes, sensação de calor no corpo e fogachos no rosto. A língua tem coloração vermelha intensa com saburra amarelada; o pulso é em corda e rápido.

Tratamento pela Acupuntura

Usamos principalmente agulhas, que, em alguns casos, podem ser combinadas com moxabustão.

- Pontos principais: selecionar principalmente Qihai (CV 6), Zhongji (CV 3), Sanyinjiao (SP 6), Diji (SP 8), Guilai (ST 29) e Shuidao (ST 28).
  - Na síndrome de excesso, adicionar Xuehai (SP 10), Taichong (LR 3).
  - Na síndrome de deficiência, adicionar Geshu (BL 17), Pishu (BL 20) e Zusanli (ST 36).
- Na síndrome de frio, adicionar moxabustão em Guanyuan (CV 4), Qihai (CV 6) e Yanglingquan (GB 34).
- Na síndrome de calor, adicionar Xuehai (SP 10), Xingjian (LR 2).
- Auriculoterapia: selecionar Shenmen, útero, endócrino, Rim, subcórtex e nervo simpático.

Menopausa

A síndrome da menopausa é um distúrbio neurovegetativo causado pelo desbalanço hormonal que ocorre no período de diminuição dos ciclos menstruais ou depois da parada das menstruações. Na maioria das mulheres começa a ocorrer na idade entre 40 e 50 anos. Os sinais e sintomas são variados, e as apresentações clínicas principais incluem períodos menstruais irregulares, fogachos, sudorese noturna, instabilidade emocional, inquietude, palpitação, insônia, zumbido, dificuldade para concentração, irritação fácil, diminuição ou perda do desejo sexual, obesidade e mudanças na forma do corpo, prostração, diminuição do apetite, perda de fezes e cansaço fácil.

A MTC atribui a menopausa a uma diminuição fisiológica da energia do Rim, o que inclui a deficiência do Yin do Rim e a deficiência do Yang do Rim. Há a citação de várias síndromes, como se segue:

- Síndrome da deficiência de Yin do Rim: manifesta-se por zumbido, tontura, insônia, sensação de calor no tórax, palmas das mãos e plantas dos pés, sudorese excessiva, fraqueza na região lombar e nos joelhos, secura da pele, obstipação, diurese freqüente de coloração mais escura. A língua é avermelhada sem saburra e o pulso é fino e rápido.
- Síndrome da deficiência de Yang do Rim: manifesta-se com palidez, astenia e cansaço, membros frios, dor lombar e fraqueza nos joelhos, fezes amolecidas, perda de apetite, inchaço da face e dos membros, sudorese noturna excessiva, nictúria e incontinência urinária. A língua é pálida e edemaciada, com marcas de dentes nas laterais e saburra branca. O pulso é fraco e fino.
- Síndrome de ascensão de Yang do Fígado: manifesta-se com tontura e vertigem, irritabilidade, ansiedade, inquietude, fogachos e sudorese excessiva, dolorimento nos flancos e na região lombar e fraqueza nos joelhos. O ciclo menstrual é irregular e a quantidade pode ser excessiva ou escassa. A língua é vermelha, com saburra branca ou ausente. O pulso é em corda, fino e rápido.
- Síndrome da deficiência de Baço-Pâncreas: manifesta-se com palidez, cansaço, prostração, perda de apetite, distensão abdominal, diarréia ou perda de fezes, edema ou inchaço de membros e sensação de peso nos joelhos. A língua é pálida com saburra branca e gordurosa e o pulso é escorregadio.

A manifestação de uma síndrome isolada é rara e na maioria dos casos há uma combinação de síndromes diferentes.

Tratamento pela Acupuntura

Usar principalmente o agulhamento, associado ou não à moxabustão. Freqüentemente o tratamento combina os pontos sistêmicos, auriculoterapia e outros métodos.

- Principais pontos sistêmicos: Sanyinjiao (SP 6), Neiguan (PC 6), Zusanli (ST 36), Guanyuan (CV 4), Shenshu (BL 23), Pishu (BL 20) e Xinshu (BL 15).
  - **Na síndrome de deficiência de Yin do Rim**: adicionar Taixi (KI 3), Yongquan (KI 1);
  - **Na síndrome de deficiência de Yang do Rim**: adicionar Mingmen (GV 4), Qihai (CV 6), Taixi (KI 3);
  - **Na síndrome de ascensão de Yang do Fígado**: adicionar Taichong (LR 3), Fengchi (GB 20) e Baihui (GV 20);

– Na síndrome de deficiência de Baço-Pâncreas: adicionar Gungsun (SP 4), Zhongwan (CV 12), Zhangmen (LR 13).

- Auriculoterapia: com agulhas ou com sementes de *Vaccaria segetalis*, selecionar os pontos Rim, endócrino, ovário, Shenmen, simpático, subcórtex e Fígado.
- Na técnica de Punho-Tornozelo, usar as áreas U1 e L1; e na Acupuntura Escalpeana, agulhar o ponto Si Shen Tsung (Ext 1 ou EX HN 1) e as três agulhas frontais.

Enjôo matinal na gravidez

O enjôo matinal, com sintomas de náuseas, vômitos, tontura, com ou sem perda de apetite, é comum no começo da gravidez entre a 4ª e a 16ª semanas de gestação. Se o quadro clínico é leve e não influencia na atividade diária normal, ele é considerado como uma reação fisiológica normal da gravidez, que diminui gradualmente em dois a três meses, não necessitando de tratamento. Se o quadro clínico for severo, está indicado o tratamento. A terapia pela Acupuntura é um dos tratamentos efetivos e não tóxicos de eleição.

Na MTC há duas síndromes que causam enjôo matinal severo e que devem ser diferenciadas:

- Síndrome da deficiência e umidade no Baço-Pâncreas: no começo da gravidez, há náuseas e vômitos de líquido claro, perda de apetite e diminuição do paladar; desconforto torácico, astenia, fadiga e sonolência. A língua é pálida com saburra branca oleosa e com marcas de dentes e o pulso é escorregadio e fraco.
- Síndrome de ascensão do Qi do Fígado perturbando o Estômago: manifesta-se com náuseas e vômitos de líquido ácido ou amargo, desconforto epigástrico, regurgitação, suspiros freqüentes, inquietude, sensação de pressão e dolorimento na região dos hipocôndrios, sede e gosto amargo na boca. A língua é avermelhada com saburra levemente amarelada e o pulso é escorregadio e em corda.

Tratamento pela Acupuntura

1. Pontos sistêmicos: agulhamento e moxabustão dos pontos Neiguan (PC 6), Zhongwan (CV 12), Zusanli (ST 36).
   - Síndrome da deficiência e umidade no Baço-Pâncreas: adicionar Yinlingquan (SP 9), Fenglong (ST 40) e Tiantu (CV 22);
   - Síndrome de ascensão do Qi do Fígado perturbando o Estômago: adicionar Taichong (LR 3), Zhigou (TE 6) e Yanglingquan (GB 34).
2. Auriculoterapia: agulhamento ou utilização de sementes de *Vaccaria segetalis* nos pontos Shenmen, Estômago, Baço, Fígado e Coração.

Apresentação fetal anômala

Depois de 30 semanas de idade gestacional, a apresentação normal do feto deveria ser a cefálica: "posição de cabeça para baixo e nádegas para cima". Se o feto estiver em outra posição, considera-se como apresentação anômala. A correção da apresentação antes do último mês de gravidez (antes da insinuação) torna mais seguro o parto normal. A Acupuntura é um método muito efetivo e útil para corrigir a apresentação do feto, sem qualquer complicação ou efeito colateral.

A MTC considera que se o Qi do Rim estiver perturbado, a deficiência do Yang do Rim causará a apresentação fetal anômala. A tonificação do Qi e do Yang do Rim podem ser realizadas através do meridiano da Bexiga.

Tratamento pela Acupuntura

Estimular os pontos Jin (nascente) do meridiano da Bexiga (BL 67), bilateralmente, com moxabustão, 5 a 10 minutos, duas vezes ao dia. A época ideal é entre o sétimo e o oitavo meses de gravidez para haver sucesso do tratamento. De acordo com estudos recentes, esse método pode ter mais de 80% de sucesso.

PATOLOGIAS DERMATOLÓGICAS

Herpes zoster

O herpes zoster é uma infecção causada pelo vírus varicela zoster.

O quadro clínico caracteriza-se pelo surgimento agudo de erupções vesiculares e dor neurálgica com distribuição em um determinado dermátomo. Pode acometer qualquer faixa etária, mas é mais comum após os cinqüenta anos. Em alguns casos pode se iniciar com sintomas gerais como calafrios e febre, mal-estar e distúrbios gastrintestinais. As lesões cutâneas típicas surgirão logo a seguir ou concomitantemente à sensação de dor. Na maior parte dos casos, as lesões de pele ocorrem unilateralmente; mas em casos mais graves, podem ocorrer bilateralmente.

Apesar de o vírus atacar qualquer nível do corpo, ocorre mais freqüentemente nas regiões torácica e lombar. As lesões cutâneas podem permanecer por aproximadamente duas a três semanas e então lentamente se tornam escurecidas e crostosas com recrudescimento da dor e melhora do estado geral.

Na maioria dos casos, não há seqüelas cicatriciais na superfície da pele após remissão das lesões cutâneas. Há alguns casos em que a neuralgia é persistente e torna-se uma neuralgia residual pós-herpética. Em alguns casos, a neuralgia é muito grave, persistindo por meses ou anos.

O tratamento pela Acupuntura pode ser não só muito útil no tratamento da fase aguda, mas também eficaz para a cura da neuralgia pós-herpética.

Classificação pela MTC

O herpes zoster ocorre freqüentemente nas regiões torácicas e lombares e as erupções cutâneas vesiculares distribuem-se em uma faixa assemelhando-se a uma cobra, daí o nome popular de "cobreiro". A MTC classifica clinicamente em duas síndromes comuns:

1. Síndrome de Fogo do Fígado: as lesões cutâneas distribuem-se segmentarmente no flanco e região lombossacral, com erupções vesiculares eritematosas, com dor intensa em agulhadas e sensação de calor. Há uma sensação de gosto amargo na boca, garganta seca, fadiga e ansiedade, perda do apetite, sede com preferência para líquidos gelados, tontura, congestão ocular, constipação. A língua é vermelha com discreta saburra amarelada na superfície. O pulso é em corda e rápido.
2. Síndrome de umidade calor do Baço-Pâncreas: as erupções cutâneas são de coloração mais clara e mais fáceis de romper e acometem mais o tórax e a face. A dor não é tão intensa, não há sede, mas há perda de apetite, sensação de distensão e opressão torácica, podendo ocorrer diarréia. Há sensação de cansaço ou de peso no corpo. A língua é vermelho-clara com saburra oleosa e amarelada. O pulso é escorregadio e rápido.

Tratamento pela Acupuntura

A Acupuntura é muito útil tanto no estágio agudo inicial, minimizando a dor e promovendo uma rápida recuperação, como também é eficaz no controle da neuralgia residual.

1. Pontos sistêmicos: usamos principalmente os pontos do Hua Tuo Jia Ji Xue (Ext 70 ou EX B2) que correspondem aos níveis afetados e pontos locais.
   - Síndrome de Fogo do Fígado: Taichong (LR 3), Xingjian (LR 2), Yanglingquan (GB 34), Qimen (LR 14) e Qiaoyin (GB 44).
   - Síndrome de umidade calor do Baço-Pâncreas: adicionar Gungsun (SP 4), Sanyinjiao (SP 6), Zhangmen (LR 13), Yanglingquan (GB 34) e Zusanli (ST 36).
2. Auriculoterapia: Shenmen, Fígado, Pulmão, subcórtex e pontos correspondentes às áreas afetadas pelas lesões cutâneas.
3. Técnica de Punho-Tornozelo: selecionar pontos de acordo com as áreas afetadas, sempre associando as áreas U1 e L1.

Urticária

A urticária é, na verdade, um distúrbio alérgico. Ela se manifesta com o surgimento de placas eritematosas e pruriginosas na pele que desaparecem após o afastamento dos alérgenos, que podem ser alimentos, substâncias químicas, drogas ou substâncias tóxicas, incluindo veneno de insetos etc.

Alguns pacientes com urticária crônica de origem desconhecida e recidivante são difíceis de tratar pelos métodos convencionais, por isso, com freqüência, recorrem ao tratamento pela Acupuntura.

Conceito pela MTC e classificação das síndromes

Na concepção pela Medicina Tradicional Chinesa, a urticária é decorrente do enfraquecimento do Wei Qi e da invasão pelos fatores externos, como vento frio ou vento calor; pode ainda ser decorrente de alguns distúrbios do Ren Mai e Chong Mai, da diminuição da resistência geral ou decorrente de tensão nervosa com distúrbios gastrintestinais.

A urticária pode ser classificada nas seguintes síndromes:

- Síndrome de vento frio: manifesta-se pelo aparecimento súbito de placas irregulares levemente eritematosas que podem se agravar com o frio e serem aliviadas pelo calor, sendo pouco pruriginosas. A língua apresenta saburra esbranquiçada e o pulso é flutuante e tenso.
- Síndrome de vento calor: as placas cutâneas são mais eritematosas, mais pruriginosas, dão sensação de queimação e podem agravar-se com o calor. Há secura na boca, inquietação, algumas vezes associadas à dor de garganta. A língua é vermelha e sem saburra e o pulso é em corda, escorregadio e rápido.
- Deficiência de sangue com síndrome de umidade: é mais comum em idosos em razão do comprometimento da circulação sangüínea em direção à periferia, ou em portadores de doenças crônicas. As placas cutâneas são mais claras, menores, menos pruriginosas, mais crônicas e mais duradouras. A língua é pálida com saburra branca e fina e o pulso é em corda e fino.
- Umidade no Baço-Pâncreas e no sistema gastrintestinal: manifesta-se com náuseas freqüentes, distensão abdominal, fezes amolecidas, lassidão, cansaço fácil e peso nas articulações; as placas são mais edemaciadas nas bordas e são mais recorrentes. A língua é pálida com saburra esbranquiçada e o pulso é afundado, escorregadio e fino.
- Síndrome do desequilíbrio entre Ren Mai e Chong Mai: é mais comum em mulheres, ocorrendo mais freqüentemente nos períodos menstrual e pré-menstrual. As lesões em placa distribuem-se nas regiões do abdome inferior, lombossacral, e face medial das coxas, acompanhados de dismenorréia. A língua é

discretamente purpúrea com saburra levemente esbranquiçada e pulso fino e em corda.

Tratamento pela Acupuntura

1. Utilização dos meridianos principais: agulhamento e moxabustão.
   - Pontos principais: selecionar Xuehai (SP 10), Quchi (LI 11), Hegu (LI 4), Zusanli (ST 36), Wuyi (ST 15) e Sanyinjiao (SP 6).
   - Síndrome do vento frio: adicionar Fengchi (GB 20), Fengmen (BL 12) e Feishu (BL 13);
   - Síndrome do vento calor: adicionar Dazhui (GV 14), Fengshi (GB 31) e Fengmen (BL 12).
   - Umidade no Baço-Pâncreas: adicionar Tianshu (ST 25), Fengshi (GB 31);
   - Síndrome de deficiência de sangue: Geshu (BL 17) e Pishu (BL 20).
   - Desequilíbrio entre Ren Mai e Chong Mai: Guanyuan (CV 4), Gungsun (SP 4) e Taichong (LR 3).
2. Auriculoterapia: podem ser utilizadas agulhas ou sementes de *Vaccaria segetalis* nos pontos Pulmão, Baço, Fígado, supra-renal, endócrino e Shenmen.
3. Técnica de Punho-Tornozelo: utilizada em casos rebeldes: áreas U1 e L1.

Eczema crônico

Eczema é um dos tipos de dermatites alérgicas. Trata-se de doença inflamatória da pele, podendo se manifestar na forma de lesões agudas ou crônicas, eritematosas, liquenificadas, em crostas, por vezes vesiculares, com ou sem prurido. Usualmente, a pele torna-se espessada bilateralmente, em áreas simétricas do corpo. O tratamento pela Acupuntura é sempre útil e pode permitir a cura, pois através dos conceitos da MTC podemos tratar não só as lesões locais, mas também reequilibrar o organismo como um todo.

Conceito pela MTC

Há muitos registros nos textos médicos tradicionais chineses sobre o tratamento dos casos crônicos e refratários de eczema (em termos médicos chineses são referidos como "Li Cang", "Niu Pi Xian", que significam *rash* úmido). A etiologia é extensa, mas a maioria dos casos está relacionada à ingestão alimentar (excesso de alimentos apimentados e gordurosos), acúmulo de umidade nos tecidos, fraqueza do sistema do Baço-Pâncreas, invasão por fatores do tipo vento, umidade e calor ou, em indivíduos idosos, pode ser em razão de deficiência de sangue e secura nos tecidos superficiais.

- Síndrome de umidade calor: normalmente é conseqüência de ataques repetidos de eczema agudo, evoluindo para lesão inflamatória crônica pelo ato de coçar. Manifesta-se freqüentemente com prurido, formação de vesículas, eritema, calor, secura na boca, obstipação, urina escurecida. A língua é vermelha com saburra amarelada e o pulso é escorregadio, rápido e em corda.
- Síndrome de deficiência do Baço-Pâncreas com umidade: há sintomas de deficiência do Baço-Pâncreas como anorexia, fezes amolecidas, lassidão etc. As lesões são espessas, secas, liquenificadas, com prurido moderado. A língua é edemaciada e com marcas de dentes nas laterais e há saburra branca e acinzentada. O pulso é lento e escorregadio.
- Síndrome de deficiência de sangue e secura: essa síndrome é mais comum nos indivíduos idosos ou enfraquecidos após doença crônica, manifestando-se por lesões espessadas, ressecadas, escurecidas, liquenificadas e com escoriações causadas por coçadura, havendo prurido com predomínio noturno. Há falta de energia e cansaço, a língua é pálida e lisa e o pulso é fraco.

Tratamento pela Acupuntura

Agulhamento e moxabustão, principalmente.

1. Utilização dos meridianos principais: selecionar principalmente Xuehai (SP 10), Quchi (LI 11), Zusanli (ST 36), Sanyinjiao (SP 6) e pontos Ah Shi locais.
   - Síndrome de vento calor: adicionar Dazhui (GV 14), Fenglong (ST 40) e Yinlingquan (SP 9).
   - Síndrome de deficiência do Baço-Pâncreas e umidade: adicionar Pishu (BL 20), Dazhui (GV 14) e Yinlingquan (SP 9).
   - Síndrome de deficiência do sangue com secura: adicionar Shenshu (BL 23), Pishu (BL 20), Geshu (BL 17) e Qihai (CV 6).
2. Auriculoterapia: usar agulhamento ou sementes de *Vaccaria segetalis*, nos seguintes pontos: Shenmen, Pulmão, Baço, supra-renal, endócrino e pontos correspondentes às áreas afetadas.

8

Tratamentos por Meio dos Documentos Históricos

Para transmitir as experiências clínicas e as informações ao longo das gerações de praticantes da MTC, a Acupuntura utilizou poesias para registrá-las e publicá-las. Na língua antiga chinesa, a poesia menciona o diagnóstico e o tratamento de muitas enfermidades, descrevendo seus sintomas e indicando os melhores pontos de aplicação que têm valor terapêutico comprovado. Portanto, esses textos ainda podem ser considerados verdadeiros manuais para os iniciantes na Acupuntura.

Neste capítulo, introduziremos alguns dos poemas mais úteis. Uma vez que não é fácil a tradução direta da poesia, elas foram transformadas numa linguagem médica moderna.

BIAO YU FU (ODE À ANÁLISE DOS MISTÉRIOS, POR DOU HAN-QING, DA DINASTIA JIN/YUAN)

A. Cabeça, face e órgãos dos sentidos:

- Hemicrania: Shenmai (BL 62), Jinmen (BL 63).
- Dor e/ou prurido nos olhos: Diwuhui (GB 42), Guangming (GB 37).
- Alterações visuais: Ganshu (BL 18), Mingmen (GV 4).
- Surdez: Tinghui (GB 2), Yangchi (TE 4).
- Dor na laringe: Taichong (LR 3).
- Obstrução da laringe: Zhaohai (KI 6).

B. Tórax e abdome:

- Opressão no tórax: Taichong (LR 3).
- Epigastralgia (síndrome do frio no sistema do Baço-Pâncreas): Gungsun (SP 4).
- Opressão torácica e abdominal: Neiguan (PC 6).
- Dor na região axilar e intercostal: Zhigou (TE 6).

C. Membros:

- Dor no corpo e espasmos: Yanggang (BL 48).
- Hemiplegia após acidente vascular cerebral: Huantiao (GB 30).
- Braquialgia: Jianjing (GB 21), Quchi (LI 11).
- Sensação de peso e dificuldade na movimentação: Xuanzhong (GB 39), Huantiao (GB 30).

D. Ginecologia, obstetrícia e outros:

- Tontura causada por hemorragia: Sanyinjiao (SP 6), Yangchi (TE 4).
- Retenção da placenta: Zhaohai (KI 6), Waiguan (TE 5).
- Retardo mental: Dazhong (KI 4).
- Tuberculose pulmonar: Pohu (BL 41).
- Exaustão: Tianshu (ST 25).
- Sudorese noturna: Yinxi (HT 6).
- Ascite: Pienli (LI 6).

XI HUNG FU (ODE AO XI HONG), POR GAO WU, DA DINASTIA MING, 1529

A. Doenças dos órgãos dos sentidos:

- Cefaléia (frontoparietal): Lieque (LU 7), Taiyuan (LU 9).
- Surdez: Tinghui (GB 2), Yingxiang (LI 20).
- Surdez causada por infecção de vias aéreas: espaço Tinghui (GB 2), Jinmen (BL 63).
- Zumbido por deficiência do Rim: Zusanli (ST 36), Diwuhui (GB 42).
- Alteração visual: Guangming (GB 37), Hegu (LI 4), Jingming (BL 1), Yuyao (Ext 8 ou EX HN 4).
- Dor do dente e edema na laringe: Erjian (LI 2), Yangxi (LI 5).
- Dor de garganta: Baihui (GV 20), Taichong (LR 3), Zhaohai (KI 6), Sanyinjiao (SP 6), Tiantu (CV 22).

B. Tórax e abdome:

- Dor na mama: Taiyuan (LU 9), Lieque (LU 7).
- Dispnéia (por deficiência): Zusanli (ST 36).
- Gripe com frio e tosse: tonificar Hegu (LI 4) e sedar Sanyinjiao (SP 6).
- Distensão epigástrica: Xuanji (CV 21), Zusanli (ST 36).
- Dor no peito (cardíaca): Yinlingquan (SP 9), Chengshan (BL 57).
- Náuseas e vômitos com epigastralgia: Fengfu (GV 16), Shangwan (CV 13).
- Má-digestão com distensão epigástrica: Shousanli (LI 10), Zusanli (ST 36).
- Flatulência com dor: Dashu (BL 11), Changqiang (GV 1).
- Desconforto epigástrico com eructação: moxabustão em Qihai (CV 6).
- Dor torácica na mulher: Xinshu (BL 15).
- Dor inguinal (suprapúbica) em homens: Zusanli (ST 36).
- Prolapso retal infantil: Baihui (GV 20), moxabustão em Jiuwei (CV 15).

C. Região dorsal e lombar:

- Lombalgia: Weizhong (BL 40).
- Lombalgia com parestesias nos pés: Weizhong (BL 40), Chengshan (BL 57).
- Lombociatalgia: Zusanli (ST 36).
- Dor escapular relacionada ao frio: Zhongzhu (TE 3).
- Sensação de fadiga no ombro e nas costas: Shenshu (BL 23), Sanjian (LI 3).
- Dor migratória nas pernas: Huantiao (GB 30), Jizhong (GV 6).

D. Membros:

- Cervicobraquialgia: Hegu (LI 4), Taichong (LR 3).
- Dor e parestesia nas mãos: Quchi (LI 11), Hegu (LI 4).
- Tremor na mão e precordialgia: Shaohai (HT 3), Yinshi (ST 33).
- Dor no cotovelo: Chize (LU 5), Taiyuan (LU 9).
- Edema nos pés e joelhos: Zhiyin (BL 67).
- Dor no joelho: moxabustão em Yanglingquan (GB 34).
- Dor nos pés e edema nos joelhos: Zusanli (ST 36), Xuanzhong (GB 39), Yinlingquan (SP 9), Sanyinjiao (SP 6).
- Parestesias nos dedos: espaço Taichong (LR 3).
- Entorse da perna: Chengshan (BL 57), Kunlun (BL 60).
- Dor no quadril e nas pernas: Zusanli (ST 36).
- Dor no ombro e no umbigo: Zusanli (ST 36).

E. Outras doenças:

- Epilepsia: Jiuwei (CV 15), Yongquan (CV 1).
- Uretrite: Qihai (CV 6), Zusanli (ST 36).
- Incontinência urinária: Guanyuan (CV 4).
- Obstipação grave: moxabustão em Dadun (LR 1).
- Distensão da bexiga: Zusanli (ST 36).
- Distúrbios menstruais: Qihai (CV 6), Guanyuan (CV 4).
- Parto difícil: Rugen (ST 18).
- Edema: Shuifen (CV 9), Qihai (CV 6).
- Gripe: Fengfu (GV 16), Fengchi (GB 20).
- Gripe sem sudorese: Jimen (SP 11).
- Hemorróidas e dor abdominal: Ququan (LR 8), Zhaohai (KI 6), Sanyinjiao (SP 6).

YU LUNG FU

A. Cabeça, face e órgãos dos sentidos:

- Cefaléia frontal: Shangxing (GV 23), Shenting (GV 24).
- Hemicrania e dor ocular: Zanzhu (BL 2), Touwei (ST 8).
- Distúrbios oculares: Jingming (BL 1), Taiyang (Ext 12 ou EX HN 5), Yu Wei (Ext 9).
- Hiperemia conjuntival: Shang Yingxiang (Ext 17).
- Tontura e hemorragia subconjuntival: Ganshu (BL 18) e Zusanli (ST 36).
- Conjuntivite: Ta Gu Kung (Ext 79 ou EX UE 5).
- Dor nos olhos: Taiyang (Ext 12 ou EX HN 5).
- Surdez e edema mandibular: Tinghui (GB 2).
- Rinite: Shangxing (CV 23).
- Obstrução nasal: Yingxiang (LI 20).
- Paralisia facial: Dicang (ST 4), Jiache (ST 6).
- Halitose: Daling (PC 7), Renzhong (GV 26).
- Dor de dente: Erjian (LI 2), Neiting (ST 44).
- Linfadenite e furunculose: Tianjing (TE 10).

B. Regiões cervical, dorsal e lombar:

- Dor no ombro: Jianyu (LI 15).
- Dorsalgia e nos ombros: Wushu (GB 27), Hua Tuo Jia Ji Xue (Ext 70 ou EX B 2).
- Dor interescapular: Shenzhu (GV 12).
- Cifose: Fengchi (GB 20), Xuanzhong (GB 39).

- Inflamação na coluna dorsal: Renzhong (GV 26), Quchi (LI 11).
- Lombalgia: Renzhong (GV 26), Weizhong (BL 40).
- Lombalgia por deficiência de Rim: Xinshu (BL 15), Shenshu (BL 23).

C. Tórax e abdome:

- Precordialgia: Shangwan (CV 13), Zhongwan (CV 12).
- Opressão torácica: Laogong (PC 8), Daling (PC 7).
- Refluxo gastroesofágico: Zhong Kuei (Ext 80 ou EX UE 4).
- Distensão abdominal: Neiguan (PC 6), Zhaohai (KI 6).
- Dor abdominal: Daling (PC 7), Waiguan (TE 5), Zhigou (TE 6).
- Distensão abdominal: Neiting (ST 44), Zulinqi (GB 41).
- Ascite: Sanyinjiao (SP 6), Shuifen (CV 9), Zusanli (St 36).

D. Membros:

- Rigidez nos punhos: Wangu da mão (SI 4).
- Congestão e edema dos braços e mãos: Zhongzhu (TE 3), Yemen (TE 2).
- Braquialgia: Jianjing (GB 21).
- Dor no cotovelo: Chize (LU 5), Quchi (LI 11).
- Tendinite aguda no cotovelo: Chize (LU 5).
- Edema e dor nos joelhos: Yanglingquan (GB 34), Yinlingquan (SP 9).
- Dor reumática em membros inferiores: Huantiao (GB 30), Juliao (GB 29), Weizhong (BL 40).
- Fraqueza nas pernas: Yinshi (ST 33), Fengshi (GB 31).
- Dor com sensação de peso nas pernas e nos pés: Huantiao (GB 30), Xiguan (LR 7), Jing Xia (Ext 101).
- Dor nos pés: Shangqiu (SP 5), Jiexi (ST 41), Qiuxu (GB 40).
- Edema nos membros inferiores: Xuanzhong (GB 39), Sanyinjiao (SP 6), Zusanli (ST 36).
- Metatarsalgia: Zusanli (ST 36), Zhongfeng (LR 4), Taichong (LR 3).

E. Doenças do trato respiratório:

- Gripe: Hegu (LI 4), Fuliu (K1 7), Qimen (LR 14), Fengmen (BL 12), Taiyuan (LU 9), Lieque (LU 7), Fenglong (ST 40), Feishu (BL 13).
- Dor nas costas por tosse: Shenzhu (GV 12).
- Asma e dispnéia: Tiantu (CV 22), Shanzhong (CV 17).

F. Ginecologia e pediatria:

- Tumor de mama: Shaoze (SI 1), Tongziliao (GB 1).
- Leucorréia: Zhongshu (GV 7).
- Epilepsia infantil: Yintang (Ext 5 ou EX HN 3).

G. Fraqueza e fadiga:

- Fraqueza: Gaohuangshu (BL 43).
- Fadiga mental: Zhiyang (GV 9).
- Fraqueza por tuberculose pulmonar: Yongquan (KI 1), Guanyuan (CV 4), Fenglong (ST 40).
- Sudorese excessiva (por deficiência): Bailao (Ext 27 ou EX HN 15).
- Insuficiência cardíaca: Shaochong (HT 9).
- Ansiedade: Tungli (HT 5).
- Medo: Zusanli (ST 36).
- Insuficiência renal: Daimai (GB 26), Guanyuan (CV 4).
- Sonambulismo: Xinshu (BL 15), Shenshu (BL 23).

H. Distúrbios gastrintestinais:

- Hérnia inguinal: Dadun (LR 1), Qimen (LR 14).
- Lacrimejamento excessivo: Mingmen (GV 4), Shenshu (BL 23).
- Hemorróidas: Er Bai (Ext 84 ou EX UE 2), Changqiang (GV 1), Chengshan (BL 57).
- Diarréia por acometimento do sistema do Baço-Pâncreas: Tianshu (ST 25).
- Constipação: Zhigou (TE 6), Zhaohai (KI 6).
- Dor abdominal: Daling (PC 7), Waiguan (TE 5), Zhigou (TE 6).

I. Outras doenças:

- Epilepsia: Jiuwei (CV 15).
- Retardo mental: Shenmen (HT 7).
- Malária: Jianshi (PC 5), Houxi (SI 3).
- Icterícia: Zhiyang (GV 9), Wangu (SI 4), Zhongwan (CV 12).
- Furunculose: Laogong (PC 8), Daling (PC 7).

PAI JEN FU

A. Cabeça, face e órgãos dos sentidos:

- Hemicrania: Baihui (GV 20), Tianchong (GB 9), Qiangjian (GV 18), Fenglong (ST 40).
- Cefaléia: Xuanlu (GB 5), Hanyan (GB 4).
- Edema na face: Renzhong (GV 26), Qianding (GV 21).
- Parestesia na face: Yingxiang (LI 20).
- Vertigem: Zhizheng (SI 7), Feiyang (BL 58).
- Visão cansada: Yanggang (BL 48), Danshu (BL 19).
- Pterígio: Shaoze (SI 1), Ganshu (BL 18).
- Lacrimejamento excessivo: Zulinqi (GB 41), Touwei (ST 8).
- Visão embaçada: Zanzhu (BL 2), Sanjian (LI 3).
- Distúrbios da visão: Yanglao (SI 6), Tianzhu (BL 10).
- Conjuntivite: Jingming (BL 1), Xingjian (LR 2).
- Surdez: Tinghui (GB 2), Yifeng (TE 17).
- Zumbidos: Tinghui (GB 2).
- Epistaxis: Tianfu (LU 3), Hegu (LI 4).
- Perda da olfação: Tungtian (BL 7).
- Pólipos nasais: Yinjiao (GV 28).
- Paralisia facial: Jiache (ST 6), Dicang (ST 4), Taichong (LR3).
- Parotidite: Yanggu (SI 5), Xiaxi (GB 43).
- Xerostomia: Fuliu (KI 7).
- Dor sublingual e edema: Lianquan (CV 23), Zhongchong (PC 9).
- Afasia: Yamen (GV 15), Guanchong (TE 1).
- Afonia, rouquidão: Tianding (LI 17), Jianshi (PC 5).
- Dor de dente: Ermen (TE 21), Chengjiang (CV 24), Sizhukong (TE 23).

B. Garganta, tórax e abdome:

- Faringite: Yemen (TE 2), Yuji (LU 10).
- Opressão torácica: Jianli (CV 11), Neiguan (PC 6).
- Tristeza: Tinggong (SI 19), Pishu (BL 20).
- Distensão torácica e axilar: Zhangmen (LR 13).
- Dor pleurítica: Shanzhong (CV 17), Jujue (CV 14).
- Distensão e desconforto torácico: Zhongfu (LU 1), Yishe (BL 49).
- Dor axilar: Shenshu (BL 23), Juliao (ST 3).
- Opressão torácica e tensão na nuca: Shencang (KI 25), Xuanji (CV 21).
- Neuralgia intercostal: Qihu (ST 13), Huagai (CV 20).

- Edema na axila: Weiyang (BL 39), Tianchi (PC 1).
- Distensão abdominal: Xiawan (CV 10), Xiangu (ST 43).
- Ascite: Yinlingquan (SP 9), Shuifen (CV 9).

C. Coluna e membros:

- Espasmos da coluna: Shuidao (ST 28), Jinsuo (GV 8).
- Dorsalgia e lombalgia: Baihuanshu (BL 30), Weizhong (BL 40).
- Rigidez cervical por invasão de Vento: Shugu (BL 65), Tianzhu (BL 10).
- Parestesia nos braços: Shaohai (HT 3), Shousanli (LI 10).
- Hemiplegia: Yanglingquan (GB 34), Quchi (LI 11).
- Dor nas pernas: Houxi (SI 3), Huantiao (GB 30).
- Entorse de tornozelo: Jinmen (BL 63), Qiuxu (GB 40).

D. Ginecologia e pediatria:

- Dismenorréia: Diji (SP 8), Xuehai (SP 10).
- Dispnéia e hemorragia: Jiaoxin (KI 8), Heyang (BL 55).
- Hemorragia pós-parto: Chongmen (SP 12), Qichong (ST 30).
- Menstruação atrasada: Tianshu (ST 25), Shuiquan (KI 5).
- Esterilidade: Sanyinjiao (SP 6), Shiguan (KI 18).
- Cólica do recém-nascido: Rangu (KI 2).
- Convulsão febril: Guanchong (TE 1), Daheng (SP 15).

E. Gripe e febre:

- Rigidez cervical por gripe: Wenliu (LI 7), Qimen (LR 14).
- Gripe e calafrios: Erjian (LI 2), Yinxi (HT 6).
- Malária: Shangyang (LI l), Taixi (KI 3).
- Calafrios: Yongquan (KI 1), Xialiao (BL 34).
- Febre sem sudorese: Dadu (SP 2), Jingqu (LU 8).
- Febre: Shaochong (HT 9), Quchi (LI 11).
- Tosse: Feishu (BL 13), Tiantu (CV 22).
- Fadiga e sonolência: Tungli (HT 5), Dazhong (Kl 4).
- Sudorese: Yinxi (HT 6), Houxi (SI 3).

F. Hérnia, hemorróidas e alterações urinárias:

- Hérnia inguinal: Dadun (LR 1), Zhaohai (KI 6).
- Uretrite: Xiaohai (SI 8), Duiduan (GV 27).

- Espermatorréia: Sanyinjiao (SP 6), Qihai (CV 6).
- Uretrite crônica: Gaohuang (BL 43), Henggu (KI 11).
- Hemorróidas: Shangqiu (SP 5).
- Prolapso retal: Baihui (GV 20), Jiuwei (CV 15), Waiqiu (GB 36).
- Sangue nas fezes: Changqiang (GV 1), Chengshan (BL 57).

G. Outras doenças:

- Comportamento maníaco: Houxi (SI 3), Shangwan (CV 13), Shenmen (HT 7), Shenzhu (GV 12), Benshen (GB 13).
- Convulsões: Shendao (GV 11), Xinshu (BL 15).
- Icterícia: Houxi (SI 3), Laogong (PC 8).
- Gastroenterite (vômitos e diarréia): Yingu (KI 10), Zusanli (ST 36).
- Ansiedade e sonhos excessivos: Lidui (ST 45), Yinbai (SP 1).
- Dor e prurido pelo corpo: Zhiyin (BL 67), Wuyi (ST 15).
- Mastite: Jianjing (GB 21).
- Anemia e sede: Shaoshang (LU 11), Quze (PC 3).
- Indigestão: Pishu (BL 20), Pangguangshu (BL 28).

POESIA "TIAN-HSING MI JUE"

A. Cabeça, face e órgãos dos sentidos:

- Dor de dente e cefaléia: Erjian (LI 2), Zusanli (ST 36).
- Edema na face: Hegu (LI 4), Neiting (ST 44).

B. Tórax e abdome:

- Indigestão: Xuanji (CV 21), Chengshan (BL 57).
- Distensão abdominal e edema: Jianli (CV 11), Shuifen (KI 9).
- Distensão abdominal e flatulência: Hegu (LI 4), Neiting (ST 44).
- Dor abdominal causada por flatulência: Changqiang (GV l), Dadun (LR 1).
- Dor periumbilical: Yinlingquan (SP 9), Yongquan (Kl 1).

C. Membros:

- Parestesia nos dedos: Shaoshang (LU 11).
- Dor nos braços: Jianyu (LI 15), Waiguan (TE 5).
- Dor nas pernas: Huantiao (GB 30), Yanglingquan (GB 34).
- Entorse das pernas: Chengshan (BL 57), Shangqiu (SP 5).

- Dor e edema nas pernas: Jianjing (GB 21), Zusanli (ST 36), Yanglingquan (GB 34).
- Parestesia nos pés: Xuanzhong (GB 39), Tiaokou (ST 38), Chongyang (ST 42).

D. Outras doenças:

- Gripe sem sudorese: Qimen (LR 14), Tungli (HT 5).
- Malária: Hegu (LI 4), Neiting (ST 44).
- Zumbido e lombalgia: Diwuhui (GB 42), Ermen (TE 21), Zusanli (ST 36).
- Comportamento maníaco: Jianshi (PC 5).

POESIA "GEE HUNG"

A. Distúrbios dos órgãos dos sentidos:

- Cefaléia: Lieque (LU 7), Taiyuan (LU 9).
- Surdez: Tinghui (GB 2), Yingxiang (LI 20).
- Surdez traumática: Tinghui (GB 2), Jinmen (BL 63).
- Zumbidos por deficiência do Rim: Zusanli (ST 36), Diwuhui (GB 42).
- Distúrbios visuais: Jingming (BL 1), Guangming (GB 37), Hegu (LI 4).
- Vertigem: Chengshan (BL 57).
- Dor nos dentes e na laringe: Erjian (LI 2); Yangxi (LI 5).
- Dor de garganta: Baihui (GV 20), Taichong (LR 3), Zhaohai (KI 6), Sanyinjiao (SP 6).

B. Tórax e abdome:

- Mastite: Taiyuan (LU 9), Lieque (LU 7).
- Asma e astenia: Zusanli (ST 36).
- Má digestão e distensão epigástrica: Xuanji (CV 21), Zusanli (ST 36).
- Dor abdominal: Neiguan (PC 6), Gungsun (SP 4).
- Precordialgia com sensação de aperto: Yinlingquan (SP 9), Chengshan (BL 57).
- Vômitos e epigastralgia: Fengfu (GV 16), Shangwan (CV 13).
- Distensão e cólica intestinal: Dashu (BL 11), Changqiang (GV l).
- Dor em cólica periumbilical: Sanyinjiao (SP 6), Yongquan (KI 1).
- Dor abdominal aguda: Zusanli (ST 36).
- Prolapso retal na criança: moxabustão Baihui (GV 20) e Jiuwei (CV 15).

C. Região lombar e sacral:

- Lombalgia: Weizhong (BL 40).
- Lombalgia com dor irradiada para o quadril com tenesmo: Zusanli (ST 36).
- Dorsalgia por gripe: Zongzhu (TE 3).
- Lombalgia aguda tensional: Shenshu (BL 23), Sanjian (LI 3).
- Ciatalgia: Huantiao (GB 30), Jizhong (GV 6).

D. Membros:

- Braquialgia: Hegu (LI 4), Taichong (LR 3).
- Dor e parestesias nas mãos: Quchi (LI 11), Hegu (LI 4).
- Precordialgia e tremor nas mãos: Shaohai (HT 3), Yinxi (HT 6).
- Dor no cotovelo: Chize (LU 5), Taiyuan (LU 9).
- Edema no joelho e pé: Zhiyin (BL 67).
- Dor no joelho: moxa em Yanglingquan (GB 34).
- Dor no pé e edema no joelho: Zusanli (ST 36), Xuanzhong (GB 39), Yinlingquan (SP 9), Sanyinjiao (SP 6).
- Parestesia nos pododáctilos: Taichong (LR 3).
- Câimbras nas pernas: Chengshan (BL 57), Kunlun (BL 60).
- Dor no quadril e na perna: Zusanli (ST 36).

E. Outras doenças:

- Epilepsia: Jiuwei (CV 15), Yongquan (KI 1).
- Incontinência urinária: Guanyuan (CV 4).
- Obstipação: moxabustão em Dadun (LR l).
- Dor e retenção urinária: Zusanli (ST 36).
- Distúrbios menstruais: Qihai (CV 6), Guanyuan (CV 4).
- Parto difícil: Rugen (ST 18).
- Edema: Shuifen (CV 9), Qihai (CV 6).
- Gripe: Fengfu (GV 16), Fengchi (GB 20).
- Hérnia e dor abdominal: Zhaohai (K1 6), Ququan (LR 8), Sanyinjiao (SP 6).

Se aplicarmos corretamente os métodos aqui descritos, poderemos planejar um tratamento para uma doença. Como outras ciências, a Acupuntura é dinâmica, sempre apresentando mudanças e inovações.

Esse constante desenvolvimento e a renovação das idéias e técnicas permitiram a ampliação da utilização da Acupuntura.

Os métodos mencionados aqui não são os únicos dignos de importância. Tradicionalmente, na China, Tsu Wu Liu Zhu e Ling Gui Pa Fa são também utilizados. Eles consistem de fórmulas que utilizam somente pontos distais aos cotovelos e joelhos, são utilizados em determinados horários do dia e são influenciados por ondas eletromagnéticas da Terra e do meio ambiente.

Durante um período de sete anos, tentamos a aplicação destas fórmulas, porém, infelizmente, os resultados obtidos no Brasil não foram tão efetivos quanto na China. Questionam-se os efeitos da inversão hemisférica sobre os resultados.

Apêndice – Pontos de Acupuntura

Meridiano do Pulmão

Zhongfu (中府 LU 1)
Yunmen (雲門 LU 2)
Tianfu (天府 LU 3)
Xiapai (俠白 LU 4)
Chize (尺澤 LU 5)
Kongzui (孔最 LU 6)
Lieque (列缺 LU 7)
Jingqu (經渠 LU 8)
Taiyuan (太淵 LU 9)
Yuji (魚際 LU 10)
Shaoshang (少商 LU 11)

Meridiano do Intestino Grosso

Shangyang (商陽 LI 1)
Erjian (二間 LI 2)
Sanjian (三間 LI 3)
Hegu (合谷 LI 4)
Yangxi (陽谿 LI 5)
Pienli (偏歷 LI 7)
Wenliu (溫溜 LI 7)
Xialian (下廉 LI 8)
Shanglian (上廉 LI 9)
Shousanli (手三里 LI 10)
Quchi (曲池 LI 11)
Zhouliao (肘髎 LI 12)
Wuli (五里 LI 13)
Binao (臂臑 LI 14)
Jianyu (肩髃 LI 15)
Jugu (巨骨 LI 16)
Tianding (天鼎 LI 17)
Futu do pescoço (扶突 LI 18)
Heliao do nariz (禾髎 LI 19)
Yingxiang (迎香 LI 20)

Meridiano do Estômago

Chengqi (承泣 ST 1)
Sibai (四白 ST 2)
Juliao (巨髎 ST 3)
Dicang (地倉 ST 4)
Daying (大迎 ST 5)
Jiache (頰車 ST 6)
Xiaguan (下關 ST 7)
Touwei (頭維 ST 8)
Renying (人迎 ST 9)

Shuitu (水突 ST 10)
Qishe (氣舍 ST 11)
Quepen (缺盆 ST 12)
Qihu (氣戶 ST 13)
Kufang (庫房 ST 14)
Wuyi (屋翳 ST 15)
Yingchuang (膺窗 ST 16)
Ruzhong (乳中 ST 17)
Rugen (乳根 ST 18)
Burong (不容 ST 19)
Chengman (承滿 ST 20)
Liangmen (梁門 ST 21)
Guanmen (關門 ST 22)
Taiyi (太乙 ST 23)
Huaromen (滑肉門 ST 24)
Tianshu (天樞 ST 25)
Wailing (外陵 ST 26)
Daju (大巨 ST 27)
Shuidao (水道 ST 28)
Guilai (歸來 ST 29)
Qichong (氣衝 ST 30)
Biguan (髀關 ST 31)
Futu (伏兔 ST 32)
Yinshi (陰市 ST 33)
Liangqiu (梁丘 ST 34)
Dubi (犢鼻 ST 35)
Zusanli (足三里 ST 36)
Shangjuxu (上巨虛 ST 37)
Tiaokou (條口 ST 38)
Xiajuxu (下巨虛 ST 39)
Fenglong (豐隆 ST 40)
Jiexi (解谿 ST 41)
Chongyang (衝陽 ST 42)
Xiangu (陷谷 ST 43)
Neiting (內庭 ST 44)
Lidui (厲兌 ST 45)

Meridiano do Baço-Pâncreas

Yinbai (隱白 SP 1)
Dadu (大都 SP 2)
Taipai (太白 SP 3)
Gungsun (公孫 SP 4)
Shangqiu (商丘 SP 5)
Sanyinjiao (三陰交 SP 6)
Lougu (漏谷 SP 7)
Diji (地機 SP 8)
Yinlingquan (陰陵泉 SP 9)
Xuehai (血海 SP 10)
Jimen (箕門 SP 11)
Chongmen (衝門 SP 12)
Fushe (府舍 SP 13)
Fujie (腹結 SP 14)
Daheng (大橫 SP 15)
Fuai (腹哀 SP 16)
Shidou (食竇 SP 17)
Tianxi (天谿 SP 18)
Xiongxiang (胸鄉 SP 19)
Zhourong (周榮 SP 20)
Dabao (大包 SP 21)

Meridiano do Coração

Jiquan (極泉 HT 1)
Chingling (青靈 HT 2)
Shaohai (少海 HT 3)
Lingdao (靈道 HT 4)
Tungli (通里 HT 5)
Yinxi (陰郗 HT 6)
Shenmen (神門 HT 7)
Shaofu (少府 HT 8)
Shaochong (少衝 HT 9)

Meridiano do Intestino Delgado

Shaoze (少澤 SI 1)
Qiangu (前谷 SI 2)
Houxi (後谿 SI 3)
Wangu da mão (腕骨 SI 4)
Yanggu (陽谷 SI 5)

Yanglao (養老 SI 6)
Zhizheng (支正 SI 7)
Xiaohai (小海 SI 8)
Jianzhen (肩貞 SI 9)
Naoshu (臑俞 SI 10)
Tianzong (天宗 SI 11)
Binfeng (秉風 SI 12)
Quyuan (曲垣 SI 13)
Jianwaishu (肩外俞 SI 14)
Jianzhongshu (肩中俞 SI 15)
Tianchuang (天窗 SI 16)
Tianrong (天容 SI 17)
Quanliao (顴髎 SI 18)
Tinggong (聽宮 SI 19)

Meridiano da Bexiga

Jingming (睛明 BL 1)
Zanzhu (攢竹 BL 2)
Meichong (眉衝 BL 3)
Quchai (曲差 BL 4)
Wuchu (五處 BL 5)
Chengguang (承光 BL 6)
Tungtian (通天 BL 7)
Luoque (絡却 BL 8)
Yuzhen (玉枕 BL 9)
Tianzhu (天柱 BL10)
Dashu (大抒 BL 11)
Fengmen (風門 BL 12)
Feishu (肺俞 BL 13)
Jueyinshu (厥陰俞 BL 14)
Xinshu (心俞 BL 15)
Dushu (督俞 BL 16)
Geshu (膈俞 BL 17)
Ganshu (肝俞 BL18)
Danshu (膽俞 BL 19)
Pishu (脾俞 BL 20)
Weishu (胃俞 BL 21)
Sanjiaoshu (三焦俞 BL 22)
Shenshu (腎俞 BL 23)
Qihaishu (氣海俞 BL 24)
Dachangshu (大腸俞 BL 25)
Guanyuanshu (關元俞 BL 26)
Xiaochanshu (小腸俞 BL 27)
Pangguangshu (膀胱俞 BL 28)
Zhonglushu (中膂俞 BL 29)
Baihuanshu (白環俞 BL 30)
Shangliao (上髎 BL 31)
Ciliao (次髎 BL 32)
Zhongliao (中髎 BL 33)
Xialiao (下髎 BL 34)
Huiyang (會陽 BL 35)
Chengfu (承扶 BL36)
Yinmen (殷門 BL 37)
Fuxi (浮郄 BL 38)
Weiyang (委陽 BL39)
Weizhong (委中 BL 40)
Fufen (附分 BL 41)
Pohu (魄戶 BL 42)
Gaohuang (膏肓俞 BL 43)
Shentang (神堂 BL 44)
Yixi (譩譆 BL 45)
Geguan (膈關 BL 46)
Hunmen (魂門 BL 47)
Yanggang (陽綱 BL 48)
Yishe (意舍 BL 49)
Weicang (胃倉 BL 50)
Huangmen (肓門 BL 51)
Zhishi (志室 BL 52)
Baohuang (胞肓 BL 53)
Zhibian (秩邊 BL 54)
Heyang (合陽 BL 55)
Chengjin (承筋 BL 56)
Chengshan (承山 BL 57)
Feiyang (飛揚 BL 58)
Fuyang (跗陽 BL 59)
Kunlun (昆崙 BL 60)
Pushen (僕參 BL 61)
Shenmai (申脈 BL 62)
Jinmen (金門 BL 63)

Jinggu (京骨 BL 64)
Shugu (束骨 BL 65)
Tonggu (通谷 BL 66)
Zhiyin (至陰 BL 67)

Meridiano do Rim

Yongquan (湧泉 KI 1)
Rangu (然谷 KI 2)
Taixi (太谿 KI 3)
Dazhong (大鐘 KI 4)
Shuiquan (水泉 KI 5)
Zhaohai (照海 KI 6)
Fuliu (復溜 KI 7)
Jiaoxin (交信 KI 8)
Zhubin (築賓 KI 9)
Yingu (陰谷 KI 10)
Henggu (橫骨 KI 11)
Dahe (大赫 KI 12)
Qixue (氣穴 KI 13)
Siman (四滿 KI 14)
Zhongzhu do abdome (中注 KI 15)
Huangshu (肓腧 KI 16)
Shangqu (商曲 KI 17)
Shiguan (石關 KI 18)
Yindu (陰都 KI 19)
Tonggu (abdome) (通谷 KI 20)
Youmen (幽門 KI 21)
Bulang (步郎 KI 22)
Shenfeng (神封 KI 23)
Lingxu (靈墟 KI 24)
Shencang (神藏 KI 25)
Yuzhong (彧中 KI 26)
Shufu (腧府 KI 27)

Meridiano do Pericárdio

Tianchi (天池 PC 1)
Tianquan (天泉 PC 2)
Quze (曲澤 PC 3)
Ximen (郗門 PC 4)
Jianshi (間使 PC 5)
Neiguan (內關 PC 6)
Daling (大陵 PC7)
Laogong (勞宮 PC 8)
Zhongchong (中衝 PC9)

Meridiano San-Jiao

Guanchong (關衝 TE 1)
Yemen (液門 TE 2)
Zhongzhu (中渚 TE 3)
Yangchi (陽池 TE 4)
Waiguan (外關 TE 5)
Zhigou (支溝 TE 6)
Huizong (會宗 TE 7)
Sanyangluo (三陽絡 TE 8)
Sidu (四瀆 TE 9)
Tianjing (天井 TE 10)
Qinglengyuan (清冷淵 TE 11)
Xiaoluo (消濼 TE 12)
Naohui (臑會 TE 13)
Jianliao (肩髎 TE 14)
Tianliao (天髎 TE 15)
Tianyou (天牖 TE 16)
Yifeng (翳風 TE 17)
Qimai (瘈脈 TE 18)
Luxi (顱息 TE 19)
Jiaosun (角孫 TE 20)
Ermen (耳門 TE 21)
Heliao (和髎 TE 22)
Sizhukong (絲竹空 TE 23)

Meridiano da Vesícula Biliar

Tongziliao (瞳子髎 GB 1)
Tinghui (聽會 GB 2)
Shangguan (上關 GB 3)
Hanyan (頷厭 GB 4)
Xuanlu (懸顱 GB 5)

Xuanli (懸厘 GB 6)
Qubin (曲鬢 GB 7)
Shuaigu (率谷 GB 8)
Tianchong (天衝 GB 9)
Fubai (浮白 GB10)
Qiaoyin (竅陰 GB 11)
Wangu (da cabeça) (完骨 GB 12)
Benshen (本神 GB 13)
Yangbai (陽白 GB 14)
Linqi (da cabeça) (臨泣 GB 15)
Muchuang (目窗 GB 16)
Zhengying (正營 GB 17)
Chengling (承靈 GB18)
Naokong (腦空 GB19)
Fengchi (風池 GB 20)
Jianjing (肩井 GB 21)
Yuanye (淵腋 GB 22)
Zhejin (輒筋 GB 23)
Riyue (日月 GB 24)
Jingmen (京門 GB 25)
Daimai (帶脈 GB 26)
Wushu (五樞 GB 27)
Weidao (維道 GB 28)
Juliao (do fêmur) (居髎 GB 29)
Huantiao (環跳 GB 30)
Fengshi (風市 GB 31)
Zhondu (do fêmur) (中瀆 GB 32)
Xiyangguan (膝陽關 GB 33)
Yanglingquan (陽陵泉 GB 34)
Yangjiao (陽交 GB 35)
Waiqiu (外丘 GB 36)
Guangming (光明 GB 37)
Yangfu (陽輔 GB 38)
Xuanzhong (GB 39)
Qiuxu (丘墟 GB 40)
Zulinqi (足臨泣 GB 41)
Diwuhui (地五會 GB 42)
Xiaxi (俠谿 GB 43)
Qiaoyin (do pé) (竅陰 GB 44)

Meridiano do Fígado

Dadun (大敦 LR 1)
Xingjian (行間 LR 2)
Taichong (太衝 LR 3)
Zhongfeng (中封 LR 4)
Ligou (蠡溝 LR 5)
Zhongdu (中都 LR 6)
Xiguan (膝關 LR 7)
Ququan (曲泉 LR 8)
Yinbao (陰包 LR 9)
Wuli (da coxa) (五里 LR 10)
Yinlian (陰廉 LR 11)
Jimai (急脈 LR 12)
Zhangmen (章門 LR 13)
Qimen (期門 LR 14)

Du Mai (Vaso Governador)

Changqiang (長強 GV 1)
Yaoshu (腰俞 GV 2)
Yaoyangquan (腰陽關 GV 3)
Mingmen (命門 GV 4)
Xuanshu (懸俞 GV 5)
Jizhong (脊中 GV 6)
Zhongshu (中樞 GV 7)
Jinsuo (筋縮 GV 8)
Zhiyang (至陽 GV 9)
Lingtai (靈台 GV 10)
Shendao (神道 GV 11)
Shenzhu (身柱 GV 12)
Taodao (陶道 GV 13)
Dazhui (大椎 GV 14)
Yamen (啞門 GV 15)
Fengfu (風府 GV 16)
Naohu (腦戶 GV 17)
Qiangjian (強間 GV 18)
Houding (後頂 GV 19)
Baihui (百會 GV 20)
Qianding (前頂 GV 21)

Xinhui (囟會 GV 22)
Shangxing (上星 GV 23)
Shenting (神庭 GV 24)
Suliao (素髎 GV 25)
Renzhong (水溝 GV 26)
Duiduan (兌端 GV 27)
Yinjiao (齦交 GV 28)

Ren Mai (Vaso Concepção)

Huiyin (會陰 CV 1)
Qugu (曲骨 CV 2)
Zhongji (中極 CV 3)
Guanyuan (關元 CV 4)
Shimen (石門 CV 5)
Qihai (氣海 CV 6)
Yinjiao (do abdome) (陰交 CV 7)
Shenjue (神厥 CV 8)
Shuifen (水分 CV 9)
Xiawan (下脘 CV 10)
Jianli (建里 CV 11)
Zhongwan (中脘 CV 12)
Shangwan (上脘 CV 13)
Jujue (巨厥 CV 14)
Jiuwei (鳩尾 CV 15)
Zhongting (中庭 CV 16)
Shanzhong (膻中 CV 17)
Yutang (玉堂 CV 18)
Zigong (do tórax) (紫宮 CV 19)
Huagai (華蓋 CV 20)
Xuanji (璇璣 CV 21)
Tiantu (天突 CV 22)
Lianquan (廉泉 CV 23)
Chengjiang (承漿 CV 24)

Pontos Extrameridianos

Si Shen Tsung (四神聰 Ext 1)
Jia Shang Xing (夾上星 Ext 2)
Dang Yang (當陽 Ext 3)
Er Zhong (耳中 Ext 4)
Yintang (印堂 Ext 5)
Shan Gen (山根 Ext 6)
Tou Guang Ming (頭光明 Ext 7)
Yuyao (魚腰 Ext 8)
Yu Wei (魚尾 Ext 9)
Qiu Hou (球後 Ext 10)
Jian Ming (健明 Ext 11)
Taiyang (太陽 Ext 12)
Er Jian (耳尖 Ext 13)
Lung Xue (聾穴 Ext 14)
Hou Tinghui (後聽會 Ext 15)
Yi Ming (翳明 Ext 16)
Shang Yingxiang (上迎香 Ext 17)
Jian Bi (尖鼻 Ext 18)
Bi Tung (鼻通 Ext 19)
San Xiao (散笑 Ext 20)
Di He (地合 Ext 21)
Jinjin e Yuye (金津玉液 Ext 22)
Shang Lianquan (上廉泉 Ext 23)
Wai Jinjin Yuye (外金津玉液 Ext 24)
Luo Jing (落頸 Ext 25)
Xin Shi (新識 Ext 26)
Bailao (百勞 Ext 27)
Chung Gu (崇骨 Ext 28)
Qian Zheng Xue (牽正穴 Ext 29)
An Mian 1 (安眠 1, Ext 30)
An Mian 2 (安眠 2, Ext 31)
Xing Fen (興奮 Ext 32)
Chi Xue (赤穴 Ext 33)
Tan Chuan (痰喘 Ext 34)
Zuoyi e Youyi (左宜 右宜 Ext 35)
Mei Hua (梅花 Ext 36)
Shi Tsang (食倉 Ext 37)
Shi Guan (食關 Ext 38)
Wai Si Man (外四滿 Ext 39)
Jue Yun (絕孕 Ext 40)
Yi Jing (遺精 Ext 41)
Wei Bao (維胞 Ext 42)
Chang Yi (腸遺 Ext 43)

Zi Gong (子宮 Ext 44)
Ting Tou (亭頭 Ext 45)
Chung Jian (衝間 Ext 46)
Heng Wen (橫紋 Ext 47)
Chuan Xi (喘息 Ext 48)
Ding Chuan (定喘 Ext 49)
Wai Ding Chuan (外定喘 Ext 50)
Ba Hua (八華 Ext 51)
Zhu Tse (住側 Ext 52)
Ju Jue Shu (巨厥俞 Ext 53)
Wei Re Xue (胃熱穴 Ext 54)
Zhong Chuan (中喘 Ext 55)
Pi Re Xue (脾熱穴 Ext 56)
Shen Re Xue (腎熱穴 Ext 57)
Chi Chuan (氣喘 Ext 58)
Kuei Yang Xue (潰瘍穴 Ext 59)
Pi Gen (痞根 Ext 60)
Xue Chou (血愁 Ext 61)
Ji Ju Pi Kuai (積聚痞塊 Ext 62)
Wei Xu (胃舒 Ext 63)
Yao Yi (腰宜 Ext 64)
Yao Yian (腰眼 Ext 65)
Zhong Kung (中空 Ext 66)
Jiu Chi (鳩杞 Ext 67)
Tun Zhong (臀中 Ext 68)
Huan Zhong (環中 Ext 69)
Hua Tuo Jia Ji Xue (華佗夾脊穴 Ext 70)
Zuo Gu (坐骨 Ext 71)
Shi Chi Zhui Xia (十七椎下 Ext 72)
Shi Xuan (十宣 Ext 73)
Jiu Dian Feng (灸癲風 Ext 74)
Si Fung (四縫 Ext 75)
Shou Zhong Ping (手中平 Ext 76)
Ya Tung (ponto do dente) (牙痛 Ext 77)
Shang Houxi (上後溪 Ext 78)
Ta Gu Kung (骨空 Ext 79) 大
Zhong Kuei (中魁 Ext 80)
Ba Xie (八邪 Ext 81)
Luo Jen (落枕 Ext 82)
Wai Lao Gung (外勞宮 Ext 83)
Er Bai (二白 Ext 84)
Tsun Pin (寸平 Ext 85)
Niu Shang Xue (扭傷穴 Ext 86)
Bei Zhong (臂中 Ext 87)
Ze Chian (澤前 Ext 88)
Jian San Jen (肩三針 Ext 89)
Jian Shu (肩俞 Ext 90)
Ju Pei (舉臂 Ext 91)
Tai Jian (抬肩 Ext 92)
Qian Hou Yin Zhu (前後隱珠 Ext 93)
Zu Xin (足心 Ext 94)
Shih Mian (失眠 Ext 95)
Ba Feng (八風 Ext 96)
Nui Shi (女膝 Ext 97)
Nao Ching (腦清 Ext 98)
Jiu Wai Fan (糾外翻 Ext 99)
Jiu Nei Fan (糾內翻 Ext 100)
Jing Xia (脛下 Ext 101)
Wan Li (萬里 Ext 102)
Lan Wei (闌尾 Ext 103)
Xi Yen (膝眼 Ext 104)
Xi Xia (膝下 Ext 105)
Dan Nang Dian (膽囊穴 Ext 106)
Ling Hou (陵後 Ext 107)
He Ting (鶴頂 Ext 108)
Ling Xia (陵下 Ext 109)
Chian Feng Shi (前風市 Ext 110)
Shang Feng Shi (上風市 Ext 111)
Shen Xi (腎系 Ext 112)
Bai Chong Wo (百蟲窩 Ext 113)
Yin Wei 1 (陰委1, Ext 114)
Yin Wei 2 (陰委2, Ext 115)
Yin Wei 3 (陰委3, Ext 116)
Si Lien (四連 Ext. 117)
Wu Ling (五靈 Ext 118)
Ling Bao (靈寶 Ext 119)
Xin Jian (新連 Ext 120)

Bibliografia

Citações em ordem cronológica

Huang Di Nei Jing (*Texto clássico do Imperador Amarelo*), incluindo Su Wen e Ling Shu, duas partes, autor desconhecido, encontrado por volta de 600 a.C.
黃帝內經（素問，靈樞）

Nan Jing (*Texto dos problemas difíceis*), Bian Que (Chin Yue-Ren), por volta de 600 a.C.
難經

O clássico de Tzang Gong, Heng Yu Yee, por volta de 400 a.C.

Tratamento das doenças febris causadas pelo frio (Shang Han Lun), Chang, Chung-Jing Han, *80 sinopses de prescrições da câmara dourada (Jing Qui Yao Liue),* Chang. Chung-Jing, Dinastia Han
傷害論，金櫃要略

Acupuntura sistêmica clássica e Moxabustão (*O ABC da Acupuntura e Moxabustão*) (*Zhen Jiu Jia Yi Jing*), Huang Pu Yi, Jin, 282.
針灸甲乙經

Manual de emergências da Acupuntura (Jou Hou Bei Ji Fang), Ge Hung, Dinastia Jing.
肘後備急方

Importância terapêutica dos pontos de Acupuntura da Sala Brilhante (*Ming Tang Kong Xue Zhen Jiu Zhi Yao*), autor desconhecido da Dinastia Han, por volta de 100 a.C.
明堂孔穴針灸記要

Prescrições das Mil Onças de Ouro (Bei Ji Qian Jin Yao Fang), Sun Si Miao, Tang, 652.
備急千金要方

Suplemento das 1000 prescrições (Qian Jing Yi Fang), Sun Si Miao, Tang, 682.
千金翼方

O segredo da mesa frontal (Wai Tai Mi Yiao), Wang Tao, Dinastia Tang, 952.
外台秘要

Clássico ilustrado dos pontos de acupuntura do Modelo de Bronze (Tung Ren Shu Xue Jen Jiu Tu Jing), Wang Wei Yi, Dinastia Sung, 1026.
銅人輸穴針灸圖經

Clássico dos experts em Acupuntura e Moxabustão (Jen Jiu Zi Shen Jing), Wang Zhi-Zhong, Dinastia Song, 1220.
針灸資生經

Coleção completa das prescrições efetivas para mulheres (Fu Ren Da Quan Liang Fang), Chen Zi Ming, Song, 1237.
婦人大全良方

Ode ao tratamento misterioso por Acupuntura (Biao You Fu), Dou Han Qing, Jin, 1235.
標幽賦

Guia da Acupuntura clássica (Jeu Jiu Zhe Nan), por Dou Han-chin, Dinastia Yuan, 1241.
針灸指南

Clássico da Acupuntura de Bian Que (Bien Que Shen Yin Yu Lung Jing), Wang Guo Rei, Dinastia Yuan, 1329.
扁鵲神應玉龍經

Elucidação dos quatorze meridianos da Acupuntura (Shi Si Jing Fa Huei), Hua Shou Yuan, 1341.
十四經發揮

Segredos do Cinnabar Creek Master (Dan Xi Xin Fa), Zhu Zhen Xiang, Dinastia Yuan, 1347.
丹溪心法

Clássicos dos efeitos maravilhosos da Acupuntura (Shen Ying Jing), Chen Hui, Ming, 1425.
神應經

Os trabalhos completos da Acupuntura e Moxabustão (Jen Jiu Da Quan), Xu Feng, Ming, 1439.
針灸大全

Ode ao segredo da estrela no céu (Tien Xing Mi Jue Ge), idem, ibidem.
天星秘訣歌

Canção dos quatro pontos principais (Si Tsung Xue Ge), idem, ibidem.
四總穴歌

Ode ao guia misterioso (Ling Guang Fu), idem, ibidem.
靈光賦

Coletânea de acupunturistas notáveis (Zhen Jiu Ju Ying Fa Hui), Gao Wu, Ming, 1537.
針灸聚英發揮

Ode ao Xi Hong (Xi Hung Fu), Gao Wu, Ming, 1529.
席弘賦

Canção gloriosa do Jade (Sheng Yu Ge), idem, ibidem.
神玉歌

Canção do Dragão de Jade (Yu Long Ge), idem, ibidem.
玉龍歌

Canção dos pontos para doenças diversas (Za Bing Xue Ge), idem, ibidem.
雜病穴歌

Ode às centenas de síndromes (Bai Zheng Fu), idem, ibidem.
百症賦

Os 8 métodos convencionais da circulação da energia (Ba Fa Liu Zhu), idem, ibidem.
八法流注

Resumo da medicina (Yi Xue Gang Mu), Lou Ying, idem, ibidem.
醫學剛目

O livro do tratamento cirúrgico (Wai Ke Quan Shu), Dou Meng Lin, Ming, 1569.
外科全書

Estudo dos 8 meridianos extraordinários (Qi Jing Ba Mai Kao), Li Shi Zhen, Ming, 1578.
奇經八脈考

Grande compêndio de Acupuntura e Moxabustão (Zhen Jiu Da Cheng), Yang Ji Zhou, Ming, 1601.
針灸大全

Ode aos estudos do fluxo (Liu Zhu Jing Wei Fu), idem, ibidem.
流注經維賦

Livro completo do Zhang Jing Yue (Jing Yue Quan Shu), Zhang Jing Yue, Ming, 1624
景岳全書

Ministério da Saúde (Yi Zzong Jing Jian), da era de Quen Lung, da Dinastia Chin
醫宗金鑒

Tai Yi Sen Zhen, por Fan Pei Lan, China.
太乙神針

Zhen Jiu Fang Yuan, Lee Xue Tsuan, China.
針灸方源

O texto clássico do pulso (Nan Jing Mai Jue), Wang Shu-He, 280 a.C.
難經脈訣

Diagnóstico pelo pulso, Li Shi-Zhen. Massachusetts: Editora Paradigm, Brookline, 1981.

Detalhes da pulsologia Chinesa (Mai Hsue Tseng Heng Tan), Hsu Ming, He Lung Qiang Science Publication, 1987.
脈學縱横談

Zhong Yi Mai Zheng Xue, Wang Shu-Yu, Chi Yie Book Store, Taipei, 1989.
中醫脈診學

Chinese Pulse Diagnosis Research (Pesquisa do diagnóstico pela Pulsologia Chinesa), Fei Chao-Fu, Shanghai TCM University, 1991.
中醫脈診研究

Índice Remissivo